Nursing Process

간호실무 적용을 위한

# 간호과정

Pacific Books

# 편·집·위·원

# 집·필·진


- **고가연** 강릉영동대학교
- **곽근혜** 두원공과대학교
- **곽명희** 목포과학대학교
- **김금순** 문경대학교
- **김순희** 목포과학대학교
- **김아린** 청주대학교
- **김지영** 원광보건대학교
- **박복순** 송호대학교
- **박선정** 수원여자대학교
- **박순옥** 여주대학교
- **신은선** 서영대학교
- **이은영** 신성대학교
- **이은희** 백석문화대학교
- **이지선** 호남대학교
- **이효정** 강동대학교
- **전소연** 서울여자간호대학교
- **전소자** 충북보건대학교
- **주영주** 초당대학교
- **최청숙** 강릉영동대학교
- **최혜미** 두원공과대학교

(가나다 순)

간호과정은 대상자를 중심으로 간호대상자의 건강문제를 해결하기 위한 과학적이고 체계적으로 간호를 제공하는 방법이다. 다양한 간호실무 현장에서 간호과정을 기본업무로 규정하고 있고, 국내의 의료법에서도 간호과정의 일부를 간호사의 업무로 명시하고 있다. 간호과정을 전문적 간호실무의 기본틀로 사용하는 가장 궁극적인 이유는 간호 대상자인 개인, 가족, 지역사회의 건강문제가 매우 다양한 이해관계로 얽혀지면서 우리 사회와 대상자의 기대수준이 양질의 간호서비스와 효과적인 의료비용 지출에 대한 욕구가 매우 높아졌기 때문이다.

의료환경의 변화에도 불구하고 간호사는 적절한 간호과정의 적용을 통해 질적인 간호를 제공하기 위해서 매 순간 비판적 사고를 적용하여 대상자의 상태를 판단하고 분석하며, 문제를 규명하고 우선순위를 결정해야 한다. 뿐만 아니라 문제 해결을 위해서 최신 정보와 지식을 활용하여 간호를 계획하고 수행하며, 제공된 간호의 결과를 평가하고 분석해야 한다. 이를 위해 간호교육은 간호학생들의 비판적 사고력을 증진시키고 실무에서의 간호과정 적용능력을 향상시킬 수 있어야 한다.

이 책은 간호과정을 처음 배우는 간호학과 학생들이 문제해결능력과 비판적 사고능력을 함양하고 간호과정의 개념을 이해함으로써 간호실무에 적용할 수 있도록 돕기 위해 집필되었다. 이 책의 1, 2장은 비판적 사고와 간호과정에 대한 개요를 설명하였고, 3~7장은 간호과정의 각 단계를 설명하고 예시를 제시함으로써 이해와 적용을 연결지어 학습하도록 편성하였다. 8장은 간호과정 적용 사례를 제시함으로써 학생들이 임상실습과 현장 실무에서 대상자 사례에 간호과정을 어떻게 적용하는지 맥락과 간호과정의 원리 및 적용방법을 이해하도록 하였다. 부록에는 간호사정도구와 NANDA-I 간호진단 분류체계 Ⅱ(2018-2020), 간호결과(NOC) 2018, 간호중재 분류체계(NIC) 2018-2020 전체를 수록함으로써 최신의 간호진단, 간호결과와 간호중재를 실무와 연구에 활용하는 데 도움이 되고자 하였다.

# 머/리/말

간호교육현장에서 학생들의 간호과정 적용 능력 향상을 위해 오랜 기간 고민해온 저자들이 이 책에서 간호과정에 대한 보다 쉬운 이해와 실제적 적용에 도움이 될 수 있는 최신 교육 자료를 바탕으로 많은 노력을 기울였지만 다소 미흡한 부분이 있을 것으로 생각한다. 그렇지만 실무중심의 간호교육과 임상실무현장에서 유용하게 사용되기를 희망하며, 간호과정을 가르치는 여러 교수님들과 학습 자료로 활용한 여러 독자들의 귀중한 의견과 조언을 부탁드린다. 충고와 조언을 귀담아 듣고 계속해서 수정·보완해 나감으로써 이 책이 앞으로 간호과정의 길잡이가 되도록 노력하고자 한다.

끝으로 이 책의 출판을 위해 수고해주신 퍼시픽북스 임직원 여러분께 감사드린다.

2021년 2월

**저자 일동**

C O N T E N T S

## 제1장 비판적 사고


1. 비판적 사고의 정의 ······ 15
   1) 비판적 사고란? _15
   2) 비판적 사고의 정의 _16
   3) 비판적 사고의 특성 _19
   4) 간호학적 비판적 사고의 구성요소 _19
   5) 비판적 사고능력 측정도구 _20
2. 비판적 사고의 배경 및 필요성 ······ 21
3. 비판적 사고에 영향을 미치는 요인 ······ 22
4. 비판적 사고에 대한 연구 ······ 23
5. 비판적 사고와 간호실무 ······ 25
   1) 비판적 사고, 창의적 사고와 문제해결 능력 _25
   2) 비판적 사고와 간호과정 _26


## 제2장 간호과정


1. 간호과정의 정의 ······ 29
2. 간호과정의 배경 ······ 29
3. 간호과정의 필요성 ······ 33
4. 간호과정의 특성 ······ 34
5. 간호과정의 장점 ······ 36
6. 간호과정의 단계 ······ 37
   1) 간호사정 _37
   2) 간호진단 _38
   3) 간호계획 _38
   4) 간호수행 _39
   5) 간호평가 _39

CONTENTS

## 제3장 간호사정


1. 간호사정의 정의 및 목적 ····· 43
    1) 간호사정의 정의 _43
    2) 간호사정의 목적 _43
2. 간호사정의 우선순위 ····· 44
3. 간호사정의 유형 ····· 44
    1) 시간의 경과에 따른 분류 _44
    2) 범위에 따른 분류 _45
    3) 임상적 상황에 따른 분류 _46
4. 간호사정의 과정 ····· 46
    1) 자료수집 _46
    2) 자료검증 _56
    3) 자료조직 _57
    4) 자료기록 _62


## 제4장 간호진단


1. 간호진단의 개념 ····· 65
    1) 간호진단의 정의 _65
    2) 간호진단의 특성 _65
    3) 간호진단의 중요성 _66
2. 간호진단의 역사 ····· 67
3. 간호진단 분류체계 ····· 68
    1) NANDA 간호진단 분류체계 _68
    2) 가정간호 분류체계 _68
    3) 오마하 문제분류체계 _68
4. NANDA-I 간호진단 분류체계 ····· 69

C O N T E N T S


5. NANDA-I 간호진단의 구성요소 ..... 79

1) 근거수준 _79
2) 정의 _80
3) 정의적 특성 _80
4) 관련요인 _80
5) 위험요인 _80
6) 위험대상자 _80
7) 연관조건 _80

6. NANDA-I 간호진단의 유형 ..... 81

1) 문제중심 진단 _81
2) 건강증진 진단 _81
3) 위험 진단 _81
4) 증후군 진단 _82
5) NANDA-I 비공인 간호진단 _82

7. 간호진단, 의학적 진단, 협력적 문제의 차이점 ..... 83

1) 간호진단 _83
2) 의학적 진단 _83
3) 협력적 문제 _83

8. 간호진단 도출을 위한 추론과정 ..... 85

1) 중요한 단서 확인 _85
2) 단서 묶음 _86
3) 자료의 확인 _86
4) 간호진단의 추론 및 판단 _87
5) 원인 결정과 문제 확인 _88

9. 간호진단 진술 ..... 90

1) 기본적인 진술 _90
2) 세 부분 진술 _90
3) 한 부분 진술 _91

10. 간호진단 진술문 작성 요령 ..... 91

1) 간호진단 진술문 작성의 원칙 _91
2) 간호진단 진술문 작성 시 사용할 수 있는 용어들 _92
3) 간호진단 진술문 작성 시 주의사항 _92

CONTENTS

11. 기타 간호진단 ········ 94
1) 영적 간호진단 _94
2) 가족 간호진단 _94
3) 지역사회 간호진단 _95

## 제5장 간호계획

1. 간호계획의 정의 ········ 99
2. 간호계획의 목적 ········ 99
3. 간호계획의 구성요소 ········ 100
1) 초기계획 _100
2) 진행계획 _100
3) 퇴원계획 _100
4. 간호계획 과정 ········ 100
1) 간호계획의 우선순위 설정 _100
2) 간호계획의 목표 설정 _101
3) 간호계획의 목표 진술 _102
5. 목표 진술 시 고려사항 ········ 104
1) 간호결과를 원인구에서만 도출한 경우 _104
2) 목표 설정 시 대상자의 역할 _104
3) 간호팀 구성원 간의 의사소통 기능 _104
6. 간호결과 분류체계 ········ 104
1) 간호결과 분류체계(NOC)의 구성 _105
2) 간호결과 측정척도 _119
7. 간호중재 분류 ········ 120
1) 간호중재 분류의 목적 _120
2) 간호중재 분류체계(NIC) _120
3) NNN 연계 _136

CONTENTS

8. 간호중재의 선택과정 ······ 137
1) 간호진단 검토 _137
2) 간호목표 검토 및 선택 _137
3) 간호계획의 작성 _138

## 제6장 간호수행

1. 간호수행의 정의 ······ 141
2. 간호수행의 목적 ······ 142
3. 간호과정 단계와의 관계 ······ 142
4. 간호수행의 구성요소 및 유형 ······ 142
1) 간호수행의 유형 _142
2) 직접간호와 간접간호 _143
3) 간호수행 기술 _144
5. 간호수행의 단계 ······ 145
1) 준비 단계 _145
2) 실행 단계 _147
3) 기록 및 보고 _148

## 제7장 간호평가

1. 간호평가의 정의와 목적 ······ 167
1) 간호평가의 정의 _167
2) 간호평가의 목적 _168
2. 간호평가의 유형 ······ 168
1) 대상자의 결과평가 _168
2) 질 평가 _171

CONTENTS

3. 간호평가의 단계 ······ 172

4. 평가에 대한 비판적 사고의 반영 ······ 181

5. 평가오류 ······ 181

6. 간호의 질 평가 ······ 182

1) 유형별 간호의 질 평가 _183

2) 간호의 질 평가와 간호평가 비교 _184

3) 질 관리를 위한 의료기관평가 _185

## 제 8 장 간호과정 사례

Ⅰ. 성인간호(내과) ······ 189

Ⅱ. 여성간호 ······ 209

Ⅲ. 아동간호 ······ 222

## 부 록

1. NANDA-I의 인간반응양상에 근거한 간호정보조사지 ······ 235

2. Gordon의 기능적 건강양상에 근거한 사정도구 ······ 242

3. 가족사정 점검표 ······ 247

4. NANDA-I 간호진단 분류체계II(2018-2020) ······ 248

5. 간호결과 분류체계(NOC) 2018 ······ 264

6. 간호중재 분류체계(NIC) 2018-2020 ······ 291

❖ 참고문헌 ······ 326

❖ 찾아보기 ······ 333

간·호·과·정

# 01 장

# 비판적 사고

## 학·습·목·표

1. 사고와 비판적 사고를 구분하여 설명할 수 있다.
2. 비판적 사고의 구성요소를 설명할 수 있다.
3. 간호에서 비판적 사고의 필요성을 설명할 수 있다.
4. 비판적 사고에 영향을 미치는 요인을 나열할 수 있다.
5. 비판적 사고와 간호실무적용을 이해할 수 있다.
6. 비판적 사고와 간호과정을 설명할 수 있다.

## 주요용어 이해

- **비판적**(critical) : 현상이나 사물의 옳고 그름을 판단하여 밝히거나 잘못된 점을 지적하는 것
- **사고**(thinking) : 생각하기, 사고하기, 어느 대상·사태 또는 그러한 것들의 측면을 지각(知覺)의 작용에 직접 의존하지 않으면서도 그것과 서로 상보적 작용으로 이해하고 파악하는 활동 또는 과정
- **비판적 사고**(critical thinking) : 문제해결과 의사결정을 하려는 목적을 두고 스스로 판단하여, 중요하다고 생각되면 이를 이용하려는 인지과정
- **비판적 사고 기술**(critical thinking skill) : 비판적 사고를 위한 추론, 분석 등의 특수한 능력
- **비판적 사고 성향**(critical thinking disposition) : 비판적으로 사고하는 데 필요한 개인적 특성, 습관이나 태도, 경향
- **추론**(reasoning) : 논리적이고 합리적인 방법으로 생각하는 행동
- **연역적 추론**(deductive reasoning) : 일반적인 것에서 특수한 것으로 나아가는 추론 방식
- **귀납적 추론**(inductive reasoning) : 개별적인 특수한 사실이나 현상에서 일반적인 결론으로 나아가는 추론 방식
- **맥락**(context) : 어떤 사물이나 대상 등이 서로 연결되어 있는 관계
- **창의성**(creativity) : 새로운 생각이나 개념을 찾아내거나 기존에 있던 생각이나 개념들을 새롭게 조합해 내는 것과 연관된 정신적이고 사회적인 과정
- **문제해결**(problem solving) : 문제를 확인하고 합리적인 해결책을 찾는 정신적 행위

# CHAPTER 1 비판적 사고

## 개요

비판적 사고는 간호현장에서 주어진 상황에 대한 문제해결과 간호의 질 향상을 위해 논리적 구조에 대한 추론, 내용상의 이해, 평가하는 능력이다. 의료기술의 발전, 대상자의 요구 증가, 재원일 수의 단축, 질병의 변화에 따른 건강관리체계가 점점 복잡해짐에 따라 대상자의 적절한 건강문제를 해결하기 위해 간호과정의 적용 시 비판적 사고와 문제해결 능력 향상을 위한 창의적 사고를 모색해야 한다.

## 1 비판적 사고의 정의

### 1) 비판적 사고란?

비판적 사고의 개념은 1980년대 미국에서 그 중요성이 인식되기 시작하였으며, 간호교육 프로그램에서 비판적 사고능력은 1990년 미국간호연맹 인정평가위원회에서 간호교육의 효과 기준으로 포함되면서 미국간호연맹과 미국간호대학협의회에서 인가된 모든 간호교육 프로그램에서 비판적 사고를 강조하였다.

국내에서는 2006년 전문간호사를 대비한 간호사의 역량으로 비판적 사고능력이 제시되었고, 한국간호교육 인증평가 프로그램 학습성과 지표에도 비판적 사고능력이 포함되었다.

일선에서 일차적으로 건강문제를 가진 대상자와 직면하는 간호사들은 빠르고 정확한 분석적 판단을 통해 개별적인 요구에 대한 문제해결방안을 모색할 수 있는 능력이 절실히 필요하다. 비판적 사고는 합리적이고 반성적인 사고로 사용되며 사실 혹은 증거에 기초하여 판단하는 성향으로 질적인 간호수행에 필수적인 요소라고 할 수 있다.

빠르게 변화하는 보건의료 환경에서 발생하는 다양한 상황에 대처하기 위하여 간호사에게 비판적인 사고가 필요하며 많은 간호교육자들은 임상상황에서 학생들의 비판적 사고능력을 촉진하는 학습을 설계하고 전략을 개발하는 데 관심을 두고 있다.

한국교육과정평가원(Korea Institute of Curriculum & Evaluation, KICE)에서는 비판적 사고를 '어떤 견해를 받아들일지 또는 어떤 행위를 할지를 결정하기 위해서 텍스트(진술 등 언어적 표현과 행위)의 논리적 구조와 의미를 파악하고 개념, 준거, 방법, 맥락 등을 고려하여 최선의 판단을 내리고자 하는 사고'라고 정의하였다.

또한 미국철학협회(American Philosophical Association, APA)에서는 '해석·분석·평가·추론을 산출하려는 의도적이고 자기 규제적인 판단이며, 그 판단에 대한 근거가 제대로 되어있는지 또한 증거·개념·방법론·기준·맥락의 측면들을 제대로 고려하고 있는지에 대한 설명을 산출하려는 의도적이고 자기 규제적인 판단'으로 정의하였다.

복잡한 의료 환경에서 미래에 대한 지속적인 경쟁력을 유지하려면 비판적 사고 기술이 필수적이나, 비판적 사고에 대한 정의와 설명이 다르게 표현되어 있어 비판적 사고를 명확하게 정의하는 것이 필요하다.

## 2) 비판적 사고의 정의

### (1) 사전적 의미

- 비판적(critical)이란 '비판하는', '비평적인' 뜻으로 현상이나 사물의 옳고 그름을 판단하여 밝히거나 잘못된 점을 지적하는 것이다. '질문하고 이해하고 분석할 수 있다'는 의미로 'kritidos'라는 그리스 어에서 유래하였다.
- 사고(thinking)는 '생각하는 일' 또는 '마음먹은 일'이란 뜻으로 어느 대상·사태 또는 그러한 것들의 측면을 지각(知覺)의 작용에 직접 의존하지 않으면서도 그것과 서로 상보적 작용으로 이해하고 파악하는 활동 또는 과정이다. 즉 우리 주변 세계를 이해하는 것과 관련된 인지적 활동을 말한다.
- 비판적 사고(critical thinking)는 판단하기 위하여 사실들을 분석하는 것을 말한다.

### (2) 국외 학자들의 관점

- 에니스(Ennis, 1962)는 진술에 대한 올바른 평가를 내리는 데 동원되는 사고로 무엇을 믿고 무엇을 행해야 하는가를 결정하는 초점을 맞춘 합리적이고 반성적인 사고로 정의하였다.
- 맥팩(McPeck, 1981)은 반성적 회의를 가지고 어떤 활동에 참여하는 성향과 기능으로 단지 평가 내용과 무관하게 작동되는 일반적 사고 기능이 아니라 평가 내용과 관련된 사고

기능이라고 하였다.

- 파울(Paul, 1982)은 대화적 사고와 도덕적 품성을 강조하며 비판적 사고를 합리적인 문제해결과 의사결정과정을 위한 변증법적 추론 능력이라고 하였다.
- 시겔(Siegel, 1988)은 합리성과 동일한 의미, 관련된 이유들을 충분히 성찰하는 사유, 이유가 갖는 증거로서의 힘을 적절히 반성하는 사고라고 하였다.
- 리프먼(Lipman, 2003)은 판단을 이끌어내는 사고로서 기준에 의존하고 자기 수정을 하고 맥락에 민감한 사고로 사고의 차원을 비판적 사고, 창의적 사고, 배타적 사고로 제시하고 있다. 학교에서 배운 사고와 일상적인 사고는 다르며 지식을 무비판적으로 받아들이는 것은 위험하기 때문에 학교 교육에서 가장 중요한 것은 비판적 사고를 기르는 것이라고 하였다.

### (3) 국내학자들의 관점

- 성일제 등(1989)은 건전한 회의주의로서 정확성, 타당성, 가치 등을 판단하기 위해 어떤 주장, 신념, 정보의 출처를 정밀하고 지속적이고 객관적으로 분석하는 사고라고 하였다.
- 허경철 등(1991)은 주어진 기준을 사용하여 어떤 대상에 관한 진술이나 주장, 논의 및 추론, 행위절차 등을 평가하는 일련의 지적 과정 또는 가치 판단 과정이라고 하였다.
- 김명숙 등(2002)은 어떤 견해를 받아들일지, 어떤 행위를 수행할지를 결정하기 위해서 주어진 언어적·비언어적 자료의 논리적 구조와 의미에 대한 파악을 토대로 개념, 증거, 준거, 방법, 맥락 등을 고려하여 최선의 판단을 내리고자 하는 사고라고 정의하였다.
- 이명숙(2008)은 기술과 능력, 그리고 성향적인 측면을 모두 포함하는 개념으로 정의하였다.
- 조아미 등(2009)은 인지적 차원인 비판적 사고기술과 정의적 차원인 비판적 사고 성향으로 나눌 수 있으며, 두 하위영역은 서로 관련이 있으면서 독립적인 동시에 비판적 사고력에 모두 필요하다고 하였다.

### (4) 간호에서의 비판적 사고

- 파시온, 파시온과 산체스(Facione, Facione과 Sanchez, 1994)는 어떠한 사람이 주어진 상황에서 무엇을 믿거나 행동하는 것에 대하여 비선형적이며, 순환하는 과정을 통해 판단을 형성하는 것으로 인지적 기술과 정의적 성향의 요소를 제시하였다.
- 오어만(Oermann, 1998)은 역동적이고 복잡한 상황에서 기본적인 원리를 이용하여 합리적인 의사결정과 논리적인 임상판단을 이끌어 내기 위해 사용되는 기술이라고 하였다.

- 알파로 르페브로(Alfaro-LeFevre, 1999)는 목적지향적 사고로 확증 기반의 판단과 과학적 방법의 원리에 기반을 두고 인간의 잠재력을 최대화하는 전략이 요구된다고 하였다.
- 미국간호연맹(National League for Nursing, 2000)은 관찰, 경험, 반성, 추론, 의사소통으로 얻어진 정보를 기술적으로 개념화하고 적용, 분석, 통합, 평가하는 지적으로 잘 훈련된 과정이라고 하였다.
- 심슨과 코트니(Simpson & Courtney, 2002)는 정보가 의미하는 바를 정확하게 표현하기 위해 정보를 정확하게 습득하여 정보나 사정된 내용이 무엇이든지 이를 검증하는 중요한 수단이라고 하였다.
- 프로페토-맥그라스(Profetto-McGrath, 2003)는 개인이 조직적 방식으로 문제들을 탐구하고 분석하며, 복잡한 생각을 설명하고, 신중한 판단이 따르는 상황이나 논쟁의 모든 관점을 고려하는 데 있어서의 논리적인 인지 과정이라고 하였다.
- 브런트(Brunt, 2005)는 1992~2003년까지 메타분석 한 결과 스스로의 의식, 지식과 실무가 요구되는 일생을 통한 과정으로 비판적 사고의 성장은 비판적 정신의 발전이 요구되고 비판적으로 사고하는 능력을 발달시킴으로써 간호업무수행이 향상된다고 하였다.
- 로갈(Rogal, 2008)은 하나의 결론이나 인식의 대상이라기보다는 일련의 과정으로 정의하였다.
- 알파로 르페브르(Alforo-LeFevre, 2014)는 근거에 기반한 결정과 전략을 사용하는 것이라고 하였다.
- 신경림(1996)은 비판 혹은 비판적이란 의미 속에는 단순한 사물이나 사건의 결함을 찾거나 부정하는 뜻이 포함되어 있지 않고 학문적 의미로 논리적 사고를 요구하는 평가로서의 의미가 함축되어 있다고 하였다.
- 신경림 등(2008)은 간호 현장에서 주어진 상황(시나리오)에 대한 문제해결과 간호의 질 향상을 위해 논리적 구조에 대한 이해(추론) 및 내용상의 이해(해석), 평가하는 능력으로 정의하였다.

즉, 비판적 사고는 문제해결과 의사결정을 하려는 목적을 두고 스스로 판단하여 중요하다고 생각되면 이를 이용하려는 인지과정으로, 일반적으로 사고의 인지적 차원인 비판적 사고 기술과 정의적 차원인 비판적 사고 성향으로 개념화된다.

또한 비판적 사고는 간호과정을 적용하는 각 단계에서 모두 일어나는 일련의 과정이며 임상상황에 대한 통합적 문제해결을 위한 필수적인 개념이다.

### 3) 비판적 사고의 특성

비판적 사고는 무엇을 믿고 어떤 행동을 할지 결정하는 데 초점을 둔 반성적이고 합리적인 사고로 해석, 분석, 평가, 추론뿐만 아니라 판단의 기초에 대해 개념적, 방법론적, 비판론적, 맥락적인 측면을 고려하는 목적적, 자기 통제적 판단과정이다.

비판적 사고의 특성은 다음과 같다.

- 비판적 사고는 사고력의 근거(reason)가 확실하고 합리적(rationality)이다.
- 비판적 사고는 개념을 형성하는 지적인 과정인 개념화(conceptualization)를 포함한다.
- 비판적 사고는 반영(성찰, reflection)을 요구한다. 반영적인 사고는 과거의 경험을 현재와 통합하고 잠재적인 대안을 탐구한다. 반영(성찰)은 특출한 감(sense of salience)을 통한 상황적 맥락을 이해하는 능력을 향상시키므로 임상환경에서 우선순위를 인식하고 임상적 추론을 할 수 있는 데 기여하여 궁극적으로 간호지식과 실무를 효율적으로 통합하는 역할을 한다.
- 비판적 사고는 인지적 능력과 태도를 수반한다.
- 비판적 사고는 창조적인 사고를 수반한다.
- 비판적 사고는 탐구하는 태도와 지식, 기술이 요구된다.
- 높은 수준의 추론과 평가가 요구된다.
- 개방적 태도로 상대방에 대한 열린 마음과 자세가 요구된다.

### 4) 간호학적 비판적 사고의 구성요소

대부분의 학자들은 비판적 사고의 수행을 위해서 비판적 사고 기술뿐만 아니라 비판적 사고 성향도 필요함을 인정하고 있으며, 비판적 사고 성향과 비판적 사고 기술은 상호 보완적이며 상호 영향을 준다.

#### (1) 셰퍼와 루벤펠드(Scheffer와 Rubenfeld, 2000)

① 정의적 구성요소(10가지 마음습관)는 자신감, 맥락적 관점(contextual perspective), 창조성, 유연성, 호기심, 지적 성실성(intellectual integrity), 직관, 개방성(open-mindedness), 인내와 반성(reflection)이 있다.

② 인지적 구성요소(7가지 기술)는 분석, 표준 적용, 구별, 정보 찾기, 논리적 추론, 예측과 지식의 전환으로 구성되어 있다.

#### (2) 파시온과 파시온(Facione과 Facione, 1994)

비판적 사고는 사람이 주어진 내용에서 무엇을 믿고 해야 하는지에 대한 판단을 내리도록 하는 비선형적이고 순환적인 과정으로 성향과 기술로 개념화된다.

① 비판적 사고 성향은 개인적 또는 전문적 업무에 있어서 문제해결과 의사결정을 하려는 목적하에 스스로 판단하는 사고를 중요하게 여기고 이를 사용하려는 개인적인 성향, 습관이다.

② 비판적 사고 기술은 비판적 사고를 위한 추론, 분석 등의 특수한 능력이다.

### 5) 비판적 사고능력 측정도구

간호교육에서 비판적 사고능력의 증진이 주요 교육목표로 제시되면서 간호교육의 결과 요인으로 비판적 사고능력을 평가하기 위한 노력이 계속되고 있으나, 국외의 비판적 사고능력 측정도구는 문화적인 맥락이 다르거나 상업화되어 사용에 어려움이 있다. 최근 우리나라에서도 한국적 맥락을 반영하는 간호학생을 위한 비판적 사고 성향 도구와 비판적 사고를 측정할 수 있는 타당도와 신뢰도가 높은 측정도구 개발을 위한 연구가 꾸준히 이루어지고 있다.

#### (1) 왓슨과 글레이저(Watson과 Glaser, 1964)

비판적 사고능력 측정도구(Watson & Glaser Critical Thinking Appraisal, WGCTA)는 추론, 가정, 연역, 해석, 평가 등 5개 영역, 80문항으로 구성되어 있다.

#### (2) 파시온, 파시온과 산체스(Facione, Facione과 Sanchez, 1994), 파시온과 파시온(Facione과 Facione, 1994)

① 비판적 사고 성향 척도(California Critical Thinking Disposition Inventory, CCTDI)는 진실추구(Truth-seeking), 개방성(Open-mindedness), 분석(Analyticity), 체계성(Systematicity), 비판적 사고의 자신감(Critical thinking self-confidence), 호기심(Inquisitiveness), 성숙(Maturity) 등 7개 영역, 75문항으로 구성되어 있다.

② 비판적 사고 기술 척도(California Critical Thinking Skill Test, CCTST)는 분석(Analysis), 평가(Evaluation), 추론(Inference) 등 34문항, 연역적 추리(Deductive reasoning) 16문항, 귀납적 추리(Inductive reasoning) 14문항으로 구성되어 있다.

#### (3) 윤진(2004)

비판적 사고 성향 척도를 개발하였으며 지적 열정/호기심, 신중성, 자신감, 체계성, 지적 공정성, 건전한 회의성, 객관성 등 7개 영역, 27문항으로 구성되어 있다.

#### (4) 권인수 등(2006)

비판적 사고 성향 척도를 개발하였으며 지적통합, 창의성, 도전성, 개방성, 신중성, 객관성, 진실추구, 탐구성 등 8개 영역, 35문항으로 구성되어 있다.

#### (5) 유소영, 김남초(2014)

간호대학생의 비판적 사고력 평가 도구(Critical Thinking Skill Test on Nursing Students, CTST-N)를 개발하였고, 간호실무에 필요한 분석, 추론, 평가, 통합적 사고의 4개 영역, 30문항으로 구성되어 있다.

## 2 비판적 사고의 배경 및 필요성

의료기술의 발전, 대상자들의 요구 증가, 재원 일수의 단축, 인구의 노령화, 질병의 복잡한 변화와 중증환자의 증가 등으로 건강관리체계가 점점 복잡해짐에 따라 간호사에게 요구되는 지식과 기술의 범주도 다양해지고 있다.

간호사는 다양한 사회, 문화, 종교적 배경을 가진 대상자를 총체적으로 간호하면서 간호수행에 필수적인 생각하기, 적용하기, 분석, 종합, 평가 등의 비판적 사고능력이 무엇보다 요구된다. 따라서 비판적 사고능력은 임상 상황에서뿐만 아니라 간호교육프로그램의 주요 개념으로 제시되어왔다.

비판적 사고는 1950년대 초부터 교육학 분야에서 중요성을 제시하였고, 1992년 미국 간호연맹(National League for Nursing, NLN)에서 비판적 사고능력을 간호교육의 목표로 제시하고 간호학과 평가 인정기준으로 비판적 사고를 반드시 측정하도록 명시하였다.

우리나라에서도 2006년에 실시한 4년제 간호학과 인증평가 시 평가기준에 교육성과의 지표로 비판적 사고능력을 포함하여 비판적 사고능력 함양에 초점을 두었다.

끊임없이 변화하고 복잡한 의료 환경 속에서 유의한 정보를 파악하고, 능력있고 안전하게 간호를 수행할 수 있는 간호사를 준비시키기 위해서는 간호교육과정을 통해 이러한 비판적 사고능력을 향상시킬 수 있어야 한다.

비판적 사고는 창의적 사고와 합리적 문제해결을 위한 문제의 발견, 이해, 평가에 핵심적인 역할을 하며, 학생들은 비판적 사고를 통해 주체적 학습이 가능해지며, 스스로 판단하고 결정하는 주체적인 인간이 될 수 있다.

비판적 사고는 스스로의 의식, 지식과 실무가 요구되는 일생을 통한 과정이며, 비판적 사고의 성장은 비판적 정신의 발전이 요구되고, 비판적으로 사고하는 능력을 발달시킴으로써 간호업무 수행능력을 향상시킬 수 있다.

특히, 간호사는 단순한 행위자가 아닌 사고자로서 책임이 증가되는 복잡한 상황에 자주 관여하게 되고, 문제해결을 위한 비판적 사고를 해야 하므로 임상 현장에서 독자적인 의사결정이 가능하기 위해서는 학생들의 비판적 사고력 개발을 촉진하는 학습경험을 설계하고 전략을 개발하는 데 역점을 두어야 한다.

## 3 비판적 사고에 영향을 미치는 요인

비판적 사고능력의 함양은 능동적이고 창조적인 간호를 위해 꼭 필요한 요소이며, 문제해결능력이나 업무수행능력에 필수적인 요소로 강조되고 있다.

비판적 사고 성향에 미치는 개인적 특성으로 학년, 나이, 학업성적, 임상실습기간, 성격, 간호학 선택 동기, 전공 선택 및 통합교육과정에 대한 만족여부가 있으며 연령, 학업성적이 높을수록, 임상실습을 23주 이상 한 학생, 간호학 전공, 대인관계, 임상실습 등에 만족도와 적응도가 높을수록 비판적 사고 성향이 높았다. 또한, 철학, 비판적 사고 과목, 의사결정 과목 수강시 비판적 사고 성향이 유의하게 증가하는 것으로 보고하고 있다.

비판적 사고에 영향을 주는 요인으로 자아 존중감, 자기효능감이 있으며, 비판적 사고가 영향을 미치는 요인은 비판적 사고 성향이 높을수록, 임상실습 스트레스, 인지된 스트레스가 낮아지고 문제해결능력, 임상수행능력, 감정조절, 의사소통 능력이 증가하는 것으로 나타났다. 또한, 간호대학생의 비판적 사고 성향은 전문직 자아개념, 임상실습 만족도와 임상수행능력에 가장 큰 효과를 미치는 것으로 보고하고 있다.

간호대학생의 임상실습 수행능력은 비판적 사고 성향, 자기 효능감, 리더십이 높을수록 증가하고 비판적 사고능력, 리더십 능력, 전문직관과 임상수행능력이 상관관계가 있으므로 꾸준한 리더십 함양의 노력과 올바른 간호전문직관 확립도 필요하다.

간호사의 간호업무수행에 영향을 미치는 요인으로는 간호사의 연령, 현 부서 근무기간, 비판적 사고 성향, 문제해결과정, 학습관련 자기주도성, 대인관계 성향과 의사소통능력으로 나타났다. 또한 간호사의 근거기반 실무역량은 비판적 사고 성향, 간호과정 수행능력과 상관관계가 있으며, 비판적 사고 성향과 간호과정 수행능력은 근거기반 실무역량에 유의한 영향요인으로 나타났다.

비판적 사고능력 향상을 교육 목표로 하고 있는 현 시점에서 비판적 사고능력 향상을 위한 전략 개발을 위해 다양한 교육 프로그램 개발을 통한 교육현장과 임상현장에서 적용 및 평가가 이루어져야 한다.

## 4 비판적 사고에 대한 연구

비판적 사고는 문제 해결과 의사결정능력을 개선시키고 간호업무 수행능력을 향상시켜 환자간호의 질과 안전을 보장하므로 간호실무에서 비판적 사고능력은 전문적 책임과 질적인 간호수행을 실현하는 데 필수적이다.

간호학에서 비판적 사고에 대한 관심은 건강관련 문세들이 점점 더 복합적이고 전문적 관리를 요구하는 방향으로 변화되고 환자중심의 간호요구, 근거 중심 간호실무, 환자의 안전과 간호의 질 보장 등 간호사에게 더 많은 능력과 더 높은 실무에 대한 요구가 증가하고 있어 더욱 높아지고 있다.

간호교육과 간호수행에 있어 비판적 사고에 대한 국외의 연구는 비판적 사고에 대한 개념분석, 간호과정에 따른 비판적 사고능력 적용에 관한 연구, 비판적 사고능력 증진에 대한 방안 모색과 효과검증 연구가 있다. 국내의 경우 비판적 사고능력 측정 비교 연구, 비판적 사고능력과 임상수행능력과의 관계 연구, 비판적 사고능력에 대한 문헌고찰, 비판적 사고 성향 측정도구 개발, 비판적 사고력에 측정도구 개발, 비판적 사고와 의사결정, 문제해결, 리더십, 자기 효능감, 의사소통, 간호과정 등 비판적 사고에 영향을 미치는 요인 및 비판적 사고와의 관계에 대한 연구가 이루어지고 있다.

또한, 간호학생들의 비판적 사고 및 비판적 사고 성향을 증진시키기 위한 학습 방법으로 시뮬레이션실습, 문제중심 학습, 개념 지도, 그랜드라운드, 교수의 수준 높은 질문, 학생의 생각에 대한 교수의 관심, 교수의 탐색 질문, 학생 참여, 학생과 학생간의 참여로 구성하는 담론 전략, 컴퓨터 애니메이션 학습매체 이용, 비판적 사고력 증진 수업교육, 통합교과과정 적용 등이 보고되고 있다.

**표 1-1** 간호대학생 및 간호사를 대상으로 한 비판적 사고에 대한 연구

| 저자 | 연도 | 주요개념 | 연구설계 | 표본크기 |
|---|---|---|---|---|
| 윤진 | 2004 | 비판적 사고 성향 | 방법론적 연구 | 간호대학생, 2,113명 |
| 임은주 | 2004 | 비판적 사고 성향, 비판적 사고술 | 서술적조사연구 | 간호사, 50명 |
| 신경림, 하주영 등 | 2005 | 비판적 사고 성향, 비판적 사고기술 | 종적상관관계연구 | 간호대학생, 60명 |
| 조학순 | 2005 | 비판적 사고 성향, 임상수행능력 | 서술적 조사연구 | 간호대학생, 151명 |
| 권인수, 이가언 등 | 2006 | 비판적 사고 성향 측정도구 개발 | 방법론적 연구 | 간호대학생, 560명 |
| 박승미, 권인각 | 2007 | 임상 의사결정 능력, 비판적 사고 성향 | 서술적 탐색연구 | 간호사, 505명 |
| 김은주, 임지영 등 | 2008 | 비판적 사고 성향, 의사결정 유형 | 서술적 상관관계연구 | 간호대학생, 200명 |
| 신경림, 황지원 등 | 2008 | 임상적 비판적 사고능력 | 혼종모형을 이용한 개념분석 | 국내외 논문 12편 |
| 윤진 | 2008 | 비판적 사고 성향 | 서술적 조사연구 | 간호대학생, 424명 |
| 박진아, 김복자 | 2009 | 비판적 사고 성향, 임상수행능력 | 서술적 조사연구 | 간호사, 560명 |
| 신수진, 정덕유 | 2009 | 비판적 사고능력, 문헌 고찰 | 문헌고찰 | 국내외 논문, 30편 |
| 장성옥, 신나미 | 2009 | 임상간호사의 비판적 사고 | Q방법 | 간호사, 30명 |
| 권말숙 | 2011 | 자기주도적 학습, 비판적 사고 성향, 임상수행 능력 | 서술적 조사연구 | 간호대학생, 271명 |
| 김인숙, 장윤경 등 | 2011 | 비판적 사고 성향, 임상실습 스트레스, 임상실습 수행능력 | 서술적 조사연구 | 간호대학생, 224명 |
| 최혜란, 조동숙 | 2011 | 비판적 사고 성향, 문제해결 과정, 간호업무 수행 | 서술적 상관관계연구 | 간호사, 450명 |
| 박지원, 김춘자 등 | 2012 | 비판적 사고 성향, 자기 효능감, 리더십, 임상 수행능력 | 서술적 조사연구 | 간호대학생, 170명 |
| 장성옥, 공은숙 | 2013 | 비판적 사고 함양, 학부 간호교육 | 포커스 그룹 인터뷰 분석 방법 | 간호학교수, 12명 |
| 유소영, 김남초 | 2014 | 비판적 사고력 평가도구 개발 | 방법론적 연구 | 간호대학생, 607명 |
| 김혜숙 | 2015 | 간호과정 교육프로그램, 비판적 사고 성향 | 단일그룹 유사 실험 설계 | 간호대학생, 87명 |
| 하나선, 박소영 등 | 2015 | 비판적 사고 연구동향 | 문헌 분석 연구 | 국내문헌, 75편 |
| 허나래 | 2015 | 대인관계 성향, 비판적 사고 성향, 의사소통능력 | 서술적 조사연구 | 간호대학생, 170명 |
| 김경윤, 이은주 | 2016 | 비판적 사고 성향, 간호과정 수행능력, 근거기반 실무 역량 | 서술적 상관관계연구 | 간호사, 262명 |
| 박안나, 정경희 | 2016 | 비판적 사고 성향, 자기주도성, 간호업무 수행능력 | 서술적 조사연구 | 간호사, 200명 |
| 이선영, 전선영 | 2016 | 비판적 사고 성향, 자아존중감, 셀프리더십 | 서술적 조사연구 | 간호대학생, 276명 |
| 이지아, 장미희 | 2017 | 비판적 사고능력, 의사소통능력, 리더십, 전문직관, 임상실무 능력 | 서술적 상관관계연구 | 간호대학생, 430명 |
| 이선화, 이은자 | 2018 | 비판적 사고 성향, 셀프리더십, 임상수행능력 | 서술적 조사연구 | 간호사, 240명 |

**표 1-1** 간호대학생 및 간호사를 대상으로 한 비판적 사고에 대한 연구 (계속)

| 저자 | 연도 | 주요개념 | 연구설계 | 표본크기 |
|---|---|---|---|---|
| 장인실, 이경숙 | 2019 | 비판적 사고, 간호근무환경, 임상적 의사결정 | 서술적 조사연구 | 간호사, 261명 |
| 송영아 | 2020 | 통합시뮬레이션 교육, 간호지식, 비판적 사고 성향, 문제해결 능력, 수업몰입도 | 유사 실험 연구 | 미국 간호대학생, 82명 |

21세기에 요구되는 전문 간호사는 비판적 사고를 기반으로 자율적 의사결정에 의한 임상판단을 할 수 있는 능력있는 간호사이므로, 비판적 사고능력을 함양하기 위한 다양한 프로그램 개발과 전략개발이 필요하다.

## 5 비판적 사고와 간호실무

간호사는 단순한 행위자가 아닌 사고자로서 책임이 증가되는 복잡한 상황에 자주 관여하게 되고 비판적 사고는 문제를 해결하는 핵심이기 때문에 간호실무에 비판적 사고가 매우 중요하다.

### 1) 비판적 사고, 창의적 사고와 문제해결 능력

간호과정을 과학적이고 효과적으로 적용하기 위해서는 문제해결 능력, 비판적 사고를 기반으로 하는 창의성 및 자기효능감 등의 통합적용이 필요하다. 창의성이란 창의적 인간, 창작물, 창의적 과정, 환경 등 다양한 관점에서 새롭고 독특한 아이디어, 다른 관점, 문제를 새로운 시각으로 보는 것으로, 스스로 현상에서 존재하는 문제를 찾아낼 수 있고 해결하는 능력이다.

비판적 사고에는 창의적 사고의 대안 탐색의 부분이 논리적으로 포함되어 있고 보다 적절한 비판을 위해서는 기존의 잣대가 아닌 새로운 기준이 요구되기 때문이다. 비판적 사고와 창의적 사고는 완전한 별개의 것이 아닌 서로 일정 영역을 공유하는 사고라고 볼 수 있다.

문제해결이란 문제를 확인하고 합리적인 해결책을 찾는 정신적 행위로 의사결정을 요한다. 문제해결과정은 문제확인, 자료수집(문제원인과 결과분석을 위한), 대안제시, 대안평가, 최적안 선택, 대안 실시, 결과평가 과정을 말한다. 문제해결은 상황에서의 근본적인 문제를 규명하고자 시도하므로 실제 상황을 분석하는 데 많은 시간과 노력을 요구한다.

문제해결 능력은 복잡하고 예측할 수 없는 상황에서 자신이 가지고 있는 지식, 경험을 활용하여 정보를 탐색하고 창의적인 사고를 통해 자신의 목적에 맞도록 적용하고 활용할 수 있는 능력으로 간호대학생의 간호과정 수행능력을 높일 수 있는 요소이다.

### 2) 비판적 사고와 간호과정

간호과정이란 간호학적 지식을 기반으로 대상자의 문제를 파악하여 그 문제를 해결하기 위한 필수적이고 과학적인 간호수행으로 간호전문 활동을 수행하는 과정을 의미한다. 간호과정을 적용할 때 의사결정의 기초가 되는 비판적 사고는 데이터를 수집, 해석, 분석, 종합하는 능력으로 간호실무에서 비판적 사고를 하는 간호사는 분석을 위한 인지적 능력을 가지고 표준을 적용할 수 있고, 정보를 차별화하여 수용하고, 정보를 예측하여 논리적 추론을 통해 미래를 예측하여 필요 시 지식을 변환하여 실무에 적용한다.

#### (1) 간호사정 단계

자료의 상호관련성과 중요도를 파악하고, 주어진 틀에 따라 자료를 구분하고 가정을 인지해야 한다. 환자의 자료를 수집하고 환자가 보고 진술한 것을 확인하기 위해서 사실, 원리, 이론, 추상적 개념, 연역, 해석을 이용하여 탐구적으로 활용한다.

#### (2) 간호진단 단계

의미 있는 자료들 간의 유형과 관계를 찾고 추론을 통해 문제를 예측하고 문제와 관련된 요인이 무엇인지를 규명하는 것이다. 추론, 가설, 분석, 통합, 문제해결 등을 필요로 하며 이때 분석기술을 사용한다.

#### (3) 간호계획 단계

기존의 지식에 근거해서 특정 상황에 적용 가능한 간호중재와 목표를 설정하고 다학제적 연계를 구축하고, 대상자가 가진 문제의 우선순위를 정한다. 이 단계에서 기대된 결과를 대상자의 간호행위의 성과와 과정을 평가하기 위한 기준으로 이용한다.

#### (4) 간호수행 단계

중재를 수행하기 위한 지식을 적용하고, 가설을 검증하기 위해 중재를 적용한다. 간호중재의 우선순위에 따라 간호술을 적용한다.

#### (5) 간호평가 단계

가설이 옳은가에 대해 결정하고, 근거에 준한 평가를 하는 것이다. 결과를 분석하고 목표 달성 여부를 평가하고 재사정 한다.

# 02 장

# 간호과정

## 학·습·목·표

1. 간호과정의 정의를 설명할 수 있다.
2. 간호과정의 특징을 설명할 수 있다.
3. 간호과정의 단계별 특징과 각 단계 간 연관성을 설명할 수 있다.

## 주요용어 이해

- **간호과정**(nursing process) : 간호대상자가 최적의 건강상태를 유지하도록 체계적으로 간호를 제공하는 일련의 과정으로 간호문제해결을 위한 객관적이고 과학적이며 체계적인 접근방법
- **간호사정**(nursing assessment) : 대상자의 건강과 관련된 중요한 자료를 면담과 신체 검진을 통하여 체계적이고 지속적으로 자료 수집하는 과정
- **간호진단**(nursing diagnosis) : 개인, 가족, 집단, 지역사회가 건강상태 / 삶의 과정에 대해 보이는 인간 반응 또는 인간의 반응에 있어 취약한 상태와 관련된 임상적 판단
- **간호계획**(nursing care plan) : 간호대상자의 건강문제를 해결하기 위해 대상자에 맞는 간호목표 및 간호중재를 설정하는 과정
- **간호수행**(nursing implementation) : 대상자의 건강목표를 달성하기 위해 수립된 간호계획을 실행에 옮기는 과정
- **간호평가**(nursing evaluation) : 간호대상자의 간호계획과정에서 설정한 목적과 목표를 현재 건강상태와 체계적으로 비교하여 기대되는 목표가 성취되었는지, 간호문제가 효과적으로 해결되었는지 판단하고 검토하는 과정

CHAPTER 2

# 간호과정

## 개요

간호과정은 간호대상자의 건강문제를 해결하기 위한 일련의 과학적이고 체계적인 활동으로, 간호사에 의해 건강문제를 확인하고, 확인된 문제를 해결함으로써 대상자의 건강수준을 최적에 도달하게 하고자 대상자에게 맞는 간호를 계획하고 수행한 후 수행 결과를 평가하는 일련의 과정을 의미한다. 일반적으로 간호과정은 간호사정, 간호진단, 간호계획, 간호수행, 간호평가의 단계를 포함한다.

## 1 간호과정의 정의

간호과정은 간호대상의 건강문제를 해결하기 위한 일련의 과학적이고 체계적인 활동이다. 간호과정은 대상자로 하여금 최적의 건강수준에 도달하게 하고, 이를 유지하기 위한 간호활동 전체를 의미한다. 즉 간호과정은 간호의 대상인 개인, 가족, 지역사회에 존재하는 건강문제나 잠재적 건강문제를 확인하고, 대상자에게 맞는 간호를 계획하고, 수행한 후 반응을 평가하는 단계적 접근을 통해 과학적이고 조직적으로 문제를 해결해가는 과정이다.

## 2 간호과정의 배경

간호과정은 1955년 리디아 홀(Lydia Hall)이 대상자를 간호사가 돌보는 활동 일체를 '과정'으로 설명하면서 처음 소개되었으며, 이후 도로시 존슨(Dorothy Johnson, 1959), 아이다 진 올란도(Ida Jean Orlando, 1961), 어니스틴 위덴바하(Ernestine Wiedenbach, 1963) 등이 제안한 3단계 간호과정 모형에서 '간호과정'이라는 용어를 사용하기 시작하였다. Johnson의 행동체계이론에서는 인간을 상호 관련된 하위체계로 이루어진 행동체계로 설명하였으며, 간호과정이라는 용어를 직접 사용하지는 않았지만 여러 연구를 통해 사정, 장애, 치료 및 평가 등의 개념을 언급하였다. Orlando의 간호과정 이론은 환자와 간호사 사이의 상호관계에 중점을 두었으며, 간호의 기능을 환자에게 필요한 즉각적인 도움 혹은 욕구를 발견하고 충족시키는 것으로 설명하였다. Wiedenbach의 처방이론은 주요목적, 처방, 현실성을 다루었다. 주요 목적이란 특정분야에서 실무자들이 기본적인 것이라고 인정하는 것들을 의미하고, 처방은 주요목적을 달성하는 것을 말하며, 현실성은 당면한 상황 안에서 주요 목적을 달성하는 데 영향을 미침을 의미한다. Wiedenbach는 간호사의 역할은 주요 목적에 근거한 처방을 개발하고 현실적 상황에 따라 개발된 처방을 수행하는 것으로 설명하였다.

**표 2-1 국외 간호과정의 발전과정**

| 시기 | 주요 발전 내용 |
|---|---|
| 1955 | • '과정'이라는 용어의 첫 사용 : Hall이 간호사의 대상자 돌봄 활동 일체를 '과정'이라는 용어를 사용하여 설명함 |
| 1959~1963 | • '간호과정'이라는 용어의 첫 사용 : Johnson(1959), Orlando(1961), Wiedenbach(1963)가 간호가 제공되는 단계를 '간호과정'으로 설명함 |
| 1966 | • 놀스(Knowles)는 간호실무자로서의 성공여부가 5D(discover, delve, decide, do, discriminate)에 의해 좌우됨을 주장 |
| 1967 | • 간호과정에 대한 최초의 저서 출판 : 유라와 웰시(Yura & Walsh)는 사정, 계획, 수행, 평가의 4단계 간호과정을 규정하고, 각 과정을 버틀란피(Bertlanffy)의 일반체계이론에 입각하여 정리함 |
| 1968 | • Orlando가 인간관계에 초점을 둔 간호과정을 저서에 기술함 |
| 1973 | • 미국간호협회(ANA)가 간호진단을 포함하여 5단계로 구성된 간호실무표준을 개발함. 미국 내 여러 주에서 간호사의 실무법을 개정하여 간호사정, 진단, 계획, 수행, 평가를 간호사 역할의 법적 부분으로 포함시킴<br>• 미국에서 간호진단의 분류체계를 만들기 위한 전국 모임(National Group for the Classification of Nursing Diagnosis)이 결성되고, 34개의 간호진단목록이 처음 개발됨 |
| 1978 | • 캐나다 간호협회(CNA)가 간호과정의 모든 단계를 적용하도록 요구함 |
| 1982 | • 북미간호진단협회(NANDA)가 공식 출범, 미국 주 면허시험(The National Council of State Board of Nursing)에서 간호과정을 사정, 진단, 계획, 수행, 평가의 5단계로 다룸 |
| 1987 | • NANDA-I 간호진단 분류체계 I 개발 |
| 2002 | • NANDA(North American Nursing Diagnosis Association)가 국제적 조직으로 관점을 확대하여 NANDA-International, Inc.로 이름을 변경하고, 간호진단 분류체계 II를 개발 |
| 2011 | • Johnson 등이 NNN Linkage(NANDA-NOC-NIC Linkage) 개발 |
| 2015 | • NOC 간호결과 분류체계 6번째 개정(2018)<br>• NIC 간호중재 분류체계 6번째 개정(2018-2020) |
| 2017 | • NANDA-I 간호진단 분류체계 II 11번째 개정(2018-2020) |

표 2-2 국내 간호과정의 발전과정

| 시기 | 주요 발전 내용 |
|---|---|
| 1976 | • 대한간호협회 주최 간호지도자 연수교육에서 간호과정이 다뤄짐 |
| 1978 | • 대한간호협회 학술대회에서 간호과정을 사정, 계획, 수행, 평가의 4단계로 명명 |
| 1981 | • 병원 표준화 심사의 간호부문 심사기준에 간호과정 추가 |
| 1996 | • 대한간호협회 연구팀을 주축으로 간호진단의 한글 명명화 작업 시행 |
| 1997 | • 간호진단의 컴퓨터 활용을 위한 CD-ROM 개발 |
| 2003 | • 대한간호협회 간호실무표준에 간호과정이 포함됨 |
| 2015 | • 간호과정의 일부를 의료법에 명시하여 간호사의 임무로 법제화 |

간호과정의 실무 도입은 1973년 미국간호협회(American Nurses Association, ANA)가 사정, 진단, 계획, 수행, 평가를 포함한 5단계로 구성된 간호과정을 간호실무의 표준으로 적용하면서 본격화 되었으며 구체적인 발전과정은 [표 2-1]과 같다.

간호과정 개발에 기여한 이론적 틀에는 일반체계이론(general system theory), 인간욕구이론(human need theory), 의사소통이론(communication theory), 의사결정과 문제해결이론(decision and problem solving theory), 지각이론(perception theory), 정보이론(information theory) 등이 포함된다. 이 중 일반체계이론은 간호과정에 광범위하게 적용되는 이론으로 1940년 생물학자인 Bertalanffy에 의해 개발되었다. 일반체계이론은 다양한 학문의 모든 이론을 대치할만한 일

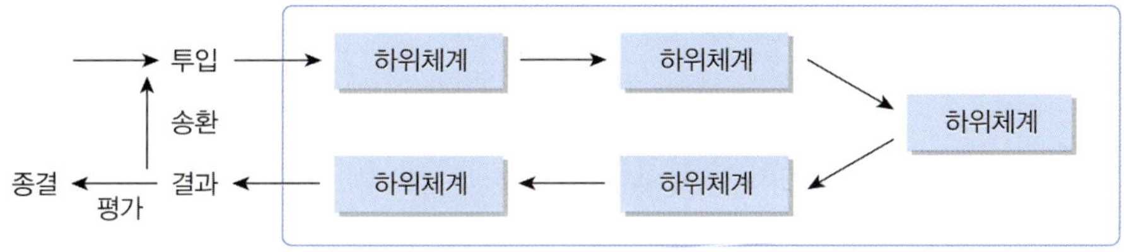


그림 2-1 일반체계

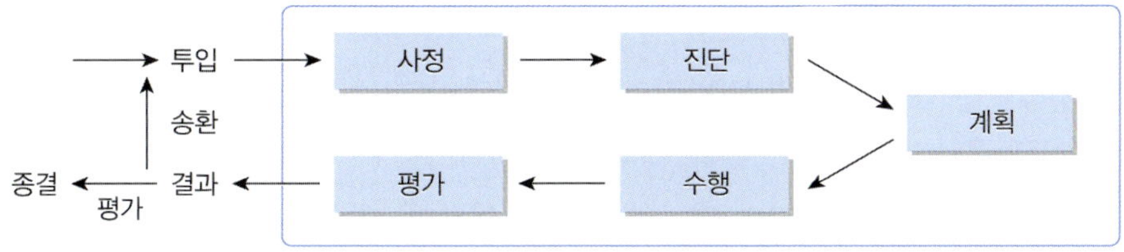


그림 2-2 간호과정체계

반적인 원칙을 모색하여 여러 과학 분야를 통합하고 각 특수 분야 간의 개별적 연구의 중복을 피하고자 한 이론적 철학을 가지고 있어 간호학의 본질에도 부합된다. 주요 개념으로는 체계(system), 하위체계(subsystem), 개방체계(open system), 폐쇄체계(closed system), 투입(input), 산출(output), 송환(feedback) 등이 있다[그림 2-1]. 간호과정체계는 이러한 일반체계 모형을 적용한 것으로 인간의 신체적, 정서적, 사회 문화적 정보와 인간 내부 또는 외부로부터 받는 자극에 의해 발생되는 현상 등이 투입됨으로써 작동되며, 여러 단계의 하위체계 과정이 진행된 결과가 평가과정을 통해 종결되거나 송환되는 것으로 설명된다[그림 2-2].

Maslow의 인간욕구단계(Maslow's hierarchy of needs)는 인간의 두 가지 경향, 즉 생존적 경향(survival tendency)과 실현적 경향(actualizing tendency)이 있음을 설명하였는데, 생존적 경향에는 생리적 욕구, 안전과 안정 욕구, 사랑과 소속의 욕구가 포함되며, 실현적 경향에는 자아존중감의 욕구와 자아실현의 욕구가 포함된다. 인간욕구단계는 간호사가 대상자의 간호욕구를 사정하는 근거가 되며, 특히 인간욕구의 위계를 설명함으로써 각 개인의 욕구 우선순위를 판단하는 기준틀을 제공하고 있어 이를 적용하여 간호진단의 우선순위를 설정하는 기본 지침이 되고 있다.

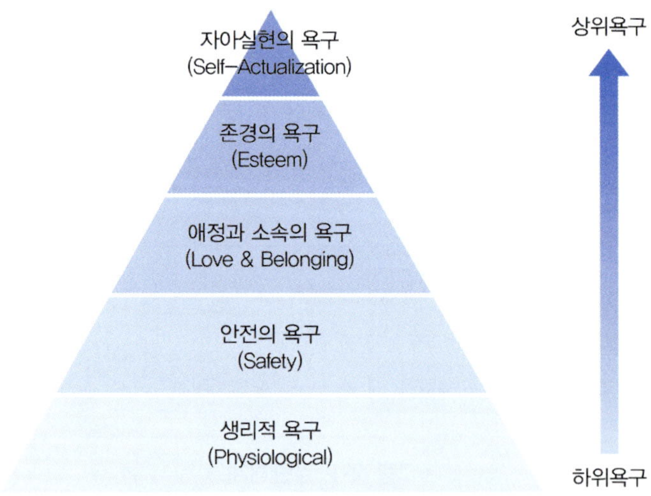


그림 2-3 Maslow의 인간욕구단계

의사소통이론(communication theory)은 둘 또는 그 이상의 사람들 사이에서 사실, 생각, 의견 또는 감정의 교환을 통해 공통적 이해를 도모하고 의식이나 태도 또는 행동의 상호변화를 일어남을 설명하는 이론으로 여러 관련 연구와 이론이 있으며, 대표적으로는 하버마스(Habermas)의 의사소통행위이론(theory of communicative action)과 사티어(Satir)의 가족의사소통이론 등을 들 수 있다.

의사결정과 문제해결이론(decision and problem solving theory)은 모든 물리적 존재가 위기탈출 또는 상황유지와 발전을 위해 끊임없이 겪게 되는 의사결정과 문제해결에 관한 이론으로 직면한 상황에 대해 개인과 기업 또는 사회가 어떻게 판단하고 수행하느냐에 따라 물리적 존재의 생존과 방향이 달라짐을 설명하는 이론이다.

지각이론(pcrccption thcory)에는 여러 학설들이 포함되는데, 핵심내용은 물리적 실체의 존재가 생존을 위해 자신의 감각기관의 자극을 통해 외부의 사물과 환경을 적절하게 정보화 하여 학습 또는 감각과 지각에 의해 적응함을 설명한다는 점이다.

정보이론(information theory)은 확률과 통계학의 수학적 지식을 기반으로 발전된 이론으로, 관찰이나 측정을 통해 수집한 자료를 실제 문제에 도움이 될 수 있도록 정리한 정보(지식 또는 자료)를 통신에서 나타나는 양상들과 문제를 설명하기 위해 미국의 과학자 앨우드 새넌(Claude Elwood Shannon)이 체계화한 이론이다. 정보이론은 간호실무에서 질병이나 환자 관련 데이터를 정보, 지식, 지혜를 통합 관리하여 간호대상자와 동료 간호사, 그리고 다른 부서에 전달하기 위한 간호과학, 컴퓨터 과학 및 정보과학을 결합시킨 전문분야로 확대 적용할 수 있다.

## 3 간호과정의 필요성

간호대상자가 어떤 여건과 상황에도 간호 전문가로부터 최선의 간호서비스를 수혜 받도록 하기 위해서는 일관되고 체계적이며 과학적 근거에 따른 간호 전달 방식이 필요하다. 또한 간호학문과 간호실무의 독자적인 영역을 명확히 하고, 전문직의 책임과 자율성을 확대하기 위해서는 다른 분야의 전문가와 차별되고, 독립적인 의사결정 과정이 필요하다.

간호과정은 사정, 진단, 계획, 수행 및 평가의 과정(process)을 통해 간호사가 간호서비스를 제공하는 상황에서 체계적이고, 조직적이며, 과학적인 근거를 중심으로 행동하게 하는 지침을 제공한다. 이러한 체계적 접근은 대상자에게 안전하고 효과적인 간호를 제공할 수 있게 한다. 뿐만 아니라 실천 가능한 간호목표를 설정하고, 의사소통을 향상시킴으로서 불필요한 시행착오와 중복행위를 피하고, 간호의 계속성을 유지하도록 한다. 간호대상자에게 전문가에 의한 양질의 간호를 제공하는 데 간호과정의 역할은 매우 크다.

간호과정은 다양한 간호분야에서 경험과 배경이 다양한 간호사들에게 공통된 간호서비스 제공 방법을 안내하며, 전인 간호와 환자중심 간호를 가능하게 한다.

간호과정의 구체적 역할은 다음과 같다.

- 간호과정은 간호실무의 독자적인 영역을 명확히 한다.
- 간호과정은 간호 전문직의 책임과 자율성을 증가시킨다.
- 간호과정은 체계적인 사정과 진단, 계획, 수행 및 평가의 다섯 단계 간호과정에 근거함으로써 환자에게 안전하고 효과적인 간호를 제공할 수 있다.
- 간호과정은 대상자에게 꼭 필요하고, 실천 가능한 간호목표의 설정에 도움을 줄 수 있다.
- 간호과정은 정확한 기록을 남기고 표준화된 용어를 사용함으로써 간호사 간의 의사소통을 향상시키고 간호의 계속성을 유지할 수 있게 한다.
- 간호과정은 표준화된 간호진단을 사용함으로써 간호행위의 책임 범위를 결정하는 데 도움이 된다.
- 간호과정은 간호의 질을 평가하는 데 있어서 객관적인 근거를 제공하고, 의료수가 결정의 근거가 된다.
- 간호과정은 환자의 개별적 건강문제에 초점을 맞추기 때문에 개별화된 맞춤형 간호제공을 증진시킬 수 있다.
- 간호과정의 적용은 간호사의 직무만족도를 향상시키고 전문가로서의 성장을 촉진시킨다.

## 4 간호과정의 특성

간호과정은 대상자 간호의 바람직한 성과를 달성하기 위해 개별 간호를 계획하고 제공하는 조직적이고 체계적인 방법으로, 간호의 독자적이고 전문적인 영역을 구조화 한 간호서비스 전달 도구이다. 간호과정의 적용을 통해 간호사는 과학적 근거를 제시함으로써 실무현장에서 간호수행의 질적 개선과 발전을 도모할 수 있으며, 간호과정의 구체적 특징은 다음과 같다.

### 1) 간호과정은 체계적이다.

간호과정은 목표를 달성하기 위해 조직화된 접근방법을 사용하고 논리적 전개에 의해 순차적으로 진행하는 체계적인 간호서비스 전달 방법이다. 간호과정에서는 대상자의 건강문제를 사정하고, 건강문제에 대한 진단을 내리고, 확인된 문제에 대해 개별화된 간호를 계획·수행하고, 제공된 간호에 대한 대상자의 반응을 평가하는 단계를 포함한다.

### 2) 간호과정은 역동적이며 순환적이다.

간호과정의 각 단계는 순차적으로 구성되어 있지만 서로 밀접하게 연관되어 상호작용하며, 간호를 제공하면서 대상자의 반응에 따라 수정이 가능하다. 즉 대상자 반응의 변화를 지속적으로 평가하여 이전 단계와 연결선상에서 현재 단계의 적용이 적절한지에 대해 끊임없이 검토되어야 한다. 평가단계에서는 대상자의 반응을 평가하여 목표가 달성되고 진단된 간호문제가 해결되었다면 간호과정은 종결되며, 목표가 달성되지 않았다면 간호과정의 전반에 걸친 검토 후 이전 단계로 회환하는 순환적 과정을 거치게 된다.

### 3) 간호과정은 보편적으로 적용된다.

간호과정은 다양한 환경, 대상, 시점, 분야에 적용 가능하다. 대상 또한 개인, 지역사회, 집단, 가족 모두에게 적용 가능하며, 어떤 연령층이나 어떤 건강상태에 있는 대상이거나 모두 적용가능하다.

### 4) 간호과정은 대상자 중심적이다.

간호과정은 간호사와 대상자 간의 관계 속에서 대상자의 반응이나 요구를 우선적으로 고려하며, 대상자 개인 또는 집단이 가지고 있는 고유의 문제에 초점을 두고 필요한 간호서비스를 제공하는 일련의 과정이다. 또한 대상자 스스로 자신의 건강문제를 인식하고 통제하고 결정하도록 기회를 부여한다.

### 5) 간호과정은 목표 지향적이다.

간호과정은 발견된 간호문제에 대해 기대결과를 목표로 설정하고, 이를 달성하기 위해 중재를 계획하고 수행하고 평가하는 목표지향적 과정이다.

### 6) 간호과정은 전인적이다.

간호과정은 대상자의 신체적, 정신적, 영적, 문화적, 사회적 측면을 총체적으로 고려하여 문제를 발견하고 중재 방법과 시점을 결정하는 등 대상자를 전인적으로 접근하는 과정이다.

### 7) 간호과정은 근거 중심적이다.

간호과정의 모든 단계는 이론적 근거와 과학적 근거를 바탕으로 한다. 대상자의 과학적 사정결과를 근거로 진단을 결정하며, 평가 결과를 근거로 간호과정의 지속과 중단을 결정한다. 간호과정 시 적용되는 사정방법과 해석, 진단 결정, 목표 설정 그리고 간호중재를 선택할 때는 이론적 근거를 바탕으로 한다.

### 8) 간호과정은 비판적 사고를 바탕으로 이루어진다.

간호과정은 인지적 과정이다. 대상자의 건강문제 예방, 최소화, 해결하기 위하여 간호과정의 모든 단계에서 간호사의 비판적 사고력을 필요로 한다.

### 9) 간호과정은 행위 중심적이다.

간호과정은 대상자의 인간반응을 확인하고, 확인된 인간반응, 즉 과학적 근거를 중심으로 판단하고, 판단을 근거로 목표를 설정하고, 설정한 목표를 달성하기 위해 행동을 계획하고, 계획한 행동을 실제 수행하며, 수행한 행위를 평가하여 목표달성 여부를 확인하는 행위 중심의 과정이다.

### 10) 간호과정은 문제 중심적이다.

간호과정은 대상자가 인식하는 문제와 사정을 통해 발견되는 문제를 중심으로 문제의 속성을 판단하고, 문제 해결방법과 해결여부를 지속적으로 탐색하며, 대상자가 자신의 문제에 대처하도록 강점을 지지하고 돕는 활동이다.

## 5 간호과정의 장점

간호과정의 특징에서 설명한 바와 같이 간호과정은 체계적이고, 과학적 근거와 이론적 근거를 기반으로 대상자에게 간호를 적용한다는 점에서 간호과정은 대상자와 간호사 모두에게 이득이 되는 장점을 갖는다.

대상자의 측면에서 간호과정은 조직적이고 체계적인 일련의 과정을 통해 간호의 질 향상과 연속성을 촉진하고 누락과 중복을 예방함으로써 불필요한 의료비 발생을 예방하고 수혜 받은 간호서비스에 대한 만족도를 높인다. 또한 개별화된 간호를 제공하고, 대상자의 참여를 촉진함으로써 대상자의 건강에 대한 인식과 이해를 높이고, 대상자 스스로 능동적인 건강관리 주체가 될 수 있는 기회를 제공한다.

간호사의 측면에서 간호과정은 독립적으로 문제를 탐색하고, 진단하고, 목표를 설정하고, 평가함으로써 전문가로서의 책임감과 자신감을 증진시킨다. 또한 실무표준을 제공하고 적정 인력 배치의 근거를 제공함으로써 직무에 대한 만족감을 향상시킨다. 간호과정은 시간과 자원의 효율적 활용을 가능하게 하고 다른 간호전문가와 타 분야의 의료인들과 협력과 의사소통을 증진시킴으로써 업무의 효율성과 대상자의 건강증진을 위한 목표를 달성하는 데 더욱 용이하게 한다.

## 6 간호과정의 단계

간호과정은 사정, 진단, 계획, 수행, 평가를 포함하는 체계적인 문제해결 과정이다. 1973년 북미간호진단협회(North American Nursing Diagnosis Association, NANDA)에서는 간호과정을 5단계로 제시하였으며, 2015년 미국간호협회(ANA) 간호실무표준에서는 기대결과를 계획단계에서 구분하여 6단계로 구성한 간호과정을 사용하기도 한다.

간호과정의 각 단계는 구체적이며 순환적이고, 상호 연관되어 있다. 정확한 간호진단은 충분한 간호사정을 근거로 진술되며, 효과적인 간호계획은 각각의 간호진단으로부터 도출된다. 간호수행은 간호계획에 의해 이루어지며, 간호평가는 간호계획을 바탕으로 대상자의 상태를 간호사정 시점과 비교하고 문제해결 정도를 평가하여 최종적으로 간호과정을 유지 또는 종결할 것인지 판단한다.

### 1) 간호사정

간호사정은 간호과정의 첫 단계로 대상자에 대한 체계적 자료수집이 이루어진다. 간호사정의 목적은 대상자의 특성을 명확히 확인하고, 대상자의 총체적인 상황을 파악하여 대상자 간호에 필요한 정보를 제공하는 데 있다. 이를 위해 간호사는 관찰, 신체검진, 면담 등을 통해 대상자의 건강문제와 관련된 자료를 수집하고, 간호력을 작성하거나 진단검사 결과나 의무기록을 검토하여 자료를 조직하고 검증한다. 사정단계의 자료는 간호과정의 우선순위를 결정하는 기초자료가 된다. 수집된 자료를 통합적으로 분류하고 분석함으로써 대상자의 건강문제에 대한 정확한 결론을 내리게 된다.

## 2) 간호진단

간호진단은 간호대상자의 인간반응에 대한 임상적 판단 단계이다. 이 단계에서 간호사는 간호사정 단계에서 수집한 자료들을 관련 있는 것끼리 범주화하고 의미를 판단하고 종합적으로 해석하여 대상자의 강점과 문제점을 명확하게 한다. 간호진단은 간호계획의 기초가 된다. 간호진단과 간호문제는 동일한 의미로 사용될 수 있으나 간호진단은 분류체계를 갖추고 사용함으로써 더욱 과학적으로 적용할 수 있다. 간호진단은 간호행위로 경감될 수 있는 건강문제를 정의한다는 점에서 의학적 진단과 구분된다. 의학적 진단이 인간의 특정 병리현상을 치료하는 데 초점을 둔다면 간호진단은 간호사가 독립적으로 문제해결의 책임을 갖는 인간반응을 다룬다.

현재 국내에서 가장 널리 사용되고 있는 간호진단은 NANDA international(NANDA-I) nursing diagnosis이다. 1973년 북미간호진단협회(NANDA)가 간호과정에 간호진단을 포함시켰고, 이후 간호용어 개발의 세계적인 확장을 위해 2002년에는 NANDA-I로 이름을 변경하고 간호진단 분류체계Ⅱ를 개발하였으며 매 2년마다 주기적으로 내용 점검 및 보완을 통해 진단분류 수정본을 출간하고 있다. 현재는 11번째 수정본으로 NANDA-I 간호진단 분류체계Ⅱ 2018-2020이 사용되고 있다.

## 3) 간호계획

간호계획은 대상자의 건강문제 해결과정을 통해 기대결과를 명확히 하고, 이를 성취하기 위한 간호중재를 계획하는 단계이다. 간호사는 간호계획을 위해 간호진단의 우선순위를 선정하고, 장단기 목표와 기대결과를 계획하며, 각각의 문제별로 해결과 예방을 위한 간호중재를 계획한다. 결과계획은 간호중재를 통해 이루고자 하는 목표를 설정하는 것으로 언제까지 대상자의 상태가 어떻게 변화되기를 희망하는지를 결정하는 것이다. 설정한 기대결과는 간호평가에 활용되므로 측정 또는 관찰 가능하도록 구체적으로 설정하여야 한다. 중재계획은 대상자의 건강문제를 완화, 해결, 예방하거나 건강증진을 위해 간호중재를 계획하고, 계획한 내용을 구체적으로 작성함으로써 협력관계 안에서도 누구든 동일 수준의 간호중재가 수행되도록 작성한다. 간호사는 중재계획단계에서 간호지식을 토대로 실행 가능한 중재를 작성하고, 설정한 결과계획을 달성하기 위해 도움이 될 것으로 판단되는 방법을 선택하게 된다. 최선의 중재는 충분한 연구결과를 바탕으로 한 근거기반 중재이다.

### 4) 간호수행

간호수행은 간호목표와 기대결과를 성취하기 위해 간호계획을 실행하는 단계이다. 계획된 중재를 수행하는 동안 간호사는 중재 전, 중, 후 대상자 상태를 사정하고 기록한다. 즉 수행 전 대상자를 사정하여 그 결과에 따라 계획된 간호중재가 여전히 필요한지, 적절한지를 판단하고, 수행 중에는 대상자의 반응을 살핀다. 그리고 수행결과 중재효과에 대해 대상자 반응을 다시 사정하고 필요시 계획을 수정하기도 한다. 제공된 중재와 이 과정에서 확인된 대상자의 반응은 모두 기록으로 남겨 이 자료를 활용할 건강전문가들과 공유하고 의사소통한다.

간호사는 대상자와의 상호작용을 통해 직접간호를 제공하기도 하며, 대상자에게 직접 수행되지는 않지만 대상자의 환경을 관리하고, 문서나 타 의료인과 협력하는 등의 방법으로 간접간호를 제공하기도 한다. 또한 간호수행은 간호 기능의 독립성 정도에 따라 독립적 중재, 의존적 중재, 상호의존적 중재로 분류하기도 한다. 독립적 중재란 간호사가 주도적으로 간호행위를 수행함을 의미하며, 의존적 중재는 의학적 진단이나 의사처방에 의해 간호행위를 수행함을 의미한다. 상호의존적 간호수행은 다른 건강관리자들과 협력하여 대상자의 건강문제를 해결하기 위해 필요한 간호활동을 수행함을 의미하는데, 이 경우 역할에 대해서는 공통으로 법적책임을 갖는다. 수행단계에서 간호사는 수행한 간호행위와 그에 대한 대상자의 반응을 기록해야 한다.

### 5) 간호평가

간호평가는 간호사가 대상자의 목표달성과 관련하여 간호계획의 효과성을 평가하고 새로운 문제가 발행하지 않았는지 여부를 확인하는 단계이다. 확인 결과에 따라 목표달성, 부분적 달성, 미달성을 결정하고, 간호활동을 중단할 것인지, 이전 단계 중 어느 단계에 대해서 수정이 필요한지 결정한다. 간호평가에는 구조평가, 과정평가, 결과평가가 포함된다. 구조평가를 위해서는 보건의료시설, 의료기구, 기관의 조직구조, 행정절차, 인력배치, 재정적 자원 등을 평가한다. 과정평가를 위해서는 대상자의 요구에 맞게 간호가 적절히 수행되었는지를 확인하기 위해 간호사의 행위와 효율성을 평가한다. 그리고 결과평가, 즉 간호중재의 결과를 평가하기 위해서 대상자의 반응과 만족도 등을 평가한다. 간호평가 결과에 따라 간호계획이 수정되거나 새로운 중재가 추가되기도 한다.

간·호·과·정

# 03 장

# 간호사정

## 학·습·목·표

1. 간호사정의 정의를 설명할 수 있다.
2. 간호사정의 목적을 설명할 수 있다.
3. 간호사정의 우선순위를 설명할 수 있다.
4. 간호사정의 유형을 설명할 수 있다.
5. 간호사정의 과정을 설명할 수 있다.
6. 간호사정의 자료를 기록할 수 있다.

## 주요용어 이해

- **초기사정**(initial assessment) : 대상자가 병원 방문 후 처음으로 간호사를 만나서 수집한 자료
- **포괄적 사정**(comprehensive assessment) : 대상자와 초기 접촉을 통해 얻은 건강상태의 모든 면에 접근한 전반적인 정보
- **자료수집**(data collection) : 필요한 간호를 제공하는 데 이용될 수 있도록 대상자와 가족 및 지역사회의 건강상태에 대한 정보수집과정
- **증상**(symptom) : 대상자의 건강에 대한 표현이나 지각으로 이루어지는 주관적 자료
- **징후**(sign) : 관찰 가능하고 측정 가능한 사실에 입각한 객관적 자료
- **간호력**(nursing history) : 병원방문 시 면담을 통하여 대상자에 관한 정보를 수집하여 기록하는 것
- **자료조직**(data organization) : 수집된 관련 자료를 분석이 쉽도록 유사한 범주로 분류하고 묶는 과정
- **단서**(cues) : 대상자가 말한 것, 간호사가 보고·듣고·느끼고 냄새 맡고 측정한 것을 기록
- **추론**(inference) : 증거와 추리에 근거한 결론으로 단서들이 의미하는 것에 대한 간호사의 판단이나 해석을 의미

CHAPTER 3

# 간호사정

## 개요

간호사정은 간호과정의 첫 단계로 대상자의 건강상태를 파악하기 위한 체계적이고 역동적인 방법으로써 간호를 필요로 하는 사람에 대한 자료를 수집하여 문제를 확인하는 단계이다. 간호사는 비판적 사고로 간호사정을 통하여 대상자의 특성과 건강문제에 대한 정확한 결론을 내리게 된다. 간호사정 단계의 자료는 간호과정의 우선순위를 결정하는 기초자료가 된다.

## 1 간호사정의 정의 및 목적

### 1) 간호사정의 정의

간호사정은 대상자의 건강과 관련된 중요한 자료를 면담과 신체 검진을 통하여 체계적이고 지속적으로 자료 수집하는 과정이며 자료를 확인하는 의사소통과정이다. 간호사정은 질병과정과 병리에 초점을 둔 의학적 사정과는 다르며 건강문제에 대한 환자의 반응에 초점을 둔다.

### 2) 간호사정의 목적

간호사정의 목적은 대상자의 특성을 명료화하고 대상자의 총체적인 상황을 파악하여 대상자에게 필요한 간호를 제공하는 데 있다.

간호사정의 구체적인 목적은 다음과 같다.

- 대상자의 건강 및 질병 양상에 대한 자료, 정상이탈, 강점, 대처능력 등에 대한 자료를 제공한다.
- 질병에 대한 신체적 반응, 증상, 지식의 대상자의 반응에 초점을 두고 대상자의 건강상태를 사정한다.
- 완전하고 정확한 자료는 다른 간호과정 단계를 위한 기초자료를 제공한다.

## 2 간호사정의 우선순위

간호사정의 우선순위는 즉각적인 수행이 필요한 문제와 지속적인 수행이 필요한 것으로 구분하여 결정한다.

우선순위 설정 단계는 다음과 같다.

① 1단계 : 즉각적인 처치
- 기도문제
- 호흡문제
- 심장과 순환문제
- 발열, 고혈압, 저혈압 등 활력징후와 관련된 문제
- 고칼륨혈증, 저혈당 등 생명을 위협하는 검사결과

② 2단계
- 의식상태 변화
- 즉각적인 주의를 요하지만 치료되지 않은 의학적인 문제
- 통증
- 배뇨문제

③ 3단계
- 1단계, 2단계에 해당되지 않는 기타 건강문제들

## 3 간호사정의 유형

간호사정의 유형은 사정 시간, 범위, 임상적 상황에 따라 다음과 같이 구분할 수 있다.

### 1) 시간의 경과에 따른 분류

#### (1) 초기사정(initial assessment)

초기사정은 간호사가 대상자와 처음 만났을 때 이루어지는 사정이다. 대상자의 현재 건강상태를 포함하여 포괄적으로 이루어지는 사정으로 주관적·객관적 자료를 모두 수집한다. 수집된 정보는 간호의 기초자료가 되므로 기초자료사정(database assessment)이라고도 하며, 대상자가 의료기관에 도착해서 처음 사정이 이루어지므로 입원 사정(admission assessment)이라

고도 한다. 모든 대상자는 간호요구와 추후의 사정을 위해 초기사정을 해야만 한다. 초기사정 시 완전한 기초 자료는 간호력, 신체검진, 대상자 기록상의 검사나 측정 자료에서 얻은 자료를 포함한다. 이는 간호진단이나 임상문제를 제시하기 위한 것으로 간호계획을 세우는 전제 조건이 되며 표준화된 사정 도구를 활용한다.

#### (2) 시간경과 후 재사정(time-lapsed assessment)

초기사정하고 시간이 경과한 후 환자의 건강상태의 변화를 평가하기 위해 시행한다. 이는 새로운 문제를 확인하거나 확인된 문제 중 특정한 문제에 대한 변화 등 대상자의 상태변화를 평가하기 위해 시행된다. 시간경과 후 재사정을 통해 목표달성, 결과확인 및 문제해결을 평가할 수 있다. 또한 초기사정 시 이미 확인된 문제의 상태를 파악할 수 있다. 초기사정에 비해 구체적인 초점 사정을 수행한다.

### 2) 범위에 따른 분류

#### (1) 포괄적 사정(comprehensive assessment)

대상자의 전반적인 건강상태를 보여줄 수 있는 주관적·객관적 자료를 포함하는 자료수집 방법이다. 주로 대상자와 초기 접촉을 통해 얻은 건강상태의 모든 면에 접근한 포괄적인 정보로 초기사정 시 대상자의 전반적인 건강상태를 파악하기 위해 사용된다. 간호사는 특별한 건강문제나 행위에 초점을 두지 않고 대상자의 신체 계통과 기능적 능력 모두에 대한 자료를 수집한다. 초기사정을 통해 간호사는 이미 발생한 문제, 가능한 문제, 대상자의 강점과 약점 등을 확인할 수 있는 전반적인 정보를 확보해야 하기 때문에 포괄적 사정을 통해 대상자 기초자료 데이터베이스를 구성한다. 완전한 데이터베이스 구성을 위해 대부분의 의료기관은 서면화된 포괄적 사정 도구를 제작 또는 선택하여 활용하는데, 여기에는 간호력과 신체검진뿐만 아니라 대상자의 기록, 협진, 문헌고찰로부터의 자료들이 포함된다.

#### (2) 초점 사정(focus assessment)

초점 사정은 포괄적인 자료중심 사정의 일부분으로 행하거나 특정 상태를 파악하기 위해 얻은 자료, 즉 특정한 건강문제와 관련된 매우 자세한 자료수집이나 간호를 모니터하기 위해 행한다.

초점 사정을 위한 주요 4가지 질문은 다음과 같다.

❋ 주요 4가지 질문
- 현재 문제가 되는 상태는 무엇인가(문제에 대한 징후, 증상 혹은 위험요소가 있는가)?
- 문제가 되는 상태가 호전되었는지, 악화되었는지, 유지되고 있는지에 대한 정보가 있는가?
- 문제에 영향을 준 요소는 무엇이며 이러한 요소에 대해 무엇을 하였는가?
- 현재의 문제에 대해 대상자는 무엇을 기대하며 어떻게 관리하고 있는가?

### 3) 임상적 상황에 따른 분류

#### (1) 응급사정

대상자의 신체적, 정신적 위급상황에서 사용하며, 생명을 위협하는 문제를 확인하기 위해 주로 사용된다. 이는 즉각적이고 최우선적으로 수행되어야 하는 사정이며 우선순위를 고려하여 진행되어야 한다. 우선순위는 감염, 상해와 폭력의 위험, 호흡, 순환문제, 안위, 활력징후의 불안정, 의사소통 문제 등 필수적인 건강상태 사정에 초점을 둔다.

#### (2) 지역사회 사정

간호사는 대상자가 지속적으로 지지를 받을 수 있는 지역사회 집단과 서비스에 대한 정보를 활용한다. 지역사회와 관련된 정보를 얻기 위해 지역사회의 시설물을 관찰하고 다른 지역사회 전문가를 이용할 수 있다.

## 4 간호사정의 과정

간호사정은 자료수집 단계, 자료검증 단계, 자료조직 단계, 자료기록 단계를 통해 이루어진다.

### 1) 자료수집(data collection)

자료수집은 간호제공을 위해 필요한 대상자, 가족, 지역사회의 건강상태에 대한 정보를 수집하는 것이다. 이는 대상자를 처음 만나는 시점부터 퇴원시까지 이루어지는 지속적인 과정이며, 대상자의 문제해결에 있어서 필수적이다. 간호사정은 기본적으로 간호사와 대상자, 가족, 지역사회의 상호작용을 통해 이루어지며, 그 밖에도 다른 이용 가능한 자원을 통하여 이루어진다. 사정을 위한 정보의 일차적인 자원은 대상자이며, 가족구성원, 대상자에게 중요한 역할을 하는 사람, 다른 보건의료 전문가, 건강기록과 문헌 검토 등이 이차적인 자원으로 활용된다. 사정자료는 관찰, 면접, 검증과 실습 자료의 해석을 통해 수집된다. 관찰은 간호사가 대상자를 처음 만났을 때부터 시작되며, 대화를 통해 깊이 있고 체계적인 사정을 진행한다.

간호력에 포함되어야 할 내용은 [표 3-1]과 같다.

**표 3-1 간호력에 포함되는 내용**

| | |
|---|---|
| 간호력 | • 인구사회학적 정보 : 연령, 성별, 가족 수, 교육수준<br>• 과거 건강상태 : 과거 입원경험, 과거 질병력<br>• 가족력, 환경력 : 가족의 질병력, 직업관련 환경요소<br>• 일상생활양식 : 수면시간, 수면양상<br>• 대상자와 가족의 건강관리제공자에 대한 기대<br>• 대상자와 가족의 간호계획에 참여하려는 의지와 능력<br>• 건강과 질병상태에 대한 대상자의 인식<br>• 현 건강상태에 관련한 정보<br>• 현 질병상태가 대상자에게 미치는 영향<br>• 대상자의 대처능력, 강점, 지지<br>• 내상자의 주된 관심<br>• 영적 안녕 |

### (1) 자료의 의의

- 대상자의 안녕상태를 파악하고 요구를 사정한다.
- 문제중심, 위험, 건강증진을 확인한다.
- 수행된 간호 및 치료를 확인한다.
- 대상자의 가족, 건강관리와 관련된 자원 및 기타 환경요인을 확인한다.

### (2) 전형적인 기초자료

- 인구사회학적 정보
- 현재력 : 주호소(c/c)
- 질병에 대한 반응과 건강관리에 대한 기대
- 대상자의 특성과 일상생활
- 사회문화력 : 교육정도, 직업, 소득수준 등
- 과거력
- 가족력
- 일상활동과 활동능력
- 심리 및 정서상태
- 임상병리검사, 진단적 검사 검토

### (3) 자료의 종류

자료의 종류는 주관적 자료(subjective data; 증상, 숨겨진 자료)와 객관적 자료(objective data; 징후, 분명한 자료)로 구분할 수 있다[표 3-2, 3-3].

#### ① 주관적 자료(subjective data)

주관적 자료는 대상자의 질병과 전반적인 건강상태에 대하여 직접 말하는 것을 그대로 얻을 수 있는 자료로 측정하거나 관찰 불가능한 자료이며, 오직 대상자가 직접 느끼고 경험한 신체적 감각, 감정, 가치, 신념 및 생각하고 있는 것을 기술할 수 있는 정보이다. 대상자 자신의 건강에 대한 표현이나 지각으로 이루어지는 자료이므로 주관적 자료를 숨겨진 자료(covert data) 또는 증상(symptom)이라고 한다. 주관적 자료는 대상자로부터 직접 자료를 수집하는 것이 보편적이지만, 가족이나 친지 또는 다른 의료진에게서 수집된 자료라도 그것이 사실이기보다 단순한 의견이나 지각으로 이루어진 지료라면 주관적 자료가 될 수 있다[표 3-2].

표 3-2 주관적인 자료와 객관적인 자료의 비교

| 종류 | 내용 | 예 |
|---|---|---|
| 주관적 자료 | • 오직 대상자가 느끼고 기술할 수 있는 정보이다(symptom). 소양감, 고통, 걱정, 대상자의 감정, 느낌, 가치관, 믿음, 태도, 오심, 오한, 심계항진, 복부통증 등<br>• 사실이기보다는 의견이나 지각으로 이루어진 자료이다.<br>• 신생아, 무의식환자, 인지장애자 등의 대상자는 주관적 자료를 제공할 수 없다.<br>• 신생아나 영유아의 경우 보호자의 호소를 주관적 자료에 포함시킬 수 있다. | • "주사 꽂은 부위가 아프고 부었어요. 몸에 열도 나는 것 같아요…." (대상자)<br>"앉아 있는 게 숨 쉬기가 편해요." (대상자)<br>• "전엔 안 그랬는데 계단 조금만 올라가도 숨이 많이 차서 힘이 들어요." (대상자)<br>• "숨 쉴 때마다 그르렁거리는 소리가 나요" (이차적 출처, 어머니) |
| 객관적 자료 | • 관찰 가능하고 측정 가능한 사실이다(sign).<br>• 활력징후(체온, 맥박, 호흡, 혈압), 피부색, 신체지표, 주관적 자료의 검증<br>• 신체검진 : 시진, 촉진, 타진, 청진 소견<br>• 행위의 관찰 : 대상자가 하는 것을 실제로 본다.<br>• 의무기록 : 진단명, 질병력, 검사 결과, 진단적 자료 및 의사의 치료계획 등<br>• 기타 자원 : 건강 관리팀 요원, 가족 및 친지의 정보, 간호 및 의학 문헌 고찰 | • 통증 점수, 혈당수치, 배설량, Hb수치, 발적, 부종, 기관지 협착음 등<br>• 1/8 14:00 BT 38.9℃, HR 128회/분, RR 28회/분<br>• orthopnea(+), dyspnea(+), 호흡수가 불안정함<br>• 무기력함을 호소하는 모습이 관찰됨<br>• 진단명 : 자궁경부암<br>• (HD #1) echo : EF 15.5%, (HD #5) Chest PA & Both Lat Dec:<br>Marked cardiomegaly, Little change of B pleural effusion with free fluid shifting<br>• (HD #2) WBC 12.73 CRP 217.1↑ |

### ② 객관적 자료(objective data)

객관적 자료는 대상자가 아닌 타인에 의해 확인될 수 있는 명확한 자료로 대상자를 직접 관찰하거나 신체검진, 검사, 의무기록으로부터 얻을 수 있는 정보이다.

객관적 자료는 관찰 가능하고 측정 가능한 사실에 입각한 자료이다. 이에 객관적 자료를 분명한 자료(overt data) 또는 징후(sign)라고 한다. 대상자의 건강상태와 행위에 대한 사실들은 기초 자료를 보완해 주며 편견 없는 소견이므로 분명하고 왜곡되지 않은 정보를 제공해 준다[표 3-2].

**표 3-3 통증환자의 주관적·객관적 자료**

<table>
<tr><td>주관적 자료</td><td>건강력<br>① O(onset of pain) : 발생<br>② L(locations of pain) : 부위<br>③ D(duration) : 기간<br>④ C(characteristics) : 특성<br>⑤ A(aggravating factors) : 악화요인<br>⑥ R(relieving factors) : 완화요인<br>⑦ T(treatment) : 치료</td></tr>
<tr><td>객관적 자료</td><td>신체사정<br>① 통증 대상자가 흔히 나타내는 행동적 통증 반응은 다음과 같다.<br>• 얼굴 표정 : 급성 통증 찡그린 얼굴, 긴장된 눈썹, 동공확대, 발한, 이를 악물고 있음, 만성 통증 시 피곤하고 지친 표정<br>• 신체 움직임 : 통증 부위 문지르기, 몸을 불안정하게 움직임, 일정한 자세를 계속 유지함, 가만히 있지 못하고 왔다갔다함, 손을 꽉 쥠<br>• 음성 변화 : 신음, 한숨, 울음, 비명<br>② 통증에 대한 구체적인 신체검진은 통증 부위에 따라 달라진다.<br>③ 통증이 없는 부위를 먼저 검진한 후 통증 부위를 그 후에 검진해야 한다.<br>④ 혈압, 맥박, 호흡의 변화를 측정한다.<br>⑤ 통증 측정도구<br>• 간단한 척도<br>현재 당신이 느끼는 통증 정도를 가장 잘 나타낸 숫자를 지적하세요.<br>0 아프지 않다 — 1 약간 아프다 — 2 보통 아프다 — 3 심하게 아프다 — 4 아주 심하게 아프다<br>현재 당신이 느끼는 통증 정도를 직선상의 적당한 부위에 ✔표 해주세요.<br>0 아프지 않다 — 10 아주 심하게 아프다<br>(10cm 일직선 : 통증점수는 자로 측정하여 mm 단위로 나타낸 값)<br>• 통증부위 사정 도구 : 통증 부위를 확인하기 어려운 경우에는 인체그림과 같은 도구를 사용하며 대상자 기록지의 일부로 보관하여야 한다.</td></tr>
</table>

### (4) 자료의 출처

자료의 출처는 대상자와 연관된 자료를 얻을 수 있는 정보의 자원을 말하며, 일차 출처와 이차 출처로 나뉜다. 간호사는 출처가 대상자 자신이든 가족이든 간에 가장 신뢰할 수 있는 출처에서 자료를 수집해야 하고, 이 출처를 대상자 기록지에 표시해야만 한다. 대상자는 일차 자료의 출처이고 대상자 이외의 모든 다른 정보 자원으로부터 획득된 자료가 이차 출처이다. 일차 출처와 이차 출처는 객관적인 자료나 주관적인 자료가 될 수 있다[표 3-4].

**표 3-4** 일차 출처와 이차 출처의 비교

| 종류 | 내용 |
|---|---|
| 일차 출처 | • 대상자에게서 말이나 관찰, 측정, 검진을 통하여 직접 확보한 객관적인 자료나 주관적인 자료<br>예 복부통증, 호흡음, 고통, 걱정, 소양감, 피부색, 심계항진, 활력징후, 자세 등 |
| 이차 출처 | • 대상자 이외 모든 다른 정보의 자원으로부터 획득한 자료<br>보호자, 가족이나 친지와 같은 친인척을 통한 진술, 의무기록(질병력, 검사 결과, 진단적 자료, 다른 의료진으로부터 확보한 구두 보고 및 의사의 치료계획 등), 건강 관리팀 요원들의 학문적인 검토 및 다른 건강요원들로부터 확보할 수 있는 정보의 자원<br>예 "○○○는 하루 종일 통증을 호소했고, 밤에도 숙면을 취하지 못했어요." |

#### ① 일차 출처(primary data)

대상자가 직접 정보를 제공하는 경우로 직접적 자료라고도 한다. 대상자의 주호소를 포함하는 현재력, 과거력, 신체검진 등에 대해 정확한 정보, 일차 출처로부터 직접 수집하여 얻은 주관적 자료이며, 대상자의 통증, 불안 진술을 제공할 수 있다. 간호사가 대상자를 관찰, 측정 및 검진하는 과정에서 얻은 자료는 모두 일차 출처로부터 얻은 객관적 자료이다[표 3-4].

#### ② 이차 출처(secondary data)

대상자 이외 모든 다른 정보의 자원으로부터 획득된 자료로 간접적 자료라고도 한다. 대상자에 대해 보호자, 가족을 비롯한 친인척, 지인들이 진술한 모든 자료는 이차 출처로부터 얻은 주관적 자료이며, 다른 의료진으로부터 얻은 측정결과, 관찰결과 등에 대한 진술, 기록, 보고 등은 이차 출처로부터 얻은 객관적 자료이다. 대상자 이외의 다른 사람들로부터 정보를 수집할 때에는 대상자의 동의를 받는 것이 필요하다[표 3-4].

### (5) 자료수집 방법

간호사는 다음과 같은 방법을 통해 자료를 수집한다.

- 대상자를 만나기 전에는 활용 가능한 의무기록을 사전에 읽고 대상자의 상태를 파악한다.
- 대상자를 만나는 동안에는 면담과 관찰을 통해 자료를 수집하고, 필요한 정보를 확인 검토한다.
- 대상자를 만난 후에는 자료수집 방법을 검토하여, 수집된 정보를 기록하고 추가 정보를 위한 계획을 수립한다.

### ① 면담

면담(interview)은 자료 수집의 가장 일반적인 방법으로써 주관적인 자료를 얻기 위한 목표지향적이고 공식적이며 구조화된 의사소통이다. 이를 통해 신뢰관계를 형성하고, 질문하고, 듣고, 관찰하는 능력은 간호사-대상자 간의 긍정적인 관계를 형성하고 자료를 수집하는 데 필수적이다.

#### 가. 면담의 목적

주관적 자료 수집, 장·단기적 요구 파악, 분석하기 위한 정보 획득, 환자의 행위와 태도 관찰, 병실 적응을 위한 예비교육, 입원생활과 관련된 정보제공 등 긍정적 관계를 확립하기 위함이다.

#### 나. 면담의 원칙

첫째, 면담 시 간호사는 자신의 소속과 이름을 소개하고, 면담의 목적이 건강상태에 관한 정보를 얻기 위함임을 설명한다.

둘째, 건강상태에 관한 정보는 대상자의 현재 상황에 대한 인지와 반응을 포함한다.

셋째, 대상자와 주고받은 정보는 면담의 종료 시 대상자에게 요약하여 확인한다.

#### 다. 면담에서의 중요한 요인

- 사생활을 보호한다.
- 면담 시간을 설정한다.
- 면담이 이루어지는 동안 대상자에게 집중 및 경청한다.
- 초기 면담 시 대상자의 주요 문제에 대해 대상자의 이해 정도와 일치하는 방식으로 의사소통한다.
- 비판적인 태도를 피한다.
- 상투적인 표현, 대상자의 기분 무시, 무조건 동의 및 반대는 피한다.
- 일반적인 질문에서 구체적인 질문으로 진행한다.
- 개방형 질문을 한다.

- 대상자의 생각과 느낌을 상세히 설명하도록 격려한다.
- 질문에 대한 환자의 반응을 방해하지 않는다.
- 의사소통을 방해하는 질문과 언급을 피한다.
- 질문은 하나의 질문에 한 가지 뜻만을 포함시켜 간결하게 질문한다.
- 침묵과 접촉을 적절히 사용한다.
- 중요한 요점을 요약해준다.

### 라. 면담 시 의사소통 기법

- 모든 감각을 이용해 주의깊게 듣고, 천천히 분명하게 말한다.
- 대상자가 이해할 수 있는 용어를 사용하고, 이해하지 못하는 것은 설명해 준다.
- 한 번에 한 가지씩 질문한다.
- 면담자의 가치관을 대상자에게 요구하지 않는다.
- "제가 당신이라면…" 등의 개인적 예를 들지 않는다.
- 눈을 맞추고, 서두르지 않고, 조용히 이해하는 자세를 보여준다.

### 마. 면담의 단계

면담은 준비단계, 도입단계, 유지단계, 종결단계를 통하여 이루어진다.

면담의 각 단계별 구체적인 내용은 [표 3-5]와 같다.

**표 3-5 면담단계**

| 단계 | 내용 |
|---|---|
| 준비단계<br>(대상자 만나기 전 단계) | • 대상자에 관한 많은 정보수집(예 발달단계에 따른 사회심리적 관점, 병태생리 등)<br>• 수집할 자료의 내용과 유형<br>• 조용한 환경과 적절한 시간결정<br>• 과거면담 경험검토 |
| 도입단계<br>(오리엔테이션 단계) | • 자신소개, 면담의 목적, 내용소개, 라포형성<br>• 대상자의 행동관찰, 경청하여 건강에 대한 태도, 자아개념 평가<br>• 개방질문 사용<br>• 면담성취를 위한 계약설정 |
| 유지단계<br>(작업단계) | • 필요한 자료수집<br>• 대상자의 느낌, 의문을 말하게 함<br>• 의사소통 촉진기술 사용<br>• 언어적, 비언어적 행동 관찰<br>• 면담지속여부 사정(예 호흡곤란, 피로여부)<br>• 필요한 자료수집 후 다음 주제로 이동 |
| 종결단계<br>(완결단계) | • 목표성취, 재검토<br>• 대상자에게 면담의 요청과 의미를 알려줌<br>• 대상자의 문화적 배경과 지역에 적합한 언어 사용 |

### 바. 면담의 유형

면담의 유형에는 지시적 면담(directive interview)과 비지시적 면담(non-directive interview)이 있다.

- 지시적 면담(directive interview) : 고도의 구조화된 면담으로 간호사가 주제를 통제하고, 특정 정보를 얻기 위해 주로 폐쇄적 질문을 사용한다. 지시적 면담은 사실적이고 쉽게 분류되는 정보를 획득하는 데 효율적인 방법으로 연령, 성별, 증상 분석, 환자가 응급상황이거나 불안할 때 효과적이다.
- 비지시적 면담(non-directive interview) : 대상자가 면담 목적, 주제, 속도를 통제할 수 있다. 비지시적 면담은 의사소통 증진, 친밀감 형성에 도움이 된다. 간호사는 면담 시 관련 없는 자료가 다량 발생할 수 있으므로 내용을 분명히 하여 요약·격려하고, 개방형 질문을 사용한다. 이 면담법은 대상자의 감정을 표현하고 의사소통을 증진하는 데 유용하다.

### 사. 면담 내용

- 개인력(personal history) : 대상자의 인성과 관련이 있는 기초적인 것들이다.
  연령, 성별, 본적, 현주소, 전화번호, 교육배경, 직업, 결혼상태 및 가족관계, 종교, 식사, 수면 및 평상시의 습관, 심리 사회적 태도, 현 생활의 변화, 검진하는 동안의 태도, 의사소통과 이해 능력, 작업환경과 그에 따른 긴장 상태, 개인위생 상태, 현 질병에 대한 환자나 가족의 이해 및 감정, 경제 및 환경적 상태 등이 포함된다.
- 주호소(chief complaints, c/c) : 치료와 간호를 받기 위해 병원에 방문한 이유를 대상자가 사용한 용어로 표현한 것이다.
- 현병력(present history) : 대상자의 주호소가 나타나기 전·후의 과정을 서술한 것이다. 발병시기, 증상 및 증후의 부위, 정도, 기간, 빈도, 악화 또는 감소시키는 요인, 부가되어 나타나는 증후, 발병 시부터 현재까지 있었던 건강문제나 건강관리에 대한 정보를 포함하여 작성한다.
- 과거력(past history) : 어릴 때부터 현재까지 있었던 건강 문제나 건강관리에 대한 정보를 서술한 것이다.

#### ② 관찰

관찰(observation)은 대상자와 만나는 순간부터 필요하거나 적절한 정보를 얻기 위해 시각, 후각, 청각, 촉각의 감각기능을 주의깊게 사용한다[표 3-6]. 대상자의 실제적 또는 잠재적 증상이나 상태를 살피는 것으로 간호사의 모든 감각을 사용하여 체계적인 관찰을 해야 한다. 병실에 들어갈 때는 대상자의 고통의 징후들이 있는지 관찰하고, 대상자의 안전을 위협하거나 위험이 예상되는 상황 및 사용되고 있는 장비 등 병실 안의 상황을 관찰한다. 전체적인 외양을 기록하고, 몸치장을 잘 했는지, 건강한지, 영양 상태는 어떠한지를 관찰한다. 신체언어를 관찰하고 편안해 보이는지, 신경과민인지, 위축되었는지, 걱정스러워 보이는지 등을 확인하여 관찰한다. 뿐만 아니라 상호작용 양상을 주목하면서 면담 시에 나타나는 대상자의 반응을 파악한다.

**표 3-6** 감각에 따른 관찰의 예

| 감각 | 예시 |
|---|---|
| 시각 | 일반적 상태(키, 몸무게), 자세, 환자의 피부색깔의 변화, 부종유무, 배액물의 색깔과 양, 호흡의 양상, 신체 움직임, 얼굴표정, 침상의 상태 등 |
| 후각 | 배농에서 나는 악취, 화상환자에게서 나는 냄새, 호흡 시 냄새, 소변냄새, 분비물 냄새 등 |
| 청각 | 대상자의 말 청취, 호흡음, 장음, 심장음, 언어능력, 혈압 등 |
| 촉각 | 악수로 대상자의 피부온도, 힘 평가, 통증부위 또는 덩어리(mass), 맥박수와 리듬, 병소, 피부온도 등 |

### ③ 신체검진

신체검진(physical examination)은 대상자의 건강상태에 대한 질병이나 이상 증상에 대한 체계적인 자료수집 방법이다. 체계적인 신체검진을 위한 가장 좋은 방법은 시진, 촉진, 타진, 청진 방법으로 사정하여 건강문제를 발견하는 것이다.

신체검진 방법은 다음과 같다.

가. 면담에서 얻은 주관적 자료를 확인하고 보충한다.

나. 대상자의 질병이 미치는 영향을 분명히 하는 데 이용될 수 있는 객관적 자료를 수집하는 방법이다.

다. 신체검진 기술의 종류는 다음과 같다.

- 시진 : 손가락, 눈, 귀, 후각 이용하여 체계적이고 세심하게 관찰
  - 눈의 감각과 이경과 같은 기구를 이용한 시각적 기술
  - 관찰에 비해 좀 더 철저하고 자세한 체계적 과정
  - 얼굴표정, 복부팽만, 부종, 대칭성, 피부창백 등을 관찰
- 촉진 : 통증이 있는지 검사, 간과 같은 내부 구조를 느낄 수 있도록 만지고 압박하여 관찰
  - 접촉 감각(촉각)을 이용한 검진법(예 맥박수 강도) 활용

- 촉진 시 고려사항 : 촉진 전에 손을 따뜻하게 하고, 대상자의 지나친 노출은 피한다. 편안한 자세를 유지하고, 통증 없는 부위에서 통증 있는 부위 순으로 검진한다.
- 가벼운 촉진 : 심부촉진 시에는 가벼운 촉진(1～2cm 정도 압박)을 먼저 실시한다.
- 심부촉진 : 4～5cm 정도 압박하여 촉진한다(예 복부의 덩어리 촉진).

• 타진 : 신체표면을 가볍고 빠르게 두드려 소리를 듣거나 진동을 느끼는 방법으로, 타진 해머를 사용한 반사 검사, 진동을 유도한 신체 부위의 액체 파동 검사 등이 포함된다.

• 청진 : 직접 청진(호흡소리, 관절움직임 소리), 간접 청진(청진기로 듣는 것)을 활용한다.
- 청력이용 기술
- 종류 : 직접 청진, 간접 청진[종형－저음(예 심장음) / 판막형－고음(예 폐음)]
- 폐잡음, 장음 등을 관찰

라. 철저하고 체계적인 신체검진 지침은 다음과 같다.

• 검진사와 대상자 간에 의사소통 증진
- 사생활 보호
- 신뢰관계 형성
- 말없이 신체사정만을 하기 보다는 좋은 면담기술을 사용
- 면담과 신체사정은 상호보완적이어야 한다.

• 사생활을 존중한다. 신체검사 부위만 노출시키고 다른 부분을 덮어준다. 대상자가 볼 수 없는 신체 부분을 만지기 전에는 대상자에게 미리 말해준다.
예 "등에 있는 낭종(cyst)을 만져보려고 합니다."

• 고통이 수반되는 검진은 마지막에 실시한다.

• 정확성을 확보하기 위해 기억에 의존하지 않고 검진을 진행하는 동안 확인된 내용을 기록한다.

• 신체검진 내용을 조직화한다.
- 신경학적 상태 : 지남력, 동공 반응, 시력과 눈의 외양, 구개반사, 청각·미각·후각·촉각, 걸음걸이, 조정력, 통증/불편감 유무
- 호흡상태 : 기도, 호흡음, 호흡의 횟수와 깊이, 기침, 대칭성, 통증/불편감 유무
- 심장상태 : 심첨맥박, 리듬, 심음, 통증/불편감 유무
- 순환상태 : 맥박수, 리듬과 맥박의 질(요골, 상완, 경동맥, 대퇴, 발등의 맥박), 통증/불편감 유무
- 위장상태 : 입술, 혀, 잇몸의 상태, 장음, 복부팽만과 압통 유무, 분변매복, 치질

- 생식배뇨상태 : 소변의 색깔과 양, 방광팽만 유무, 분비물(질, 요도) 압통/불편감 유무, 유방검진, 회음부 상태, 고환검진
- 피부상태 : 색깔, 온도, 피부의 긴장도, 부종, 병변, 털의 분포, 가려움/통증/불편감 유무
- 근골격상태 : 근육 긴장도, 근력, 관절가동범위(ROM)

### ④ 임상검사 및 진단검사

임상검사 소견이나 진단을 위한 다양한 검사 결과는 대상자의 건강상태를 파악하기 위해 중요한 객관적 자료가 된다. 임상검사와 진단검사는 포괄적인 사정을 하는 데 필수적이다. 이러한 검사들은 신체가 어떻게 기능하는지를 알려주는 '기록카드'와 같다. 검사결과는 종종 중요한 단서를 제공하여 건강상태를 결정하는 데 도움을 준다(예 건강사정 자료가 완벽하게 정상이고 혈청 포타슘 수치가 조금 낮게 나온 경우, 심장문제의 위험성을 초래할 수 있으므로 평가와 치료가 필요하다. 또는 혈액검사상 헤마토크릿(hematocrit) 수치가 높을 경우 탈수(dehydration)를 의심할 수 있다)[표 3-7].

표 3-7 혈액검사

| 항목 | HD #1 | HD #2<br>OP #0 | HD #5<br>OP #3 | 정상범위 |
|---|---|---|---|---|
| WBC | 10.26 | 12.73 | 8.26 | 4.0～10.0*$10^3$/mL |
| Neutrophil | 67.8 | 86.9 | 67.8 | 40～70% |
| CRP | 4.5 ↑ | 217.1 ↑ | 0.47 | 0.0～0.3mg/dl |
| Hematocrit(Hct) | 50 ↑ | 52 ↑ | 54 ↑ | F : 38～47% / M : 40～54% |
| Potassium(K) | 6.5 ↑ | 7.0 ↑ | 6.7 ↑ | 3.5～5.5mEq/L |

## 2) 자료검증

자료검증은 수집한 자료를 재확인하는 과정으로 사정 자료가 완전하고 적절하고 사실인지, 자료에 대한 오류나 편견, 오해는 없는지 등을 확인하여 올바르지 않은 결과를 내리는 것을 방지하는 과정이다. 자료가 사실이고 완전하다는 것을 확인하고 검증하는 것은 비판적인 사고에서 필수적인 단계이다. 이와 같이 검증을 통하여 가정하는 것, 관계있는 정보를 빠뜨리는 것, 상황을 잘못 이해하는 것, 결론을 비약하거나 잘못된 방향에 초점을 맞추는 것, 문제 확인에서 실수하는 것을 예방할 수 있다.

자료검증 시 주의사항은 다음과 같다.

① 정확하게 측정된 자료는 사실로 받아들인다(예 키, 몸무게, 혈액검사 결과). 그러나 임상 검사나 다른 요인들이 틀릴 가능성은 항상 있다(예 1시간 전에 식사를 했는데도 공복 시 혈당을 측정함). 전반적인 비정상은 다시 재점검하여 검사가 타당한 것인지를 입증해야 한다.

② 다른 사람이 관찰한 자료(간접 자료)는 사실이거나 사실이 아닐 수도 있다. 그 정보가 중요한 것이라면 대상자를 직접 관찰하고 면담하여 확인해야 한다.

③ 다음과 같은 적절한 기술을 사용하여 명확하지 않은 정보를 확인한다.

- 장비가 올바르게 작동하는지 이중 점검한다.
- 자신이 갖고 있는 자료를 다시 점검한다.

  예 대상자의 혈압을 반대편 팔이나 10분 후에 다시 측정한다.
- 정확성을 떨어뜨릴 수 있는 요인들을 찾아낸다.

  예 다른 증상은 없고 체온이 상승한 사람들에게 뜨거운 차를 마셨는지를 알아본다.
- 자료의 명확성을 위해 반복 확인이 필요한 경우 가급적이면 전문가인 다른 사람에게 요청한다.

  예 확실하지 않을 때 경험이 많은 간호사에게 혈압을 다시 측정하도록 부탁한다.
- 지극히 비정상이거나 단서가 일치하지 않은 정보들은 이중 점검을 한다.

  예 무거워 보이기도 하고 가벼워 보이기도 하는 영아들은 한 가지 측정도구보다 두 개의 측정도구를 사용한다. 너무 높거나 낮은 임상검사 결과는 다시 검사한다.
- 대상자의 진술과 관찰한 사실이 일치하는지 알아보기 위해 주관적 자료와 객관적 자료를 비교한다.

  예 "가슴이 뛰어요."라는 진술과 실제 맥박수를 비교한다.
- 진술을 명확히 하여 자신의 추론을 입증한다.

  예 "제가 보기엔 당신이 피곤해 보여요."라고 말한다.
- 건강관리팀의 다른 주요 멤버들과 자신의 생각을 비교한다.

### 3) 자료조직

관련 자료를 모아 조직화하는 것은 비판적 사고의 원칙이며 건강상태를 명확히 서술하는 능력을 향상시킨다.

### (1) 간호모델에 따른 자료의 묶음

- 간호진단을 확인할 때는 의학적 모델보다 전체적 모델에 따라 자료를 묶는 것이 도움이 된다.
- 전체적 접근을 하여 자료를 묶기 위해 많은 간호사들이 Gordon의 기능적 건강양상, NANDA의 인간반응양상, Maslow의 인간욕구단계 또는 이러한 것들을 결합해서 사용한다.
  이러한 방법들은 단지 장기나 신체체계별 자료수집보다는 대상자의 전체적인 사항에 초점을 두기 때문에 간호진단을 확인하는 데 도움이 된다.

#### ① NANDA-I(International) 간호진단 분류체계 II

2002년에 개정된 NANDA-I 간호진단 분류체계 Ⅱ는 간호이론은 아니지만, 자료를 수집하는 데 도움이 될 수 있다. 인간반응 양상에 따라 13개 영역(domain)과 46개의 과(class)로 155개의 간호진단 목록을 나타내고 있으며, 간호진단 분류체계 Ⅱ 2018-2020은 13개 영역(domain), 47개 과(class)로 244개 간호진단 목록을 나타내고 있다. 이 개념틀에 따라 수집된 자료를 조직화할 수 있다. 이 분류체계를 이용하여 자료를 수집하고 조직화하면 간호진단까지 쉽게 연계될 수 있다[표 3-8].

**표 3-8** NANDA-I 간호진단 분류체계 II(인간반응 양상)

| 영역(13) | 분류(47) |
|---|---|
| 건강증진(Health Promotion) | 건강인식, 건강관리 |
| 영양(Nutrition) | 섭취, 소화, 흡수, 대사, 수화작용 |
| 배설/교환(Elimination/Exchange) | 비뇨기계, 위장관계, 피부계, 호흡기계 |
| 활동/휴식(Activity/Rest) | 수면/휴식, 활동/운동, 에너지 균형, 심폐 및 맥관반응, 자가간호 |
| 지각/인지(Perception/Cognition) | 주의력, 지남력, 감각/지각, 인지, 의사소통 |
| 자아지각(Self-perception) | 자아개념, 자아존중감, 신체상 |
| 역할관계(Role relationships) | 돌봄역할, 가족관계, 역할수행 |
| 성(Sexuality) | 성정체감, 성기능, 생식작용 |
| 대처/스트레스 내성(Coping/Stress tolerance) | 외상 후 반응, 대처반응, 신경반응 스트레스 |
| 삶의 원칙(Life Principles) | 가치, 신념, 가치/신념/행동일치성 |
| 안전/보호(Safety/Protection) | 감염, 신체적 손상, 폭력, 환경적 위험, 방어과정, 체온조절 |
| 안위(Comfort) | 신체적 안위, 환경적 안위, 사회적 안위 |
| 성장/발달(Growth/Development) | 성장, 발달 |

### ② 고든(Gordon)의 기능적 건강양상

Gordon(1987)은 11가지 기능적 건강양상(2010)을 주축으로 한 간호진단 분류체계를 고안하였다. 이 분류체계는 임상실무와 관련이 깊으므로 초기사정을 하고 간호진단 시 유용하다. 이 기틀을 활용하여 대상자 각각의 건강양상이 기능적인지 역기능적인지를 결정하고 간호진단을 확인하는 데 도움이 된다[표 3-9].

표 3-9 Gordon의 기능적 건강양상

| 기능적 건강양상(11) | 내용 |
|---|---|
| 건강지각/건강관리<br>(Health perception/<br>Health management) | • 대상자가 지각하는 안녕 및 건강관리 방법<br>• 현재 건강상태와 관련된 활동, 향후 계획에 대한 지각, 건강위험 관리, 신체적/정신적 건강증진행위의 준수, 의사/간호사 처방 및 관리계획에의 순응 |
| 영양/대사<br>(Nutrition/Metabolic) | • 대사 요구에 적절한 음식과 수분섭취<br>• 음식과 수분섭취 양상, 음식 선호도, 건강보조식품의 섭취, 영아의 경우 모유수유 양상, 일반적인 외모, 피부, 손톱, 점막, 치아, 키/체중 |
| 배설(Elimination) | • 정상적 기능인지를 포함한 배설기능(장, 방광, 피부)<br>• 대·소변 양상과 변화, 규칙적인 배설 기능, 완화제 사용 |
| 활동/운동<br>(Activity/Exercise) | • 운동, 활동, 여가, 오락의 양상<br>• 위생, 음식하기, 장보기, 먹기, 일하기, 집안일 하기 등의 일상활동, 운동양상, 여가활동, 요구되거나 기대되는 활동에 방해가 되는 요소(호흡곤란, 협심증, 근경련 등) |
| 인지/지각<br>(Cognitive/Perceptual) | • 감각-지각적·인지적 양상<br>• 시각, 청각, 미각, 촉각, 후각 및 통증 지각과 관리<br>• 언어, 기억, 판단 및 의사결정과 같은 인지적 기능 |
| 수면/휴식<br>(Sleep/Rest) | • 수면, 휴식, 이완 양상<br>• 수면과 에너지의 양과 질에 대한 대상자의 인지와 수면보조제 사용, 수면을 방해하는 요소 |
| 자아인식/자아개념<br>(Self-perception/Self-concept) | • 대상자의 자아개념 양상과 자아인식, 정서적 양상<br>• 자기에 대한 태도, 신체상, 정체성, 감정상태, 능력인지, 자세, 시선접촉, 목소리 |
| 역할/관계<br>(Role/Relationship) | • 대상자의 역할 책임과 관계 양상<br>• 현재 삶에서 주요 역할과 책임에 대한 인지, 가족/일/사회적 관계에서의 만족감과 각 역할에 대한 책임감 |
| 성/생식<br>(Sexuality/Reproductive) | • 성적 만족과 불만족의 양상; 생식 양상과 관계<br>• 성에 대한 만족감, 임신과 출산력, 폐경기 |
| 대처/스트레스 내성<br>(Coping/Stress tolerance) | • 전반적인 적응양상과 스트레스 대처 관점에서의 효과성<br>• 도전에 맞서고 자아를 통합하는 능력, 스트레스 관리법, 상황을 조절하거나 관리하는 능력에 대한 인지 |
| 가치/신념<br>(Value/Belief) | • 대상자의 선택이나 결정의 지침이 되는 가치, 신념 및 목표의 양상<br>• 삶에서 중요한 것, 삶의 질, 가치/신념/기대 속에서 건강과 관련하여 인지된 갈등 |

### ③ 매슬로우(Maslow)의 인간욕구단계

Maslow(1970)의 인간욕구단계(Maslow's Hierarchy of Needs)에 의하면 모든 인간은 5가지의 기본적인 욕구를 가지고 있다. 기본적 생존 욕구인 생리적 욕구, 안전과 안정의 욕구, 사랑과 소속의 욕구, 자아존중감의 욕구, 자아실현의 욕구 등이다. 이 이론은 인간의 기본욕구는 하위 단계의 욕구(생리적 욕구)가 충족되어야 상위단계의 욕구(자아실현의 욕구)가 충족된다는 이론으로 각 단계별 자료를 조직화할 수 있을 뿐만 아니라 대상자의 우선 충족되어야 할 간호문제를 도출할 때에도 도움이 된다[표 3-10].

표 3-10 Maslow의 인간욕구단계

| 기본 욕구 | 내용 |
|---|---|
| 생리적 욕구(Physiological needs) | 공기, 음식, 물, 휴식, 수면, 활동, 체온유지, 배설 |
| 안전과 안정의 욕구(Safety needs) | 신체적 안전, 정신적 안전, 보호 |
| 사랑과 소속의 욕구 (Love & Belongingness needs) | 사랑, 소속감, 유대감 |
| 자아존중감의 욕구(Esteem needs) | 독립심, 자신감, 자긍심, 인정, 존경, 평가 |
| 자아실현의 욕구(Self-actualization needs) | 잠재력을 최대한 개발하고 자신의 능력을 실현하려는 내적 욕구 |

### ④ 로이(Roy)의 적응모델

Roy(2008)의 적응모델(The Roy Adaptation Model)에서 인간은 환경과 상호작용하면서 내·외적 변화에 지속적으로 적응해 나아가는 존재이며, 간호의 목표는 적응을 촉진시키는 것이다. 이 모델에서 적응양식은 생리적 요구, 자아개념, 역할기능, 상호의존으로 제시하고 있으며, 각 적응유형에 따라 조기에 조직화하면 대상자의 적응문제, 즉 간호진단을 확인할 수 있다[표 3-11].

표 3-11 Roy의 적응모델

| 적응양식 | 내용 |
|---|---|
| 생리적 기능(Physiological functions) | 운동과 휴식, 영양과 배설, 수분과 전해질, 산소와 순환, 체온조절, 감각조절, 내분비계 조절에서 균형을 유지하는 것 |
| 자아개념(Self concept) | 신체적 자아, 도덕-윤리적 자아, 자기이상, 자아존중과 심리적 완전함을 포함하여 긍정적인 자아개념을 개발하는 것 |
| 역할기능(Role functions) | 부모, 배우자, 직장동료 등과 같은 다양한 역할로 기능하는 능력 |
| 상호의존(Interdependence) | 의존과 독립 사이에서 균형을 이루는 것 |

### ⑤ 오렘(Orem)의 자가간호

Orem(2001)의 자가간호 이론(Theory of self-care)은 삶, 건강, 안녕을 유지하기 위해 수행하는 자가간호 능력에 중점을 두며, 간호사는 대상자의 자가간호 결핍을 사정하여 요구 충족을 위한 간호를 계획하게 된다. 이 모델에서 대상자로부터 수집된 자료는 대상자에게 요구되는 자가간호의 필수 요소들에 따라 자료를 조직할 수 있다[표 3-12].

표 3-12 Orem의 자가간호

| 자가간호의 필수요소 | 내용 |
|---|---|
| 보편적 자가간호<br>(Universal self care) | • 충분한 공기흡입 유지<br>• 충분한 수분섭취 유지<br>• 충분한 음식섭취 유지<br>• 배설과정과 배설물에 관련한 간호의 준비<br>• 활동과 휴식의 균형유지<br>• 사생활과 사회생활의 균형유지<br>• 인간의 삶, 기능, 인간의 안녕에 대한 위험 예방<br>• 인간의 잠재성, 인간의 한계, 인간의 정상유지 욕구(과학, 문화, 사회학적인 가치로 결정되는)와 관련된 사회그룹 내에서의 인간기능 및 발달증진 |
| 발달적 자가간호<br>(Developmental self care) | • 생의 과정동안 보다 성숙된 발달 증진<br>• 성장 발달에 영향을 미치는 위기의 예방 및 극복(임신, 배우자 사망, 부모의 사망 등) |
| 건강이탈적 자가간호<br>(Health deviation self care) | • 적절한 의료 지원의 탐색 및 확보<br>• 병적 상태, 그로 인한 영향과 결과에 대한 인식과 주의<br>• 의학적 진단, 치료 및 재활 조치의 효과적 수행<br>• 특정한 건강상태 및 건강관리 요구의 수용과 자아개념의 수정<br>• 병적상태와 영향. 생활양식에서의 의학적 진단과 치료의 효과와 함께 살아가는 법을 배움으로써 지속적인 개인 발달증진 |

## (2) 신체체계에 따른 자료 조직

신체체계 모델(Body system model)은 의학적 진단을 확인할 때 주로 사용되는 접근법으로 간단한 개인력이나 신체체계 중 비정상일 수 있다고 의심되는 자료를 함께 분류한다. 특히 의학적 문제를 보여주는 자료를 확인할 목적이라면 의학적 문제는 신체 계통별이나 장기기능의 비정상이 원인이 되기 때문에 신체체계 접근에 도움이 된다. 대상자의 기초자료 수집 시 신체검진에도 주로 활용하는 방법이지만, 이 모델만 사용하여 자료를 분류하면 잠재적 문제나 심리사회적 측면과 같은 간호진단 자료들을 간과할 수 있으므로 간호모델과 함께 상호보완적으로 이용하는 것이 도움이 된다[표 3-13].

**표 3-13 신체체계 모델**

| 개인력 | 신체체계 | NANDA-I |
|---|---|---|
| • 연령, 성별, 본적, 현주소, 전화번호, 교육배경, 직업, 종교, 결혼상태 및 가족관계, 개인위생 상태<br>• 식사, 수면 및 평상 시 습관<br>• 알레르기 또는 식이요법 문제<br>• 심리사회적인 태도, 현 생활의 변화<br>• 알고 있는 의학적인 문제나 진단들<br>• 검진하는 동안의 태도, 의사소통과 이해능력<br>• 작업환경과 그에 따르는 긴장 상태<br>• 현 질병에 대한 대상자나 가족의 이해 및 감정, 경제, 환경적 상태 | • 피부계<br>• 근골격계<br>• 호흡기계<br>• 위장계<br>• 심혈관계<br>• 비뇨기계<br>• 신경계<br>• 생식기계<br>• 내분비계<br>• 면역계 | • 건강증진<br>• 영양<br>• 배설/교환<br>• 활동/휴식<br>• 지각/인지<br>• 자아지각<br>• 역할관계<br>• 성<br>• 대처/스트레스 내성<br>• 삶의 원칙<br>• 안전/보호<br>• 안위<br>• 성장/발달 |

## 4) 자료기록

사정의 마지막 단계는 수집된 자료를 기록하는 단계로서 각 기관의 양식에 따라 작성하되 기관에서 통용되는 약어만 사용하여 기록한다. 주관적인 자료와 객관적인 자료는 분리하여 기록하고 주관적인 자료는 사실을 근거로 서술적으로 대상자 자신의 말을 인용부호를 활용하여 그대로 기록한다.

간호사의 주관적 판단 없이 객관적으로 확인된 자료를 기록한다. 자료는 단서(cues)를 기록하는 것이지 추론(inference)을 기록하는 것이 아니다. 자료를 서술할 때에는 명확하고 구체적인 용어를 사용하여 기록하되 '좋은', '적절한', '비교적', '평균적', '잘 참을 줄 아는', '상당한' 등과 같은 애매한 어휘는 피한다. 명확한 내용 기록을 위해 대상자의 기초자료 완성을 빠르게 진행하고 즉시 기록한다. 기록 시 빠짐없이 명확히 완성된 기초자료를 토대로 부정적인 의미를 함축하는 단어는 사용하지 않고, 간결하게 작성한다. 기록이 잘못되었을 경우에는 기입된 내용에 대해 두 줄을 긋고 '오류'라고 교정 후 서명한다. 기초자료 수집 시 대상자가 질문에 대한 대답을 피하는 경우 '대상자가 대답하지 않음'이라고 기록한다. 대상자의 모든 정보는 비밀로 하되, 전산화할 경우 각 기관의 방침과 개인정보보호법에 따라 기밀성을 유지하도록 한다.

# 04 장

# 간호진단

## 학·습·목·표

1. 간호진단을 정의할 수 있다.
2. 간호진단을 의학적 진단, 협력적 문제와 구분하여 설명할 수 있다.
3. 간호진단을 유형별로 구분할 수 있다.
4. 간호진단의 추론과정과 우선순위를 설명할 수 있다.
5. 간호진단을 올바르게 진술할 수 있다.

## 주요용어 이해

- **간호진단**(nursing diagnosis) : 개인, 가족, 집단, 지역사회가 건강상태/삶의 과정에 대해 보이는 인간 반응 또는 인간 반응에 있어 취약한 상태와 관련된 임상적 판단
- **정의적 특성**(defining characteristics) : 진단에서 명백하게 발현되는 것(예 증상과 징후)으로 범주화되는 관찰 가능한 단서/추론
- **관련요인**(related factor) : 문제중심 진단에서 필수적이며 원인, 환경, 사실, 간호진단에 영향을 미치는 요인
- **위험요인**(risk factor) : 건강하지 않은 사건들(예 환경적, 심리적, 유전적)에 대한 개인, 가족, 집단, 지역사회의 취약한 상태를 증가시키는 영향요인
- **분류체계**(taxonomy) : 사물을 명명하고 조직하는 체계로 유사한 특성을 공유하는 집단으로 묶는 것(cambridge Dictionary On-Line, 2017)
- **진단 축**(axis) : 진단과정에서 고려되는 인간반응의 범위(NANDA-I 7개 축 : 진단적 초점, 진단적 대상, 판단, 위치, 연령, 시간, 진단의 상태)
- **문제중심 진단**(problem based diagnosis) : 개인, 가족, 집단, 지역사회에 현재 존재하는 건강상태/삶의 과정에 대한 바람직하지 않은 인간의 반응과 관련된 임상판단
- **건강증진 진단**(health promotion diagnosis) : 안녕을 증가시키고 현재 인간이 가지고 있는 건강에 대한 잠재성을 활성화시킬 수 있는 동기 및 요구와 관련된 임상판단
- **위험 진단**(risk diagnosis) : 건강상태/삶의 과정에서 앞으로 바람직하지 않은 인간의 반응을 일으킬 수 있는 개인, 가족, 집단, 지역사회의 취약한 상태와 관련된 임상판단
- **증후군 진단**(syndrome diagnosis) : 동시에 일어나는 것으로 함께 더 잘 표현되는 것 또는 유사한 간호중재의 대상이 되는 간호진단의 특정한 묶음(cluster)을 기술하는 임상적 판단
- **단서묶음**(clustering cues) : 자료들 간의 연관성이나 패턴, 문제 및 의미 등을 파악하는 과정
- NANDA-I(North American Nursing Diagnosis Association-International) : 국제북미간호진단협의회

CHAPTER 4

# 간호진단

**개요**

간호진단은 간호과정의 두 번째 단계이자 가장 핵심적인 단계로서 간호사가 간호처치 및 예방적 조치를 취할 수 있는 건강문제를 의미한다. 간호진단은 비판적 사고능력을 이용하여 간호사정에서 수집한 자료를 분석하고 이것을 근거로 건강과 관련된 문제(실제적, 위험)나 생의 과정에 대한 개인, 가족 또는 지역사회의 반응을 임상적으로 판단하는 것이다.

## 1 간호진단의 개념

### 1) 간호진단의 정의

간호진단은 개인, 가족, 집단, 지역사회가 건강상태/삶의 과정에 대해 보이는 인간 반응 또는 인간 반응에 있어 취약한 상태와 관련된 임상적 판단이다. 간호진단은 간호사의 실무범위에서 건강결과를 성취하기 위해 간호진단을 선택하는 기초를 제공한다(NANDA-I, 2013).

### 2) 간호진단의 특성

간호진단은 다음과 같은 특성을 가지고 있다.

- 간호진단은 간호과정의 두 번째 단계이다.
  간호진단은 간호과정의 두 번째 단계로서 첫 번째 단계인 간호사정의 결과로부터 도출되는 단계이고, 대상자의 문제를 해결하고 원하는 결과를 달성하기 위한 간호중재를 선택할 수 있는 근거가 된다.
- 간호진단은 간호문제(nursing care problem)이다.
  간호진단은 대상자의 건강상태에 대한 진술로서 간호문제라고 할 수 있으며, 간호문제는 간호중재를 통해 해결되거나 완화될 수 있다.

- 간호진단 과정은 진단추론 과정과 진단진술 과정으로 이루어진다.

  진단추론 과정은 간호사정 단계에서 수집한 자료를 분석하고 해석하여 의미를 판단하는 과정이며 진단진술 과정은 이를 형식에 맞게 진술하는 추론 과정의 최종 결과물이다[그림 4-1].
- 간호진단은 간호사의 합법적인 권리이자 의무이다.
- 간호진단을 내리는 과정은 간호사의 비판적 사고, 전문적 판단 및 독창성이 요구된다.

  간호진단을 내리는 이 과정은 대상자의 건강 자료를 분석하고 통합함으로써 개인의 요구에 맞는 간호를 제공하기 위해 대상자 상태를 평가하는 것이며 이 과정 동안 간호사의 비판적 사고, 전문적 판단 및 독창성이 발휘된다.
- 간호진단은 표준화된 용어 목록으로 표현된다.

  최종 진술로서의 간호진단은 의료진 간의 의사소통을 위해 NANDA 간호진단목록, 오마하 시스템(Omaha System), 임상간호분류(Clinical Care Classificatin, CCC)와 같은 표준화된 용어 목록으로 표현된다.

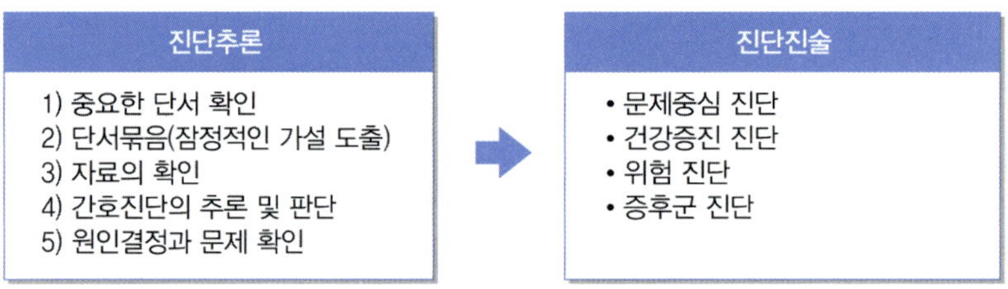


**그림 4-1** 간호진단 과정

### 3) 간호진단의 중요성

간호진단은 간호사의 의무이자 권리로서 다음과 같은 중요성을 가지고 있다.

- 간호진단은 간호실무의 독립적인 영역으로 전문가로서의 간호사의 책임성과 자율성을 증진시킨다.
- 간호진단은 간호사로 하여금 대상자의 고유한 요구에 맞추어 개별화된 간호를 제공할 수 있도록 돕는다. 같은 의학적 진단을 받은 대상자일지라도 간호의 우선순위는 대상에 따라 다를 수 있다.
- 간호진단은 간호사와 다른 보건의료 전문가 간에 효과적이며 빠른 표준화된 의사소통 수단을 제공한다.

예 진단명 : '비효과적 호흡양상'

분당 28회의 얕고 빠른 호흡으로 불안하고 지친 표정을 보이며 누워서 편안히 호흡을 할 수 없는 상태인 대상자에게 이러한 진단을 내릴 경우, 다른 의료인에게 대상자 상태에 대하여 효과적이고 빠른 파악을 하게 한다.

- 간호진단은 사정해야 할 내용을 쉽게 알 수 있게 한다.

예 진단명 : '구강점막 통합성 손상'

간호사는 대상자를 보게 되면 이 진단과 관련된 사정을 하게 될 것이다. 즉 구강 호흡을 하는 대상자를 보게 되면 간호사는 구강점막이 건조한지, 충분히 수분을 섭취하고 있는지 등 구강점막 손상이 있는 대상자에서 나타날 수 있는 사정 자료들을 확인할 것이다.

## 2 간호진단의 역사

간호사의 업무는 이전까지 의사의 보조 업무 위주로 인식되었으나 1950년대에 들어서면서 변화하기 시작하였다. 간호진단이라는 용어는 맥 마누스(Mc Manus, 1950)가 처음 사용한 이후 프라이(Fry, 1953)에 의해 공식적으로 사용되었다.

1973년 미국에서 간호진단의 분류체계를 만들기 위한 전국 모임(National Group for the Classification of Nursing Diagnosis)이 결성되었으며 이 회의에서 34개의 간호진단 목록이 처음 개발되었다. 1982년 제5차 회의에서 북미간호진단협회(North American Nursing Diagnosis Association, NANDA)가 출범하였으며, NANDA의 목적은 '간호사들이 일반적으로 사용할 간호진단 용어의 분류체계를 정의해서 구별하고 다듬는 것'이라고 하였다.

1986년 고든(Gordon)의 9가지 인간의 반응양상(교환, 의사소통, 관계, 가치, 선택, 이동, 인식, 앎, 감정)을 NANDA 분류법으로 채택하였고, 1987년 NANDA는 미 간호협회로부터 간호진단개발의 공식 조직으로 인정받게 되었으며, 간호진단 학술대회에서 분류체계 I (Taxonomy I )을 제안하였다. 1970년대와 1980년대를 거쳐 간호진단은 미국에서 거의 모든 간호사 관련 실무와 법에 포함되었고, 진단은 합법적인 권리이자 간호의 의무로 명문화되었다. 1997년 NANDA는 간호진단에 실제적 진단 외에 위험진단과 안녕진단을 포함시켰다. 2002년 NANDA를 NANDA-I(International)로 개칭하였고, NANDA(Nursing Diagnoses: Definition & classification, 2001-2002)에서 간호진단 분류체계 II (Taxonomy II )를 발표하였다. 간호진단은 오늘날 간호대학 교육의 필수과정이 되었고 간호사의 실무를 설명하기 위해 NANDA-I를 중심으로 지속적으로 변화 발전하고 있다.

우리나라는 1980년대부터 간호진단의 정착 및 발전을 위한 연구와 노력이 이루어져 왔다. 1988년 대한간호협회에서 NANDA 간호진단명 58개를 제시하였으며, 1996년에는 98개 간호진단목록을 제시하였다. 또한 1997년에는 간호과정 전산화 프로그램을 개발하였고, 현재는 NANDA-I 간호진단 분류체계Ⅱ에 따라 244개의 간호진단을 사용하고 있다.

## 3 간호진단 분류체계

### 1) NANDA 간호진단 분류체계

NANDA 간호진단 분류체계는 간호의 영역을 효과적으로 분류하고 범주화하기 위하여 1987년 처음 분류체계를 발표하였고, 이후 매 2년마다 간호진단의 목록을 수정하고 발전시켜 간호진단 목록의 수는 변하고 있다. 현재는 NANDA-I 간호진단 분류체계Ⅱ로서 13개 영역, 47개 과 244개의 간호진단 목록으로 구성되어 있다.

### 2) 가정간호 분류체계

가정간호 분류체계는 가정간호 서비스에 대한 요구 및 결과를 예측하고 측정하기 위해 미국 가정간호 기관의 환자 기록을 반영하여 가정간호 서비스를 코딩하고 범주화하여 분류하였다.

가정간호 분류체계는 4개의 수준으로 분류되어 있으며 수준1은 건강행위, 정신상태, 신체적 상태, 기능적 상태의 영역으로 분류되고, 수준2는 20개의 간호구성요소로 되어있다. 수준3은 50개의 상위 간호진단으로 구성되어 있으며, 수준4는 95개의 하위 간호진단으로 구성되어 있다. 이들 분류체계는 현재 지역사회와 가정간호 업무에서 주로 적용된다.

### 3) 오마하 문제분류체계

오마하 문제분류체계는 오마하 방문간호사 협회의 연구와 노력으로 개발된 분류체계로서 지역사회 실무영역에서 효과적으로 적용하고 있는 진단목록이다.

오마하 문제분류체계는 다양한 대상자의 건강관련 문제를 규명하기 위해 4개의 수준으로 구성되어 있다. 수준1 영역은 환경영역, 심리사회 영역, 생리 영역, 건강관련 행위 영역으로 분류되고 있으며, 수준2는 현재와 미래에 개인이나 가족의 건강상태에 영향을 미칠 수 있는 42가지 문제로 구성되어 있다.

수준3은 개인, 가족, 지역사회를 포함한 문제의 대상을 규명하는 수정인자가 있으며, 건강－질병 연속선상에서 나타나는 건강증진, 실제적 문제, 위험 문제를 보여준다.

수준4에서는 가각의 문제와 관련된 실제적인 증상과 징후로 구성되어 있으며, 증상은 대상자에 의해 보고된 주관적인 자료이고 징후는 지역사회 간호사에 의해 확인된 대상자의 문제에 대한 객관적인 자료를 말한다.

**표 4-1** 오마하 문제분류체계(The Omaha Problem Cassification Scheme, Omaha System)

| 연구주체 | 연구시기 | 목적 | 간호진단 정의 | 구조 |
|---|---|---|---|---|
| Omaha 방문간호사협회 | 1975～1993 | 지역사회보건 간호실무 영역에 적용 가능하며 간호과정에 기초를 둔 간호진단 | 환자문제(Client Problem) : 환자의 안녕에 실제적, 잠재적으로 불리는 영향을 미치는 문제를 나타내는 간호진단<br>❋ 4단계로 분류<br>수준1 영역(4영역)<br>수순2 분제(42개)<br>수준3 수정인자(2set)<br>수준4 증상/징후(378개) | 예 제1단계 환경영역<br>제2단계 주거<br>제3단계 가족/실제적<br>제4단계 경사진 계단 |

출처 : Martin, Ks.(2005). The Omaha System: A Key to Practice, Documentation and Information Management. 2nd ed. St. Louts: Elsevier.
http://www.icn.ch/inp-Vibook.ch4.htm #3.
안옥희 등(2020). 지역사회간호학Ⅰ. 현문사.

## 4 NANDA-I(International) 간호진단 분류체계

간호진단의 분류체계는 간호진단의 유사성에 따라 체계적으로 분류한 것으로 1987년에 분류체계Ⅰ, 2002년에 분류체계Ⅱ가 발표되었다.

간호진단 분류체계Ⅰ(1987)은 Gordon의 9가지 인간반응 양상(교환, 의사소통, 관계, 가치, 선택, 이동, 인식, 앎, 감정)에 따라 148개 간호진단으로 구성되어 있었다. 간호진단 분류체계Ⅱ(2002)는 Gordon이 2000년에 발표한 11가지 기능적 건강양상(건강지각－건강관리, 영양－대사, 배설, 활동－운동, 수면－휴식, 인지－지각, 자아인식－자아개념, 역할－관계, 성－생식기능, 적응－스트레스 대처, 가치－신념) 사정 틀을 기준으로 2002년에 3개 영역(domain), 46

개 과(class), 155개 진단으로 발표하였으며, 인간반응의 차원인 7개의 축을 제시하여 간호진단을 보다 구체적이고 다양하게 진술할 수 있도록 구성하였다. 최근 발표된 NANDA-I 간호진단 분류체계Ⅱ(2018-2020)에서 제시하고 있는 진단의 축은 [표 4-2]와 같다.

분류체계Ⅱ에 의한 NANDA-I 간호진단 목록은 지속적으로 삭제와 추가를 통해 수정하고 있으며, 수정한 목록은 2년마다 공인된 정기간행물에 보고하고 있다. 최근 개정된 NANDA-I 간호진단 분류체계Ⅱ(2018-2020)는 학생과 임상전문가의 피드백에 기반을 둔 임상적 추론에 의해 개정되었다. 이번 개정에서는 건강증진진단 정의의 변화가 있었고 17개의 새로운 진단[표 4-3]이 승인되었으며 72개의 간호진단이 수정되었다. NANDA-I 간호진단 분류체계Ⅱ(2018-2020)는 13개 영역, 47개 과, 244개 간호진단 목록을 나타내고 있다[표 4-4].

**표 4-2 NANDA-I 간호진단 분류체계Ⅱ의 7개 진단 축(axis)**

| 축 | | 범위 | 특성 |
|---|---|---|---|
| 축1 | 진단의 초점<br>focus of diagnosis | 심박출량 감소, 비효과적 호흡양상, 무력감, 오심, 급성 통증 등 | • 진단의 가장 기초적이며 필수적인 요소. 인간반응을 서술<br>• 보통 1～2개의 명사로 구성됨 |
| 축2 | 진단의 대상<br>subject of diagnosis | 개인, 가족, 집단, 돌봄제공자, 지역사회 | • 간호진단이 지칭하는 사람들 |
| 축3 | 판단<br>judgement | 손상된, 비효과적, 부족한, 감소된, 지연된, 향상된 등 | • 진단적 초점의 의미를 구체화하거나 제한하는 수식어나 한정어 |
| 축4 | 위치<br>location | 심장, 구강, 말초, 뇌, 안구 등 | • 신체의 부분/영역, 관련된 기능<br>– 모든 조직, 기관, 해부학적 부위나 구조 |
| 축5 | 연령<br>age | 태아, 신생아, 영아, 아동, 청소년, 성인, 노년 등 | • 간호진단의 대상이 되는 개인의 나이<br>예 태아 : 수정 후 8주가 지난 시점부터 출생까지 기간에서 태어나지 않은 대상자 |
| 축6 | 시간<br>time | 급성, 만성, 간헐적, 지속적 | • 진단적 초점의 기간<br>예 급성 : 3개월 미만으로 지속되는 것 |
| 축7 | 진단의 상태<br>status of diagnosis | 문제중심, 위험, 건강증진 | • 문제/증상군이 실제적으로 또는 잠재적으로 나타났는지를 언급하거나 건강증진 진단을 진단으로 범주화하는 것과 관련됨 |

**표 4-3** NANDA-I 간호진단 분류체계 II(2018-2020)의 새로운 진단명

| 영역(domain) | 과(class) | 진단명(diagnosis) |
|---|---|---|
| 1. 건강증진 Health promotion | 과1. 건강인식 Heath awareness | 건강문해력 향상을 위한 준비 Readiness for enhance health literacy |
| 2. 영양 Nutrition | 과1. 섭취 Ingestion | 비효과적 청소년 식생활의 역학관계 Ineffective adolescent eating dynamics<br>비효과적 유아 식생활의 역학관계 Ineffective child eating dynamics<br>비효과적 영아 식생활의 역학관계 Ineffective infant feeding dynamics |
| | 과4. 대사 Metabolism | 대사불균형증후군의 위험 Risk for metabolic imbalance syndrome |
| 4. 활동/휴식 Activity/ Rest | 과3. 에너지 균형 Energy balance | 에너지장 불균형 Imbalanced energy field |
| | 과4. 심혈관/호흡기계 반응 Cardiovascular/pulmonary responses | 불안정한 혈압의 위험 Risk for unstable blood pressure |
| 9. 대처/스트레스 내성 Coping/ Stress tolerance | 과1. 외상 후 반응 Post-trauma responses | 기능이상을 유발하는 이민 전환에 대한 위험 Risk for complicated immigration transition |
| | 과3. 신경/행동학적 스트레스 Neurobehavioral stress | 급성 약물금단 증후군 Acute substance withdrawal syndrome<br>급성 약물금단 증후군의 위험 Risk for acute substance withdrawal syndrome<br>신생아 약물중단 증후군 Neonatal abstinence syndrome |
| 11. 안전/보호 Safety/ Protection | 과1. 감염 Infection | 수술부위 감염의 위험 Risk for surgical site infection |
| | 과2. 신체적 손상 Physical injury | 구강건조의 위험 Risk for dry mouth<br>정맥 혈전색전증의 위험 Risk for venous thromboembolism |
| | 과3. 폭력 Violence | 여성생식기 손상의 위험 Risk for female genital mutilation |
| | 과4. 환경적 위험 Environmental hazards | 직업적 상해의 위험 Risk for occupational injury |
| | 과6. 체온조절 Thermoregulation | 비효과적 체온조절의 위험 Risk for ineffective thermoregulation |

**표 4-4** NANDA-I 간호진단 분류체계 II(2018-2020)

| 영역 | 과 | 간호진단 | |
|---|---|---|---|
| **1. 건강증진 Health promotion** | | | |
| | 과1. 건강인식 Heath awareness | 여가활동참여의 감소 | Decreased Diversional Activity Engagement |
| | | 건강문해력 향상을 위한 준비 | Readiness For Enhance Health Literacy |
| | | 비활동적 생활양식 | Sedentary Lifestyle |
| | 과2. 건강관리 Health management | 허약노인증후군 | Frail Elderly Syndrome |
| | | 허약노인증후군의 위험 | Risk For Frail Elderly Syndrome |
| | | 지역사회 건강 부족 | Deficient Community Health |
| | | 위험성 있는 건강행위 | Risk-Prone Health Behavior |
| | | 비효과적 건강유지 | Ineffective Health Maintenance |
| | | 비효과적 건강관리 | Ineffective Health Management |
| | | 건강관리 향상을 위한 준비 | Readiness For Enhanced Health Management |
| | | 비효과적 가족 건강관리 | Ineffective Family Health Management |
| | | 비효과적 보호 | Ineffective Protection |
| **2. 영양 Nutrition** | | | |
| | 과1. 섭취 Ingestion | 영양 불균형 : 신체 요구량보다 적음 | Imbalanced Nutrition : Less Than Body RequireMents |
| | | 영양 향상을 위한 준비 | Readiness For Enhanced Nutrition |
| | | 불충분한 모유 분비 | Insufficient Breast Milk Production |
| | | 비효과적 모유수유 | Ineffective Breastfeeding |
| | | 모유수유 중단 | Interrupted Breastfeeding |
| | | 모유수유 향상을 위한 준비 | Readiness For Enhanced Breastfeeding |
| | | 비효과적 청소년 식생활의 역학관계 | Ineffective Adolescent Eating Dynamics |
| | | 비효과적 유아 식생활의 역학관계 | Ineffective Child Eating Dynamics |
| | | 비효과적 영아 식생활의 역학관계 | Ineffective Infant Feeding Dynamics |
| | | 비효과적 영아수유 양상 | Ineffective Infant Feeding Pattern |
| | | 비만 | Obesity |
| | | 과체중 | Overweight |
| | | 과체중의 위험 | Risk For Overweight |
| | | 연하장애 | Impaired Swallowing |
| | 과2. 소화 Digestion | | |
| | 과3. 흡수 Absorption | | |
| | 과4. 대사 Metabolism | 불안정한 혈당수치의 위험 | Risk For Unstable Blood Glucose Level |
| | | 신생아 고빌리루빈혈증 | Neonatal Hyperbilirubinemia |
| | | 신생아 고빌리루빈혈증의 위험 | Risk For Neonatal Hyperbilirubinemia |
| | | 간기능장애의 위험 | Risk For Impaired Liver Function |
| | | 대사불균형증후군의 위험 | Risk For Metabolic Imbalance Syndrome |
| | 과5. 수화 Hydration | 전해질 불균형의 위험 | Risk For Electrolyte Imbalance |
| | | 체액 불균형의 위험 | Risk For Imbalanced Fluid Volume |
| | | 체액 부족 | Deficient Fluid Volume |
| | | 체액 부족의 위험 | Risk For Deficient Fluid Volume |
| | | 체액 과다 | Excess Fluid Volume |

**표 4-4** NANDA-I 간호진단 분류체계 II(2018-2020) (계속)

| 영역 | 과 | 간호진단 | |
|---|---|---|---|
| **3. 배설/교환 Elimination/Exchange** | | | |
| | 과1. 비뇨기계 기능 Urinary function | 배뇨장애 | Impaired Urinary Elimination |
| | | 기능적 요실금 | Functional Urinary Incontinence |
| | | 익류성 요실금 | Overflow Urinary Incontinence |
| | | 반사성 요실금 | Reflex Urinary Incontinence |
| | | 긴상성 요실금 | Stress Urinary Incontinence |
| | | 긴박성 요실금 | Urge Urinary Incontinence |
| | | 긴박성 요실금의 위험 | Risk For Urge Urinary Incontinence |
| | | 요정체 | Urinary Retention |
| | 과2. 위장관계 기능 Gastrointestinal function | 변비 | Constipation |
| | | 변비의 위험 | Risk For Constipation |
| | | 지각된 변비 | Perceived Constipation |
| | | 만성 기능성 변비 | Chronic Functional Constipation |
| | | 만성 기능성 변비의 위험 | Risk For Chronic Functional Constipation |
| | | 설사 | Diarrhea |
| | | 위장관운동 기능장애 | Dysfunctional Gastrointestinal Motility |
| | | 위장관운동 기능장애의 위험 | Risk For Dysfunctional Gastrointestinal Motility |
| | | 변실금 | Bowel Incontinence |
| | 과3. 피부기능 Integumetary function | | |
| | 과4. 호흡기계 기능 Respiratory function | 가스교환 장애 | Impaired Gas Exchange |
| **4. 활동/휴식 Activity/Rest** | | | |
| | 과1. 수면/휴식 Sleep/Rest | 불면증 | Insomnia |
| | | 수면박탈 | Sleep Deprivation |
| | | 수면향상을 위한 준비 | Readiness For Enhanced Sleep |
| | | 수면양상 장애 | Disturbed Sleep Pattern |
| | 과2. 활동/운동 Activity/Exercise | 비사용증후군의 위험 | Risk For Disuse Syndrome |
| | | 침상 기동성 장애 | Impaired Bed Mobility |
| | | 신체 기동성 장애 | Impaired Physical Mobility |
| | | 휠체어 기동성 장애 | Impaired Wheelchair Mobility |
| | | 좌위수행 장애 | Impaired Sitting |
| | | 기립수행 장애 | Impaired Standing |
| | | 이동장애 | Impaired Transfer Ability |
| | | 보행장애 | Impaired Walking |
| | 과3. 에너지 균형 Energy balance | 에너지장 불균형 | Imbalanced Energy Field |
| | | 피로 | Fatigue |
| | | 배회 | Wandering |

**표 4-4** NANDA-I 간호진단 분류체계 II(2018-2020) (계속)

| 영역 | 과 | 간호진단 | |
|---|---|---|---|
| | 과4. 심혈관/ 호흡기계 반응 Cardiovascular/ pulmonary responses | 활동 지속성 장애 | Activity Intolerance |
| | | 활동 지속성 장애의 위험 | Risk For Activity Intolerance |
| | | 비효과적 호흡 양상 | Ineffective Breathing Pattern |
| | | 심박출량 감소 | Decreased Cardiac Output |
| | | 심박출량 감소의 위험 | Risk For Decreased Cardiac Output |
| | | 자발적 환기장애 | Impaired Spontaneous Ventilation |
| | | 불안정한 혈압의 위험 | Risk For Unstable Blood Pressure |
| | | 심장조직 관류 감소의 위험 | Risk For Decreased Cardiac Tissue Perfusion |
| | | 비효과적 뇌조직 관류의 위험 | Risk For Ineffective Cerebral Tissue Perfusion |
| | | 비효과적 말초조직 관류 | Ineffective Peripheral Tissue Perfusion |
| | | 비효과적 말초조직 관류의 위험 | Risk For Ineffective Peripheral Tissue Perfusion |
| | | 호흡기 제거 반응장애 | Dysfunctional Ventilatory Weaning Response |
| | 과5. 자기돌봄 Self-care | 가정 유지 장애 | Impaired Home Maintenance |
| | | 목욕 자기돌봄 결핍 | Bathing Self-Care Deficit |
| | | 옷 입기 자기돌봄 결핍 | Dressing Self-Care Deficit |
| | | 음식 섭취 자기돌봄 결핍 | Feeding Self-Care Deficit |
| | | 용변 자기돌봄 결핍 | Toileting Self-Care Deficit |
| | | 자기돌봄 향상을 위한 준비 | Readiness For Enhanced Self-Care |
| | | 자기무시 | Self-Neglect |
| **5. 지각/인지 Perception/Cognition** | | | |
| | 과1. 집중 Attention | 편측성 지각이상 | Unilateral Neglect |
| | 과2. 지남력 Orientation | | |
| | 과3. 감각/지각 Sensation/Perception | | |
| | 과4. 인지 Cognition | 급성 혼동 | Acute Confusion |
| | | 급성 혼동의 위험성 | Risk For Acute Confusion |
| | | 만성 혼동 | Chronic Confusion |
| | | 불안정한 정서 조절 | Labile Emotional Control |
| | | 비효과적 충동 조절 | Ineffective Impulse Control |
| | | 지식 부족 | Deficient Knowledge |
| | | 지식 향상을 위한 준비 | Readiness For Enhanced Knowledge |
| | | 기억장애 | Impaired Memory |
| | 과5. 의사소통 Communication | 의사소통 향상을 위한 준비 | Readiness For Enhanced Communication |
| | | 언어적 의사소통 장애 | Impaired Verbal Communication |
| **6. 자아지각 Self-perception** | | | |
| | 과1. 자아개념 Self-concept | 절망감 | Hopelessness |
| | | 희망 향상을 위한 준비 | Readiness For Enhanced Hope |
| | | 인간 존엄성 훼손의 위험 | Risk For Compromised Human Dignity |
| | | 자아정체감 혼란 | Disturbed Personal Identity |
| | | 자아정체감 혼란의 위험 | Risk For Disturbed Personal Identity |
| | | 자아개념 향상을 위한 준비 | Readiness For Enhanced Self-Concept |

**표 4-4** NANDA-I 간호진단 분류체계 II(2018-2020) (계속)

| 영역 | 과 | 간호진단 | |
|---|---|---|---|
| | 과2. 자존감<br>Self-esteem | 만성적 자존감 저하<br>만성적 자존감 저하의 위험<br>상황적 자존감 저하<br>상황적 자존감 저하의 위험 | Chronic Low Self-Esteem<br>Risk For Chronic Low Self-Esteem<br>Situational Low Self-Esteem<br>Risk For Situational Low Self-Esteem |
| | 과3. 신체상<br>Body image | 신체상 혼란 | Disturbed Body Image |
| **7. 역할관계 Role relationships** | | | |
| | 과1. 돌봄제공자 역할<br>Caregiving roles | 돌봄제공자 역할긴장<br>돌봄제공자 역할긴장의 위험<br>부모 역할장애<br>부모 역할장애의 위험<br>부모 역할 향상을 위한 준비 | Caregiver Role Strain<br>Risk For Caregiver Role Strain<br>Impaired Parenting<br>Risk For Impaired Parenting<br>Readiness For Enhanced Parenting |
| | 과2. 가족관계<br>Family relationships | 애착장애의 위험<br>가족과정 기능장애<br>가족과정 손상<br>가족과정 향상을 위한 준비 | Risk For Impaired Attachment<br>Dysfunctional Family Processes<br>Interrupted Family Processes<br>Readiness For Enhanced Family Processes |
| | 과3. 역할수행<br>Role performance | 비효과적 관계<br>비효과적 관계의 위험<br>관계 향상을 위한 준비<br>부모 역할 갈등<br>비효과적 역할수행<br>사회적 상호작용 장애 | Ineffective Relationship<br>Risk For Ineffective Relationship<br>Readiness For Enhanced Relationship<br>Parental Role Conflict<br>Ineffective Role Performance<br>Impaired Social Interaction |
| **8. 성 Sexuality** | | | |
| | 과1. 성정체감 Sexual identity | | |
| | 과2. 성기능<br>Sexual function | 성기능 장애<br>비효과적 성적 양상 | Sexual Dysfunction<br>Ineffective Sexuality Pattern |
| | 과3. 생식<br>Reproduction | 비효과적 임신과 출산과정<br>비효과적 임신과 출산과정의 위험<br>임신과 출산과정 향상을 위한 준비<br>모아관계 장애의 위험 | Ineffective Childbearing Process<br>Risk For Ineffective Childbearing Process<br>Readiness For Enhanced ChildBearing Process<br>Risk For Disturbed Maternal-Fetal Dyad |
| **9. 대처/스트레스 내성 Coping/Stress tolerance** | | | |
| | 과1. 외상 후 반응<br>Post-trauma responses | 기능이상을 유발하는 이민 전환에 대한 위험<br>외상후증후군<br>외상후증후군의 위험<br>강간-상해 증후군<br>환경변화 스트레스 증후군<br>환경변화 스트레스 증후군의 위험 | Risk For Complicated Immigration Transition<br>Post-Trauma Syndrome<br>Risk For Post-Trauma Syndrome<br>Rape-Trauma Syndrome<br>Relocation Stress Syndrome<br>Risk For Relocation Stress Syndrome |

**표 4-4** NANDA-I 간호진단 분류체계 II(2018-2020) (계속)

| 영역 | 과 | 간호진단 | |
|---|---|---|---|
| | 과2. 대처반응 Coping responses | 비효과적 활동계획 | Ineffective Activity Planning |
| | | 비효과적 활동계획의 위험 | Risk For Ineffective Activity Planning |
| | | 불안 | Anxiety |
| | | 방어적 대처 | Defensive Coping |
| | | 비효과적 대처 | Ineffective Coping |
| | | 대처 향상을 위한 준비 | Readiness For Enhanced Coping |
| | | 비효과적 지역사회 대처 | Ineffective Community Coping |
| | | 지역사회 대처 향상을 위한 준비 | Readiness For Enhanced Community Coping |
| | | 손상된 가족 대처 | Compromised Family Coping |
| | | 가족 대처 불능 | Disabled Family Coping |
| | | 가족 대처 향상을 위한 준비 | Readiness For Enhanced Family Coping |
| | | 죽음 불안 | Death Anxiety |
| | | 비효과적 부정 | Ineffective Denial |
| | | 두려움 | Fear |
| | | 슬픔 | Grieving |
| | | 기능이상을 유발하는 슬픔 | Complicated Grieving |
| | | 기능이상을 유발하는 슬픔의 위험 | Risk For Complicated Grieving |
| | | 기분 조절장애 | Impaired Mood Regulation |
| | | 무력감 | Powerlessness |
| | | 무력감의 위험 | Risk For Powerlessness |
| | | 파워 향상을 위한 준비 | Readiness For Enhanced Power |
| | | 극복력 장애 | Impaired Resilience |
| | | 극복력 장애의 위험 | Risk For Impaired Resilience |
| | | 극복력 향상을 위한 준비 | Readiness For Enhanced Resilience |
| | | 만성 비탄 | Chronic Sorrow |
| | | 스트레스 과다 | Stress Overload |
| | 과3. 신경/행동학적 스트레스 Neurobehavioral stress | 급성 약물 금단 증후군 | Acute Substance Withdrawal Syndrome |
| | | 급성 약물 금단 증후군의 위험 | Risk For Acute Substance Withdrawal Syndrome |
| | | 자율적 반사장애 | Autonomic Dysreflexia |
| | | 자율적 반사장애의 위험 | Risk For Autonomic Dysreflexia |
| | | 두개 내 적응능력 감소 | Decreased Intracranial Adaptive Capacity |
| | | 신생아 약물중단 증후군 | Neonatal Abstinence Syndrome |
| | | 비조직적 영아행동 | Disorganized Infant Behavior |
| | | 비조직적 영아행동의 위험 | Risk For Disorganized Infant Behavior |
| | | 조직적 영아행동 향상을 위한 준비 | Readiness For Enhanced Organized Infant Behavior |
| **10. 삶의 원칙 Life Principles** | | | |
| | 과1. 가치 Values | | |
| | 과2. 신념 Beliefs | 영적 안녕 향상을 위한 준비 | Readiness For Enhanced Spiritual Well-Being |

**표 4-4** NANDA-I 간호진단 분류체계 II(2018-2020) (계속)

| 영역 | 과 | 간호진단 | |
|---|---|---|---|
| | 과3. 가치/신념/행동의 일치성 Value/Belif/ Action Congruence | 의사결정 향상을 위한 준비 | Readiness For Enhanced Decision-Making |
| | | 의사결정 갈등 | Decisional Conflict |
| | | 자주적 의사결정 장애 | Impaired Emancipated Decision-Making |
| | | 자주적 의사결정 장애의 위험 | Risk For Impaired Emancipated Decision-Making |
| | | 자주적 의사결정 향상을 위한 준비 | Readiness For Enhanced Emancipated Decision-Making |
| | | 도덕적 고뇌 | Moral Distress |
| | | 손상된 신앙심 | Impaired Religiosity |
| | | 신앙심 손상의 위험 | Risk For Impaired Religiosity |
| | | 신앙심 향상을 위한 준비 | Readiness For Enhanced Religiosity |
| | | 영적 고뇌 | Spiritual Distress |
| | | 영적 고뇌의 위험 | Risk For Spiritual Distress |
| **11. 안전/보호 Safety/Protection** | | | |
| | 과1. 감염 Infection | 감염의 위험 | Risk For Infection |
| | | 수술부위 감염의 위험 | Risk For Surgical Site Infection |
| | 과2. 신체적 손상 Physical injury | 비효과적 기도 청결 | Ineffective Airway Clearance |
| | | 흡인의 위험 | Risk For Aspiration |
| | | 출혈의 위험 | Risk For Bleeding |
| | | 치열장애 | Impaired Dentition |
| | | 안구건조의 위험 | Risk For Dry Eye |
| | | 구강건조의 위험 | Risk For Dry Mouth |
| | | 낙상의 위험 | Risk For Falls |
| | | 각막손상의 위험 | Risk For Corneal Injury |
| | | 상해의 위험 | Risk For Injury |
| | | 요로손상의 위험 | Risk For Urinary Tract Injury |
| | | 수술 중 체위와 관련된 상해의 위험 | Risk For Perioperative Positioning Injury |
| | | 열손상의 위험 | Risk For Thermal Injury |
| | | 구강점막 통합성 손상 | Impaired Oral Mucous Membrane Integrity |
| | | 구강점막 통합성 손상의 위험 | Risk For Impaired Oral Mucous Membrane Integrity |
| | | 말초신경 혈관 기능이상의 위험 | Risk For Peripheral Neurovascular Dysfunction |
| | | 신체적 외상의 위험 | Risk For Physical Trauma |
| | | 혈관 외상의 위험 | Risk For Vascular Trauma |
| | | 욕창의 위험 | Risk For Pressure Ulcer |
| | | 쇼크의 위험 | Risk For Shock |
| | | 피부 통합성 장애 | Impaired Skin Integrity |
| | | 피부 통합성 장애의 위험 | Risk For Impaired Skin Integrity |
| | | 영아급사의 위험 | Risk For Sudden Infant Death |
| | | 질식의 위험 | Risk For Suffocation |
| | | 수술 후 회복지연 | Delayed Surgical Recovery |
| | | 수술 후 회복지연의 위험 | Risk For Delayed Surgical Recovery |
| | | 조직 통합성 장애 | Impaired Tissue Integrity |
| | | 조직 통합성 장애의 위험 | Risk For Impaired Tissue Integrity |
| | | 정맥 혈전색전증의 위험 | Risk For Venous Thromboembolism |

**표 4-4** NANDA-I 간호진단 분류체계 II(2018-2020) (계속)

| 영역 | 과 | 간호진단 | |
|---|---|---|---|
| | 과3. 폭력 Violence | 여성 생식기 손상의 위험<br>타인에 대한 폭력의 위험<br>자신에 대한 폭력의 위험<br>자해<br>자해의 위험<br>자살의 위험 | Risk For Female Genital Mutilation<br>Risk For Other-Directed Violence<br>Risk For Self-Directed Violence<br>Self-Mutilation<br>Risk For Self-Mutilation<br>Risk For Suicide |
| | 과4. 환경적 위험 Environmental hazards | 오염<br>오염의 위험<br>직업적 상해의 위험<br>중독의 위험 | Contamination<br>Risk For Contamination<br>Risk For Occupational Injury<br>Risk For Poisoning |
| | 과5. 방어과정 Defensive processes | 요오드성 조영제 부작용의 위험<br>알레르기 반응의 위험<br>라텍스 알레르기 반응<br>라텍스 알레르기 반응의 위험 | Risk For Adverse Reaction To Iodinated Contrast Media<br>Risk For Allergy Reaction<br>Latex Allergy Reaction<br>Risk For Latex Allergy Reaction |
| | 과6. 체온조절 Thermoregulation | 고체온<br>저체온<br>저체온의 위험<br>수술 중 저체온의 위험<br>비효과적 체온조절<br>비효과적 체온조절의 위험 | Hyperthermia<br>Hypothermia<br>Risk For Hypothermia<br>Risk For Perioperative Hypothermia<br>Ineffective Thermoregulation<br>Risk For Ineffective Thermoregulation |
| **12. 안위 Comfort** | | | |
| | 과1. 신체적 안위 Physical comfort | 안위 손상<br>안위 향상을 위한 준비<br>오심<br>급성 통증<br>만성 통증<br>만성 통증 증후군<br>분만 통증 | Impaired Comfort<br>Readiness For Enhanced Comfort<br>Nausea<br>Acute Pain<br>Chronic Pain<br>Chronic Pain Syndrome<br>Labor Pain |
| | 과2. 환경적 안위 Environmental comfort | 안위 손상<br>안위 향상을 위한 준비 | Impaired Comfort<br>Readiness For Enhanced Comfort |
| | 과3. 사회적 안위 Social comfort | 안위 손상<br>안위 향상을 위한 준비<br>외로움의 위험<br>사회적 고립 | Impaired Comfort<br>Readiness For Enhanced Comfort<br>Risk For Loneliness<br>Social Isolation |
| **13. 성장/발달 Growth/Development** | | | |
| | 과1. 성장 Growth | | |
| | 과2. 발달 Development | 발달지연의 위험 | Risk For Delayed Development |

# 5 NANDA-I 간호진단의 구성요소

간호진단은 NANDA-I 분류체계에서 근거수준, 정의, 정의적 특성 및 위험요인, 관련요인, 위험대상자, 연관조건의 요소로 구성된다.

## 1) 근거수준

최소한으로 진단적 초점(축1)과 간호판단(축3)을 반영하는 진단의 명칭을 제공한다. 간호진단명은 대상자의 건강문제를 명확하고 간결한 단어로 서술한 것으로 간호진단 진술 시 간호문제로 사용된다. 간호진단명은 ① 수식어 ② 진단적 초점 또는 진단의 핵심개념으로 구성된다[표 4-5].

간호문제(간호진단명)는 대상자의 건강상태에 대한 간략하고 명확한 진술이다. 대상자의 건강상태에서 어느 부분이 변화되어야 하는지 확인하는 것으로서 대상자의 목표(기대되는 결과)가 도출되게 된다. 이때 가능한 NANDA-I의 간호진단 목록을 활용한다.

표 4-5 간호진단명의 요소

| 수식어 | 진단적 초점의 예 |
|---|---|
| 비효과적(ineffective) | 호흡양상(breathing pattern), 대처(coping) |
| 위험(risk) | 감염(infection), 출혈(bleeding), 저체온(hypothermia) |
| 감소(decreased) | 심박출량(cardiac output), 여가활동 참여(diversional activity engagement) |
| 부족(deficient) | 체액(fluid volume), 지식(knowledge), 지역사회건강(community health) |
| 장애, 손상(impaired) | 조직 통합성(tissue integrity), 연하(swallowing), 안위(comfort), 기억(memory) |
| 향상을 위한 준비 (readiness for enhanced) | 건강관리(health management), 수면(sleep), 지식(knowledge), 관계(relationship), 대처(coping) |

**✻ 간호진단명 선택 방법**

- 단서그룹(대상자의 증상과 징후) 목록을 작성한다.
- 단서그룹을 NANDA-I의 간호진단명의 정의와 정의적 특성과 대조해본다.
- 단서그룹에 대해 가장 가능한 문제들과 관련요인을 확인한다.
- 진단 목록에서 비슷한 진단을 선택한다.
- 가능한 진단명을 양상 목록과 비교하여 진단의 가능성 여부를 확인한다.

예를 들면 '비효과적 호흡양상'을 진단으로 내린 경우 대상자의 사정자료로부터 정리된 단서들이 NANDA-I의 정의적 특성과 부합되는지 확인한다. 대상자의 단서 그룹이 '비효과적 호흡양상'의 정의적 특성에 부합된다면 최종적으로 해당 진단명을 선택하게 된다.

### 2) 정의(definition)

정의는 진단명을 더욱 명확하고 간결하게 설명하며 중요한 본질을 정확하게 표현하는 것으로 유사한 진단과 구별할 수 있도록 한다.

### 3) 정의적 특성(defining characteristics)

정의적 특성은 진단에서 명백하게 발현되는 것(예 증상과 징후)으로 범주화되는 관찰 가능한 단서/추론이며 간호사가 볼 수 있는 것뿐 아니라 만지고, 냄새 맡는 것, 환자나 가족이 말해주는 것까지 포함한다. 사정은 수많은 정의적 특성을 확인하는 것으로 간호진단의 정확성을 지지해준다. 대상자에게 나타난 증상과 징후가 많을수록 그 진단에 대한 타당성이 높아지게 되며 일반적으로 특정 진단명 사용 시 2~3개의 특성이 대상자에게 보일 때 그 진단을 적용한다.

### 4) 관련요인(related factor)

관련요인은 문제중심 진단에서 필수적이며 원인, 환경, 사실, 간호진단에 영향을 미치는 요인이다(예 원인, 기여요인). 환자의 과거력 검토는 관련요인을 확인하는 데 도움이 된다.

### 5) 위험요인(risk factor)

위험요인은 건강하지 않은 사건들(예 환경적, 심리적, 유전적)에 대한 개인, 가족, 집단, 지역사회의 취약한 상태를 증가시키는 영향요인이 된다. 위험진단에서만 위험요인을 기술한다.

### 6) 위험대상자(riskee)

위험대상자는 각 개인들이 특정한 반응에 취약하도록 만드는 속성을 공유하는 집단을 말한다. 이는 간호사에 의해 변화될 수 없는 속성이다.

### 7) 연관조건(related conditions)

의학적 진단, 처치나 시술, 의학적 기구나 약물 등과 같은 간호사에 의해 독자적으로 수정될 수 없는 조건이나 상황을 의미한다.

# 6 NANDA-I 간호진단의 유형

NANDA-I 간호진단 분류체계Ⅱ(2018-2020)에서 간호진단은 문제중심 진단, 건강증진 진단, 위험 진단 및 증후군 진단으로 구분된다. 이번 개정에서는 지금까지 분류되어왔던 간호진단의 유형을 실제적 진단은 문제중심 진단으로, 잠재적 진단은 위험 진단으로 명칭이 바뀌었다.

## 1) 문제중심 진단(problem based diagnosis)

문제중심 진단은 개인, 가족, 집단, 지역사회에 현재 존재하는 건강상태/삶의 과정에 대한 바람직하지 않은 인간의 반응과 관련된 임상판단으로서, 문제중심 진단을 내리기 위해 반드시 정의적 특성(증상 및 징후)과 관련되어 유추되어야 하며, 관련요인(원인적 요소)은 진단적 초점의 앞에 '~관련된' 또는 '~에 기여하는 것'으로 기술된다.

예 스트레스와 관련된 피로, 요로감염과 관련된 배뇨장애

## 2) 건강증진 진단(health promotion diagnosis)

건강증진 진단은 안녕을 증가시키고 현재 인간이 가지고 있는 건강에 대한 잠재성을 활성화시킬 수 있는 동기 및 요구와 관련된 임상판단이다. 이 반응은 특별한 건강행위를 향상시킬 준비로 표현되며 어떠한 건강상태에서도 사용할 수 있다. 건강을 향상시키는 행동을 위해 스스로 준비가 되어있다고 표현하지 못하는 개인에 대해 간호사는 환자 대신 건강증진을 위한 상태 여부를 결정할 수 있다. 환자의 건강증진 반응은 개인, 가족, 집단, 지역사회에 존재할 수 있다.

예 수면 향상을 위한 준비, 희망 향상을 위한 준비

## 3) 위험 진단(risk diagnosis)

위험 진단은 건강상태/삶의 과정에서 앞으로 바람직하지 않은 인간의 반응을 일으킬 수 있는 개인, 가족, 집단, 지역사회의 취약한 상태와 관련된 임상판단이다. 위험에 초점을 둔 간호진단을 내리기 위해 위험을 초래하는 요인과 관련된 상황이 반드시 존재하여야 한다.

예 체액부족의 위험, 비효과적 임신과 출산과정의 위험

### 4) 증후군 진단(syndrome diagnosis)

증후군 간호진단은 동시에 일어나는 것으로 함께 더 잘 표현되는 것 또는 유사한 간호중재의 대상이 되는 간호진단의 특정한 묶음(cluster)을 기술하는 임상적 판단이다. 증후군 형식의 진단을 내리기 위해서는 두 개 이상의 간호진단이 정의적 특성을 갖고 있어야 한다.

예 외상 후 증후군(Post-trauma Syndrome), 강간상해 증후군(Rape-trauma Syndrome)

### 5) NANDA-I 비공인 간호진단

대상자의 간호문제를 간호진단으로 생각하였으나 NANDA-I 목록에서 적절한 진단명을 찾지 못했다면 원인 및 문제(진단명)를 설명하는 근거와 함께 간호진단을 기술할 수 있다.

다음은 간호진단의 유형을 예를 들어 설명하고 있다[표 4-6].

**표 4-6 간호진단의 유형**

| 종류 | 특징 | 정의 | 정의적 특성 | 관련(위험)요인 | 진단명 |
|---|---|---|---|---|---|
| 문제중심 진단 | • 실제 존재하는 문제<br>• 입증된 증상과 징후<br>• 정의, 정의적 특성, 관련요인으로 구성 | 적절한 환기를 시키지 못하는 흡기와 호기 | 비정상적 호흡양상, 느린호흡, 호흡곤란, 기좌호흡, 빈호흡, 지연된 호기, 호흡시 부속근 사용 | 불안, 폐확장을 제한하는 체위, 피로, 과호흡, 비만, 통증, 호흡근 피로 | 비효과적 호흡양상 |
| 건강증진 진단 | • 대상자의 건강한 반응이나 표현<br>• 정의, 정의적 특성으로 구성<br>• '~향상을 위한 준비'로 진술 | 적절한 휴식을 제공하고 바람직한 생활양식을 유지하게 해주는 상대적 의식상태가 자연스럽게 주기적으로 정지되는 양상(수면)이 강화될 수 있는 것 | 수면을 향상시키고자 함 | 없음 | 수면 향상을 위한 준비 |
| 위험 진단 | • 위험요인이 존재<br>• 정의, 위험요인으로 구성<br>• '~위험'으로 진술 | 혈관 내, 세포 내 또는 세포 간 체액이 감소하여 건강에 위협이 될 만큼 취약한 상태 | 없음 | 수분에 대한 접근장애수분섭취부족, 수분에 대한 불충분한 지식 | 체액부족의 위험 |
| 증후군 진단 | • 문제중심 또는 위험진단<br>• 진단명만 기술 | 외상이나 감당하기 힘든 사건에 대해 부적응적 반응이 지속되는 것 | 공격성, 두통, 분노, 공포, 불안, 과도한 경계심, 강박적 행위, 거슬리는 꿈, 두려움, 수치심 등 | 없음 | 외상후 증후군 |

## 7 간호진단, 의학적 진단, 협력적 문제의 차이점

### 1) 간호진단(nursing diagnosis)

간호진단은 실제적·잠재적 문제를 모두 다루며, 인간의 반응 및 삶의 질과 관련된 문제에 초점을 둔다. 간호진단이 될 수 있는 문제를 파악하는 것은 대상자의 처치과정에서 의사의 지시를 넘어선 간호사의 독창적인 영역이다. 최종적 진단의 권한과 문제해결의 일차적 책임자는 간호사이다.

### 2) 의학적 진단(medical diagnosis)

의학적 진단이나 간호진단은 모두 진단적 추론 과정에 의해 도출되지만 두 진단은 상당히 다르다. 의학적 진단은 대상자의 질환 과정과 병태생리를 확인하여 질환의 병리적 상태를 치료하는 것이 목적이므로 인간의 반응을 반드시 고려하지는 않는다. 그러므로 질병이 지속되는 동안에는 의학적 진단은 변화되지 않는다. 반면, 간호진단은 대상자의 반응에 초점을 두기 때문에 질병과정이 지속되는 동안에도 대상자의 반응에 따라 변할 수 있다. 그리고 동일한 의학적 진단을 가지고 있는 대상자일지라도 간호진단은 아주 달라질 수 있다. 간호사는 대상자의 의학적 진단에 적합하게 관찰을 하고 의사에 의해 위임된 치료를 수행한다. 간호사가 의학적 문제에 대해서 진단을 내리거나 치료를 처방하는 것은 아니지만, 대상자를 관찰하고 위임된 치료를 수행하는 동안 간호 판단이 요구된다. 그러므로 간호사는 질환의 병태생리에 대해서 알아야 하고 투약이나 치료가 행해지는 이유를 이해해야 한다.

### 3) 협력적 문제(collaborative problem)

협력적 문제는 의학적 진단이나 치료에서 발생 가능한 생리적인 합병증을 말하며, 합병증의 발생을 최소화하기 위해 의사의 처방 중재와 간호사의 처방 중재를 모두 이용하여 간호사가 관리한다. 협력적 문제에 대한 독립적인 간호중재는 상태의 발생이나 변화를 모니터링하고 합병증을 최소화 하는 데에 초점이 맞추어져 있다. 이런 경우 치료를 확실하게 하기 위해 의학적 중재와 간호중재를 모두 필요로 한다.

간호진단과는 다르게 동일한 협력적 문제는 특정 질환이나 치료 시 발생하는 경향이 있다. 예를 들면 모든 산후 대상자들은 산후출혈, 혈전성 정맥염 같은 유사한 협력적 문제를 가지고 있다. 협력적 문제는 잠재적인 문제에 해당되며 대상자의 의학적 진단, 치료, 투약이 위험요인이 된다[표 4-7].

모든 생리적 합병증이 상호협력의 문제는 아니다. 간호사가 독자적으로 합병증의 발생을 예방하거나 일차적 중재로 해결이 가능하면 그것은 간호진단이 된다. 가령, 심근경색증을 앓고 있는 대상자가 호흡곤란으로 활동하기 어렵다면 간호사는 '활동 지속성 장애'의 간호진단을 적용하고 독자적 간호중재를 수행하여 해결할 수 있다.

**표 4-7 간호진단, 의학적 진단, 협력적 문제의 비교**

| | 간호진단 | 의학적 진단 | 협력적 문제 |
|---|---|---|---|
| 주된 관심 | • 질병, 외상으로 인한 인간 반응<br>• 삶의 질과 관련된 문제<br>• 대상자 중심 | • 질병, 외상, 병태생리학<br>• 병태생리 중심 | • 질병, 치료 등으로 인한 잠재적인 생리적 합병증<br>• 병태생리 중심 |
| 유형 | 문제중심, 위험, 건강증진 | 실제적 혹은 가능한 문제 | 잠재적 문제 |
| 책임 | 간호사 | 의사 | 간호사 |
| 간호행위의 특성 | 독자적 간호행위 | 의존적 간호행위 | 모니터링, 일부 독자적 간호행위 |
| 예시 | 심박출량 감소, 호흡곤란과 관련된 활동 지속성 장애 | 심근경색증 | 심근경색증의 잠재적 합병증 : 울혈성 심부전 |

다음은 건강문제가 간호진단, 상호협력문제 및 의학적 진단 중 어떤 것인지를 확인하는 경로이다[그림 4-2].

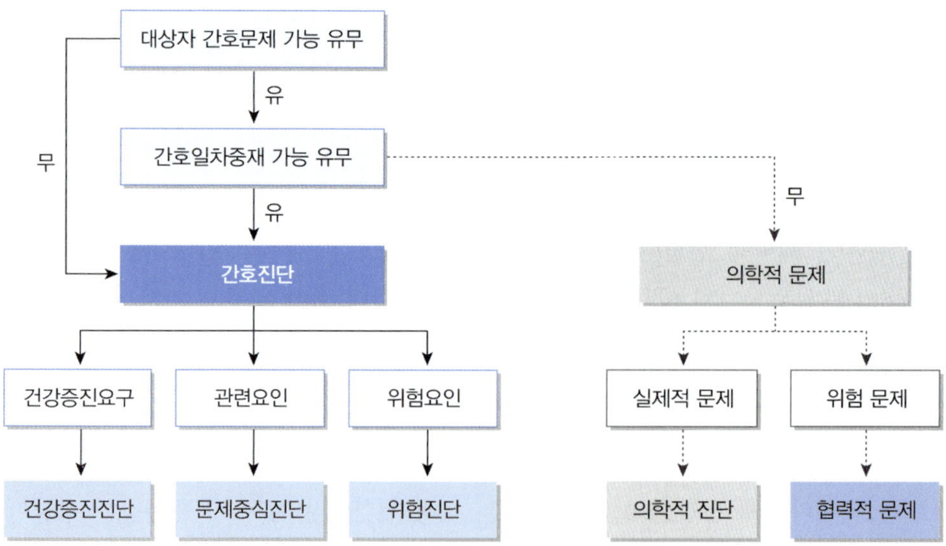


**그림 4-2 간호진단, 의학적 진단, 협력적 문제의 관계**

## 8 간호진단 도출을 위한 추론과정(diagnostic process)

❋ 진단적 추론과정

1) 중요한 단서 확인
2) 단서묶음(잠정적인 가설 도출)
3) 자료의 확인
4) 간호진단의 추론 및 판단
5) 원인결정과 문제 확인

간호진단은 대상자의 현재 건강상태 반응에 대한 임상적 진술이다. 인간 반응의 다양성 때문에 간호진단은 예측이 확실할 수가 없다. 간호진단은 대상자의 반응에 대한 간호사의 임상적 판단으로서 여기에는 간호사의 책임이 따르며, 원하는 결과를 얻어낼 수 있는 간호중재를 선택할 수 있는 근거가 된다. 간호진단 과정은 자료를 분석, 해석 및 종합하는 과정을 통해 간호진단을 추론하고 확인하는 과정을 거치게 된다. 간호진단에서의 진단적 추론은 대상자의 건강문제 해결 또는 감소를 위해 필수적인 요소가 된다. 진단적 추론과정은 비판적 사고기술을 적용해야 하는 간호과정의 연속적인 과정이다.

❋ 진단적 추론 시 간호사가 고려해야 할 사항

- 대상자의 실제적 문제와 위험 문제를 정확히 규명하기 위해 사정단계에서 수집된 자료를 어떻게 분석할 것인가?
- 간호과정에서 간호진단이 중요한 이유, 다양한 간호 및 의학적 문제와 관련된 의사결정을 어떻게 할 것인가, 진단적 오류를 어떻게 피할 것인가?
- 독립성을 향상시키는 것의 중요성을 강조하고, 질병, 치료, 생활환경 등의 변화에 대한 인간의 반응을 규명하기 위해 간호진단의 의미가 왜 중요한가?

### 1) 중요한 단서 확인

중요한 단서의 확인은 수집된 자료를 정상기준 자료와 비교함으로써 시작된다.

사정단계에서 수집된 자료를 조직화한 자료, 즉 NANDA-I 간호진단 분류체계나 Gordon의 기능적 건강양상 등 간호의 틀에 적용하여 조직화한 자료를 기준자료와 비교하여 비정상적이거나 문제에 영향을 미치는 의미 있는 자료를 확인한다. 정상기준(standard)이란 일반적인 측정치(measure), 법칙(rule) 등을 의미하는 것으로 간호사는 정상 활력징후, 진단검사 결과의 정상치, 성장발달 패턴 등 다양한 대상자의 자료가 정상기준과 얼마나 차이가 있는지를 확인해야 한다.

예 건강상태의 변화

- 최근 1주일 전부터 계단을 오르내리기 힘들어짐
- 가슴이 두근거림. 맥박수 120회/분
- 1달 전 체중이 55kg이었으나 현재 체중이 65kg임
- 비정상 검사 결과치 : Urine protein 3+
- 표준자료와 대상자 결과 비교

| 정상기준(정상치) | 대상자 결과 |
|---|---|
| 정상맥박수 60~100회/분 | 120회/분 |
| 체중의 변화 : 최근 한 달 5kg 이내 | 10kg 증가 |
| 요단백 : 음성 | 3+ |

## 2) 단서 묶음

단서들을 범주화하여 잠정적인 가설을 도출하는 단계이다.

단서 묶음은 자료들 간의 연관성이나 패턴, 문제 및 의미 등을 파악하는 과정이다. 예를 들면 '최근 일주일 전부터 계단을 오르내리기 힘들어짐', '맥박수 120회/분', '체중의 변화'로 나타나는 경우 '관류의 변화' 양상을 나타내는 중요한 진단적 단서가 된다. 하나의 단서묶음은 한 개 이상의 양상 혹은 문제를 포함할 수 있다. 또한 하나의 단서가 하나 이상의 양상 혹은 문제에 중복적으로 포함될 수 있다.

## 3) 자료의 확인

수집된 자료의 결함이나 모순된 부분을 파악하는 단계이다.

### (1) 모순되는 자료의 확인

단서를 묶고, 의미 있는 자료를 찾아내는 과정에서 모순되는 자료가 있는지를 찾아내는 것 또한 중요하다. 예를 들면 대상자는 "매일 혈압약을 잘 챙겨 먹으며, 식사조절과 운동도 하고 있어요."라고 말하지만, 대상자의 혈압이 160/100mmHg 이상으로 조절되지 않고 있다면 검증 과정을 거쳐 사실을 확인해야 한다.

### (2) 모호하거나 부족한 자료의 확인

자료의 확인 시 모호하고 부족한 자료를 재확인하는 과정도 포함된다. 간호사는 지속적으로 비판적 사고를 통하여 자료 간의 관계나 차이를 살펴보는 것이 필요하다. 자료를 재확인하거나 자료수집을 추가함으로써 단서 묶음의 의미를 명확히 하고, 의미 없는 자료는 배제하여 간호진단을 확정할 수 있다. 이때 간호사의 경험과 지식이 영향을 줄 수 있다.

예 단서 묶음 : "그냥 피곤하고 힘드네요", 울혈성 심부전, 방사선 검사 소견 상 심장 비대, 호흡곤란, "전엔 안 그랬는데 계단을 조금만 올라가도 힘들어요", "피곤해도 잠이 잘 안와요", 혈청 알부민 수치 2.5mg/dl

→ 여러 단서 묶음이 가리키는 것과 다른 종류의 단서를 제거해야 한다. 즉 모든 단서들이 '심박출량 감소'를 나타내고 있으나 "피곤해도 잠이 잘 안와요", 혈청 알부민 수치 2.5mg/dl는 심박출량 감소를 나타내는 단서가 되기에 애매하거나, 단서가 될 수 없다.

## 4) 간호진단의 추론 및 판단

간호사는 중요한 단서 묶음 혹은 패턴을 통해 간호문제를 가장 잘 드러내는 간호진단을 판단하여야 한다. 그러므로 간호사는 의미 있는 자료가 간호진단이 될 수 있는 자료인지 그렇지 않은 자료인지, 간호진단이 가능하다면 어떤 유형의 진단이 될 수 있는지를 구분할 수 있어야 한다.

간호사는 다음과 같은 질문으로 간호진단의 유형을 구분할 수 있어야 한다.

- 문제가 없고, 간호중재가 필요 없는 경우는 간호진단이 될 수 없다.
- 간호중재가 필요한 실제적 문제가 있는가?
- 중재하지 않으면 문제발생이 가능한 위험요인이 있는가?
- 현재의 상태에서 대상자는 더 높은 수준의 건강을 위한 요구가 있는가?
- 간호사에 의한 일차적 중재로 해결되지 않는 의학적 문제 및 치료가 요구되는가?
- 예측 가능한 합병증 발생 감시를 위해 상호 협력해야 할 문제인가?

• 예

| 중요한 단서 묶음 | 간호진단 |
|---|---|
| • 최근 1주일 전부터 계단을 오르내리기 힘들어짐<br>• 맥박수 120회/분<br>• 최근 한달 이내 체중의 급격한 변화<br>• Urine protein : 3+ | 심장 관류의 변화 |

### 5) 원인 결정과 문제 확인

간호행위가 효과적이기 위해서는 원인이 바르게 확인되어야 한다. 어느 것이 문제(진단)이고 어느 것이 원인인지, 원인과 문제(진단) 간의 연결의 근거는 무엇인가 등을 파악함으로써 간호진단의 가장 적절한 원인을 결정한다. 원인은 NANDA-I에 기록된 표준화된 내용들을 써야 하며, 원인이 될 수 있는 표준화된 용어들은 진단명, 정의적 특성, 위험요인이나 관련요인이 해당된다. 적절한 원인이 없을 경우 그 외의 내용도 가능하다.

- 원인을 결정할 때에는 독자적인 간호중재에 의해 영향을 미칠 수 있는 원인들에 중점을 두어야 한다.

> ○ : 과다 염분섭취와 관련된 비효과적 말초조직 관류
> × : 고혈압과 관련된 비효과적 말초조직 관류
>
> 위의 진술에서 간호사는 고혈압에 대해 '무엇을 할 수 있을까?'를 생각해야 한다.

- 만약 관련요인이 간호중재를 제시하지 못한다면 문제(진단)가 간호중재를 제시하도록 한다.

> 예 간호진단 : 파킨슨병으로 인한 뇌손상과 관련된 기억장애
> ☞ 파킨슨병이 의사의 처방일지라도 기억장애에 대한 간호중재는 가능하다. 이를 위한 간호중재에는 메모나 녹음의 사용, 사진 등 환경적 조성, 가족 중재 등이 포함된다.

- 동일한 문제일지라도 대상자마다 원인이 다르기 때문에 원인을 진술함으로써 간호사는 대상자마다 문제해결을 위한 개별적인 간호를 계획할 수 있다.

> 질병으로 인한 퇴행과 관련된 자가간호 결핍 : 목욕하기
> 이동능력 결핍으로 나타나는 근골격계 손상과 관련된 자가간호 결핍 : 목욕하기

#### (1) 간호진단의 확인

간호진단은 대상자 및 가족의 동의가 있어야 한다. 즉 간호진단은 사정자료에 대한 간호사의 해석이기 때문에 간호사는 대상자의 건강상태를 파악한 후 대상자와 그 가족과 함께 내린 결론에 대하여 확인하는 과정을 거쳐야 한다. 대상자가 간호사의 가설에 동의하는 경우 그 문제는 간호계획에 포함시킨다. 만약 대상자가 간호사의 가설에 동의하지 않는 경우에는 대상자의 건강상태에 대하여 그 문제를 보다 명확하게 재진술 한다. 그러나 대상자가 의식이 없다거나 명백히 실제하는 문제를 부인하는 등의 경우라면 해당 문제를 간호계획에 포함할 수 있다.

### (2) 대상자의 강점, 자원 및 대처능력 파악

- 대상자의 강점을 간호사정 기록, 건강검진 기록, 대상자 기록 등에서 찾아볼 수 있다.
- 대상자의 강점은 더 나은 자아개념이나 자아인식을 형성할 수 있도록 도와준다.
- 강점은 회복과 건강과정을 증진시킬 수 있다.

  예 담배와 술을 하지 않는다. 정상체중이다.

### (3) 간호진단의 검증

진단은 자료에 대한 간호사의 해석이다. 간호사는 검증을 한 후에라도 자료에 대한 해석이 절대적으로 옳다고 확신해서는 안 된다. 간호사는 진단을 가능한 정확하게 내리되 새로운 자료나 상황을 통찰하여 진단을 개방적으로 변경할 수 있어야 한다.

**❋ 간호진단의 검증**

진단을 검증하는 기준은 다음과 같다.

- 자료가 정확하고 완전한가?
- 자료 분석은 간호 사정 양식에 근거하였는가?
- 특정 양식의 문제가 있다는 것을 나타내주는 단서 그룹이 존재하는가?
- 가설로 설정한 문제의 실제적 특성을 나타내는 단서들이 있는가?
- 문제가 실제함을 보여주는 충분한 단서들이 있는가?
- 과학적 간호지식과 임상 경험에 근거하는 잠정적인 인과관계가 존재하는가?

### (4) 간호진단의 우선순위 정하기

- 우선순위는 간호사의 판단과 대상자의 선호도에 근거하여 정한다. 문제에 우선순위를 정함으로써 중요한 문제에 우선적으로 간호가 제공될 수 있다. 이것은 반드시 한 가지 문제가 해결되어야 다음 문제가 해결될 수 있다는 것은 아니고, 여러 문제가 동시에 해결되어질 수도 있다.

| 우선순위 | 생명보존 |
|---|---|
| 상 | 심한 수분 및 전해질 손실,<br>기도폐쇄, 심정지 |
| 중 | 강간상해 증후군<br>구토와 관련된 체액부족 |
| 하 | 지식부족과 관련된 성문제 호소 |

| 우선순위 | Maslow의 인간욕구 단계 |
|---|---|
| 1순위 | 생리적 |
| 2순위 | 안전과 안정 |
| 3순위 | 사랑과 소속 |
| 4순위 | 자아존중 |
| 5순위 | 자아실현 |

- 생명을 위협하는 문제(심한 수분 및 전해질 손실, 호흡기 폐쇄 등), Maslow의 인간욕구 단계(신체적, 안전과 안정, 사랑과 소속, 존중과 자아존중, 자아실현 욕구), 환자의 선호도에 따라 우선순위를 정한다.

## 9 간호진단 진술

간호진단을 확인한 후에 이를 형식에 맞추어 진술해야 한다.

### 1) 기본적인 진술

간호진단의 가장 기본적인 진술은 두 부분으로 진술하는 것이다. 두 부분 진술은 다음과 같은 형식에 맞추어 진술할 수 있다.

- 원인(관련요인, 위험요인, 다른 진단명, 진단특성)을 기술한다.
- 연결구 '~와 관련된'을 삽입한다.
- 문제(진단명)를 기술한다.

| ① 원인 | | 연결구 | ② 문제(진단명) |
|---|---|---|---|
| 관련요인 | 수술과정의 지식부족 | 과 관련된 | 불안 |
| | 정체된 기관지 분비물 | 과 관련된 | 비효과적 기도 청결 |
| 위험요인 | 체위변화 | 와 관련된 | 불안정한 혈압의 위험 |
| 다른 진단명 | 마비 | 와 관련된 | 비사용 증후군의 위험 |

### 2) 세 부분 진술

세 부분 진술은 증상과 징후를 한 부분으로 포함시켜 문제(problem), 원인(etiology), 증상과 징후(sign & symptom)의 PES 형식을 사용한다.

- 증상과 징후를 기술한다.
- 연결구 '~로 나타나는', '~로 확인되는', '~로 입증되는', '~에 근거하여'를 삽입한다.
- 원인(관련요인, 위험요인, 다른 진단명, 진단특성)을 기술한다.
- 연결구 '~와 관련된'을 삽입한다.
- 문제(진단명)를 기술한다.

| ① 증상과 징후(S) | 연결구 | ② 원인(E) | 연결구 | ③ 문제(진단명; P) |
|---|---|---|---|---|
| 기침, 객담, 호흡수 증가, 호흡 시 그르렁 소리 | 로 확인되는 | 정체된 기관지 분비물 | 과 관련된 | 비효과적 기도 청결 |
| ABGA 비정상 수치, 손가락 말단 청색증 | 으로 나타나는 | 호흡근 피로 | 와 관련된 | 자발적 환기장애 |

### 3) 한 부분 진술

한 부분 진술은 건강증진 간호진단 혹은 증후군 간호진단에서와 같이 진단명만을 포함하는 경우이다.

| | ① 문제(진단명) | 비고 |
|---|---|---|
| 건강증진 진단 | • 영양 향상을 위한 준비<br>• 제액 균형 향상을 위한 준비 | ~ 향상을 위한 준비 |
| 증후군 진단 | • 손상된 환경해석 증후군<br>• 외상후증후군<br>• 강간－상해 증후군<br>• 환경변화 스트레스 증후군 | ~ 증후군 |

## 10 간호진단 진술문 작성 요령

간호진단 진술문 작성의 오류를 피하기 위해 다음과 같은 작성원칙과 지침을 숙고해야 한다.

### 1) 간호진단 진술문 작성의 원칙

- 모든 가능한 진단 목록을 작성하고 유사한 진단은 배제하라.
- 무엇이 원인인지 명료화하라.
- 관리되어야 하는 위험요인을 정하라.
- 건강증진을 위한 자원, 장점, 분야를 확인하라.

↓

- 대상자의 간호요구를 반영하는 적절하고 정확한 용어를 사용하라.
- 다른 의료인도 쉽게 이해할 수 있도록 간결하게 서술하라.
- 문제와 원인 형식으로 서술하라.
- 가능한 NANDA-I에서 제안한 용어를 사용하라.

### 2) 간호진단 진술문 작성 시 사용할 수 있는 용어들

앞에서 제시한 형식에 의하여 두 부분, 세 부분 또는 한 부분으로 간호진단 진술문을 작성할 때 상황에 따라 진술문 양식에 다음과 같은 단어를 사용하여 진술할 수 있다.

#### (1) 원인불명

증상이나 징후는 나타나고 있는데 위험요인이나 관련요인을 모를 때에는 '원인불명'이라는 단어를 사용하여 진술할 수 있다. 그러나 가능한 관련요인이나 위험요인을 찾는 노력을 해야 한다.

예 자신의 의견을 말하는 것에 제약을 느끼는 것으로 나타나는 원인불명과 관련된 자주적 의사결정 장애

#### (2) 복합적 요인

원인요인들이 너무 많거나 복잡할 경우 원인을 생략하고 '복합적 요인'이라는 단어로 대체하여 진술할 수 있다.

예 섭식행동장애, 잦은 간식, 수면장애, 알코올 섭취 과다와 관련된 비만
→ 복합적 요인(섭식행동장애, 잦은 간식, 수면장애, 알코올 섭취 과다)과 관련된 비만

#### (3) 이차적인 요인

원인을 두 부분으로 구분함으로써 진단명이 더욱 명확해지는 경우에는 '이차적인'이라는 단어를 사용하여 진술한다. 대부분 질병과정 및 병태생리 뒤에 사용하게 된다.

예 만성 골관절염의 이차적인 관절변화(뻣뻣함)와 관련된 신체 기동성 장애

### 3) 간호진단 진술문 작성 시 주의사항

다음은 간호진단의 잘못된 예이다. 간호진단 진술문 작성 시 오류를 피하기 위해 다음을 잘 숙지해야 한다.

① 의학적 진단명, 치료, 수술 및 시술명을 간호진단에 진술하지 않는다.

의학적 진단명이나 치료, 수술, 시술 등은 간호진단의 원인으로 기술될 수 없다. 간호진단은 의학적 진단에 따른 인간의 반응을 기술해야 한다. 다음 진술문에서 간호진단(문제)의 원인은 의학적 진단이 아닌 문제를 일으킨 관련요인이어야 한다.

× : 급성 심근경색(의학적 진단)과 관련된 급성 통증

○ : **급성 심근허혈(관련요인)과 관련된 급성 통증**

× : 위절제술(의학적 수술명)과 관련된 급성 통증

○ : **수술부위 조직절개와 관련된 급성 통증**

× : 심도자술(의학적 시술명)과 관련된 출혈 위험성

○ : **침습적 처치로 인한 피부 및 혈관 손상(관련요인)과 관련된 출혈 위험**

② 간호사나 의료인의 부주의, 실수 등 법적 문제가 될 수 있는 간호진단은 진술하지 않는다.

× : 흡인 지연과 관련된 비효과적 기도 청결

○ : **정체된 분비물과 관련된 비효과적 기도 청결**

③ 간호사의 중재로 해결할 수 없는 대상자의 상태를 진술하지 않는다.

× : 당뇨병과 관련된 피부 통합성 장애

○ : **당뇨로 인한 말초순환장애와 관련된 피부 통합성 장애**

④ 간호사의 주관적 판단으로 간호진단을 진술하지 않는다.

× : 부적절한 물질 남용으로 인한 모아관계 장애의 위험

○ : 흡연으로 인한 태아 산소운반 장애와 관련된 모아관계 장애의 위험

⑤ 관련요인과 문제(진단명)의 순서를 바꾸어 진술하지 않는다.

× : 저체온과 관련된 과도한 열 증발

○ : 과도한 열 증발과 관련된 저체온

⑥ 관련요인에 대상자의 반응(간호문제)을 진술하지 않는다. 즉 관련요인과 간호문제가 동일한 의미를 갖도록 진술하면 안 된다.

× : 구강점막 벗겨짐, 구강 통증 및 출혈과 관련된 구강점막 통합성 손상

○ : 타액 분비 감소와 관련된 구강점막 통합성 손상

⑦ 관련요인이 같다하더라도 간호문제는 다를 수 있으므로 간호진단은 한 개씩 진술한다.

× : 부주의로 인한 열손상의 위험 및 낙상의 위험

○ : 부주의로 인한 열손상의 위험 / 부주의로 인한 낙상의 위험

⑧ 문제(진단명)와 관련된 요인이 한 가지 이상 있을 때 함께 묶어서 진술한다.

× : 탈수와 관련된 급성 혼동, 물질남용과 관련된 급성 혼동, 감각상실과 관련된 급성 혼동

○ : 탈수, 물질남용, 감각상실과 관련된 급성 혼동

⑨ 대상자의 문제 대신에 간호중재 상의 문제를 진술하지 않는다.

× : 과체중으로 인한 자세변경의 어려움

○ : 과체중, 기동성 감소와 관련된 욕창의 위험

⑩ 관련요인 없이 진단명만 진술하지 않는다.

× : 만성 통증

○ : 좌골신경압박과 관련된 다리의 만성 통증

## 11 기타 간호진단

### 1) 영적 간호진단

영적 간호는 전인간호의 측면에서 중요한 요소로 간호사가 진단문을 진술할 수 있어야 한다. 대상자의 영적 상태와 관련이 있는 진단은 예견된 슬픔, 죽음불안, 의사결정 갈등, 두려움, 불안, 절망감, 무력감, 만성적 자긍심 저하 등이다. NANDA-I에서는 다음과 같이 직접적으로 영적 상태와 관련되는 간호진단을 제시하고 있다.

**❋ 영적 관련 간호진단**(NANDA-I; 2018-2020)

- 손상된 신앙심
- 신앙심 향상을 위한 준비
- 영적 고뇌의 위험
- 비효과적 부정
- 슬픔
- 만성 비탄
- 신앙심 손상의 위험
- 영적 고뇌
- 죽음불안
- 두려움
- 무력감

### 2) 가족 간호진단

NANDA-I에서 영역7. 역할관계와 영역9. 대처/스트레스 내성의 과2. 대처반응과 부분에서 가족진단명을 제안하고 있다. 가족진단문을 진술할 때 기존 진단명에 '가족'을 추가하여 사용

할 수도 있다(예 가족의 의사결정 갈등, 가족의 사회적 고립).

**❋ 가족 관련 간호진단(NANDA-I; 2018-2020)**

- 돌봄제공자 역할 긴장
- 돌봄제공자 역할 긴장의 위험
- 부모 역할 장애
- 부모 역할 장애의 위험
- 부모 역할 향상을 위한 준비
- 애착장애의 위험
- 가족과정 기능 장애
- 가족과정 손상
- 가족과정 향상을 위한 순비
- 비효과적 관계
- 비효과적 관계의 위험
- 관계 향상을 위한 준비
- 부모 역할 갈등
- 비효과적 역할 수행
- 사회적 상호작용 장애
- 손상된 가족 대처
- 가족 대처 불능
- 가족 대처 향상을 위한 준비

## 3) 지역사회 간호진단

NANDA-I에서 영역9. 대처/스트레스 내성의 과2. 대처반응과 영역12. 안위의 과3. 사회적 안위 부분에서 지역사회와 관련된 진단명을 제시하고 있다.

**❋ 지역사회 관련 간호진단(NANDA-I 간호진단 분류체계 II; 2018-2020)**

- 비효과적 지역사회 대처
- 지역사회 대처 향상을 위한 준비
- 사회적 고립
- 외로움의 위험

간·호·과·정

# 05 장

# 간호계획

## 학·습·목·표

1. 간호계획의 정의 및 목적을 설명할 수 있다.
2. 간호계획과 다른 간호과정 단계와의 관계를 설명할 수 있다.
3. 간호계획의 구성요소를 설명할 수 있다.
4. 간호계획의 과정을 설명할 수 있다.
5. 간호중재 분류체계를 설명할 수 있다.
6. 간호목표 진술 시 고려사항을 설명할 수 있다.

## 주요용어 이해

- **간호계획**(nursing care plan) : 간호목표를 달성하기 위해 간호중재를 설정하는 과정
- **간호목표**(nursing goal) : 중재의 결과로서 성취하기를 기대하는 대상자의 바람직한 결과
- **간호중재**(nursing intervention) : 대상자의 목표를 달성하기 위한 간호사의 행위
- **간호결과 분류체계**(nursing outcome classification, NOC) : 미국 lowa대학의 간호연구팀에 의해 개발된 대상자의 결과를 서술하는 국제적으로 승인된 표준화된 분류체계. 독자적인 간호행위에 의해 영향을 받은 결과에 대한 기술하고 있음
- **간호중재 분류체계**(nursing intervention classification, NIC) : 미국 lowa대학의 간호연구팀에 의해 개발된 표준화된 용어로 구성된 간호중재 분류. 간호사가 수행한 직접, 간접 간호행위를 기술하고 있음

# CHAPTER 5 간호계획

### 개요

간호계획은 기대결과에 도달하기 위해 간호중재를 설정하는 단계이다. 즉 간호계획 단계는 대상자의 간호문제를 해결하기 위해 기대결과를 설정하고, 그 간호결과를 얻기 위해 간호중재 및 간호지시가 결정되는 두 가지 단계로 이루어진다. 간호계획은 간호사가 행동으로 직접 옮길 수 있도록 구체적으로 설계되어야 한다.

## 1 간호계획의 정의

간호계획(nursing care plan)은 간호진단을 세운 후 대상자의 간호문제를 해결하기 위하여 수행해야 하는 행동의 지침이다. 대상자에게 기대결과를 간호목표로 설정하고 관찰, 예방, 치료, 건강증진 같은 간호중재를 간호지시로 작성한다.

간호계획은 간호수행을 위한 행동지침이며, 건강문제를 어떻게 해결할 것인가 보여주는 설계도이다.

## 2 간호계획의 목적

간호계획은 각 대상자에게 개별화되어야 하며 현실적이어야 한다.

① 대상자의 건강문제를 해결하고자 한다.

② 간호의 일관성과 연속성을 확보하고자 한다.

③ 전문직 간호사로서 직업적 만족을 얻을 수 있다.

## 3 간호계획의 구성요소

### 1) 초기계획

초기계획은 대상자와 첫 대면 시 시작되며 퇴원 시까지 지속된다. 초기계획은 기초자료에 없는 정보를 환자와 대면하면서 수집하기도 한다. 따라서 초기계획은 자료가 불완전하여 부분적일 수 있으나 확보된 자료를 가지고 계획을 세우면서 누락된 자료는 더 수집하며 보완해 나가도록 계획한다.

### 2) 진행계획

진행계획은 간호문제를 해결해가는 과정에서 간호사가 대상자에 대한 새로운 정보를 수집하거나 간호에 대한 대상자의 건강상태나 반응의 변화를 확인한다. 그 후에 간호의 우선순위를 정하고, 대상자를 간호하는 동안 어느 문제에 중점을 둘 것인가를 결정한다. 진행계획은 대상자의 건강문제를 해결하는 동안 계속해서 발생할 수 있다.

### 3) 퇴원계획

퇴원계획은 대상자가 퇴원 후 자가간호를 할 수 있도록 준비시키는 과정으로 대상자가 입원했을 당시부터 세워 퇴원 후의 간호요구까지 고려하여 작성한다. 퇴원 후 대상자가 자가간호를 수행하고 필요 시 활용 가능한 지역사회 자원에 대한 정보제공도 퇴원계획안에 포함된다. 건강관리 기관마다 표준화된 퇴원 계획 지침서가 있으며 퇴원 시 간호계획서를 작성하기도 한다. 이와 같이 퇴원계획을 수립할 때 퇴원계획서를 이용하여 대상자 교육을 통해 퇴원 후 효과적으로 문제를 해결할 수 있도록 돕는다.

## 4 간호계획 과정

### 1) 간호계획의 우선순위 설정

간호진단 안에 여러 가지 간호중재 중에서도 우선시 되는 간호중재를 결정하는 것은 매우 중요하다. 우선순위 설정이 잘못되는 경우 생명을 위협하여 치료 지연을 초래할 수 있으므로 우선순위 설정은 간호의 효율성에 매우 중요하다.

우선순위 설정은 환자의 생명 위협 정도가 강한 것부터 건강유지, 증진, 복지 순으로 간호 문제의 긴박성이나 심각성에 따라 환자가 중요하다고 생각하는 문제, 문제중심 간호진단을 위험 간호진단보다 우선적으로 순서를 정하게 된다.

우선순위 설정 방법은 매슬로우(Maslow)의 인간욕구단계이론에서 인간의 5단계의 우선순위 설정 원칙을 적용한다. 1단계는 생리적 욕구이며 인간이 살아가는 데 반드시 충족해야 하는 산소, 물, 성적 요구 등과 같이 필수적이며 시급한 기본욕구이다. 2단계는 안전과 안정의 욕구이다. 이는 신체적 및 감정적인 위협으로부터 보호되고 안전해지기를 바라는 욕구이다. 3단계는 사랑과 소속의 욕구이다. 사회적 존재로서 인간이 우정, 사랑, 소속감 등 타인과 사회관계를 맺고 소속되기를 바라는 욕구이다. 4단계는 자아존중감의 욕구이다. 이 단계는 개인 스스로가 중요하다고 느껴야 할 뿐만 아니라 타인으로부터 인정을 받고자 하는 욕구이다. 5단계는 자아실현의 욕구이다. 이 단계는 가장 상위욕구이며 자기향상을 위한 개인의 욕망이다. 욕구단계 이론을 적용한 우선순위 결정은 대상자에게 여러 가지 건강문제가 있을 때 문제해결의 순서를 결정할 수 있게 함으로써 효율적이고 합리적인 간호를 수행할 수 있게 한다. 우선순위는 목표를 설정하는 것과 문제 발생을 예방하기 위해 행동을 하는 것을 포함한다. 간호사는 간호중재를 하지 않아 나타날 수 있는 잠재적인 문제를 종종 예상한다. 그러나 경우에 따라 생리적 욕구는 아니지만 대상자의 심리적, 사회문화적, 발달적 또는 영적 욕구에 우선순위를 두어야 할 필요가 있으므로 생리적 욕구 수준이 어느 경우에서나 우선적이 아니며 상황에 따라 달라질 수 있음을 고려하여 잘 판단해야 한다.

## 2) 간호계획의 목표 설정

간호를 계획하고 평가하기 위해서는 간호결과의 진술이 구체적이고 서술적이어야 한다. 간호진단을 내린 후에는 그 상태를 변화시키거나 유지시키기 위한 목표가 되는 간호결과를 설정해야 한다. 목표에는 기대결과를 포함한다. 표준화된 용어인 간호결과 분류(nursing outcomes classification, NOC, 1991)의 간호결과명과 지표를 목표설정 시 많이 활용한다.

### (1) 단기목표와 장기목표

단기목표는 대상자가 수일 혹은 몇 분 이내에 달성하거나 장기목표를 달성하기 위한 단계적인 목표이다. 단기목표는 단기간 치료가 필요한 환자, 달성하기 힘든 장기목표에 좌절하고 단기목표 달성으로 성취감을 느낄 필요가 있는 환자에게 적합하다.

단기목표의 예는 다음과 같다.

**❋ 단기목표 예**

1. 대상자는 3일 이내에 호흡하는 데 불편함을 느끼지 않는다.
2. 대상자는 3일 이내에 $SaO_2$ 96%가 확인된다.
3. 대상자는 3일 이내에 IV line 부위에 염증증상이 없다.
4. 대상자는 3일 이내에 손 위생을 스스로 실천한다.
5. 대상자는 3일 이내에 기관지 분비물의 배출로 호흡 시 수포음(crackles), 나음(rhonchi)이 감소한다.
6. 대상자는 3일 이내에 침상안정 상태의 호흡수가 24회/분 이하로 감소한다.

장기목표는 대상자가 수 주 혹은 수 개월 이내에 달성할 것으로 기대하는 목표이다. 간호계획의 전반적인 방향이나 간호의 최종결과를 뜻한다. 장기목표는 퇴원 후 문제해결에 적합하고 예방, 재활, 퇴원, 건강교육에 초점을 둔다.

장기목표의 예는 다음과 같다.

**❋ 장기목표 예**

1. 대상자는 퇴원 시 정상적인 심박출량을 유지한다.
2. 대상자는 퇴원 시 혈액검사결과는 정상범위이다.
3. 대상자는 퇴원 시 기관지 분비물 감소로 호흡 시 정상 호흡음을 회복한다.

#### (2) 간호진단에 대한 목표 진술

목표는 간호를 제공한 후에 기대하는 대상자의 상태변화이므로 대상자의 연령, 상태, 정신상태 등에 따라 달성할 수 있는 목표이어야 한다. 대상자마다 개별화된 특정 목표를 설정한다. 목표 진술은 선택한 간호진단 유형에 따라 문제중심 간호진단, 건강증진 간호진단의 목표를 진술한다[표 5-1].

### 3) 간호계획의 목표 진술

간호계획은 기대결과(expected outcomes)를 위한 목표설정(establishing goals)이다. 간호목표는 간호진단으로부터 도출되어야 하며 각 진단마다 목표가 진술되어야 한다. 간호목표는 문제해결을 위해 설정하는 것이며 간호중재 후에 기대되는 대상자의 행동이나 반응에 대한 구체적인 진술이다. 목표가 충족이 되었다는 것은 대상자의 건강문제가 해결되었음을 의미한다. 또한 간호목표 성취를 평가할 수 있는 결과기준이나 평가기준이 필요하다. 간호목표 설정 시 네 가지 요소는 반드시 포함되어야 하며 특별한 조건을 수행기준에 부가하여 명시할 수도

표 5-1 NANDA-I 간호진단에 대한 목표 진술 예

| 간호진단 유형 | 간호진단 예 | 목표 진술 예 |
|---|---|---|
| 문제중심 간호진단 | • 영양불균형 : 영양과다/영양감소<br>• 배뇨장애<br>• 불면증<br>• 신체적 손상<br>• 비효과적 대처<br>• 급성 통증 | • 간호문제의 해결 또는 감소<br>• 합병증 예방 |
| 위험 간호진단 | • 전해질 불균형 위험성<br>• 변비위험성<br>• 모아관계 장애 위험성<br>• 감염 위험성 | • 문제의 예방과 발견 |
| 건강증진 간호진단 | • 영양 향상 가능성<br>• 부모 역할 향상 가능성 | • 문제의 확인 또는 배제 |

있다. 목표 진술에 필수적인 네 가지 요소는 주어, 목표시간, 수행기준, 행동동사이다.

목표 진술에 유용한 행동동사는 보거나 듣거나 측정가능한 동사로 예를 들면 '나열한다, 기록한다, 말한다, 설명한다, 시범을 보인다, 구별한다, 계획한다, 선택한다, 걷는다, 참여한다, 섭취한다' 등이 있다.

목표 진술에 사용하면 안 되는 동사는 측정 불가능한 동사로 예를 들면 '안다, 수용한다, 생각한다, 이해한다, 느낀다, 평가한다' 등이 있다.

목표 진술의 지침은 아래와 같다.

① 주어는 대상자 중심이어야 한다.

예 대상자는 초기 교육 후 48시간 이내에 인슐린 주사에 대한 올바른 자가주사법을 수행할 수 있다고 표현한다.

② 목표 시간이 명시되어야 한다.

예 대상자는 수술 후 12시간 이내에 보호자의 도움을 받아 식사할 수 있다.

③ 수행기준은 무엇을, 어떻게, 어디서 등의 형식으로 구체적으로 표현해야 한다.

예 무엇을 : 대상자는 9월 15일까지 100kg에서 90kg까지 체중을 감량한다.

어떻게 : 대상자는 당뇨교육을 받은 후 무균법을 활용하여 인슐린 자가주사를 할 수 있다.

어디서 : 대상자는 하루 3회 1층에서 2층까지 주위 도움 없이 계단을 오를 수 있다.

④ 행동동사는 관찰 및 측정 가능한 용어로 서술되어야 한다.

예 대상자는 고혈압 교육을 받은 후 고혈압의 증상과 징후를 설명한다.

# 5 목표 진술 시 고려사항

## 1) 간호결과를 원인구에서만 도출한 경우

목표 진술은 문제구와 원인구에서 도출할 수 있으며 특히 고려해야 할 점은 다음과 같다.

- 원인구에서 도출된 간호결과의 경우 원인이 해결되었다고 해서 문제가 해결된 것은 아니다.
- 문제해결에 도움이 될 수는 있지만 문제가 해결된 것은 아니므로 대상자에게 여전히 간호문제가 남아 있을 수 있다는 것은 유념해야 한다.
- 따라서 목표 진술을 할 때는 문제구에 해당하는 간호문제가 직접적으로 해결된 목표 진술을 한 개 이상 서술해야 한다.

## 2) 목표 설정 시 대상자의 역할

간호사가 목표를 설정할 때는 항상 대상자와 함께 한다.

- 목표 설정에 함께 참여하는 대상자는 의식이 명료해야 하고 일상생활활동 수행과 문제해결, 의사결정에 어느 정도의 독립성을 유지해야 한다.
- 목표를 세울 때 간호사는 대상자의 건강회복을 증진하거나 약화를 예방하는 간호중재를 개발하기 위해 대상자의 옹호자 혹은 지지자로서 행동한다.

## 3) 간호팀 구성원 간의 의사소통 기능

- 간호팀의 모든 구성원이 대상자의 간호계획을 이해하고 동일한 목표와 결과에 도달하는데 협력할 수 있도록 목표와 결과를 분명하게 기술한다.
- 목표 진술 방식은 간단명료하게 긍정문으로 서술하고 구체적인 시간을 명시한다.
- 기대되는 결과는 일관되고 전반적인 치료계획과 연관성이 있어야 한다.

# 6 간호결과 분류체계

간호결과 분류체계(nursing outcomes classification, NOC)는 1991년 Marion Johnson과 Meridean Maas 연구팀에 의해 간호중재에 의해 민감한 반응을 나타내는 대상자의 반응을 개념화하고 분류하여 개발하였다. NOC는 대상자의 간호결과를 말하며 간호수행의 효과를 측정하기 위해 계속해서 개정되고 있다. NOC 결과명은 목표와 유사하며 지표는 기대결과와 유사하다. 각 지표는 주어진 시점에서 해당지표에 대한 대상자의 실제 상태를 평가하기 위해 사용되며, 지표 평가는 5점 척도의 Likert형으로 1점은 가장 바람직하지 못한 상태이고 5점은 가장 바람직한 상태를 말한다. NOC 결과명 선택은 기대결과에 대한 상태 측정에 적절한 지표를 선택한다. NOC에서도 결과는 중재에 대한 대상자의 반응을 나타냈기 때문에 간호가 제공된 후 대상자에게 무엇을 관찰할 것인지를 기술하고 있다.

### 1) 간호결과 분류체계(NOC)의 구성

① 간호결과 분류체계(NOC)는 대상자의 결과를 서술하는 표준화된 용어들로 간호중재를 통해 도달될 수 있는 결과나 중재의 영향을 받을 수 있는 대상자의 반응을 말한다.

② 간호결과 분류체계(NOC)는 추상성 수준에 따라 3가지로 구분한다.

- 영역(domain) : 추상성이 가장 높은 수준
- 과(class) : 추상성이 높은 수준
- 간호결과(outcome) : 추상성이 중간정도 수준

③ 대상자의 결과를 측정할 수 있도록 2015년 제6판에서 7개 영역, 34개 범주, 540개로 구성되어 있다[표 5-2]. 각 영역(1~7)과 범주(A~Z, a~e)는 코드화 되었고 NOC의 각 결과도 전산화할 수 있도록 고유번호를 가지고 있다. NOC가 이와 같이 코드화 체계를 갖추는 것은 컴퓨터 시스템에서 사용시 편리하며, 코드화 체계는 영역, 범주, 명칭, 지표, 측정 척도 그리고 사용자가 매긴 실질적인 점수를 포함한다.

**표 5-2 간호결과 분류체계(NOC) 2018**

| 영 역 | 범 주 | 간호결과 |
|---|---|---|
| 1. 기능적 건강<br>Funtional Health | A. 에너지 유지<br>Energy Maintenance | 활동 내구성(Activity Tolerance)<br>지구력(Endurance)<br>에너지 보존(Energy Conservation)<br>피로 : 분열성 효과(Fatique Disruptive Effects)<br>피로 수준(Fatique Level)<br>정신운동 에너지(Psychomotor Energy)<br>휴식(Rest)<br>수면(Sleep) |
| | B. 성장과 발달<br>Growth & Development | 영아 발달 : 1개월(Child Development : 1 Months)<br>영아 발달 : 2개월(Child Development : 2 Months)<br>영아 발달 : 4개월(Child Development : 4 Months) |

**표 5-2** 간호결과 분류체계(NOC) 2018 (계속)

| 영 역 | 범 주 | 간호결과 |
|---|---|---|
| 1. 기능적 건강 Funtional Health | B. 성장과 발달 Growth & Development | 영아 발달 : 6개월(Child Development : 6 Months)<br>영아 발달 : 12개월(Child Development : 12 Months)<br>유아 발달 : 2세(Child Development : 2 years)<br>아동 발달 : 3세(Child Development : 3 years)<br>아동 발달 : 4세(Child Development : 4 years)<br>아동 발달 : 5세(Child Development : 5 years)<br>아동 발달 : 학령기(Child Development : Middle Childhood)<br>아동 발달 : 청소년기(Child Development : Adolescence)<br>발달 : 성인후기(Development : Late Adulthood)<br>발달 : 성인중기(Development : Middle Adulthood)<br>발달 : 성인전기(Development : Young Adulthood)<br>태아 상태 : 분만 전(Fetal Status : Antepartum)<br>분만시 태아상태(Fetal Status : Intrapartum)<br>성장(Growth)<br>신생아 적응(Newborn Adaptation)<br>신체적 노화(Physical Aging)<br>신체적 성숙 : 여성(Physical Maturation : Female)<br>신체적 성숙 : 남성(Physical Maturation : Male)<br>놀이 참여(Play Participation)<br>미숙아/조산아 조직성(Preterm Infant Organization)<br>성적 기능(Sexual Functioning) |
| | C. 기동성 Mobility | 보행(Ambulation)<br>보행 : 휠체어(Ambulation : Wheelchair)<br>균형(Balance)<br>체위 변경 : 자기 - 주도(Body Positioning Self-Initiated)<br>협동운동(Coordinated Movement)<br>걸음걸이(Gait)<br>부동의 결과 : 생리적(Immobility Consequences : Physiological)<br>부동의 결과 : 심리 - 인지적(Immobility Consequences : Psycho-Cognitive)<br>관절운동(Joint Movement)<br>관절운동 : 발목(Joint Movement : Ankle)<br>관절운동 : 팔꿈치(Joint Movement : Elbow)<br>관절운동 : 손가락(Joint Movement : Finger)<br>관절운동 : 고관절(Joint Movement : Hip)<br>관절운동 : 무릎(Joint Movement : Knee)<br>관절운동 : 목(Joint Movement : Neck)<br>관절운동 : 수동적(Joint Movement : Passive)<br>관절운동 : 어깨(Joint Movement : Shoulder)<br>관절운동 : 척추(Joint Movement : Spine)<br>관절운동 : 손목(Joint Movement : Wrist)<br>기동성(Mobility)<br>골격계 기능(Skeletal Function)<br>이동수행(Transfer Performance) |

표 5-2 간호결과 분류체계(NOC) 2018 (계속)

| 영 역 | 범 주 | 간호결과 |
|---|---|---|
| 1. 기능적 건강<br>Funtional Health | D. 자가간호<br>Self-Care | 퇴원 준비 : 의존적 삶(Discharge Readiness : Independent Living)<br>퇴원 준비 : 지지적 삶(Discharge Readiness : Supported Living)<br>자가간호 상태(Self-Care Status)<br>자가간호 : 일상생활활동(Self-Care : Activities of Daily Living(ADL))<br>자가간호 : 목욕(Self-Care : Bathing)<br>자가간호 : 옷입기(Self-Care : Dressing)<br>자가간호 : 섭식(Self-Care : Eating)<br>자가간호 : 위생(Self-Care : Hygiene)<br>자가간호 : 도구사용 일상생활수행능력(Self-Care : Instrumental Activities of Daily Living(IADL))<br>자가간호 : 비경구 국소투약(Self-Care : Non-parenteral Medication)<br>자가간호 : 구강 위생(Self-Care : Oral Hygiene)<br>자가간호 : 경구 투약(Self-Care : Parenteral Medication)<br>자가간호 : 용변보기(Self-Care : Toileting) |
| 2. 생리적 건강<br>Physiologic Health | E. 심폐기계<br>Cardiopulmonary | 혈액응고(Blood Coagulation)<br>혈액 손실 중등도(Blood Loss Severity)<br>심박효율(Cardiac Pump Effectiveness)<br>심폐상태(Cardiopulmonary Status)<br>순환상태(Circulation Status)<br>기계적 환기 반응 : 성인(Mechanical Ventilation Response : Adult)<br>기계적 환기 제거반응 : 성인(Mechanical Ventilation Weaning Responsc : Adult)<br>호흡상태(Respiratory Status)<br>호흡상태 : 기도유지(Respiratory Status : Airway Patency)<br>호흡상태 : 가스교환(Respiratory Status : Gas Exchange)<br>호흡상태 : 환기(Respiratory Status : Ventilation)<br>쇼크 중등도 : 아나필락시스(Shock Severity : Anaphylactic)<br>쇼크 중등도 : 심장성(Shock Severity : Cardiogenic)<br>쇼크 중등도 : 저혈량성(Shock Severity : Hypovolemic)<br>쇼크 중등도 : 신경성(Shock Severity : Neurogenic)<br>쇼크 중등도 : 폐혈성(Shock Severity : Septic)<br>조직관류(Tissue Perfusion)<br>조직관류 : 복부장기(Tissue Perfusion : Abdominal Organs)<br>조직관류 : 심장(Tissue Perfusion : Cardiac)<br>조직관류 : 세포(Tissue Perfusion : Cellular)<br>조직관류 : 뇌(Tissue Perfusion : Cerebral)<br>조직관류 : 말초(Tissue Perfusion : Peripheral)<br>조직관류 : 폐(Tissue Perfusion : Pulmonary) |
| | K. 소화와 영양<br>Digestion & Nutrition | 식욕(Appetite)<br>젖병수유 확립 : 영아(Bottle Feeding Establishment : Infant)<br>젖병수유 수행(Bottle Feeding Performance)<br>모유수유 확립 : 영아(Breastfeeding Establishment : Infant)<br>모유수유 확립 : 산모(Breastfeeding Establishment : Maternal) |

표 5-2 간호결과 분류체계(NOC) 2018 (계속)

| 영 역 | 범 주 | 간호결과 |
|---|---|---|
| 2. 생리적 건강 Physiologic Health | K. 소화와 영양 Digestion & Nutrition | 모유수유 유지(Breastfeeding Maintenance)<br>모유수유 중지(Breastfeeding : Weaning)<br>컵수유 확립 : 영아(Cup Feeding Establishment : Infant)<br>컵수유 수행(Cup Feeding Performance)<br>위장관 기능(Gastrointestinal Function)<br>영아 영양상태(Infant Nutritional Status)<br>영양상태(Nutritional Status)<br>영양상태 : 생화학적 측정(Nutritional Status : Biochemical Measures)<br>영양상태 : 에너지(Nutritional Status : Energy)<br>영양상태 : 음식 및 수분 섭취(Nutritional Status : Food & Fluid Intake)<br>영양상태 : 영양섭취(Nutritional Status : Nutrient Intake)<br>연하상태(Swallowing Status)<br>연하상태 : 식도단계(Swallowing Status : Esophageal Phase)<br>연하상태 : 구강기(Swallowing Status : Oral Phase)<br>연하상태 : 인두단계(Swallowing Status : Pharyngeal Phase) |
| | F. 배설 Elimination | 배변조절(Bowel Continence)<br>배변(Bowel Elimination)<br>신장 기능(Kidney Function)<br>배뇨조절(Urinary Continence)<br>배뇨(Urinary Elimination) |
| | G. 수분과 전해질 Fluid & Electrolyte | 급성 호흡성 산독증 중증도(Acute Respiratory Acidosis Severity)<br>급성 호흡성 알칼리증 중증도(Acute Respiratory Alkalosis Severity)<br>전해질 및 산/염기 균형(Electrolyte & Acid/Base Balance)<br>전해질 균형(Electrolyte Balance)<br>수분 균형(Fluid Balance)<br>수분 과다 중등도(Fluid Overload Severity)<br>수화(Hydration)<br>고칼슘혈증 중등도(Hypercalcemia Severity)<br>고염소혈증 중등도(Hyperchloremia Severity)<br>고칼륨혈증 중등도(Hyperkalemia Severity)<br>고마그네슘혈증 중등도(Hypermagnesemia Severity)<br>고나트륨혈증 중등도(Hypernatremia Severity)<br>고인혈증 중등도(Hyperphosphatemia Severity)<br>저칼슘혈증 중등도(Hypocalcemia Severity)<br>저염소혈증 중등도(Hypochloremia Severity)<br>저칼륨혈증 중등도(Hypokalemia Severity)<br>저마그네슘혈증 중등도(Hypomagnesemia Severity)<br>저나트륨혈증 중등도(Hyponatremia Severity)<br>저인혈증 중등도(Hypophosphatemia Severity)<br>대사성 산독증 중증도(Metabolic Acidosis Severity)<br>대사성 알칼리증 중증도(Metabolic Alkalosis Severity) |

**표 5-2 간호결과 분류체계(NOC) 2018** (계속)

| 영 역 | 범 주 | 간호결과 |
|---|---|---|
| 2. 생리적 건강<br>Physiologic Health | H. 면역반응<br>Immune Response | 알레르기 반응 : 국소적(Allergic Response : Localized)<br>알레르기 반응 : 전신적(Allergic Response : Systemic)<br>수혈반응(Blood Transfusion Reaction)<br>면역 과민반응(Immune Hypersensitivity Response)<br>면역 상태(Immune Status)<br>감염 : 중등도(Infection Severity)<br>감염 : 중등도 : 신생아(Infection Severity : Newborn) |
| | I. 대사조절<br>Metabolic Regulation | 간기능(Liver Function)<br>대사성 기능(Metabolic Function)<br>체온조절(Thermoregulation)<br>체온조절 : 신생아(Thermoregulation : Newborn)<br>활력징후(Vital Signs)<br>체중 : 체질량(Weight : Body Mass) |
| | J. 신경인지적<br>Neurocognitive | 추상적 사고Abstract Thinking)<br>인지(Cognition)<br>인지적 지남력(Cognitive Orientation)<br>의사소통(Communication)<br>의사소통 : 표현(Communication : Expressive)<br>의사소통 : 수용(Communication : Receptive)<br>집중력(Concentration)<br>의사결정(Decision-Making)<br>섬망 수준(Delirium Level)<br>치매 수준(Dementia Level)<br>침범된 쪽의 조심성(Heedfulness of Affected Side)<br>과다활동 수준(Hyperactivity Level)<br>정보 처리(Information Processing)<br>기억력(Memory)<br>신경계 상태(Neurological Status)<br>신경계 상태 : 자율신경(Neurological Status : Autonomic)<br>신경계 상태 : 중추운동 조절(Neurological Status : Central Motor control)<br>신경계 상태 : 의식(Neurological Status : Consciousness)<br>신경계 상태 : 뇌신경 감각 /운동기능(Neurological Status : Cranial Sensory /Motor Function)<br>신경계 상태 : 말초신경(Neurological Status : Pheripheral)<br>신경계 상태 : 척수신경 감각 /운동기능(Neurological Status : Spinal Sensory /Motor Function) |
| | Y. 감각기능<br>Sensory Function | 감각기능(Sensory Function)<br>감각기능 : 청각(Sensory Function : Hearing)<br>감각기능 : 자극감수성(Sensory Function : Proprioception)<br>감각기능 : 촉각(Sensory Function : Tactile)<br>감각기능 : 미각과 후각(Sensory Function : Taste & Smell)<br>감각기능 : 시각(Sensory Function : Vision) |

표 5-2 간호결과 분류체계(NOC) 2018 (계속)

| 영 역 | 범 주 | 간호결과 |
|---|---|---|
| 2. 생리적 건강 Physiologic Health | a. 치료적 반응 Therapeutic Response | 혈당 수준(Blood Glucose Level)<br>약물 반응(Medication Response)<br>과정 후 회복(Post-Procedure Recovery)<br>외과적 회복 : 요양(Surgical Recovery : Convalescences)<br>외과적 회복 : 수술 후 즉시(Surgical Recovery : Immediate Post-Operative)<br>전신적 독소 제거 : 투석(Systemic Toxin Clearance : Dialysis) |
| | L. 조직 통합성 Tissue Integration | 뼈 치료(Bone Healing)<br>화상치유(Burn Healing)<br>화상회복(Burn Recovery)<br>혈액투석 접근장치(Hemodialysis Access)<br>구강 건강(Oral Health)<br>신체적 손상 중등도(Physical Injury Severity)<br>조직 통합성 : 피부와 점막(Tissue Integrity : Skin & Mucous Membranes)<br>상처 치유 : 일차유합(Wound Healing : Primary Intention)<br>상처 치유 : 이차유합(Wound Healing : Secondary Intention) |
| 3. 정신사회적 건강 Pychosocial Health | M. 정신적 안녕 Psychological Well-Being | 격앙/흥분 수준(Agitation Level)<br>불안 수준(Anxiety Level)<br>신체상(Body Image)<br>우울 수준(Depression Level)<br>공포 수준(Fear Level)<br>공포 수준 : 아동(Fear Level : Child)<br>희망(Hope)<br>외로움 중등도(Loneliness Severity)<br>기분의 평정(Mood Equilibrium)<br>동기화(Motivation)<br>공황수준(Panic Level)<br>개인적인 정체성(Persona Identity)<br>자신에 대한 의식(Self Awareness)<br>자존감(Self Esteem)<br>성적 정체감(Sexual Identity)<br>사회적 불안 수준(Social Anxiety Level)<br>스트레스 수준(Stress Level)<br>삶에 대한 의지(Will to Live) |
| | N. 정신사회적 적응 Pychosocial Adaptation | 수용 : 건강 상태(Acceptance : Health Status)<br>신체적 장애에 대한 적응(Adaptation to Physical Disability)<br>입원에 대한 아동의 적응(Child Adaptation to Hospitalization)<br>아동기 폭행에서의 회복(Childhood Bullying Recovery)<br>대응(Coping)<br>위엄있는 삶의 마감(Dignified Life Clousure)<br>비통함의 해소(Grief Resolution)<br>죄의식의 해소(Guilt Resolution)<br>개인적 회복력(Personal Resiliency)<br>사회심리적 적응 : 삶의 변화(Psychosocial Adjustment : Life Change)<br>재배치 적응(Relocation Adaptation) |

**표 5-2 간호결과 분류체계(NOC) 2018** (계속)

| 영 역 | 범 주 | 간호결과 |
|---|---|---|
| 3. 정신사회적 건강 Pychosocial Health | O. 자기 통제 Self Control | 학대적 행동에 대한 자기 억제(Abusive Behavior Self-Restraint)<br>공격성 자기 억제(Aggression Self-Restraint)<br>분노 자기 억제(Anger Self-Restraint)<br>불안 자기조절(Anxiety Self-Control)<br>우울 자기조절(Depression Self-Control)<br>왜곡된 사고에 대한 자기조절(Distorted Thought Self-Control)<br>섭식장애 자기조절(Eating Disorder Self-Control)<br>공포 자기조절(Fear Self Control)<br>충동 자기조절(Impulse Self-Control)<br>절단의 자제(Mutilation self-Restraint)<br>공황 자기조절(Panic Self-Control)<br>자살의 자제(Suicide Self-Restraint) |
| | P. 사회적 상호작용 Social Interaction | 부모-영아 애착(Parent-Infant Attachment)<br>역할수행(Role Performance)<br>사회적 상호작용 기술(Social Interaction Skills)<br>사회적 참여(Social Involvement)<br>사회적 지지(Social Support) |
| 4. 건강지식과 행위 Health Knowledge & Behavior | Q. 건강행위 Health Behavior | 자기주도 건강행위(Adherence Behavior)<br>자기주도 건강행위 : 건강식이(Adherence Behavior : Healthy Diet)<br>알코올 남용 중단 행위(Alcohol Abuse Cessation Behavior)<br>신체 역학 수행(Body Mechanics Performance)<br>심장 재활 참여(Cardiac Rehabilitation Participation)<br>이행 행위(Compliance Behavior)<br>이행 행위 : 처방된 활동(Compliance Behavior : Prescribed Activity)<br>이행 행위 : 처방된 식이(Compliance Behavior : Prescribed Diet)<br>이행 행위 : 처방된 약물(Compliance Behavior : Prescribed Medication)<br>약물 남용 중지 행동(Drug Abuse Cessation Behavior)<br>운동 참여(Exercise Participation)<br>건강증진 행위(Health Promoting Behavior)<br>건강추구 행위(Health Seeking Behavior)<br>청각보상 행위(Hearing Compensation Behavior)<br>여가활동 참여(Leisure Participation)<br>근골격계 재활 참여(Musculoskeletal Rehabilitation Participation)<br>오심과 구토 조절(Nausea & Vomiting Control)<br>장루 자가간호(Ostomy Self-Care)<br>통증 조절(Pain Control)<br>건강관리 의사결정에 참여(Participation in Health Care Decisions)<br>환자로서의 약속 행위(Patient Engagement Behavior)<br>개인적 자율성(Personal Autonomy)<br>개인적 건강검진 행위(Personal Health Screening Behavior)<br>분만후 산모 건강행위(Postpartum Maternal Health Behavior)<br>산전 건강행위(Prenatal Health Behavior)<br>간질 자기조절(Seizure Self-Control) |

**표 5-2** 간호결과 분류체계(NOC) 2018 (계속)

| 영 역 | 범 주 | 간호결과 |
|---|---|---|
| 4. 건강지식과 행위 Health Knowledge & Behavior | Q. 건강행위 Health Behavior | 간호에 대한 자기지도(Self-Direction of Care)<br>도구를 사용하는 일상생활에 대한 자기지도(Self Direction of Instrumental Daily Living)<br>금연 행위(Smoking Cessation Behavior)<br>증상 조절(Symptom Control)<br>시력손상에 대한 보상행위(Vision Compensation Behavior)<br>체중증가 행동(Weight Gain Behavior)<br>체중감소 행동(Weight Loss Behavior)<br>체중유지 행동(Weight Maintenance Behavior) |
| | R. 건강신념 Health Beliefs | 건강신념(Health Beliefs)<br>건강신념 : 수행을 위해 인지된 능력(Health Beliefs : Perceived Ability to Perform)<br>건강신념 : 인지된 통제력(Health Beliefs : Perceived Control)<br>건강신념 : 인지된 자원(Health Beliefs : Perceived Resources)<br>건강신념 : 인지된 위협(Health Beliefs : Perceived Threat)<br>건강에 대한 견해(Health Orientation) |
| | f. 건강관리 Health management | 자가관리 : 급성질환(Self Management : Acute Illness)<br>자가관리 : 항응고요법(Self Management : Anticoagulation Therapy)<br>자가관리 : 관절염(Self Management : Artritis)<br>자가관리 : 천식(Self Management : Asthma)<br>자가관리 : 자폐 스펙트럼 장애(Self Management : Autism Spectrum Disorders)<br>자가관리 : 암(Self Management : Cancer)<br>자가관리 : 심장질환(Self Management : Cardiac Disease)<br>자가관리 : 소아지방변증(Self Management : Celiac Disease)<br>자가관리 : 만성빈혈(Self Management : Chronic Anemia)<br>자가관리 : 만성질환(Self Management : Chronic Disease)<br>자가관리 : 만성폐쇄성폐질환(Self Management : Chronic Obstructive Pulmonary Disease)<br>자가관리 : 관상동맥질환(Self Management : Coronary Artery Disease)<br>자가관리 : 당뇨병(Self Management : Diabetes)<br>자가관리 : 부정맥(Self Management : Dysrhythmia)<br>자가관리 : 심부전(Self Management : Heart Failure)<br>자가관리 : 인간면역결핍바이러스 질환(Self Management : Human Immunodeficiency Virus Disease)<br>자가관리 : 고혈압(Self Management : Hypertension)<br>자가관리 : 감염(Self Management : Infection)<br>자가관리 : 염증성 장질환(Self Management : Imflammatory Bowel Disease)<br>자가관리 : 신장질환(Self Management : Kidney Disease)<br>자가관리 : 알려진 알레르기(Self Management : Known Allergy)<br>자가관리 : 지방장애(Self Management : Lipid Disorder)<br>자가관리 : 임파부종(Self Management : Lymphedema)<br>자가관리 : 다발성경화증(Self Management : Multiple Sclerosis) |

표 5-2 간호결과 분류체계(NOC) 2018 (계속)

| 영 역 | 범 주 | 간호결과 |
|---|---|---|
| 4. 건강지식과 행위 Health Knowledge & Behavior | f. 건강관리 Health management | 자가관리 : 골다공증(Self Management : Osteoporosis)<br>자가관리 : 말초동맥질환(Self Management : Pheripheral Artery Disease)<br>자가관리 : 폐렴(Self Management : Pneumonia)<br>자가관리 : 뇌졸중(Self Management : Stroke)<br>자가관리 : 상처(Self Management : Wound) |
| | g. 건강상태 지식 Knowledge Health Conditions | 지식 : 급성 질환 관리(Knowledge : Acute Illness Management)<br>지식 : 알레르기 관리(Knowledge : Allergy Management)<br>지식 : 항응고요법 관리(Knowledge : Anticoagulation Therapy Management)<br>지식 : 관절염 관리(Knowledge : Arthritis Management)<br>지식 : 천식 관리(Knowledge : Asthma Management)<br>지식 : 자폐범주성장애 관리(Knowledge : Autism Spectrum Disorder Management)<br>지식 : 암 관리(Knowledge : Cancer Management)<br>지식 : 심장질환 관리(Knowledge : Cardiac Disease Management)<br>지식 : 심장재활(Knowledge : Cardiac Rehabilitation)<br>지식 : 소아지방변증 관리(Knowledge : Celiac Disease Management)<br>지식 : 만성빈혈 관리(Knowledge : Chronic Anemia Management)<br>지식 : 만성질환 관리(Knowledge : Chronic Disease Management)<br>지식 : 만성폐쇄성폐질환 관리(Knowledge : Chronic Obstructive Pulmonary Disease Management)<br>지식 : 관상동맥실환 관리(Knowledge : Coronary Artery Disease Management)<br>지식 : 치매관리(Knowledge : Dementia Management)<br>지식 : 우울관리(Knowledge : Depression Management)<br>지식 : 당뇨병 관리(Knowledge : Diabetes Management)<br>지식 : 질병과정(Knowledge : Disease Process)<br>지식 : 부정맥 관리(Knowledge : Dysrhythmia Management)<br>지식 : 섭식장애 관리(Knowledge : Eating Disorder Management)<br>지식 : 간질관리(Knowledge : Dementia Management)<br>지식 : 심부전 관리(Knowledge : Heart Failure Management)<br>지식 : 인간면역결핍성 바이러스 관리(Knowledge : Human Immunity Deficiency Virus Management)<br>지식 : 고혈압 관리(Knowledge : Hypertension Management)<br>지식 : 감염관리(Knowledge : Infection Management)<br>지식 : 염증성 장질환 관리(Knowledge : Inflammatory Bowel Disease Management)<br>지식 : 신장질환 관리(Knowledge : Kidney Disease Management)<br>지식 : 지질장애 관리(Knowledge : Lipid Disorder Management)<br>지식 : 임파부종 관리(Knowledge : Lymphedema Management)<br>지식 : 다발성 경화증 관리(Knowledge : Multiple Sclerosis Management)<br>지식 : 근골격계 재활(Knowledge : Musculoskeletal Rehabilitation)<br>지식 : 골다공증 관리(Knowledge : Osteoporosis Management)<br>지식 : 말초동맥질환 관리(Knowledge : Pheripheral Artery Disease Management) |

**표 5-2 간호결과 분류체계(NOC) 2018** (계속)

<table>
<tr><th>영 역</th><th>범 주</th><th>간호결과</th></tr>
<tr><td rowspan="2">4. 건강지식과 행위<br>Health Knowledge & Behavior</td><td>g. 건강상태 지식<br>Knowledge Health Conditions</td><td>지식 : 폐렴 관리(Knowledge : Pneumonia Management)<br>지식 : 처방된 활동(Knowledge : Prescribed Activity)<br>지식 : 처방된 식이(Knowledge : Prescribed Diet)<br>지식 : 뇌졸중 관리(Knowledge : Stroke Management)<br>지식 : 치료절차(Knowledge : Treatment Procedure)<br>지식 : 치료 계획(Knowledge : Treatment Regimen)<br>지식 : 상처 관리(Knowledge : Wound Management)</td></tr>
<tr><td>S. 건강증진 지식<br>Knowledge Health Promotion</td><td>지식 : 신체 역학(Knowledge : Body Mechanics)<br>지식 : 병수유(Knowledge : Bottle feeding)<br>지식 : 모유수유(Knowledge : Breastfeeding)<br>지식 : 암 위협 감소(Knowledge : Cancer Threat Reduction)<br>지식 : 아동의 신체적 안전(Knowledge : Child Physical Safety)<br>지식 : 임신 예방(Knowledge : Conception Preventation)<br>지식 : 컵수유(Knowledge : Cup Feeding)<br>지식 : 진단과 치료 과정(Knowledge : Diagnostic & Therapeutic Procedures)<br>지식 : 에너지 보존(Knowledge : Energy Conservation)<br>지식 : 낙상 방지(Knowledge : Falls Preventation)<br>지식 : 임신촉진(Knowledge : Fertility Promotion)<br>지식 : 건강행위(Knowledge : Health Behaviors)<br>지식 : 건강자원(Knowledge : Health Resources)<br>지식 : 건강식이(Knowledge : Healthy Diet)<br>지식 : 건강생활양식(Knowledge : Healthy Lifestyle)<br>지식 : 영아돌봄(Knowledge : Infant Care)<br>지식 : 진통과 분만(Knowledge : Labor and Delivery)<br>지식 : 투약(Knowledge : Medication)<br>지식 : 장루 간호(Knowledge : Ostomy Care)<br>지식 : 통증 관리(Knowledge : Pain Management)<br>지식 : 양육(Knowledge : Parenting)<br>지식 : 개인의 안전(Knowledge : Personal Safety)<br>지식 : 분만 후 산모건강(Knowledge : Postpartum Maternal Health)<br>지식 : 수태 전 모성건강(Knowledge : Preconception Maternal Health)<br>지식 : 임신(Knowledge : Pregnancy)<br>지식 : 임신과 분만 후 성기능(Knowledge : Pregnancy & Postpartum Sexual Functioning)<br>지식 : 조산아 간호(Knowledge : Preterm Infant Care)<br>지식 : 성기능 작용(Knowledge : Sexual Functioning)<br>지식 : 스트레스 관리(Knowledge : Stress Management)<br>지식 : 뇌졸중 위협 감소(Knowledge : Stroke Threat Reduction)<br>지식 : 물질 사용 통제(Knowledge : Substance Use Control)<br>지식 : 혈전 위협 감소(Knowledge : Thrombus Threat Reduction)<br>지식 : 시간관리(Knowledge : Time Management)<br>지식 : 체중관리(Knowledge : Weight Management)</td></tr>
</table>

**표 5-2 간호결과 분류체계(NOC) 2018** (계속)

| 영 역 | 범 주 | 간호결과 |
|---|---|---|
| 4. 건강지식과 행위 Health Knowledge & Behavior | T. 위험 통제 Risk Control | 위험 통제(Risk Control)<br>위험 통제 : 알코올 사용(Risk Control : Alcohol Use)<br>위험 통제 : 흡인(Risk Control : Aspiration)<br>위험 통제 : 암(Risk Control : Cancer)<br>위험 통제 : 심혈관계 질환(Risk Control : Cardiovascular Disease)<br>위험 통제 : 아동 폭행(Risk Control : Child Bellying)<br>위험 통제 : 탈수(Risk Control : Dehydration)<br>위험 통제 : 약물 사용(Risk Control : Drug Use)<br>위험 통제 : 안구건조(Risk Control : Dry Eye)<br>위험 통제 : 환경적 위험(Risk Control : Environmental Hazards)<br>위험 통제 : 낙상(Risk Control : Falls)<br>위험 통제 : 청력 손상(Risk Control : Hearing Impairment)<br>위험 통제 : 고혈압(Risk Control : Hypertension)<br>위험 통제 : 고체온증(Risk Control : Hyperthermia)<br>위험 통제 : 저혈압(Risk Control : Hypotension)<br>위험 통제 : 저체온증(Risk Control : Hypothermia)<br>위험 통제 : 유아 알레르기(Risk Control : Infant Allergies)<br>위험 통제 : 감염과정(Risk Control : Infectious Process)<br>위험 통제 : 지질 장애(Risk Control : Lipid Disorder)<br>위험 통제 : 비만(Risk Control : Obesity)<br>위험 통제 : 골다공증(Risk Control : Osteoporosis)<br>위험 통제 : 압력손상(Risk Control : Pressure Injury)<br>위험 통제 : 성전파질환(Risk Control : Sexually Transmitted Diseases(STD))<br>위험 통제 : 뇌졸중(Risk Control : Stroke)<br>위험 통제 : 일광노출(Risk Control : Sun Exposure)<br>위험 통제 : 혈전(Risk Control : Thrombus)<br>위험 통제 : 흡연(Risk Control : Tabacco Use)<br>위험 통제 : 원하지 않는 임신(Risk Control : Unintended Pregnancy)<br>위험 통제 : 시력 손상(Risk Control : Visual Impairment)<br>위험 감지(Risk Detection) |
| | h. 안전 Safety | 도주 발생(Elopement Occurrence)<br>도주 성향 위험(Elopement Propensity Risk)<br>낙상 예방 행위(Fall Prevention Behavior)<br>낙상 발생(Falls Occurrence)<br>예방접종 행위(Immunization Behavior)<br>개인적 안전성 행동(Personal Safety Behavior)<br>과정 전 준비(Pre-Procedure Readiness)<br>안전한 건강관리 환경(Safe Health Care Environment)<br>안전한 가정환경(Safe Home Environment)<br>안전한 방랑(Safe Wandering) |
| 5. 인지된 건강 Perceived Health | U. 건강과 삶의 질 Health & Quality of Life | 안위상태(Comfort Status)<br>안위상태 : 환경(Comfort Status : Environment)<br>안위상태 : 신체적(Comfort Status : Physical) |

표 5-2 간호결과 분류체계(NOC) 2018 (계속)

| 영 역 | 범 주 | 간호결과 |
|---|---|---|
| 5. 인지된 건강<br>Perceived Health | U. 건강과 삶의 질<br>Health & Quality of Life | 안위상태 : 정신영적(Comfort Status : Psychospiritual)<br>안위상태 : 사회문화적(Comfort Status : Sociocultural)<br>편안한 죽음(Comfortable Death)<br>재정/회계 기록 행위(Financial Literacy Behavior)<br>건강 기록 행위(Health Literacy Behavior)<br>생활양식 균형(Lifestyle Balance)<br>개인적인 건강 상태(Personal Health Status)<br>개인적인 안녕(Personal Well-Being)<br>신체적 적절성(Physical Fitness)<br>삶의 질(Quality of Life)<br>영적 건강(Spiritual Health)<br>학생 건강상태(Student Health Status) |
| | e. 간호에 대한 만족<br>Satisfaction for Nursing | 대상자 만족(Client Satisfaction)<br>대상자 만족 : 돌봄자원에의 접근(Client Satisfaction : Access to Care Resources)<br>대상자 만족 : 돌봄(Client Satisfaction : Caring)<br>대상자 만족 : 사례관리(Client Satisfaction : Case Management)<br>대상자 만족 : 의사소통(Client Satisfaction : Communication)<br>대상자 만족 : 간호의 연속성(Client Satisfaction : Continuity of Care)<br>대상자 만족 : 문화적 요구 성취(Client Satisfaction : Cultural Needs Fulfillment)<br>대상자 만족 : 기능적 도움(Client Satisfaction : Functional Assistance)<br>대상자 만족 : 통증관리(Client Satisfaction : Pain Management)<br>대상자 만족 : 신체적 간호(Client Satisfaction : Physical Care)<br>대상자 만족 : 신체적 환경(Client Satisfaction : Physical Environment)<br>대상자 만족 : 권리보호(Client Satisfaction : Protection of Rights)<br>대상자 만족 : 심리적 간호(Client Satisfaction : Psychological Care)<br>대상자 만족 : 안전(Client Satisfaction : Safety)<br>대상자 만족 : 증상조절(Client Satisfaction : Symptom Control)<br>대상자 만족 : 교육(Client Satisfaction : Teaching)<br>대상자 만족 : 간호의 기술적 측면(Client Satisfaction : Technical Aspects of Care) |
| | V. 증상 상태<br>Symptom Status | 통증의 해로운 심리적 반응(Pain Adverse Psychological Response)<br>불편감 수준(Discomfort Level)<br>안구건조 중등도(Dry Eye Severity)<br>고혈당증 중등도(Hyperglycemia Severity)<br>고혈압 중등도(Hypertension Severity)<br>저혈당증 중등도(Hypoglycemia Severity)<br>저혈압 중등도(Hypotension Severity)<br>임파부종 중등도(Lymphedema Severity)<br>오심과 구토 분열성 효과(Nausea & Vomiting : Disruptive Effects)<br>오심과 구토 중등도(Nausea & Vomiting Severity)<br>통증 : 심리적 역반응(Pain : Adverse Psychological Response) |

**표 5-2 간호결과 분류체계(NOC) 2018** (계속)

| 영 역 | 범 주 | 간호결과 |
|---|---|---|
| 5. 인지된 건강 Perceived Health | V. 증상 상태 Symptom Status | 통증 분열성 효과(Pain Disruptive Effects)<br>통증 수준(Pain Level)<br>폐경증후군 중등도(Perimenopause Syndrome Severity)<br>말초동맥질환 증등도(Peripheral Artery Disease Severity)<br>월경전 증후군 중등도(Premenstrual Syndrome Severity)<br>간질 중등도(Seizure Severity)<br>물질 중독 정복(Substance Addiction Consequences)<br>물질 철회 중등도(Substance Withdrawal Severity)<br>고통의 중등도(Suffering Severity)<br>증상의 중증도(Symptom Severity) |
| 6. 가족건강 Family Health | W. 가족 돌봄제공자 수행 Family Caregiver Performance | 환자의 입원에 대한 돌봄제공자의 적응(Caregiver Adaptation to Patient Institutionalization)<br>돌봄제공자의 가정간호 준비(Caregiver Home Care Readiness)<br>돌봄제공자의 생활양식 장애(Caregiver Lifestyle Disruption)<br>돌봄제공자와 환자의 관계(Caregiver-Patient Relationship)<br>돌봄제공자의 수행 : 직접간호(Caregiver Performance : Direct Care)<br>돌봄제공자의 수행 : 간접간호(Caregiver Performance : Indirect Care)<br>돌봄제공자의 역할 인내(Caregiver Role Endurance)<br>돌봄제공자의 스트레스원(Caregiver Stressors)<br>치매간호에 가족의 수행(Family Performance : Dementia Care) |
| | Z. 가족 구성원 건강 상태 Family Member Health Status | 학대 중지(Abuse Cessation)<br>학대 보호(Abuse Protection)<br>학대 회복(Abuse Recovery)<br>학대 회복 : 정서적(Abuse Recovery : Emotional)<br>학대 회복 : 재정적(Abuse Recovery : Financial)<br>학대 회복 : 신체적(Abuse Recovery : Physical)<br>학대 회복 : 성적(Abuse Recovery : Sexual)<br>돌봄제공자의 정서적 건강(Caregiver Emotional Health)<br>돌봄제공자의 신체적 건강(Caregiver Physical Health)<br>돌봄제공자의 안녕(Caregiver Well-Being)<br>모성 상태 : 분만 전(Maternal Status : Antepartum)<br>모성 상태 : 분만 중(Maternal Status : Intrapartum)<br>모성 상태 : 분만 후((Maternal Status : Postpartum)<br>무관심의 중지(Neglect Cessation)<br>무관심의 회복(Neglect Recovery) |
| | X. 가족 안녕 Family Well-Being | 가족의 적응(Family Coping)<br>가족 기능(Family Functioning)<br>가족 건강상태(Family Health Status)<br>가족 통합성(Family Integrity)<br>가족 정상화(Family Normalization)<br>가족 정상화 : 자폐범주성장애(Family Normalization : Autism Spectrum Disorder)<br>가족 정상화 : 치매(Family Normalization : Dementia) |

**표 5-2** 간호결과 분류체계(NOC) 2018 (계속)

| 영 역 | 범 주 | 간호결과 |
|---|---|---|
| 6. 가족건강 Family Health | X. 가족 안녕 Family Well-Being | 전문 간호에 가족의 참여(Family Participation in Professional Care)<br>가족 탄력성(Family Resiliency)<br>가족 위험 조절 : 폭행(Family Risk Control : Bullying)<br>가족 위험 조절 : 비만(Family Risk Control : Obesity)<br>가족 사회적 분위기(Family Social Climate)<br>치료 중 가족지지(Family Support During Treatment) |
| | d. 양육 Parenting | 양육수행(Parenting Performance)<br>양육수행 : 청소년(Parenting Performance : Adolescent)<br>양육수행 : 청소년 신체적 안전(Parenting Performance : Adolescent Physical Safety)<br>양육수행 : 소아 초기/중기 신체적 안전(Parenting Performance : Early/Middle Childhood Physical Safety)<br>양육수행 : 영아(Parenting Performance : Infant)<br>양육수행 : 영아/유아 신체적 안전(Parenting Performance : Infant/Toddler Physical Safety)<br>양육수행 : 소아중기(Parenting Performance : Middle Childhood)<br>양육수행 : 학력전기 아동(Parenting Performance : Preschooler)<br>양육수행 : 심리사회적 안전(Parenting Performance : Psychosocial Safety)<br>양육수행 : 유아(Parenting Performance : Toddler) |
| 7. 지역사회 건강 Community Health | c. 지역사회 건강 보호 Community Health Protection | 지역사회 재난 준비(Community Disaster Readiness)<br>지역사회 재난 반응(Community Disaster Response)<br>지역사회 건강검진 효과성(Community Health Screening Effectiveness)<br>지역사회 프로그램 효과성(Community Program Effectiveness)<br>지역사회 위험통제 : 폭행(Community Risk Control : Bullying)<br>지역사회 위험통제 : 만성질환(Community Risk Control : Chronic Disease)<br>지역사회 위험통제 : 전염병(Community Risk Control : Communicable Disease)<br>지역사회 위험통제 : 환경적 위험(Community Risk Control : Environmental Hazards)<br>지역사회 위험통제 : 납에의 노출(Community Risk Control : Lead Exposure)<br>지역사회 위험통제 : 비만(Community Risk Control : Obesity)<br>지역사회 위험통제 : 자살(Community Risk Control : Suicide)<br>지역사회 위험통제 : 비건강 문화적 전통(Community Risk Control : Unhealthy Cultural Traditions)<br>지역사회 위험통제 : 폭력(Community Risk Control : Violence) |
| | b. 지역사회 안녕상태 Community Well-Being | 지역사회 역량(Community Competence)<br>지역사회 슬픔반응(Community Grief Response)<br>지역사회 건강상태(Community Health Status)<br>지역사회 면역상태(Community Immune Status)<br>지역사회 회복력(Community Resiliency)<br>지역사회 폭력수준(Community Violence Level) |

## 2) 간호결과 측정척도

① 간호결과의 각 지표는 5점 척도로 되어 있으며, 주어진 시점에서 해당지표에 대한 대상자의 실제 상태를 평가하기 위해 사용된다.

② 결과는 환자상태, 행위, 인지를 나타내는 변화하는 개념이므로 개념을 측정하는 방법이 필수적이다.

③ 현재 14개의 척도가 사용되고 있으며, 각 도구에서의 측정지표 1~5점 중에 5점은 가장 바람직한 상태를 나타낸다[표 5-3].

표 5-3 NOC 측정척도

| 척도 | 1점 | 2점 | 3점 | 4점 | 5점 |
|---|---|---|---|---|---|
| 1 | 극도로 손상됨 | 상당히 손상됨 | 보통으로 손상됨 | 약간 손상됨 | 전혀 손상되지 않음 |
| 2 | 성상범위에서 극도로 벗어남 | 정상범위에서 상당히 벗어남 | 정상범위에서 보통정도 벗어남 | 정상범위에서 약간 벗어남 | 정상범위에서 벗어나지 않음 |
| 3 | 적절치 않음 | 약간 적절함 | 보통으로 적절함 | 상당히 적절함 | 완전히 적절함 |
| 4 | 10 이상 | 7~9 | 4~6 | 1~3 | 없음 |
| 5 | 없음 | 한정됨 | 보통 | 상당함 | 광대함 |
| 6 | 전혀 긍정적이지 않음 | 드물게 긍정적임 | 때때로 긍정적임 | 자주 긍정적임 | 항상 긍정적임 |
| 7 | 매우 약함 | 약함 | 보통 | 강함 | 매우 강함 |
| 8 | 전혀 나타나지 않음 | 드물게 나타남 | 때때로 나타남 | 자주 나타남 | 항상 나타남 |
| 9 | 심각함 | 상당함 | 보통 | 약간 | 없음 |
| 10 | 매우 나쁨 | 나쁨 | 보통 | 좋음 | 매우 좋음 |
| 11 | 만족스럽지 않음 | 약간 만족함 | 보통 | 매우 만족함 | 항상 만족함 |
| 12 | 항상 나타남 | 자주 나타남 | 때때로 | 드물게 | 전혀 나타나지 않음 |
| 13 | 증거가 없음 | 증거가 한정됨 | 보통정도의 증거 | 상당한 증거 | 충분한 증거 |
| 14 | 광대함 | 상당함 | 적절함 | 한정됨 | 없음 |

# 7 간호중재 분류

간호중재 분류(nursing intervention classification, NIC)는 전문적인 간호사의 역할, 간호팀 구성원과의 원활한 의사소통, 지속적인 간호를 위해 적용하게 되었다. NIC는 간호중재들을 체계적으로 조직화한 포괄적인 표준화된 목록이다. 간호중재와 진단, 대상자의 기대결과를 연결하는 방법이다.

## 1) 간호중재 분류의 목적

① 간호사의 독립적 기능을 표현하기 위한 간호중재 명칭의 표준화
② 간호진단, 중재, 결과에 대한 간호지식을 연결 및 확장
③ 간호정보와 의료정보체계 활용 및 개발
④ 간호사에 의해 제공된 간호서비스 비용 산출
⑤ 다른 보건의료분야의 분류체계와의 연계

## 2) 간호중재 분류체계(NIC)

간호중재 분류체계(NIC)는 1987년 Iowa 대학교 간호대학의 중재간호 연구팀에 의해 간호실무 유사성을 중심으로 개발되었다. 간호중재 분류는 6회의 개정판(2015)을 통해 7개 영역(domain) 30개 범주(class), 565개의 간호중재(nursing intervention)가 제시되었다[표 5-4]. 간호중재 분류의 7가지 영역은 생리학적 : 기본, 생리학적 : 복합적, 행동학적, 안전, 가족, 건강체계, 지역사회 영역으로 구성되어 있다. NIC는 NANDA와 연계하여 활용할 수 있어 임상현장에서 많이 사용된다. NIC는 전문분야와 실무환경에서 간호사들이 수행하는 간호중재를 체계적으로 조직화한 표준화된 목록이다.

각 간호중재 명칭들은 간호를 계획하고 기록할 때 사용하는 표준화된 용어이며, 간호활동목록은 간호중재를 수행하는 행위를 더욱 구체적으로 표현한 것이다. 간호사는 활동목록에서 대상자에게 적합한 활동을 선택하고 수행에 필요한 자원을 고려하여 대상자에게 개별화된 간호중재를 수행한다.

**표 5-4** 간호중재 분류체계(NIC) 2018-2020

| 영역 | 분류 | 중재 |
|---|---|---|
| 1. 생리학적 : 기본 Pysiological : Basic | | |
| | 1-1. 활동 및 운동관리 Activity & Exercise Management | 1-1-1. 신체적 기능 증진(Body Mechanics Promotion)<br>1-1-2. 체력관리(Energy Management)<br>1-1-3. 운동증진(Exercise Promotion)<br>1-1-4. 운동증진 : 근력 훈련(Exercise Promotion : Strength Training)<br>1-1-5. 운동증진 : 신장(Exercise Promotion : Stretching)<br>1-1-6. 운동요법 : 보행(Exercise Therapy : Ambulation)<br>1-1-7. 운동요법 : 균형(Exercise Therapy : Balance)<br>1-1-8. 운동요법 : 관절운동(Exercise Therapy : Joint Mobility)<br>1-1-9. 운동요법 : 근육조절(Exercise Therapy : Muscle Control)<br>1-1-10. 교육 : 처방된 운동(Teaching : Prescribed Exercise) |
| | 1-2. 배설 관리 Elimination Management | 1-2-1. 방광 세척(Bladder Irrigation)<br>1-2-2. 변실금 간호(Bowel Incontinence Care)<br>1-2-3. 변실금 간호 : 분변실금(Bowel Incontinence Care : Encopresis)<br>1-2-4. 배변관리(Bowel Management)<br>1-2-5. 배변훈련(Bowel Training)<br>1-2-6. 변비/매복 관리(Constipation/Impaction Management)<br>1-2-7. 설사 관리(Diarrhea Management)<br>1-2-8. 관장 관리(Enema Administration)<br>1-2-9. 가스생성 감소(Flatulence Reduction)<br>1-2-10. 장루 간호(Ostomy Care)<br>1-2-11. 골반근육운동(Pelvic Muscle Exercise)<br>1-2-12. 페사리 관리(Pessary Management)<br>1-2-13. 촉발된 배뇨(Prompted Voiding)<br>1-2-14. 직장 하수 관리(Rectal Prolapse Management)<br>1-2-15. 자가간호 보조 : 대소변(Self Care Assistance : Toilet)<br>1-2-16. 요관 간호(Tube Care : Urinary)<br>1-2-17. 방광 훈련(Urinary Bladder Training)<br>1-2-18. 도뇨법(Urinary Catheterization)<br>1-2-19. 간헐적 도뇨(Urinary Catheterization : Intermittent)<br>1-2-20. 요배설 관리(Urinary Elimination Management)<br>1-2-21. 소변 습관 훈련(Urinary Habit Training)<br>1-2-22. 요실금 간호(Urinary Incontinence Care)<br>1-2-23. 요실금 간호 : 야뇨증(Urinary Incontinence Care)<br>1-2-24. 요정체 간호(Urinary Retention Care) |
| | 1-3. 부동 관리 Immobility Management | 1-3-1. 침상안정 간호(Bed Rest Care)<br>1-3-2. 회붕대 간호 : 유지(Cast Care : Maintenance)<br>1-3-3. 젖은 회붕대 간호(Cast Care : Wet)<br>1-3-4. 물리적 억제법(Physical Restraint)<br>1-3-5. 체위(Positioning)<br>1-3-6. 체위 : 휠체어(Positioning : Wheelchair)<br>1-3-7. 자가간호 보조 : 이동(Self Care Assistance : Transfer) |

**표 5-4** 간호중재 분류체계(NIC) 2018-2020 (계속)

| 영역 | 분류 | 중재 |
|---|---|---|
| | 1-3. 부동 관리<br>Immobility Management | 1-3-8. 부목대기(Splinting)<br>1-3-9. 견인/부동 간호(Traction/Immobilization Care)<br>1-3-10. 이동(Transfer) |
| | 1-4. 영양지지<br>Nutrition Support | 1-4-1. 단계별 식이요법(Diet Staging)<br>1-4-2. 단계별 식이요법 : 체중감소 수술(Diet Staging : Weight Loss Surgery)<br>1-4-3. 음식섭취장애 관리(Eating Disorders Management)<br>1-4-4. 위장관 튜브 음식주입(Enteral Tube Feeding)<br>1-4-5. 음식물 투여(Feeding)<br>1-4-6. 위장관 튜브 삽입(Nasogastric Intubation)<br>1-4-7. 영양 관리(Nutrition Management)<br>1-4-8. 영양 요법(Nutrition Therapy)<br>1-4-9. 영양 상담(Nutritional Counseling)<br>1-4-10. 영양섭취 감시(Nutritional Monitoring)<br>1-4-11. 자가간호 보조 : 섭식(Self-Care Assistance : Feeding)<br>1-4-12. 연하 요법(Swallowing Therapy)<br>1-4-13. 교육 : 처방된 식이(Teaching : Prescribed Diet)<br>1-4-14. 완전 영양주사 투여(Total Parenteral Nutrition(TPN) Administration)<br>1-4-15. 위장관 튜브 간호(Tube Care : Gastrointestinal)<br>1-4-16. 체중증가 보조(Weigh Gain Assistance)<br>1-4-17. 체중관리(Weigh Management)<br>1-4-18. 체중감소 보조(Weight Reduction Assistance) |
| | 1-5. 신체적 안위 증진<br>Physical Comfort Promotion | 1-5-1. 지압(Acupressure)<br>1-5-2. 아로마 요법(Aromatherapy)<br>1-5-3. 피부자극법(Cutaneous Stimulation)<br>1-5-4. 안구건조 예방(Dry Eye Prevention)<br>1-5-5. 환경 관리 : 안위도모(Environmental Management : Comfort)<br>1-5-6. 열/냉 적용(Heat/Cold Application)<br>1-5-7. 치유 접촉(Healing Touch)<br>1-5-8. 마사지(Massage)<br>1-5-9. 오심 관리(Nausea Management)<br>1-5-10. 통증관리 : 급성(Pain Management : Acute)<br>1-5-11. 통증관리 : 만성(Pain Management : Chronic)<br>1-5-12. 월경전 증상 관리(Premenstrual Syndrome(PMS) Management)<br>1-5-13. 점진적 근육이완법(Progressive Muscle Relaxation)<br>1-5-14. 소양증 관리(Pruritus Management)<br>1-5-15. 레이키 요법(Reiki)<br>1-5-16. 치료적 접촉(Therapeutic Touch)<br>1-5-17. 경피적 신경자극(Transcutaneous Electrical Nerve Stimulation(TENS))<br>1-5-18. 구토 관리(Vomiting Management) |
| | 1-6. 자가간호 촉진<br>Self-Care Facilitation | 1-6-1. 목욕(Bathing)<br>1-6-2. 콘택트렌즈 간호(Contact Lens Care)<br>1-6-3. 치매 관리 : 목욕(Dementia Management : Bathing) |

표 5-4 간호중재 분류체계(NIC) 2018-2020 (계속)

| 영역 | 분류 | 중재 |
|---|---|---|
| | 1-6. 자가간호 촉진 Self-Care Facilitation | 1-6-4. 옷 입히기(Dressing)<br>1-6-5. 귀 간호(Ear Care)<br>1-6-6. 눈 간호(Eye Care)<br>1-6-7. 음식물 투여(Feeding)<br>1-6-8. 발 간호(Foot Care)<br>1-6-9. 기능적 능력 강화(Functional Ability Enhancement)<br>1-6-10. 두발과 두피 간호(Hair & Scalp Care)<br>1-6-11. 손톱 간호(Nail Care)<br>1-6-12. 구강건강 유지(Oral Health Maintenance)<br>1-6-13. 구강건강 증진(Oral Health Promotion)<br>1-6-14. 구강건강 회복(oral Health Restoration)<br>1-6-15. 회음부 간호(Perineal Care)<br>1-6-16. 사망 후 간호(Postmortem Care)<br>1-6-17. 자가간호 보조(Self-Care Assistance)<br>1-6-18. 자가간호 보조 : 목욕/위생(Self-Care Assistance : Bathing/Hygiene)<br>1-6-19. 자가간호 보조 : 의복/치장(Self-Care Assistance : Dressing/Grooming)<br>1-6-20. 자가간호 보조 : 섭식(Self-Care Assistance : Feeding)<br>1-6-21. 자가간호 보조 : 소변(Self-Care Assistance : Toileting)<br>1-6-22. 자가간호 보조 : 보조기 사용 일상생활(Self Care Assistance : Instrumental Activity of Daily Living, IADL)<br>1-6-23. 자가간호 보조 : 이동(Self Care Assistance : Transfer)<br>1-6-24. 수면 증진(Sleep Enhancement)<br>1-6-25. 연하 요법(Swallowing Therapy)<br>1-6-26. 교육 : 발간호(Teaching : Foot Care)<br>1-6-27. 튜브 간호(Tube Care) |
| 2. 생리학적 : 복합적 Pysiological : Complex | | |
| | 2-1. 전해질과 산·염기 관리 Electrolyte and Acid-Base Management | 2-1-1. 산 염기 관리(Acid-Base Management)<br>2-1-2. 산 염기 관리 : 대사성 산증(Acid-Base Management : Metabolic Acidosis)<br>2-1-3. 산 염기 관리 : 대사성 알칼리증(Acid-Base Management : Metabolic Alkalosis)<br>2-1-4. 산 염기 관리 : 호흡성 산증(Acid-Base Management : Respiratory Acidosis)<br>2-1-5. 산 염기 관리 : 호흡성 알칼리증(Acid-Base Management : Respiratory Alkalosis)<br>2-1-6. 산 염기 감시(Acid-Base Monitoring)<br>2-1-7. 전해질 관리(Electrolyte Management)<br>2-1-8. 전해질 관리 : 고칼슘혈증(Electrolyte Management : Hypercalcemia)<br>2-1-9. 전해질 관리 : 고칼륨혈증(Electrolyte Management : Hyperkalemia)<br>2-1-10. 전해질 관리 : 고마그네슘혈증(Electrolyte Management : Hypermagnesemia)<br>2-1-11. 전해질 관리 : 고나트륨혈증(Electrolyte Management : Hypematremia)<br>2-1-12. 전해질 관리 : 고인산혈증(Electrolyte Management : Hyperphosphatemia)<br>2-1-13. 전해질 관리 : 저칼슘혈증(Electrolyte Management : Hypocalcemia)<br>2-1-14. 전해질 관리 : 저칼륨혈증(Electrolyte Management : Hypokalemia)<br>2-1-15. 전해질 관리 : 저마그네슘혈증(Electrolyte Management : Hypomagnesemia) |

**표 5-4** 간호중재 분류체계(NIC) 2018-2020 (계속)

| 영역 | 분류 | 중재 |
|---|---|---|
| | 2-1. 전해질과 산·염기 관리<br>Electrolyte and Acid-Base Management | 2-1-16. 전해질 관리 : 저나트륨혈증(Electrolyte Management : Hyponatremia)<br>2-1-17. 전해질 관리 : 저인산혈증(Electrolyte Management : Hypophosphatemia)<br>2-1-18. 전해질 감시(Electrolyte Monitoring)<br>2-1-19. 수분/전해질 관리(Fluid/Electrolyte Management)<br>2-1-20. 혈액투석 요법(Hemodialysis Therapy)<br>2-1-21. 혈액여과 요법(Hemofiltration Therapy)<br>2-1-22. 고혈당 관리(Hyperglycemia Management)<br>2-1-23. 고지혈증 관리(Hyperlipidemia Management)<br>2-1-24. 저혈당 관리(Hypoglycemia Management)<br>2-1-25. 복막투석 요법(Peritoneal Dialysis Therapy)<br>2-1-26. 혈관절개술 : 동맥혈 채취(Phlebotomy : Arterial Blood Sample)<br>2-1-27. 완전 영양주사 투여(Total Parenteral Nutrition(TPN) Administration) |
| | 2-2. 약물 관리<br>Drug Management | 2-2-1. 진통제 투여(Analgesic Administration)<br>2-2-2. 진통제 투여 : 척수강 내(Analgesic Administration : Intraspinal)<br>2-2-3. 마취제 투여(Anestesia Administration)<br>2-2-4. 중심정맥접근장치 관리(Central Venous Access Device(CVAD) Maintenance)<br>2-2-5. 화학적 제지(Chemical Restraint)<br>2-2-6. 항암요법 관리(Chemotherapy Management)<br>2-2-7. 호르몬 대치요법(Hormone Replacement Therapy)<br>2-2-8. 투약(Medication Administration)<br>2-2-9. 투약 : 귀(Medication Administration : Ear)<br>2-2-10. 투약 : 장내(Medication Administration : Healing)<br>2-2-11. 투약 : 눈(Medication Administration : Eye)<br>2-2-12. 투약 : 흡입(Medication Administration : Inhalation)<br>2-2-13. 투약 : 늑막내(Medication Administration : Intrapleural)<br>2-2-14. 투약 : 피내(Medication Administration : Intradermal)<br>2-2-15. 투약 : 근육(Medication Administration : Intramuscular, IM)<br>2-2-16. 약물 투여 : 골내로 약물 투여(Medication Administration : Intraosseous)<br>2-2-17. 약물 투여 : 척수강내(medication : intraspinal)<br>2-2-18. 투약 : 정맥(Medication Administration : Intravenous, IV)<br>2-2-19. 투약 : 비강(Medication : Nasal)<br>2-2-20. 투약 : 구강(Medication Administration : Oral)<br>2-2-21. 투약 : 직장(Medication Administration : Rectal)<br>2-2-22. 투약 : 피부(Medication Administration : Skin)<br>2-2-23. 투약 : 피하(Medication Administration : Subcutaneous)<br>2-2-24. 투약 : 질(Medication Administration : Vaginal)<br>2-2-25. 투약 : 뇌실 저장소(Medication Administration : Ventricular Reservoir)<br>2-2-26. 투약 관리(Medication Management)<br>2-2-27. 투약 처방(Medication Prescribing)<br>2-2-28. 약물 조정(Medication Reconciliation)<br>2-2-29. 환자 자가조절 진통제 투여 보조(Patient-Controlled Analgesia(PCA) Assistance)<br>2-2-30. 약용식물요법(Phytotherapy) |

**표 5-4** 간호중재 분류체계(NIC) 2018-2020 (계속)

| 영역 | 분류 | 중재 |
|---|---|---|
| | 2-2. 약물 관리 Drug Management | 2-2-31. 진정 관리(Sedation Management)<br>2-2-32. 교육 : 처방된 약물(Teaching : Prescribed Medication)<br>2-2-33. 혈전용해 치료 관리(Thrombolytic Therapy Management) |
| | 2-3. 신경계 관리 Neurologic Management | 2-3-1. 뇌부종 관리(Cerebral Edema Management)<br>2-3-2. 뇌 관류 증진(Cerebral Perfusion Promotion)<br>2-3-3. 반사장애 관리(Dysreflexia Management)<br>2-3-4. 전기경련 치료 관리(Electroconvulsive Therapy Management)<br>2-3-5. 뇌압감시(Intracranial Pressure(ICP) Monitoring)<br>2-3-6. 신경계 관리(Neurologic Monitoring)<br>2-3-7. 말초신경감각 관리(Peripheral Sensation Management)<br>2-3-8. 체위 : 신경학적(Positioning : Neurologic)<br>2-3-9. 발작 관리(Seizure Management)<br>2-3-10. 발작 주의(Seizure Precautions)<br>2-3-11. 지주막하 출혈 주의(Subarchnoid hemorrhage Precautions)<br>2-3-12. 뇌관 간호(Tube Care : Ventriculostomy/Lumbar Drain)<br>2-3-13. 일측마비 관리(Unilateral Neglect Management) |
| | 2-4. 수술 전·중·후 간호 Perioperative Care | 2-4-1. 마취제 투여(Anestesia Administration)<br>2-4-2. 자가수혈(Autotransfusion)<br>2-4-3. 포경수술 간호(Circumcision Care)<br>2-4-4. 감염 통제 : 수술중(Infection Control : Intraoperative)<br>2-4-5. 레이저 예방책(Laser Precautions)<br>2-4-6. 함기성 지혈대 관리(Pneumatic Tourniquet Management)<br>2-4-7. 체위 : 수술중(Positioning : Intraoperative)<br>2-4-8. 마취 후 간호(Postanesthesia Care)<br>2-4-9. 수술 전 조정(Preoperative Coordination)<br>2-4-10. 피부 간호 : 공여부위(Skin Care : Donor Site)<br>2-4-11. 피부 간호 : 이식부위(Skin Care : Graft Site)<br>2-4-12. 수술 보조(Surgical Assistance)<br>2-4-13. 수술 기구 관리(Surgical Instrumentation Management)<br>2-4-14. 외과적 주의(Surgical Precautions)<br>2-4-15. 수술 준비(Surgical Preparation)<br>2-4-16. 교육 : 수술 전(Teaching : Preoperative)<br>2-4-17. 수술 중 체온조절(Temperature Regulation : Perioperative) |
| | 2-5. 호흡관리 Respiratory Management | 2-5-1. 산 염기 관리 : 호흡성 산증(Acid-Base Management : Respiratory Acidosis)<br>2-5-2. 산 염기 관리 : 호흡성 알칼리증(Acid-Base Management : Respiratory Alkalosis)<br>2-5-3. 인공기도 삽입(Airway Insertion and Stabilization)<br>2-5-4. 기도 관리(Airway Management)<br>2-5-5. 기도 흡인(Airway Suctioning)<br>2-5-6. 아나필락시스 관리(Anaphylaxis Management)<br>2-5-7. 인공기도 관리(Artificial Airway Management)<br>2-5-8. 흡입예방(Aspiration Precautions)<br>2-5-9. 천식 관리(Asthma Management) |

표 5-4 간호중재 분류체계(NIC) 2018-2020 (계속)

| 영역 | 분류 | 중재 |
|---|---|---|
| | 2-5. 호흡관리 Respiratory Management | 2-5-10. 흉부 물리요법(Chest Physiotherapy)<br>2-5-11. 기침 장려(Cough Enhancement)<br>2-5-12. 폐색전 간호(Embolus Care : Pulmonary)<br>2-5-13. 기관내 삽관 제거(Endotracheal Extubation)<br>2-5-14. 기계적 환기 관리 : 침습적(Mechanical Ventilation Management : Invasive)<br>2-5-15. 기계적 환기 관리 : 비침습적(Mechanical Ventilation Management : Noninvasive)<br>2-5-16. 기계적 환기 관리 : 폐렴 예방(Mechanical Ventilation Management : Pneumonia Preventation)<br>2-5-17. 기계적 환기장치 제거(Mechanical Ventilatory Weaning)<br>2-5-18. 비강세척(Nasal Irrigetion)<br>2-5-19. 산소요법(Oxygen Therapy)<br>2-5-20. 호흡과 관련된 자료 감시(Respiratory Monitoring)<br>2-5-21. 흉곽내 튜브 간호(Tube Care : Chest)<br>2-5-22. 환기 보조(Ventilation Assistance) |
| | 2-6. 피부/상처 관리 Skin/Wound Management | 2-6-1. 절단환자 간호(Amputation Care)<br>2-6-2. 절개부위 간호(Incision Site Care)<br>2-6-3. 리치 요법(Leech Therapy)<br>2-6-4. 하지 관리(Lower Extrimity Monitoring)<br>2-6-5. 장루 간호(Ostomy Care)<br>2-6-6. 욕창 간호(Pressure Ulcer Care)<br>2-6-7. 욕창 예방(Pressure Ulcer Prevention)<br>2-6-8. 소양증 관리(Pruritus Management)<br>2-6-9. 피부 간호 : 공여부위(Skin Care : Donor Site)<br>2-6-10. 피부 간호 : 이식부위(Skin Care : Graft Site)<br>2-6-11. 피부 간호 : 국소치료(Skin Care : Topical Treatments)<br>2-6-12. 피부 감시(Skin Surveillance)<br>2-6-13. 봉합(Suturing)<br>2-6-14. 상처 간호(Wound Care)<br>2-6-15. 상처 간호 : 화상(Wound Care : Burns)<br>2-6-16. 상처 간호 : 폐쇄배액(Wound Care : Closed Drainage)<br>2-6-17. 상처 간호 : 비회복(Wound Care : Nonhealing)<br>2-6-18. 상처부위 세척(Wound Irrigation) |
| | 2-7. 체온조절 Thermoregulation | 2-7-1. 고열 치료(Fever Treatment)<br>2-7-2. 고체온증 치료(Hyperthermia Treatment)<br>2-7-3. 저체온 유발 치료(Hypothermia Induction Therapy)<br>2-7-4. 저체온증 치료(Hypothermia Treatment)<br>2-7-5. 악성 고체온 예방책(Malignant Hyperthemia Precautions)<br>2-7-6. 체온조절(Temperature Regulation)<br>2-7-7. 수술 중 체온조절(Temperature Regulation : Perioperative) |
| | 2-8. 조직 관류 관리 Tissue Perfusion Management | 2-8-1. 자가수혈(Autotransfusion)<br>2-8-2. 출혈 예방(Bleeding Precautions)<br>2-8-3. 출혈 감소(Bleeding Reduction) |

표 5-4 간호중재 분류체계(NIC) 2018-2020 (계속)

| 영역 | 분류 | 중재 |
|---|---|---|
| | 2-8. 조직 관류 관리 Tissue Perfusion Management | 2-8-4. 출혈 감소 : 산전자궁(Bleeding Reduction : Antepartum Uterus)<br>2-8-5. 출혈 감소 : 위장(Bleeding Reduction : Gastrointestinal)<br>2-8-6. 출혈 감소 : 비강(Bleeding Reduction : Nasal)<br>2-8-7. 출혈 감소 : 산후자궁(Bleeding Reduction : Postpartum Uterus)<br>2-8-8. 출혈 감소 : 상처 (Bleeding Reduction : Wound)<br>2-8-9. 혈액제제 투여(Blood Products Administration)<br>2-8-10. 말초 혈액 표본(Capillary Blood Sample)<br>2-8-11. 심장간호(Cardiac Care)<br>2-8-12. 심장간호 : 급성(Cardiac Care : Acute)<br>2-8-13. 심장간호 : 재활(Cardiac Care : Rehabilitative)<br>2-8-14. 심장질환 위험 관리(Cardiac Risk Management)<br>2-8-15. 중심정맥접근장치 관리(Central Venous Access Device(CVAD) Maintenance)<br>2-8-16. 혈액순환 간호 : 동맥혈 불충분(Circulatory Care : Arterial Insufficiency)<br>2-8-17. 혈액순환 간호 : 기계적 보조 기구(Circulation Care : Mechanical Assist Device)<br>2-8-18. 혈액순환 간호 : 정맥혈 불충분(Circulatory Care : Venous Insufficiency)<br>2-8-19. 순환장애 예방을 위한 간호(Circulatory Precautions)<br>2-8-20. 제세동기 관리 : 체외(Defibrillator Management : External)<br>2-8-21. 제세동기 관리 : 체내(Defibrillator Management : Internal)<br>2-8-22. 투석 접근장치 유지(Dialysis Acess Maintenance)<br>2-8-23. 부정맥 관리(Dysrhythmia Management)<br>2-8-24. 말초색전 간호(Embolus care : Peripheral)<br>2-8-25. 폐색전 간호(Embolus Care : Pulmonary)<br>2-8-26. 색전예방을 위한 간호(Embolus Precautions)<br>2-8-27. 수분/전해질관리(Fluid/Electrolyte Management)<br>2-8-28. 수액 관리(Fluid Management)<br>2-8-29. 수액 감시(Fluid Monitoring)<br>2-8-30. 수액 소생법(Fluid Resuscitation)<br>2-8-31. 혈류동태 조절(Hemodynamic Regulation)<br>2-8-32. 고혈압 관리(Hypertension Management)<br>2-8-33. 고혈량증 관리(Hypervolemia Management)<br>2-8-34. 저혈압 관리(Hypotension Management)<br>2-8-35. 저혈량증 관리(Hypovolemia Management)<br>2-8-36. 정맥주사 놓기(Intravenous(IV) Insertion)<br>2-8-37. 정맥주사요법(Intravenous(IV) Therapy)<br>2-8-38. 침습성 혈류동태 감시(Invasive Hemodynamic Monitoring)<br>2-8-39. 심박동기 관리 : 영구적(Pacemaker Management : Permanent)<br>2-8-40. 심박동기 관리 : 일시적(Pacemaker Management : Temporary)<br>2-8-41. 말초삽입형 중심정맥카테터 간호(Peripherally Inserted Central Catheter (PICC) Care)<br>2-8-42. 혈관절개술 : 동맥혈 채취(Phlebotomy : Arterial Blood Sample)<br>2-8-43. 혈관절개술 : 혈액 획득(Phlebotomy : Blood Units Acquisition)<br>2-8-44. 혈관절개술 : 혈관내 유치도관(Phlebotomy : Cannulated Vessel)<br>2-8-45. 정맥절개술 : 정맥혈 채취(Phlebotomy : Venous Blood Sample) |

**표 5-4** 간호중재 분류체계(NIC) 2018-2020 (계속)

| 영역 | 분류 | 중재 |
|---|---|---|
| | 2-8. 조직 관류 관리 Tissue Perfusion Management | 2-8-46. 쇼크 관리(Shock Management)<br>2-8-47. 쇼크 관리 : 심장(Shock Management : Cardiac)<br>2-8-48. 쇼크 관리 : 혈관(Shock Management : Vasogenic)<br>2-8-49. 쇼크 관리 : 혈량(Shock Management : Volume)<br>2-8-50. 쇼크 예방(Shock Prevention)<br>2-8-51. 줄기세포 주입(Stem Cell Infusion)<br>2-8-52. 혈전용해 치료 관리(Thrombolytic Therapy Management) |
| 3. 행동학적 Behavioral | | |
| | 3-1. 행동 요법 Behavior Therapy | 3-1-1. 활동요법(Activity Therapy)<br>3-1-2. 동물이용 요법(Animal Assisted Therapy)<br>3-1-3. 예술요법(Art Therapy)<br>3-1-4. 자기주장 훈련(Assertiveness Training)<br>3-1-5. 행동 관리(Behavior Management)<br>3-1-6. 행동 관리 : 활동과다/부주의(Behavior Management : Overactivity/Inattention)<br>3-1-7. 행동 관리 : 자해(Behavior Management : Self-Harm)<br>3-1-8. 성적 행동 관리(Behavior Management : Sexual)<br>3-1-9. 행동 수정(Behavior Modification)<br>3-1-10. 행동 수정 : 사회적 기술(Behavior Modification : Social Skills)<br>3-1-11. 논평(Commentation)<br>3-1-12. 댄스 요법(Dance Therapy)<br>3-1-13. 충동조절 훈련(Impulse Control Training)<br>3-1-14. 제한 설정(Limit Setting)<br>3-1-15. 환경요법(Milieu Therapy)<br>3-1-16. 음악요법(Music Therapy)<br>3-1-17. 상호목표 설정(Mutual Goal Setting)<br>3-1-18. 환자와의 계약(Patient Contraction)<br>3-1-19. 광선요법 : 분위기/수면 조정(Phototherapy Mood/Sleep Regulation)<br>3-1-20. 자가수정 보조(Self Modification Assistance)<br>3-1-21. 자기책임 촉진(Self Responsibility Facilitation)<br>3-1-22. 금연지지(Smoking Cessation Assistance)<br>3-1-23. 알코올 및 약물사용 예방(Substance Use Prevention)<br>3-1-24. 알코올 및 약물사용 치료(Substance Use Treatment)<br>3-1-25. 알코올 및 약물사용 치료 : 금주(Substance Use Treatment : Alcohol Withdrawal)<br>3-1-26. 알코올 및 약물사용 치료 : 약물금단(Substance Use Treatment : Drug Withdrawal)<br>3-1-27. 알코올 및 약물사용 치료 : 과용(Substance Use Treatment : Overdose)<br>3-1-28. 치료적 놀이(Therapeutic Play) |
| | 3-2. 인지 요법 Cognitive Therapy | 3-2-1. 분노감 조절 보조(Anger Control Assistance)<br>3-2-2. 독서요법(Bibliotherapy)<br>3-2-3. 인지 재구조화(Cognitive Restructuring)<br>3-2-4. 인지 자극(Cognitive Stimulation)<br>3-2-5. 저널 쓰기(Journaling) |

**표 5-4 간호중재 분류체계(NIC) 2018-2020** (계속)

| 영역 | 분류 | 중재 |
|---|---|---|
| | 3-2. 인지 요법<br>Cognitive Therapy | 3-2-6. 학습 촉진(Learning Facilitation)<br>3-2-7. 학습준비도 향상(Learning Readiness Enhancement)<br>3-2-8. 기억력 훈련(Memory Training)<br>3-2-9. 현실 적응(Reality Orientation)<br>3-2-10. 회상요법(Reminiscence Therapy) |
| | 3-3. 의사소통 강화<br>Communication Enhancement | 3-3-1. 적극적 경청(Active Listening)<br>3-3-2. 동물이용 요법(Animal Assisted Therapy)<br>3-3-3. 예술요법(Art Therapy)<br>3-3-4. 의사소통 강화 : 청력결손(Communication Enhancement : Hearing Deficit)<br>3-3-5. 의사소통 강화 : 언어능력 부족(Communication Enhancement : Speech Deficit)<br>3-3-6. 의사소통 강화 : 시력결손(Communication Enhancement : Visual Deficit)<br>3-3-7. 복합대인관계 형성(Complex Relationship Building)<br>3-3-8. 갈등조정(Conflict Mediation)<br>3-3-9. 방문 경청하기(Listening Visits)<br>3-3-10. 음악요법(Music Therapy)<br>3-3-11. 사회화 증진(Socialization Enhancement)<br>3-3-12. 치료적 놀이(Therapeutic Play)<br>3-3-13. 시력검진(Vision Screening) |
| | 3-4. 대응 보조<br>Coping Assistance | 3-4-1. 예측지도(Anticipatory Guidance)<br>3-4-2. 신체상 강화(Body Image Enhancement)<br>3-4-3. 대응능력 강화(Coping Enhancement)<br>3-4-4. 상담(Counseling)<br>3-4-5. 위기 조정(Crisis Intervention)<br>3-4-6. 의사결정 지지(Decision-Making Support)<br>3-4-7. 임종 간호(Dying Care)<br>3-4-8. 정서 지지(Emotional Support)<br>3-4-9. 용서 촉진(Forgiveness Facilitation)<br>3-4-10. 유전 상담(Genetic Counseling)<br>3-4-11. 애도작업 증진(Grief Work Facilitation)<br>3-4-12. 애도작업 증진 : 주산기 사망(Grief Work Facilitation : Perinatal Death)<br>3-4-13. 죄책감 극복증진(Guilt Work Facilitation)<br>3-4-14. 건강 코칭(Health Coaching)<br>3-4-15. 희망 격려(Hope Inspiration)<br>3-4-16. 유머(Humor)<br>3-4-17. 생활기술 증진(Life Skills Enhancement)<br>3-4-18. 방문 경청하기(Listening Visits)<br>3-4-19. 정서 관리(Mood Management)<br>3-4-20. 함께 있기(Presence)<br>3-4-21. 오락 요법(Recreation Therapy)<br>3-4-22. 종교적 중독 예방(Religious Addition Prevention)<br>3-4-23. 종교적 의례 강화(Religious Ritual Enhancement)<br>3-4-24. 재배치 스트레스 감소(Relocation Stress Reduction) |

표 5-4 간호중재 분류체계(NIC) 2018-2020 (계속)

| 영역 | 분류 | 중재 |
|---|---|---|
| | 3-4. 대응 보조 Coping Assistance | 3-4-25. 역할 강화(Role Enhancement)<br>3-4-26. 자기인식 강화(Self Awareness Enhancement)<br>3-4-27. 자기 효능감 강화(Self Efficacy Enhancement)<br>3-4-28. 자존감 강화(Self-Esteem Enhancement)<br>3-4-29. 성 상담(Sexual Counseling)<br>3-4-30. 영적 성장 촉진(Spiritual Growth Facilitation)<br>3-4-31. 영적 지지(Spiritual Support)<br>3-4-32. 지지 집단(Support Group)<br>3-4-33. 지지체계 강화(Support System Enhancement)<br>3-4-34. 치료 그룹(Therapy Group)<br>3-4-35. 접촉(Touch)<br>3-4-36. 외상치료 : 아동(Trauma Therapy : Child)<br>3-4-37. 진실 말하기(Truth Telling)<br>3-4-38. 가치 명료화(Value Clarification) |
| | 3-5. 환자 교육 Patient Education | 3-5-1. 항암요법 관리(Chemotherapy Management)<br>3-5-2. 가족계획 : 피임(Family Planning : Contraception)<br>3-5-3. 건강교육(Health Education)<br>3-5-4. 건강 교양 강화(Health Literacy Enhancement)<br>3-5-5. 학습 촉진(Learning Facilitation)<br>3-5-6. 학습준비도 향상(Learning Readiness Enhancement)<br>3-5-7. 부모교육 : 청소년(Parent Education : Adolescent)<br>3-5-8. 부모교육 : 아동양육가족(Parent Education : Childrearing Family)<br>3-5-9. 부모교육 : 영아(Parent Education : Infant)<br>3-5-10. 예비적 감각정보(Preparatory Sensory Information)<br>3-5-11. 교육 : 질병과정(Teaching : Disease Process)<br>3-5-12. 교육 : 발간호(Teaching : Foot Care)<br>3-5-13. 교육 : 집단(Teaching : Group)<br>3-5-14. 교육 : 개인(Teaching : Individual)<br>3-5-15. 교육 : 영아 영양 0~3개월(Teaching : Infant Nutrition 0~3 Months)<br>3-5-16. 교육 : 영아 영양 4~6개월(Teaching : Infant Nutrition 4~6 Months)<br>3-5-17. 교육 : 영아 영양 7~9개월(Teaching : Infant Nutrition 7~9 Months)<br>3-5-18. 교육 : 영아 영양 10~12개월(Teaching : Infant Nutrition 10~12 Months)<br>3-5-19. 교육 : 영아 안전 0~3개월(Teaching : Infant Safety 0~3 Months)<br>3-5-20. 교육 : 영아 안전 4~6개월(Teaching : Infant Safety 4~6 Months)<br>3-5-21. 교육 : 영아 안전 7~9개월(Teaching : Infant Safety 7~9 Months)<br>3-5-22. 교육 : 영아 안전 10~12개월(Teaching : Infant Safety 10~12 Months)<br>3-5-23. 교육 : 영아 자극법 0~4개월(Teaching : Infant Stimulation 0~4 Months)<br>3-5-24. 교육 : 영아 자극법 5~8개월(Teaching : Infant Stimulation 5~8 Months)<br>3-5-25. 교육 : 영아 자극법 9~12개월(Teaching : Infant Stimulation 9~12 Months)<br>3-5-26. 교육 : 수술 전(Teaching : Preoperative)<br>3-5-27. 교육 : 처방된 식이(Teaching : Prescribed Diet)<br>3-5-28. 교육 : 처방된 운동(Teaching : Prescribed Exercise)<br>3-5-29. 교육 : 처방된 약물(Teaching : Prescribed Medication)<br>3-5-30. 교육 : 치료(Teaching : Treatment) |

표 5-4 간호중재 분류체계(NIC) 2018-2020 (계속)

| 영역 | 분류 | 중재 |
|---|---|---|
| | 3-5. 환자 교육 Patient Education | 3-5-31. 교육 : 정신운동성 기술(Teaching : Psychomotor Skill)<br>3-5-32. 교육 : 안전한 성(Teaching : Safe Sex)<br>3-5-33. 교육 : 성(Teaching : Sexuality)<br>3-5-34. 교육 : 유아 영양 13～18개월(Teaching : Toddler Nutrition 13～18 Months)<br>3-5-35. 교육 : 유아 영양 19～24개월(Teaching : Toddler Nutrition 19～24 Months)<br>3-5-36. 교육 : 유아 영양 25～36개월(Teaching : Toddler Nutrition 25～36 Months)<br>3-5-37. 교육 : 유아 안전 13～18개월(Teaching : Toddler Safety 13～18 Months)<br>3-5-38. 교육 : 유아 안전 19～24개월(Teaching : Toddler Safety 19～24 Months)<br>3-5-39. 교육 : 유아 안전 25～36개월(Teaching : Toddler Safety 25～36 Months)<br>3-5-40. 교육 : 대소변 훈련(Teaching : Toilet Training) |
| | 3-6. 심리적인 안위증진 Physiological Comfort Promotion | 3-6-1. 불안 감소(Anxiety Reduction)<br>3-6-2. 자율훈련법(Autogenic Training)<br>3-6-3. 생체자기제어(Biofeedback)<br>3-6-4. 평정법(Calming Technique)<br>3-6-5. 주의산만(Distraction)<br>3-6-6. 심상요법(Guided Imagery)<br>3-6-7. 최면(Hypnosis)<br>3-6-8. 명상 촉진(Meditation Facilitation)<br>3-6-9. 이완요법(Relaxation Therapy)<br>3-6-10. 자기 최면 촉진(Self-Hypnosis Facilitation) |
| 4. 안전 Safety | | |
| | 4-1. 위기 관리 Crisis Management | 4-1-1. 코드 관리(Code Management)<br>4-1-2. 위기 조정(Crisis Intervention)<br>4-1-3. 제세동기 관리 : 체외(Defibrillator Management : External)<br>4-1-4. 응급간호(Emergency Care)<br>4-1-5. 가족 참석 촉진(Family Presence Facilitation)<br>4-1-6. 응급조치(First Aid)<br>4-1-7. 악성 고체온 예방책(Malignant Hyperthemia Precautions)<br>4-1-8. 장기 획득(Organ Procurement)<br>4-1-9. 강간상해 치료(Rape-Trauma Treatment)<br>4-1-10. 인공소생술(Resuscitation)<br>4-1-11. 자살예방(Suicide Prevention)<br>4-1-12. 부상정도의 순위구분 : 재난(Triage : Disaster)<br>4-1-13. 부상정도의 순위구분 : 응급센터(Triage : Emergency Center)<br>4-1-14. 부상정도의 순위구분 : 전화(Triage : Telephone) |
| | 4-2. 위험 관리 Risk Management | 4-2-1. 학대예방 지원(Abuse Protection Support)<br>4-2-2. 학대예방 지원 : 아동(Abuse Protection Support : Child)<br>4-2-3. 학대예방 지원 : 가족 동반자(Abuse Protection Support : Domestic Partner)<br>4-2-4. 학대예방 지원 : 노인(Abuse Protection Support : Elder)<br>4-2-5. 학대예방 지원 : 종교(Abuse Protection Support : Religious)<br>4-2-6. 알레르기 관리(Allergy Management)<br>4-2-7. 아나필락시스 관리(Anaphylaxis Management)<br>4-2-8. 제한구역 설정(Area Restriction) |

**표 5-4** 간호중재 분류체계(NIC) 2018-2020 (계속)

| 영역 | 분류 | 중재 |
|---|---|---|
| | 4-2. 위험 관리 Risk Management | 4-2-9. 흡입예방(Aspiration Precautions) |
| | | 4-2-10. 유방 검진(Breast Examination) |
| | | 4-2-11. 화학적 제지(Chemical Restraint) |
| | | 4-2-12. 섬망 관리(Delirium Management) |
| | | 4-2-13. 망상 관리(Delusion Management) |
| | | 4-2-14. 치매 관리(Dementia Management) |
| | | 4-2-15. 치매 관리 : 목욕(Dementia Management : Bathing) |
| | | 4-2-16. 치매 관리 : 배회(Dementia management : wandering) |
| | | 4-2-17. 도주 예방(Elopement Precaution) |
| | | 4-2-18. 환경 관리(Environmental Management) |
| | | 4-2-19. 환경 관리 : 안전(Environment Management : Safety) |
| | | 4-2-20. 환경 관리 : 폭력예방(Environmental Management : Violence Prevention) |
| | | 4-2-21. 낙상 방지(Fall Prevention) |
| | | 4-2-22. 화재 주의(Fire Setting Precautions) |
| | | 4-2-23. 환각 관리(Hallucination Management) |
| | | 4-2-24. 건강진단검사(Health Screening) |
| | | 4-2-25. 면역/예방주사 관리(Immunization/Vaccination Management) |
| | | 4-2-26. 감염 통제(Infection Control) |
| | | 4-2-27. 감염 보호(Infection Protection) |
| | | 4-2-28. 레이저 예방책(Laser Precautions) |
| | | 4-2-29. 라텍스 예방책(Latex Precautions) |
| | | 4-2-30. 기계적 환기 관리 : 폐렴 예방(Mechanical Ventilation Management : Pneumonia Preventation) |
| | | 4-2-31. 약물 조정(Medication Reconciliation) |
| | | 4-2-32. 환자 신분확인(Patient Identification) |
| | | 4-2-33. 물리적 억제법(Physical Restraint) |
| | | 4-2-34. 욕창 예방(Pressure Ulcer Prevention) |
| | | 4-2-35. 방사선 치료 관리(Radiation Therapy Management) |
| | | 4-2-36. 위험확인(Risk Identification) |
| | | 4-2-37. 격리(Seclusion) |
| | | 4-2-38. 발작 관리(Seizure Management) |
| | | 4-2-39. 스포츠 상해 예방 : 청년(Sports-Injury Prevention : Youth) |
| | | 4-2-40. 자살예방(Suicide Prevention) |
| | | 4-2-41. 외과적 주의(Surgical Precautions) |
| | | 4-2-42. 감시(Surveillance) |
| | | 4-2-43. 인증 요법(Validation Therapy) |
| | | 4-2-44. 차량안전 증진(Vehicle Safety Promotion) |
| | | 4-2-45. 시력검진(Vision Screening) |
| | | 4-2-46. 활력증상 감시(Vital Signs Monitoring) |
| 5. 가족 Family | | |
| | 5-1. 출산 간호 Childbearing Care | 5-1-1. 양수내 주입(Amnioinfusion) |
| | | 5-1-2. 출산(Birthing) |
| | | 5-1-3. 출혈 감소 : 산전자궁(Bleeding Reduction : Antepartum Uterus) |

표 5-4 간호중재 분류체계(NIC) 2018-2020 (계속)

| 영역 | 분류 | 중재 |
|---|---|---|
| | 5-1. 출산 간호 Childbearing Care | 5-1-4. 출혈 감소 : 산후자궁(Bleeding Reduction : Postpartum Uterus)<br>5-1-5. 제왕절개 출산간호(Cesarean Birth Care)<br>5-1-6. 분만 준비(Childbirth Preparation)<br>5-1-7. 포경수술 간호(Circumcision Care)<br>5-1-8. 태아전자 감시 : 분만 전(Electronic Fetal Monitoring : Antepartum)<br>5-1-9. 태아전자 감시 : 분만 중(Electronic Fetal Monitoring : Intrapartum)<br>5-1-10. 가족통합성 증진 : 출산가족(Family Integrity Promotion : Childbearing Family)<br>5-1-11. 가족계획 : 피임(Family Planning : Contraception)<br>5-1-12. 가족계획 : 불임(Family Planning : Infertility)<br>5-1-13. 가족계획 : 계획되지 않은 임신(Family Planning : Unplanned Pregnancy)<br>5-1-14. 수태 능력 보존(Fertility Preservation)<br>5-1-15. 유전 상담(Genetic Counseling)<br>5-1-16. 애도작업 증진 : 주산기 사망(Grief Work Facilitation : Perinatal Death)<br>5-1-17. 고위험 임신 간호(High-Risk Pregnancy Care)<br>5-1-18. 유아간호 : 신생아(Infant Care : Newborn)<br>5-1-19. 유아간호 : 조산아(Infant Care : Preterm)<br>5-1-20. 분만 시 간호(Intrapartal Care)<br>5-1-21. 분만 시 간호 : 고위험 분만(Intrapartal Care : High Risk Delivery)<br>5-1-22. 캥거루식 돌봄(Kangaroo Care)<br>5-1-23. 유도분만(Labor Induction)<br>5-1-24. 분만 억제(Labor suppression)<br>5-1-25. 수유 억제(Lactation Suppression)<br>5-1-26. 단순빨기(Nonnutritive Sucking)<br>5-1-27. 광선 치료 : 신생아(Phototherapy : Neonate)<br>5-1-28. 산후 간호(Postpartal Care)<br>5-1-29. 선입견 상담(Preconception Counseling)<br>5-1-30. 임신중절 간호(Pregnancy Termination Care)<br>5-1-31. 산전 간호(Prenatal Care)<br>5-1-32. 절차상 지지 : 영아(Procedural Support : Infant)<br>5-1-33. 재생산술 관리(Reproductive Technology Management)<br>5-1-34. 소생술 : 태아(Resuscitation : Fetus)<br>5-1-35. 소생술 : 신생아(Resuscitation : Neonate)<br>5-1-36. 위험확인 : 출산가족(Risk Identification : Childbearing Family)<br>5-1-37. 감시 : 임신말기(Surveillance : Late Pregnancy)<br>5-1-38. 제대 간호(Tube Care : Umbilical Line)<br>5-1-39. 초음파 검사 : 산부인과(Ultrasonography : Obstetric and Gynecologic) |
| | 5-2. 양육 간호 Childrearing Care | 5-2-1. 학대예방 지원 : 아동(Abuse Protection Support : Child)<br>5-2-2. 예측지도(Anticipatory Guidance)<br>5-2-3. 애착 증진(Attachment Promotion)<br>5-2-4. 인공 영양(Bottle Feeding)<br>5-2-5. 변실금 간호 : 분변실금(Bowel Incontinence Care : Encopresis)<br>5-2-6. 컵 사용 식이 : 신생아(Cup Feeding : Newborn)<br>5-2-7. 발달 증진 : 청소년(Developmental Enhancement : Adolescent) |

표 5-4 간호중재 분류체계(NIC) 2018-2020 (계속)

| 영역 | 분류 | 중재 |
|---|---|---|
| | 5-2. 양육 간호 Childrearing Care | 5-2-8. 발달 증진 : 아동(Developmental Enhancement : Child)<br>5-2-9. 발달 증진 : 영아(Developmental Enhancement : Infant)<br>5-2-10. 영아 간호(Infant Care)<br>5-2-11. 수유 상담(Lactation Counseling)<br>5-2-12. 정상화 증진(Normalization Promotion)<br>5-2-13. 부모교육 : 청소년(Parent Education : Adolescent)<br>5-2-14. 부모교육 : 아동양육가족(Parent Education : Childrearing Family)<br>5-2-15. 부모교육 : 영아(Parent Education : Infant)<br>5-2-16. 부모화 강화(Parenting Promotion)<br>5-2-17. 회복력 증진(Resilience Promotion)<br>5-2-18. 형제자매 지원(Sibling Support)<br>5-2-19. 스포츠 상해 예방 : 청년(Sports-Injury Prevention : Youth)<br>5-2-20. 교육 : 영아 영양 0~3개월(Teaching : Infant Nutrition 0~3 Months)<br>5-2-21. 교육 : 영아 영양 4~6개월(Teaching : Infant Nutrition 4~6 Months)<br>5-2-22. 교육 : 영아 영양 7~9개월(Teaching : Infant Nutrition 7~9 Months)<br>5-2-23. 교육 : 영아 영양 10~12개월(Teaching : Infant Nutrition 10~12 Months)<br>5-2-24. 교육 : 영아 안전 0~3개월(Teaching : Infant Safety 0~3 Months)<br>5-2-25. 교육 : 영아 안전 4~6개월(Teaching : Infant Safety 4~6 Months)<br>5-2-26. 교육 : 영아 안전 7~9개월(Teaching : Infant Safety 7~9 Months)<br>5-2-27. 교육 : 영아 안전 10~12개월(Teaching : Infant Safety 10~12 Months)<br>5-2-28. 교육 : 영아 자극법 0~4개월(Teaching : Infant Stimulation 0~4 Months)<br>5-2-29. 교육 : 영아 자극법 5~8개월(Teaching : Infant Stimulation 5~8 Months)<br>5-2-30. 교육 : 영아 자극법 9~12개월(Teaching : Infant Stimulation 9~12 Months)<br>5-2-31. 교육 : 유아 영양 13~18개월(Teaching : Toddler Nutrition 13~18 Months)<br>5-2-32. 교육 : 유아 영양 19~24개월(Teaching : Toddler Nutrition 19~24 Months)<br>5-2-33. 교육 : 유아 영양 25~36개월(Teaching : Toddler Nutrition 25~36 Months)<br>5-2-34. 교육 : 유아 안전 13~18개월(Teaching : Toddler Safety 13~18 Months)<br>5-2-35. 교육 : 유아 안전 19~24개월(Teaching : Toddler Safety 19~24 Months)<br>5-2-36. 교육 : 유아 안전 25~36개월(Teaching : Toddler Safety 25~36 Months)<br>5-2-37. 교육 : 대소변 훈련(Teaching : Toilet Training)<br>5-2-38. 요실금 간호 : 야뇨증(Urinary Incontinence Care) |
| | 5-3. 수명 관리 Lifespan Care | 5-3-1. 돌봄제공자 지원(Caregiver Support)<br>5-3-2. 가족통합성 증진(Family Integrity Promotion)<br>5-3-3. 가족참여 증진(Family Involvement Promotion)<br>5-3-4. 가족동원(Family Mobilization)<br>5-3-5. 가족 참석 촉진(Family Presence Facilitation)<br>5-3-6. 가족 과정 유지(Family Process Maintenance)<br>5-3-7. 가족 지지(Family Support)<br>5-3-8. 가족 요법(Family Therapy)<br>5-3-9. 가정유지 보조(Home Maintenance Assistance)<br>5-3-10. 휴식간호(Respite Care)<br>5-3-11. 위험확인 : 유전(Risk Identification : Genetic)<br>5-3-12. 역할 강화(Role Enhancement) |

**표 5-4** 간호중재 분류체계(NIC) 2018-2020 (계속)

| 영역 | 분류 | 중재 |
|---|---|---|
| 6. 건강체계 Health System | | |
| | 6-1. 건강체계 조정 Health System Mediation | 6-1-1. 입원 간호(Admission Care)<br>6-1-2. 사례 관리(Case Management)<br>6-1-3. 문화 중개(Culture Brokerage)<br>6-1-4. 의사결정 지지(Decision-Making Support)<br>6-1-5. 퇴원계획(Discharge Planning)<br>6-1-6. 환경 관리 : 가정 준비(Environmental Management : Home Preparation)<br>6-1-7. 재정적 자원 보조(Financial Resource Assistance)<br>6-1-8. 건강체계 안내(Health System Guidance)<br>6-1-9. 보험위임(Insurance Authorization)<br>6-1-10. 통과 촉진(Pass Facilitation)<br>6-1-11. 환자권리 보호(Patient Rights Protection)<br>6-1-12. 수술 전 조정(Preoperative Coordination)<br>6-1-13. 부양 지원(Sustenance Support)<br>6-1-14. 방문편리 도모(Visitation Facilitation) |
| | 6-2. 건강체계 관리 Health System Management | 6-2-1. 협동 강화(Collaboration Enhancement)<br>6-2-2. 알코올 및 제한된 약물사용 점검(Controlled Substance Checking)<br>6-2-3. 비용 절감(Cost Containment)<br>6-2-4. 임상적 경로 개발(Critical Path Development)<br>6-2-5. 위임(Delegation)<br>6-2-6. 응급 카트 조사(Emergency Cart Checking)<br>6-2-7. 검사 보조(Examination Assistance)<br>6-2-8. 재정자원 관리(Fiscal Resource Management)<br>6-2-9. 검사 결과의 해석(Laboratory Data Interpretation)<br>6-2-10. 동료 평가(Peer Review)<br>6-2-11. 의사 지원(Physician Support)<br>6-2-12. 현장 현시 검사(Point of Care Testing)<br>6-2-13. 교육자 : 직원(Preceptor : Employee)<br>6-2-14. 교육자 : 학생(Preceptor : Student)<br>6-2-15. 생산성 평가(Product Evaluation)<br>6-2-16. 질적 감시(Quality Monitoring)<br>6-2-17. 검사물 관리(Specimen Management)<br>6-2-18. 직원 개발(Staff Development)<br>6-2-19. 직원 감독(Staff Supervision)<br>6-2-20. 공급 네트워크 관리(Supply Chain Management)<br>6-2-21. 기계기술 관리(Technology Management)<br>6-2-22. 병원내 이동(Transport : Interfacility)<br>6-2-23. 병원외 이동(Transport : Intrafacility) |
| | 6-3. 정보 관리 Information Management | 6-3-1. 자문(Consultation)<br>6-3-2. 문서화 : 증거(Documentation : Testimony)<br>6-3-3. 기록(Documentation)<br>6-3-4. 문서분류 회의(Documentation : Meetings)<br>6-3-5. 법의학적 자료수집(Forensic Data Collection) |

**표 5-4 간호중재 분류체계(NIC) 2018-2020** (계속)

| 영역 | 분류 | 중재 |
|---|---|---|
| | 6-3. 정보 관리 Information Management | 6-3-6. 핸드오프 보고(Handoff Report)<br>6-3-7. 건강정보 교환(Health Care Information Exchange)<br>6-3-8. 보건정책 감시(Health Policy Monitoring)<br>6-3-9. 사건 보고하기(Incident Reporting)<br>6-3-10. 다학문적 돌봄 회의(Multidisciplinary Care Conference)<br>6-3-11. 처치에서 옮겨 적기(Order Transcription)<br>6-3-12. 처방을 위한 진단검사(Prescribing : Diagnostic Testing)<br>6-3-13. 처방을 위한 비약물 치료(Prescribing Nonpharmalogic Treatment)<br>6-3-14. 의뢰(Referral)<br>6-3-15. 연구자료 수집(Research Data Collection)<br>6-3-16. 감시 : 원격장비(Surveillance : Remote Electronic)<br>6-3-17. 전화 상담(Telephone : Consultation)<br>6-3-18. 전화 추후조사(Telephone Follow-up) |
| 7. 지역사회 Community | | |
| | 7-1. 지역사회 건강증진 Community Health Management | 7-1-1. 사례 관리(Case Management)<br>7-1-2. 지역사회 건강 옹호(Community Health Advocacy)<br>7-1-3. 지역사회 건강개발(Community Health Development)<br>7-1-4. 재정자원 관리(Fiscal Resource Management)<br>7-1-5. 건강교육(Health Education)<br>7-1-6. 보건정책 감시(Health Policy Monitoring)<br>7-1-7. 면역/예방주사 관리(Immunization/Vaccination Management)<br>7-1-8. 프로그램 개발(Program Development)<br>7-1-9. 사회적 마케팅(Social Marketing) |
| | 7-2. 지역사회 위험관리 Community Risk Management | 7-2-1. 생화학 테러 대응준비(Bioterrorism Preparedness)<br>7-2-2. 전염성 질환 관리(Communicable Disease Management)<br>7-2-3. 지역사회 재난 대비(Community Disaster Preparedness)<br>7-2-4. 지역사회 환경관리(Environment Management : Community)<br>7-2-5. 환경 관리 : 근로자 안전(Environment Management : Worker Safety)<br>7-2-6. 환경적 위험 보호(Environmental Risk Protection)<br>7-2-7. 건강진단검사(Health Screening)<br>7-2-8. 위험확인(Risk Identification)<br>7-2-9. 감시 : 지역사회(Surveillance : Community)<br>7-2-10. 차량안전 증진(Vehicle Safety Promotion) |

### 3) NNN 연계

간호결과(NOC)는 간호진단(NANDA-I) 및 간호중재(NIC)와 연결되어 있다. NIC와 NOC를 개발한 연구팀은 NANDA-I와 NOC를 연계하고 NOC와 NIC를 연계하는 작업에 이어 존슨과 블루체크(Johnson & Bulecheck, 2001) 등은 보다 효율적이고 쉽게 간호과정을 적용할 수 있도록 간호진단-간호결과-간호중재 연계(NANDA-NOC-NIC Linkage, NNN linkage)를 제시하였다[표 5-5].

표 5-5 NNN 연계 예

| NANDA-I | NOC | NIC |
|---|---|---|
| 신체적 기동성 장애 | 이동 | 운동요법 : 보행 |
| 비효과적 호흡양상 | 호흡상태 : 기노개방 | 기도관리, 기도흡인 |

NANDA의 각 간호진단에 관련된 NOC의 간호결과를 확인한 후 그 결과에 도달하기 위해 관련된 NIC의 간호중재를 연계하여 확인할 수 있다. 그 중에 대상자에게 가장 적합한 간호중재 및 간호활동을 선택하면 된다.

NNN 연계는 특정 간호진단에 대한 정의와 기대결과 몇 가지를 제시하였고, 각 결과마다 중재로 연결되어 있어 대상자 상황에 맞는 적절한 중재를 선택하는 데 도움이 된다.

## 8 간호중재의 선택과정

### 1) 간호진단 검토

간호사는 대상자의 문제를 위한 간호중재 선택 전에 원인을 인지해야 하고, 문제를 해결하기 위한 간호중재를 선택할 수 있기 때문에 간호진단을 검토해야 한다. 간호진단의 원인에 따라 선택적으로 원인을 없애는 방안을 찾기도 하지만, 때로는 원인 자체를 간호사의 권한으로 해결할 수 없는 경우 문제 자체를 해결하기 위한 중재를 선택하기도 한다. 예를 들면 '폐 조직의 염증과 관련된 비효과적 호흡양상'인 경우 간호사의 권한으로 폐조직의 염증을 해결할 수 없으므로 '비효과적 호흡양상'이라는 간호진단의 문제를 해결하기 위한 간호중재를 선택할 수 있다.

### 2) 간호목표 검토 및 선택

간호사는 간호목표를 정하여 목표달성에 맞는 간호중재를 선택한다. 목표란 대상자에게 요구되는 기대결과이다.

간호사는 가능한 모든 중재들 중 최선의 것을 선택해야 한다. 간호중재는 간호관련 이론,

NIC, 의료기관의 표준정책 등을 참고하여 선택한다. 또한 대상자의 선호도, 가치관, 신념 등 대상자에 미치는 영향을 고려하여 신중하게 선택한다.

간호목표에 따른 간호계획을 선택하여 수립한 간호중재는 다음과 같다[표 5-6].

**표 5-6 간호목표에 따른 간호중재**

| | |
|---|---|
| 간호목표 | 대상자는 3일 이내에 호흡하는 데 불편함을 느끼지 않는다. |
| 간호중재 | 1. 호흡증상을 관찰한다.<br>2. 반좌위나 상체를 올린 자세를 유지한다. |

| | |
|---|---|
| 간호목표 | 대상자는 3일 이내에 IV line 부위에 염증증상이 없다. |
| 간호중재 | 1. IV line 부위 피부의 발적, 팽만, 통증, 발열 등을 매 duty마다 확인한다.<br>2. 입원 후 진행된 염증관련 진단검사결과를 확인한다.<br>3. 정맥염을 예방하기 위해 이틀마다 정기적으로 IV line을 변경한다. |

| | |
|---|---|
| 간호목표 | 대상자는 3일 이내에 기관지 분비물의 배출로 호흡 시 수포음(crackles), 나음(rhonchi)이 감소한다. |
| 간호중재 | 1. 대상자의 호흡수와 깊이, 리듬을 사정한다.<br>2. 청진기로 호흡음을 사정한다.<br>3. 대상자의 객담 특성(양, 색깔, 호흡음과 연관성)을 확인한다.<br>4. 객담 배출을 돕기 위해 체위변경과 등 두드리기를 수행한다.<br>5. 처방에 따른 항생제, 거담제를 투여한다. |

## 3) 간호계획의 작성

간호사는 간호중재를 위해 기록을 한다. 간호를 위해 구체적이고 개별적인 간호방향으로 제시하면서 모든 간호사가 이해할 수 있도록 명확히 기록해야 한다. 간호계획을 작성할 때는 이론적 근거를 함께 작성하여 계획의 근거가 명확하게 있음을 보여준다. 간호계획의 작성에 대한 예는 아래와 같다[표 5-7].

**표 5-7 간호계획 작성의 예**

| 간호계획 | 이론적 근거(출처) |
|---|---|
| 1-1) 활력징후를 관찰한다. | 1) 호흡수 및 활력징후에 대한 사정은 기초 자료 및 비정상적인 상태를 사정하고 치료에 대한 반응으로 호흡수 및 활력징후의 변화를 확인하기 위함이다. |
| 1-2) IV line부위 피부의 발적, 팽만, 통증, 발열 등을 매 duty마다 확인한다. | 2) 감염이 있을 때 발적, 팽만, 통증 등의 증상을 초래한다.<br>• IV line이 막히면 내부감염을 초래한다. |
| 1-3) 입원 후 진행된 진단검사결과를 확인한다. | 3) WBC 수치 상승은 전형적인 감염의 지표이다.<br>• CRP 수치는 체내에 급성 염증이나 조직의 손상이 있을 때 상승한다. |

간·호·과·정

# 06 장

# 간호수행

## 학·습·목·표

1. 간호수행의 정의와 목적을 기술할 수 있다.
2. 간호수행의 유형을 설명할 수 있다.
3. 간호수행의 단계를 설명할 수 있다.
4. 간호수행에 필요한 기술을 설명할 수 있다.
5. 간호기록의 종류별 장단점을 설명할 수 있다.
6. 근거에 기반한 간호수행을 기록할 수 있다.
7. 근무교대 시 인수인계 지침에 따라 구두보고 할 수 있다.

## 주요용어 이해

- **간호수행**(nursing implementation) : 대상자의 건강목표를 달성하기 위해 수립된 간호계획을 실행으로 옮기는 단계
- **독자적 간호중재**(independent intervention) : 의사의 지시 없이 간호사가 독자적으로 수행하는 간호활동
- **의존적 간호중재**(dependent intervention) : 의사의 지시나 기관의 정책에 따라 간호를 수행하는 것
- **상호의존적 간호중재**(interdependent intervention) : 다른 건강전문가와 함께 협력하여 간호를 수행하는 것
- **직접간호**(direct care) : 대상자와의 직접적인 상호관계를 통해 수행되는 것
- **간접간호**(indirect care) : 직접적인 상호관계 속에서 수행되지는 않지만, 직접간호의 효과를 뒷받침해주기 위한 간호활동
- **위임**(delegation) : 다른 사람에게 특정 상황에서 특정 업무를 수행할 수 있는 권한을 넘겨주는 것

CHAPTER 6

# 간호수행

## 개요

간호수행은 간호사정, 간호진단, 간호계획을 기반으로 중재를 실행으로 옮기는 과정으로 간호계획과 간호평가를 연결하는 과정이다. 본 장에서는 조직된 방법으로 안전하고, 효과적으로 계획을 수행하는 방법에 대해 학습하게 될 것이다.

## 1 간호수행의 정의

간호수행은 간호과정의 네 번째 단계로 간호사정과 간호진단을 근거로 설정한 대상자의 건강목표를 달성하기 위해 수립된 간호계획을 실행으로 옮기는 과정이다. 이 단계에서는 대상자에게 간호활동을 직접 실행하거나 위임하고, 적용된 간호중재에 대한 대상자의 상태 변화나 반응에 대해 자료를 수집하고, 소통 및 기록하는 과정을 포함한다.

간호수행은 간호중재, 간호활동, 간호지시, 간호처방, 간호행위, 간호처치 등 다양한 용어로 혼용되어 사용되고 있으며, 간호중재(nursing intervention)와 간호수행(nursing implementation)을 가장 많이 사용하고 있다.

ANA(American Nurses Association) 간호업무표준(standards of practice)에 따르면 수행(implementation)은 간호사가 규명한 계획을 수행하는 것이며, 간호사는 돌봄 전달을 통합하고, 건강과 안전을 증진하기 위해 건강교육과 건강증진 전략을 수립해야 한다. 대한간호협회 간호실무표준(standards of care)에 따르면 간호사는 간호계획에 근거한, 안전하고 시기적절하며, 적합한 방식으로 간호중재를 수행해야 한다. 또한, 건강증진·유지, 질병예방, 질병관리 및 재활, 임종간호, 사업운영을 포함하여 간호중재를 수행한다.

## 2 간호수행의 목적

간호수행의 목적은 과학적 지식을 근거로 설정된 간호계획에 따라 대상자가 목표한 건강수준에 도달하도록 간호를 실제로 적용하는 데 있다. 간호수행은 간호사에 의해 실시되는 모든 간호활동이며, 중재의 수행과 대상자의 반응 평가를 통해 대상자의 욕구를 충족시키는 것을 목표로 한다. 이러한 활동은 궁극적으로 대상자의 안녕을 증진하고, 질병을 예방하고, 건강을 회복하며, 변형된 기능에 대한 적응을 촉진할 수 있다.

## 3 간호과정 단계와의 관계

간호수행은 간호과정의 다른 단계들과 상호의존적이며 환류하는 특징이 있다. 간호수행은 수행 이전의 사정, 진단, 계획의 다른 단계에 의해 좌우되고, 이전 단계들은 수행단계 동안 실행될 독자적 간호활동의 기반이 된다. 또한, 수행단계에서 실제적인 간호활동을 제공하고 마지막 평가단계에서 평가될 대상자의 반응을 수집하는 사정이 이루어진다. 간호수행은 간호사정과 간호진단을 근거로 설정한 간호목표와 기대결과를 달성하기 위해 세워진 간호계획을 적용하는 단계이다. 그러나 임상실무에서 간호수행을 하는 동안 대상자의 반응이 예상한 반응과 다를 경우에는 간호중재 계획대로 간호수행을 하는 것이 아니라, 새로운 문제나 발생 가능성에 대하여 재사정을 실시해야 한다. 재사정한 자료를 근거로 기존의 간호진단을 수정하거나 새로운 간호진단을 내릴 수 있으며, 간호진단이 수정되거나 변경되면 목표 및 중재 계획을 수정하게 되고, 수정된 중재 계획에 따라 간호수행을 하고, 수정된 목표에 따라 간호평가를 하게 된다.

## 4 간호수행의 구성요소 및 유형

### 1) 간호수행의 유형

간호수행은 독자적, 의존적 및 상호협력적 중재를 포함한다. 간호사는 수행단계에서 대상자 간호계획에 근거한 간호지시와 의학적 치료계획에 의한 의사의 지시를 수행한다.

#### (1) 독자적 중재

독자적 중재(independent intervention)는 의사의 지시 없이 간호사가 수행하는 간호활동이다. 간호사의 지식과 통찰력에 의해 수행되는 활동을 의미하며 교육, 배변훈련, 상담, 심리적·정서적 지지 등이 있다. 예를 들면 정맥수액요법이 제공되고 있는 대상자에게 간호사는 '침습적 시술과 관련된 감염의 위험'이라는 간호진단 하에 정맥주사 부위의 발적, 팽만, 통증, 발열 등 감염 증상과 징후를 주기적으로 관찰하고, 침습적 처치 부위에 철저한 무균법을 준수하며, 대상자에게 감염의 증상을 교육하게 된다.

#### (2) 의존적 중재

의존적 중재(dependent intervention)는 의사의 지시나 기관의 정책에 따라 간호를 수행하는 것으로 대상자의 질환이나 질병 과정과 직접적으로 관계가 있다. 의존적 중재를 수행할 때 의학적 지시와 정책과 함께 대상자의 질병 정도, 간호사의 지위, 간호사의 지식과 통찰력, 경험, 환경 등이 복잡하게 결합되어 적용되므로 의존적 수행을 하더라도 간호사의 비판적 사고와 임상적 판단이 요구된다. 예를 들면 감염의 증상 및 징후가 있는 대상자에게 의사의 처방에 따라 항생제를 정맥 투여하는 것은 의존적 중재에 해당된다.

#### (3) 상호의존적 중재

상호의존적 중재(interdependent intervention) 또는 협력적 중재는 의사, 영양사, 물리치료사, 사회사업가, 사회복지사 등 다른 건강전문가와 협력하여 간호를 수행하는 것이다. 예를 들면 간호사는 심부전이 있는 당뇨병 환자에게 적합한 식이에 대해 영양사에게 의뢰하여 적절한 식이 관리가 이루어질 수 있도록 상호협력하고 관리한다.

### 2) 직접간호와 간접간호

간호사의 활동은 직접간호(direct care)와 간접간호(indirect care)로 나눌 수 있다. 직접간호는 대상자와의 직접적인 상호관계를 통해 수행되는 것이고, 간접간호는 직접적인 상호관계 속에서 수행되지는 않지만, 간호기록을 점검하고 환경과 물품을 관리하며 구성원과 유기적인 협업, 감독, 평가 등 직접간호의 효과를 뒷받침해주기 위한 활동을 말한다.

### 3) 간호수행 기술

간호중재 계획을 성공적으로 수행하기 위해서는 간호사는 인지적 기술, 대인관계 기술 및 기능적 기술을 활용할 수 있어야 한다.

#### (1) 인지적 기술

인지적 기술에는 문제해결력, 의사결정능력, 비판적 사고, 창조적 사고 등이 포함된다. 간호사는 전공 및 교양지식을 통해 습득한 간호술의 원리와 이론을 간호과정의 수행단계에서 대상자의 특정 상황에 적용하게 된다. 간호중재를 수행할 때 간호사는 확인과 해결이 필요한 새로운 문제를 발견할 수도 있다. 비판적 사고는 빠르고 즉각적인 결정을 내리는 데 특히 중요하다. 비판적 사고를 통해 계획된 전략이 예측한 대로 작용하지 않을 때 재빨리 대안을 생각해낼 수 있게 해준다.

#### (2) 대인관계 기술

대인관계 기술은 사람들이 서로 직접적인 의사소통을 할 때 사용하는 모든 활동을 말하며, 경청, 명료한 설명 제공, 지지 등을 포함한 언어적, 비언어적 의사소통 기술을 포함한다. 간호사는 대상자, 가족, 다른 건강전문가와 만날 때마다 대인관계 기술을 이용한다. 대인관계 기술은 돌봄, 안위, 의뢰, 상담 및 지지 등 모든 간호활동에 필수적이다. 간호사는 능동적으로 들어주고 관심을 전달하고, 분명한 설명을 제공하고, 의뢰하고, 태도, 감정, 지식을 공유하고 안락함을 제공할 때 대인관계 기술을 이용한다. 간호사는 일부 간호활동을 다른 간호인력에게 위임하거나, 위임된 중재의 성과를 감독하고 평가하기 위해서도 대인관계 기술을 이용하게 된다.

#### (3) 기능적 기술

기능적 기술은 간호중재의 절차를 적절하고 안전하게 수행하는 기술을 의미하며, 장비 다루기, 도뇨관 삽입, 드레싱 교환, 주사, 체위변경, 모니터 부착, 기관흡인 등과 같이 다양한 손기술을 요구하는 활동을 수행할 때 이용된다. 숙련된 기술을 동반한 수행은 환자와의 신뢰 형성에도 도움이 된다.

# 5 간호수행의 단계

간호수행의 과정은 준비, 실행, 기록 및 보고의 3단계로 이루어진다.

## 1) 준비 단계

### (1) 계획된 간호중재 검토

간호수행에 앞서 간호사는 계획 단계에서 확인된 간호중재의 내용이 무엇인지 파악하고, 중재의 타당성을 검토해야 한다. 간호사는 중재 계획을 명확히 알아야 하고, 잠재적 위험이 있거나 이해되지 않는 것은 비판적 사고를 적용하여 의문을 가지고 이를 해결해야 하며, 간호중재 계획의 원칙과 이론적 근거를 이해하고 있어야 한다. 대상자의 요구와 간호중재 계획이 상충할 때 대상자의 요구를 경청하고 대상자의 요구를 반영한 다른 중재 방안이 없는지 재검토한다. 검토 후에도 대상자의 요구를 반영할 대안이 없다면 대상자에게 간호중재가 필요한 이유와 간호중재를 받지 않았을 때의 결과 등에 대해 대상자가 이해할 수 있도록 설명해야 한다. 충분한 설명을 하였는데도 대상자가 간호중재를 거부한 경우에는 해당 과정을 간호기록지에 분명하게 기록하여 향후 발생할 수 있는 법적 문제를 예방할 수 있어야 한다.

### (2) 재사정

대상자의 상태나 상황은 수시로 변화될 수 있으므로 계획된 간호중재가 여전히 유효하고 적절한 것인지 확인하기 위해 간호수행 직전에 대상자의 상태를 재확인해야 한다. 대상자의 상태 변화가 없는지 확인하고, 상태 변화가 없다면 계획된 간호중재를 수행하면 된다. 그러나 만일 대상자의 상태가 변화되었다면, 재사정 결과를 기반으로 간호진단의 수정이나 변경 유무를 결정하고, 그 결과에 따라 목표 및 중재 계획의 변경 유무를 고려해야 한다. 예를 들면 통증을 호소하는 환자에게 진통제를 투여하기 위해 병실을 방문하였을 때, 대상자가 통증을 더 이상 호소하지 않는다면 진통제 투여를 일단 보류해야 한다.

### (3) 간호사 준비

간호사는 목표를 달성할 수 있도록 능숙하고 안전하게 간호를 수행할 수 있어야 하며 간호수행을 위해 필요한 간호지식과 기술을 확인하고, 간호수행에 필요한 지식과 기술을 갖추어야 한다. 또한 스스로 수행할 수 있는 것과 도움 하에서 수행이 가능한 것을 판단하여 필요한 경우 도움을 요청할 수 있어야 한다. 예를 들면 대상자에게 자기공명영상(magnetic resonance imaging, MRI)과 같은 검사가 예정된 경우 검사 전 준비사항, 검사 절차 및 주의사항에 대한 지식을 알고, 대상자에게 정보를 제공해야 한다. 간호사가 폐렴 환아의 객담 배출을 돕기 위해 '체위변경과 등 두드리기를 수행한다'고 계획하였을 때, 이러한 간호중재를 수행하기 위해 흉부물리요법의 이론적 근거에 대한 지식이 필요하고, 정확한 방법으로 체위요법과 타진법을 시행할 수 있어야 한다.

간호사는 특정 간호절차를 수행할 때 대상자에게 발생할 수 있는 잠재적 위험을 인식하고, 대상자에게 발생할 수 있는 위험성을 줄이기 위한 예방적 접근법을 시행해야 한다. 예를 들면 정맥수액주입을 실시하는 경우 간호사는 정맥수액주입의 목적, 준비 물품, 절차에 대한 지식을 갖추고 있어야 하고, 정맥주사 삽입 기술을 가지고 있어야 한다. 뿐만 아니라 정맥주사 삽입 및 유지 시 주사부위의 정맥염이 유발될 수 있으므로 무균법을 철저하게 준수해야 하고, 정맥주사 부위 피부의 발적, 팽만, 통증, 발열 등 감염 증상을 확인해야 한다.

### (4) 대상자 준비

간호수행에 대해서 대상자가 필요성을 인지하고, 신체적으로 준비되어 있을 때 효과적으로 간호수행이 이루어질 수 있다. 만약 대상자가 신체적, 심리적으로 준비되어 있지 않은 상태에서 간호중재가 적용된다면 효과적인 결과를 기대하기 어려울 수 있다. 따라서 간호사는 대상자 준비를 위해서 대상자에게 간호수행의 목적과 절차, 기대되는 결과 등에 대한 정보를 제공하고, 대상자가 느낄 수 있는 느낌과 대상자의 협조사항에 대해서도 설명한다. 대상자의 정서 상태를 확인하여 심리적으로 준비되었는지 확인하고, 필요에 따라 간호수행에 필요한 체위 등을 준비한다.

### (5) 필요한 자원 제공

간호중재를 수행하기 위해서는 필요한 시간, 인적·물적 자원을 확보해야 한다. 간호사는 특정 중재를 시행하기 위한 적절한 시간을 신중하게 선택해야 하고, 충분한 시간을 확보해야 한다. 간호중재를 수행하는 데 필요한 간호행위를 정확히 이해함으로써 필요한 시간을 예측할 수 있고, 수행을 서두르다가 발생할 수 있는 문제를 예방할 수 있다. 간호중재를 수행할 때 간호사는 충분한 인적 자원의 활용이 가능한지 평가해야 한다. 무의식 환자의 체위를 변경할 때, 대상자나 간호사가 손상을 받지 않기 위해서 다른 의료인력의 도움이 필요하다는 것을 예상하고, 확보해야 한다. 또한, 간호사가 간호행위에 대해서 완전히 이해하고 있어야 필요한 물품과 기구를 정확히 예상하여 간호중재를 수행하는 데 필요한 물품과 기구를 확인하고 준비할 수 있다.

#### (6) 환경 준비

간호중재를 성공적으로 수행하기 위해서는 대상자가 편안하고 안전하게 느끼는 환경이 요구되며, 편안한 환경에는 물리적 요소와 심리사회적 요소가 포함된다. 물리적 준비는 병실 공간과 같은 직접환경, 프라이버시, 소음, 냄새, 조명 등이 포함되며, 간호중재 시 적절한 실내 환경을 준비해야 한다. 심리사회적 준비를 위해 대상자의 요구사항, 두려움, 감정, 걱정과 좌절 등을 표현할 수 있는 편안한 환경을 제공하기 위한 대인관계 기술이 필요하다.

### 2) 실행 단계

#### (1) 중재 계획 수행

간호수행 단계는 간호과정의 사정, 진단, 계획 단계를 근거로 하며, 간호중재의 준비를 마친 후 활동이 시작된다. 간호수행을 위한 준비가 완료되면 대상자와 함께 계획을 실행하는데, 이 때 전문적 지식과 기술, 치료적 의사소통술이 필요하다.

간호사는 대상자 중심의 개별화된 간호를 수행해야 한다. 간호수행의 목적과 절차를 설명할 때는 대상자의 연령이나 지식수준에 맞게 의사소통해야 한다. 간호수행을 실행할 때는 대상자의 자원과 능력을 최대한 활용해야 하며, 이를 위해 간호사는 대상자가 간호활동에 적극적으로 참여하도록 격려해야 한다.

간호수행은 간호계획의 수행과 대상자 반응 확인 과정으로 이루어진다. 간호사는 대상자의 반응을 확인하기 위해 간호수행 시 관찰, 면담, 측정 방법을 통해 대상자의 반응에 대한 자료를 수집해야 한다. 수집된 자료에 따라 간호중재 계획을 지속할 것인지, 수정할 것인지, 중단할 것인지 결정한다.

#### (2) 위임과 감독

간호수행은 간호사 자신이 직접 수행하기도 하지만, 다른 간호인력에게 업무를 위임할 수 있다. 안전하고 효과적인 위임은 비판적 사고와 경험이 요구되는 기술이다. 위임은 다른 사람에게 특정 상황에서 특정 업무를 수행할 수 있는 권한을 넘겨주는 것이며, 그 결과에 대해 책임을 가져야 한다. 그러므로 간호사는 적절한 위임을 해야 하고 위임받은 간호인력의 간호활동을 관찰하고 결과를 평가해야 한다. 간호수행을 할 때는 업무를 간호사 스스로 할 것인지, 위임할 것인지를 정하고, 위임받을 사람을 정하게 된다.

위임(delegation)은 정확한 업무(the right task)를 정확한 상황(in the right situation)에서 정확한 사람(to the right worker)에게 정확한 지시와 의사소통술(with the right direction and communication) 및 정확한 교육, 감독 및 평가(with the right teaching, supervision, and evaluation)와 함께 이루어져야 한다. 즉 적절한 위임은 명확한 업무를 정당한 사람에게 분담시키는 것이다. 해야 할 일과 해서는 안 되는 일을 명확히 구분하고 구체적으로 해야 할 일을 지시해야 한다. 업무의 우선순위를 정해주어야 하며 위임받은 인력이 업무를 정확하게 이해하고 있는지 확인해야 한다. 위임자는 최종적으로 위임한 업무가 정확하게 수행되고 있는지 확인해야 하고 최종 업무의 책임은 위임을 한 사람이 지게 된다.

위임은 사정 및 계획, 의사소통, 감시와 감독, 평가 및 피드백의 4단계로 이루어진다. 먼저 다른 사람에게 배정할 업무에 대해 계획을 수립하기 위해 대상자, 업무, 위임받을 인력의 역량을 고려해야 한다. 그리고 무엇을 어떻게 해야 하고, 무엇을 보고하고, 언제 연락해야 할지에 대해 명확하고, 간결하고, 완전하게 지시한다. 그 후 대상자와 위임받은 인력의 수행에 대해 자주 모니터한다. 마지막으로 대상자 반응을 사정하여 위임의 효과성에 대해서 평가한다. 환자 계획이나 돌봄에서 변경이 필요한지 또는 어떻게 임무가 이루어졌는지에 대해 결정한다. 위임받은 인력의 업무 성과를 평가하고 필요한 경우 교육이나 피드백을 제공한다.

위임이 가능한 활동으로는 간호사의 업무 범위 내에 있고 간호보조인력의 업무와 훈련기준 안에 있는 활동, 자주 반복되는 대상자의 일상적 간호, 문제해결을 위해 최소한의 능력이 필요한 활동, 대상자에게 위해가 가해질 가능성이 낮은 활동, 표준절차에 따라 수행하는 활동, 간호지시에 대한 판단이 필요하지 않은 활동, 수행 전 재사정이 필요하지 않은 활동 등이다. 위임할 수 있는 상황은 환자 상태가 안정되어 있을 때, 업무가 위임받을 사람의 직무규정 내에 있고 수행할 능력이 있을 때, 환자가 함께하는 간호사의 시간이 너무 적어지지 않은 시간인 경우이다. 그러나 복잡한 상황이나 판단력이 요구될 때, 업무 결과가 예측 불가능할 때, 위험요인이 있을 때, 문제해결능력과 창의력이 요구될 때는 업무를 위임할 수 없다.

### 3) 기록 및 보고

#### (1) 기록

간호사는 간호지시를 직접 실행하거나 위임한 후에 의사소통과 간호의 지속성을 위해 수행된 간호지시 내용과 그에 따른 대상자의 반응을 간호기록지에 기록하는 것으로 수행 과정을 마치게 된다. 간호기록은 대상자를 사정하고 간호를 계획하고 수행·평가하는 과정에서 행해진 모든 간호활동 및 활동에 대한 대상자의 반응을 기록하는 것을 의미한다.

기록은 대상자의 중요한 변화를 파악할 수 있게 되고, 변화가 일어난 시점이 기록되어 앞으로 수행할 간호에 대한 지침을 제공하고, 간호활동의 중복을 피할 수 있도록 해주며, 간호활동이 효과적이었는지, 유사한 상황에서 다시 사용할 수 있는지에 대한 평가도구로 활용할 수 있다. 또한, 간호기록은 추후 법적 증거로 사용될 수 있으므로 정확하고 철저하게 기록하는 것이 중요하다. 기록할 때는 각 기관이 정한 양식과 형식을 이용해서 정해진 지침과 기관의 정책 및 절차에 따라야 한다.

### ① 기록 작성 방법

#### 가. 출처중심 기록(source oriented records)

출처중심 기록은 서술식 기록이라고도 하는데 시간의 경과에 따라 중재, 대상자 반응, 사건 등 대상자의 관련 정보를 기록하는 전통적인 기록 방법이다. 시간의 경과에 따라 간호사의 중재, 대상자 반응, 사건 등을 기록한다. 출처중심 기록은 일상적 기록과 수시 기록이 있다. 일상적 기록은 병원 기록 규정에 따라 대상자의 전반적인 상태를 근무 조마다 또는 하루에 한 번 기록하기도 한다. 수시기록은 대상자에게 발생하는 건강문제나 사건, 건강문제에 대한 중재, 사건에 따른 해결 등을 시간의 순서대로 기록하는 것이다.

기록은 자료의 출처에 따라 구분되는데 간호지록지, 의사경과 기록지, 의사 치료지시 기록지, 사회사업가 기록지 등 의료분야별로 정보를 기록한다. 서술식 기록은 특별한 형식이 필요하지 않아 기록방법이 용이한 것이 장점이다. 그러나 각 의료전문가 간에 기록이 불일치할 수 있고, 중재에 대한 대상자 반응에 대한 통합된 기록이 부족하며 주제에 따라 조직화 되지 않기 때문에 특정한 문제를 검색하기 어렵다는 단점이 있다.

#### 나. 문제중심 기록(problem oriented records)

문제중심 기록은 대상자의 간호문제를 발견하기 위해 자료를 수집하여 간호사정을 기록하고, 간호계획, 간호계획에 따른 간호수행, 대상자의 반응을 평가한 결과를 기록하는 것을 의미하며, 간호과정과 비슷한 방식으로 이루어진다. 문제중심 기록은 문제에 초점을 두므로 질적 간호와 협동이 촉진되고, 간호평가 시 간호과정별로 평가할 수 있으므로 질 평가의 수행기준이 명확해지는 것이 장점이다. 그러나 간호를 개별화하기 어렵고 간호사들의 간호계획이 관행적으로 중복될 수 있으며 각 구성요소에 속하는 내용을 구분하여 기록하는 데 어려울 수 있다는 단점이 있다.

문제중심 기록에는 대표적으로 SOAP 방식과 SOAPIE 방식이 있다. SOAP 방식은 주관적 자료(subjective data, S), 객관적 자료(objective data, O), 사정(assessment, A), 계획(plan, P) 순서로 기록한다. SOAPIE 방식은 SOAP에 수행(implementation, I), 평가(evaluation, E)를 추가로 더 기록한다.

SOAPIE에 대한 설명과 예시는 아래와 같다[표 6-1, 6-2].

표 6-1 SOAPIE

| | |
|---|---|
| S (subjective data) | 주관적 자료로 대상자가 말하는 주관적 지각, 경험, 감정을 서술한 자료이다. 건강문제와 관련 있는 서술내용을 그대로 인용하는 것이 좋다. |
| O (objective data) | 객관적 자료로 관찰과 검진을 통해 측정되는 자료(검사 결과, 활력징후 등)를 말한다. |
| A (assessment) | 주관적 자료와 객관적 자료를 통해 대상자의 상태를 해석 및 설명한다. 초기사정 동안에는 대상자의 문제를 진술(간호진단)하고, 기록이 계속될 때에는 목표를 성취하기 위한 단계로서 대상자의 상태를 서술한다. |
| P (plan) | 계획은 진술된 문제를 해결하기 위한 간호계획을 말한다. 초기에는 간호계획을 진술하고 기록이 계속될 때는 수정 또는 삭제하기도 한다. |
| I (implementation) | 대상자에게 실제로 행해진 계획의 수행에 관한 기록이다. 간호계획 중 어떤 부분이 수행되었는지 자세히 기록한다. |
| E (evaluation) | 대상자의 행동의 관점에서 대상자의 반응을 중심으로 기록한다. 앞서 언급한 문제가 해결되었는지, 계획이 수행되었는지에 대한 기준은 대상자의 행동이다. |

표 6-2 SOAPIE를 활용한 문제중심 기록의 예

| 날짜 | 시간 | 간호기록 내용 |
|---|---|---|
| 9/22 | 09:00 | S : 1. "앉아 있는 게 숨 쉬기가 편해요."<br>2. "전엔 안 그랬는데 계단 조금만 올라가도 숨이 많이 차서 힘이 들어요."<br>O : 1. RR 28회/분, 앉아서 호흡하고 있는 모습이 관찰됨<br>2. echo 결과 : EF 15.5%<br>3. Chest PA 결과 : marked cardiomegaly, Little change of B pleural effusion with free fluid shifting<br>A : 심장의 기능적 장애와 관련된 심박출량 감소<br>P : 1-1. 활력징후 및 호흡양상을 사정한다.<br>1-2. 의식수준을 사정한다.<br>1-3. 사지의 피부색, 온도, 청색증을 사정한다.<br>1-4. BUN, creatinine검사 결과를 확인한다.<br>1-5. 매일 체중의 변화를 관찰한다.<br>1-6. 섭취량과 배설량을 관찰한다.<br>1-7. 발목과 하지의 부종 상태를 관찰한다.<br>1-8. 검사결과를 해석한다. |

**표 6-2** SOAPIE를 활용한 문제중심 기록의 예 (계속)

| 날짜 | 시간 | 간호기록 내용 |
|---|---|---|
| | | 2-1. 이뇨제 치료의 소변배출 반응을 확인한다.<br>2-2. 적절한 안정을 취하도록 한다.<br>2-3. 처방된 혈전생성억제 스타킹 또는 밴드를 적용한다.<br>2-4. 처방된 나트륨 제한식이를 제공한다.<br>2-5. 처방에 의해 이뇨제(Lasix, Aldactone), 강심제(Dobutamine), 항고혈압제(Nevistrol, Atacand), 항부정맥제(propranolol)를 투여하고 그 효과를 관찰한다.<br>2-6. 빈좌위나 싱세를 올린 자세를 유지힌다.<br>2-7. 처방에 의해 Ticagrelor을 투여하고 그 효과를 관찰한다.<br>3-1. 적절한 영양, 수분조절, 식이조절의 유지가 중요함을 설명한다.<br>3-2. 처방된 약물에 대한 작용과 부작용 등을 교육하도록 하며 수분정체를 초래하는 약물(NSAIDs, 혈관확장제, 스테로이드 등)을 피하도록 한다.<br>3-3. 대상자와 가족에게 의학적 진단의 치료과정 참여를 증진시킨다.<br>I : 1-1. 활력징후와 호흡양상을 4시간마다 측정함 |

| 일시 | HD #1 (9/22) | HD #3 (9/24) |
|---|---|---|
| 10:00 | 100/60-98-20-36.9 | 125/78-107-29-38.2 |
| 14:00 | 100/60-98-20-36.9 | 100/60-80-20-36.9 |
| 18:00 | 98/60-99-24-36.3 | 97/65-107-24-37.7 |
| $SaO_2$ | 92% | 96% |
| 호흡양상 | orthopnea(+)<br>dyspnea(+)<br>무기력함 호소<br>호흡수가 불안정함 | orthopnea(−)<br>dyspnea(−)<br>호흡수가 안정됨 |

1-2. 의식수준을 사정함

| 일시 | HD #1 (9/22) | HD #3 (9/24) |
|---|---|---|
| Level of consciousness | Alert | Alert |
| Glasgow coma scale | Eye(4)-Verbal(5)-Motor(6)<br>15 | Eye(4)-Verbal(5)-Motor(6)<br>15 |
| Pupil size & Light reflex | 3mm/3mm<br>(+/+) | 3mm/3mm<br>(+/+) |
| 뇌신경 장애 증상 | (−) | (−) |

1-3. 사지의 피부색, 온도, 청색증을 사정함

| 일시 | HD #1 (9/22) | HD #3 (9/24) |
|---|---|---|
| 9:00 | 피부는 분홍색, 온도는 정상, 청색증은 확인되지 않음 | 피부는 분홍색, 온도는 정상, 청색증은 확인되지 않음 |

**표 6-2** SOAPIE를 활용한 문제중심 기록의 예 (계속)

| 날짜 | 시간 | 간호기록 내용 |
|---|---|---|
| | | 1-4. BUN, creatinine 검사결과를 확인함 |

| 일시 | HD #1 (9/22) | HD #3 (9/24) |
|---|---|---|
| BUN(mg/dL) | 26.1▲ | 26.5▲ |
| creatinine(mg/dL) | 7.33▲ | 9.20▲ |

1-5. 매일 체중의 변화를 확인함

| 일시 | HD #1 (9/22) | HD #3 (9/24) |
|---|---|---|
| 체중(kg) | 68.0 | 65.9 |

1-6. 섭취량과 배설량을 관찰함

| 항목 \ 날짜 | | HD #1 (9/22) | HD #3 (9/24) |
|---|---|---|---|
| Intake | 경 구 | – | 1220 |
| | 비경구 | 20 | 115 |
| | 수 혈 | – | – |
| | Total | 20 | 1335 |
| Output | Urine | 200 | 2100 |
| | Stool | – | – |
| | 기타 | – | – |
| | Total | 200 | 2100 |
| I/O balance | | -180 | -765 |

1-7. 발목과 하지의 부종 상태를 관찰함

| 일 시 | HD #1 (9/22) | HD #3 (9/24) |
|---|---|---|
| Pitting edema | 3+ | 2+ |

1-8. 검사결과를 해석함.

MRI Heart (HD #2)

- 좌심실 팽창과 박출률 감소를 동반한 전반적인 운동이 감소됨
- 심내 관류 결손
- 심내 전방, 심외측 부분에서 점점 심내막, 심근, 벽면이 증대됨
- 소량의 심낭 삼출
- 다량의 우흉 삼출액, 섬유증을 동반한 확장된 심근병증

(MC) Sono Doppler IMT(HD #2)

- 왼쪽 경동맥에서 두꺼운 내막중막 두께
- 오른쪽 경동맥 및 좌측 구근 경동맥으로 확산하는 죽상경화성 플라크

| | | | |
|---|---|---|---|
| Chest PA | HD #1 (9/22) | • Chemoport kept state<br>• Decreased amount of both pleural effusion | • Chemoport 상태는 유지됨<br>• 흉막 삼출액 양의 감소 |
| Chest PA | HD #3 (9/24) | • No definite active lung lesion<br>• Mild cardiomegaly with coronary arterial stent insertion state | • 활동성 폐 병변은 없음<br>• 관상동맥 스텐트 삽입 상태와 경도의 심장비대 |

**표 6-2** SOAPIE를 활용한 문제중심 기록의 예 (계속)

| 날짜 | 시간 | 간호기록 내용 |
|---|---|---|

2-1. 이뇨제 치료의 소변배출 반응을 확인함

| 항목 \ 날짜 | HD #1 (9/22) | HD #3 (9/24) |
|---|---|---|
| I/O balance | −180 | −765 |

2 2. 적절한 안전을 취하도록 함

2-3. 처방된 혈전생성억제 스타킹 또는 밴드의 적용함

2-4. 처방된 나트륨 제한식이를 제공함

| 항목 \ 날짜 | HD #1 (9/22) | HD #2 (9/23) | HD #3 (9/24) |
|---|---|---|---|
| 당뇨식이 | 당뇨식이 (밥) 1900kcal +나트륨 제외 | 당뇨식이 (밥) 1900kcal +나트륨 제외 | 당뇨식이 (밥) 1900kcal +나트륨 제외 |
| NPO | − | 아침 : 검사금식 | 아침 : 검사금식 |

2-5. 처방에 의해 이뇨제(Lasix, Aldactone), 강심제(Dobutamine), 항고혈압제(Nevistrol, Atacand), 항부정맥제(propranolol)를 투여하고 그 효과를 관찰함

(1) Lasix 1 Tab Bid po

(2) Aldactone 1 Tab Qd po

(3) Dobutamine 1 Tab Qd po

(4) Nevistrol, Atacand 1 Tab Qd po

(5) propranolol 1 Tab Qd po

2-6. 반좌위나 상체를 올린 자세를 유지함

2-7. 처방에 의해 Ticagrelor 60mg 1 Tab Qd po 투여하고, 그 효과를 관찰함

3-1. 적절한 영양, 수분조절 및, 식이조절의 유지가 중요함을 대상자 및 보호자 부인에게 설명함. 식이요법과 적절한 신체활동을 철저히 지키고, 심장 수축기능저하로 인한 제한된 생활을 영위하도록 함

3-2. 처방된 약물에 대한 작용과 부작용 등을 교육하도록 하며 수분정체를 초래하는 약물(NSAIDs, 혈관확장제, 스테로이드 등)을 피하도록 대상자와 보호자 부인에게 설명함

3-3. 대상자와 가족(부인)에게 의학적 진단(심부전)의 치료과정 참여를 증진시킴

E : 1. 대상자는 3일 이내에 호흡하는 데 불편함을 느끼지 않음

2. 대상자는 3일 이내에 $SaO_2$ 96%가 확인됨

### 다. 핵심 기록(focus charting)

핵심 기록은 대상자에게 일어나는 사실에 대해 핵심용어를 사용하여 기록하는 방법이다. 핵심기록에서는 자료(data, D), 활동(action, A), 반응(response, R)이라는 영역의 DAR 방식으로 자료를 조직한다. 현재 대부분의 임상현장에서 이 방식의 기록을 많이 사용하고 있어 간호사는 자료를 충분히 사정한 후 자료를 분류하여 자료에 따른 활동과 반응을 기록하는 핵심기

록 방식에 대한 훈련이 필요하다.

- D(data) : 간호과정의 사정단계에 해당하는 것으로 주관적, 객관적 자료가 포함된다. 간호진단을 뒷받침하는 증상, 징후, 관찰된 자료를 포함한다.
- A(action) : 간호과정의 계획과 수행단계에 해당하는 것으로 간호계획에 근거한 중재나 즉각적 중재를 모두 포함한다.
- R(response) : 간호과정에서 평가단계에 해당하는 것으로 간호 및 의학적 중재에 대한 대상자의 반응, 간호계획의 목표, 제공된 중재에 대한 대상자의 결과가 포함된다.

**표 6-3 핵심기록의 예**

| 날짜 | 시간 | 핵심 | 간호기록 내용 |
|---|---|---|---|
| 11/29 | 11:00 | 비효율적 호흡양상 | D : 호흡수 28회/분, 체온 38.9℃, 기침, 호흡 시 그르렁거림, 거침 호흡음<br>A : 처방된 항생제 Amocla Inj. 0.6g IV q 8hr, 부신호르몬제 Disolrin Inj. 0.25g IV q 12hr, 항균제 Azitops Dry Syrup 3.5cc PO q 24hr, 소염효소제 Mucolase Tab. 2.5mg PO q 8hr, 진해거담제 Ambrocol Syrup 4cc PO q 8hr, Dropzin Tab. 30mg 4cc PO q 8hr 투약함. Salbutol Respiratory Solution 1ml+생리식염수 3ml nebulizer tid 분무요법 수행함. 흉부물리요법과 체위요법 실시함. 처방된 수액 1:2 SD 주사액 500mL IV 40cc/hr 속도로 제공함. 수분섭취 권장함<br>R : 청진 시 수포음(crackles), 나음(rhonchi)이 들리지 않음. 호흡수 22회/분, 체온 36.5℃으로 측정됨 |

### ② 간호기록의 종류

#### 가. 상례기록지(flow sheet)

상례기록은 간호의 일상적 업무를 시간의 흐름에 따라 도표를 활용한 기록을 의미한다. 활력징후, 혈당검사 기록, 투약기록, 섭취량과 배설량, 체위변경과 같은 일반적이거나 자주 수행하는 사정과 기록을 하기 위해 상례기록지를 사용한다. 간호활동을 기록하는 종류에는 투약기록지, 활력징후지, 섭취량 및 배설량 기록지(Intake & Output, I/O), 혈당검사 기록지 등이 있다. 상례기록지는 빠르고 정확한 방법으로 기록하게 하고 환자 상태의 변화를 쉽게 파악하도록 도와주는 장점이 있다.

전자의무기록(electronic medical record, EMR)은 컴퓨터를 활용하여 기록을 하는 것으로 이 경우 기록 사항을 전산화 프로그램에 입력하게 되며, 병원에 따라서는 그래프로 상태 변화를 추적할 수 있도록 보여주기도 한다[그림 6-1, 6-2].

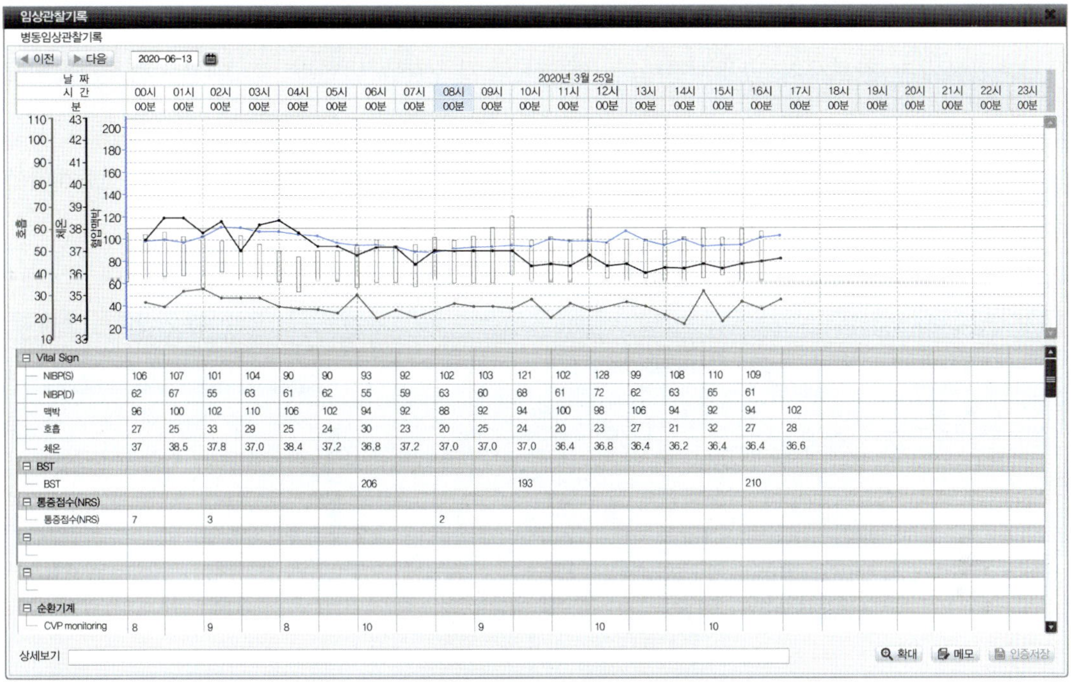


그림 6-1 병동임상관찰기록

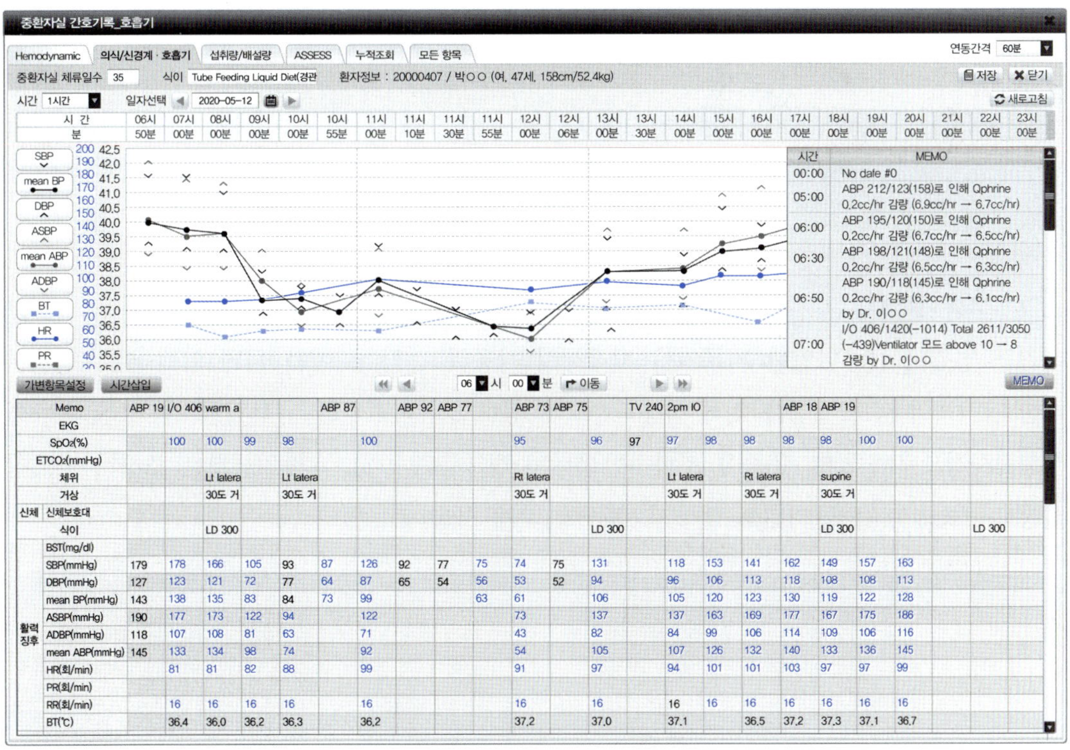


그림 6-2 중환자실 간호기록지

## 나. 간호기록지(nursing record)

간호기록지는 간호사가 근무시간마다 작성하는 기록지를 말한다. 간호사는 간호기록지에 각 근무마다 관찰한 내용이나 수행한 간호활동 내용을 기록하게 된다.

간호업무를 수행할 때 간호과정 전산화 프로그램을 이용하면 간호진단에 따라 간호계획을 수립하고, 간호중재를 효율적으로 수행하는 것을 용이하게 한다[그림 6-3].

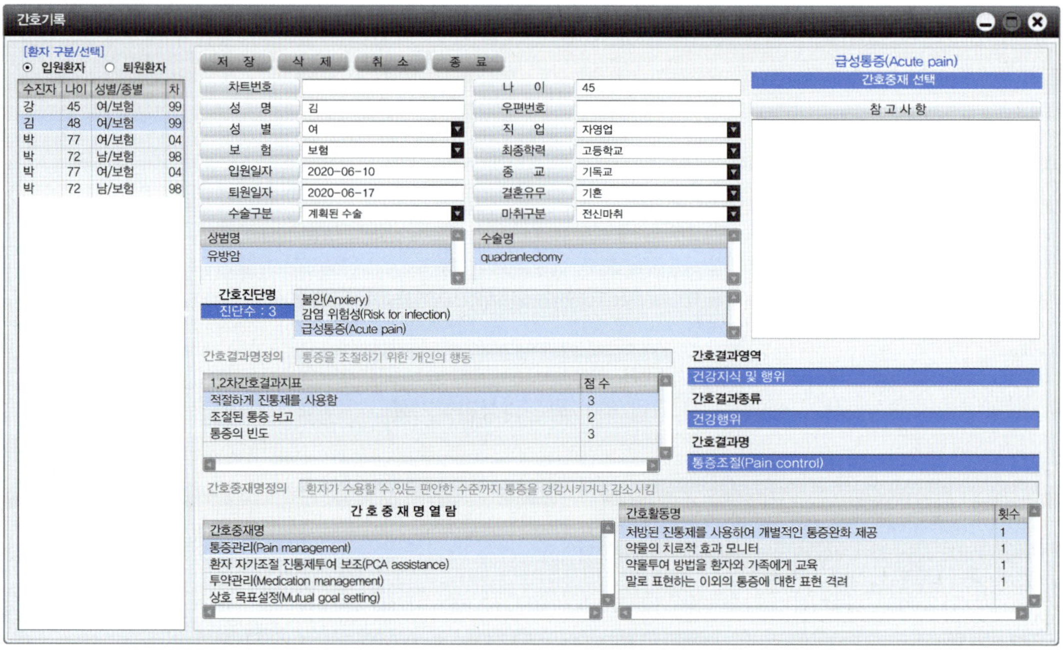


그림 6-3 간호과정 전산화 프로그램

## 다. 기타 기록지

최근 병원에서는 다양한 기록지를 제작해서 사용하고 있다. 예를 들면 입원 시 대상자에 대한 일반적인 정보 수집을 위해 사용하는 간호정보조사지[표 6-4], 낙상위험도를 조사하는 낙상위험사정도구[표 6-5], 통증을 조사하는 통증사정도구[표 6-6], 욕창위험도를 조사하는 욕창사정도구[표 6-7] 등을 기관의 정책과 절차에 맞게 사용하고 있다.

**표 6-4** 간호정보조사지

# 간호정보조사지

**등록번호 :** ________ **성 명 :** ________ **주민등록번호 :** ________

**진료기간 :** ________ **주치의 :** ________ **병 실 :** ________

입원일 : ____ 년 ___ 월 ___ 일 작성일 : ____ 년 ___ 월 ___ 일 정보제공자 : ________
진단명 : ________ 현주소 : ________
작성자 : ________ 전화번호 : ________

입원동반자 : □ 가족 □ 친구 □ 기타 ________
입원경로 : □ 외래 □ 응급실 □ 기타 ________
입원경로 : □ 도보 □ 휠체어 □ 눕는차 □ 기타 ________

활력징후 : 체온 ____℃ 맥박 ____/min 호흡 ____/min 혈압 ____/____mmHg
신장 ____cm 체중 ____kg □ 기타 ________

입원동기 : 주증상 ________ 발병일 ________
________
________

가족관계(가계도)

다른질병 : □ 무 □ 유 ________
최근투약 : □ 무 □ 유 ________
과거병력 : □ 무 □ 유 ________
입원경험 : □ 무 □ 유 ________
가족병력 : □ 무 □ 유 ________

사회적 상태
직업 : ________ 종교 : □ 무 □ 유( □ 불교 □ 기독교 □ 가톨릭 □ 기타 ________ )
교육 : □ 무 □ 유( □ 초등 □ 중등 □ 고등 □ 대학교 □ 기타 ________ )
취미 : ________ 성장지역 : ________
결혼 : □ 미혼 □ 기혼 □ 이혼 □ 사별 □ 기타 ________

신체적 상태
특이체질(알러지) : □ 무 □ 유 ________
순환기상태 : □ 정상 □ 호흡곤란 □ 청색증 □ 기침 □ 객담 □ 기관절개 □ 기타 ________
위장관상태 : □ 정상 □ 빈맥 □ 부종 부위________ 양상________ □ 기타 ________
시력상태 : □ 정상 □ 안경 □ 콘택트렌즈 □ 의안 □ 기타 ________
청력상태 : □ 정상 □ 보청기 □ 기타 ________
치아상태 : □ 정상 □ 충치 □ 부분의치 □ 완전의치 □ 기타 ________
피부색깔 : □ 정상 □ 창백 □ 홍조 □ 청색증 □ 황달 □ 기타 ________
피부상태 : □ 발진 □ 물집 □ 흉터 □ 상처 □ 반점 □ 발한 □ 건조 □ 불결
□ 소양감 □ 욕창 부위________ 크기________ □ 기타 ________

표 6-5 낙상위험사정도구

# Morse Fall Scale 낙상위험사정도구

**낙상 고위험 환자 분류기준** : Morse Fall Scale 평가결과 51점 이상 환자

| 분류 | 낙상위험이 거의 없음 (No risk) | 저위험군 (Low risk) | 고위험군 (High risk) |
|---|---|---|---|
| Morse Fall Scale 점수 | 0∼24점 | 25∼50점 | 51∼150점 |

**환자명** : ____________ **환자번호** : ____________ **병 실** : ____________

| 구분 | 척도 | 점수 | 평가날짜 | | | | |
|---|---|---|---|---|---|---|---|
| | | | / | / | / | / | / |
| 1. 과거낙상력 | 있음 | 25 | | | | | |
| | 없음 | 0 | | | | | |
| 2. 2차 진단(부진단) | 있음 | 15 | | | | | |
| | 없음 | 0 | | | | | |
| 3. 보행보조 | 가구를 잡고 보행함 | 30 | | | | | |
| | 목발 / 지팡이 / 보행기 사용 | 15 | | | | | |
| | 보조기 사용하지 않음 / 침상안정 / 휠체어 / 간호사가 도와줌 | 0 | | | | | |
| 4. 정맥요법/헤파린록 (Heparin lock) | 있음 | 20 | | | | | |
| | 없음 | 0 | | | | | |
| 5. 걸음걸이/이동 | 장애가 있음 | 20 | | | | | |
| | 허약함 | 10 | | | | | |
| | 정상 / 침상안정 / 부동 | 0 | | | | | |
| 6. 의식상태 | 자신의 기능수준을 과대평가하거나 잊어버림 | 15 | | | | | |
| | 자신의 기능수준에 대해 알고 있음 | 0 | | | | | |
| 총 점 | | 150 | | | | | |

**표 6-6** 통증평가기록지

# 간편 통증사정도구

날 짜 : ______________ 시 간 : ______________ 이 름 : ______________

1. 살아가면서 대부분의 사람들은 때때로 경미한 두통, 염좌(sprain)로 인한 통증, 치통 등의 동증을 경험하는데, 당신은 이와는 다른 통증이 최근에 있습니까?

○ 예  ○ 아니오

2. 통증을 느끼는 부위에 검게 표시하시오. 그리고 가장 심한 부위에 ×표 하시오.

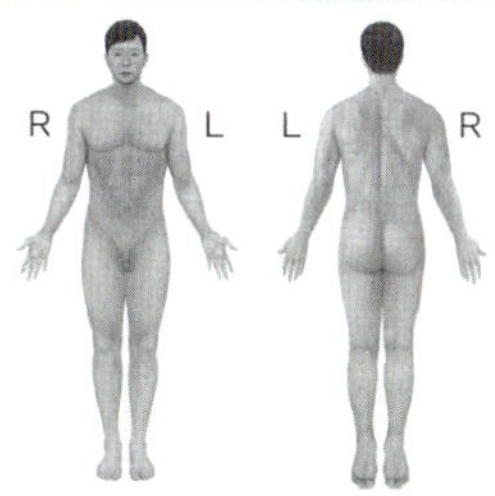


3. 지난 24시간 동안에 가장 심한 통증이 어느 정도인지 가장 적절한 번호에 ○표 하시오.

0 1 2 3 4 5 6 7 8 9 10
통증 없음 가장 심한 통증

4. 지난 24시간 동안에 가장 약할 때의 통증이 어느 정도인지 가장 적절한 번호에 ○표 하시오.

0 1 2 3 4 5 6 7 8 9 10
통증 없음 가장 심한 통증

5. 평균적으로 통증이 어느 정도인지 가장 적절한 번호에 ○표 하시오.

0 1 2 3 4 5 6 7 8 9 10
통증 없음 가장 심한 통증

6. 지금 현재의 통증이 어느 정도인지 가장 적절한 번호에 ○표 하시오.

0 1 2 3 4 5 6 7 8 9 10
통증 없음 가장 심한 통증

7. 통증에 대하여 어떤 치료나 투약을 받았습니까?

______________________________

______________________________

8. 지난 24시간 동안에 통증에 대한 치료나 투약으로 얼마나 완화되었습니까? 어느 정도인지 가장 적절한 %에 ○표 하시오.

0 10 20 30 40 50 60 70 80 90 100
완화 안됨 완전히 완화됨

9. 지난 24시간 동안에 통증으로 인하여 어느 정도 방해를 받았는지 적절한 번호에 ○표 하시오.

1) 일반적인 활동(general activity)
0 1 2 3 4 5 6 7 8 9 10
방해 받지 않음 완전히 방해함

2) 기분(mood)
0 1 2 3 4 5 6 7 8 9 10
방해 받지 않음 완전히 방해함

3) 보행능력(walking ability)
0 1 2 3 4 5 6 7 8 9 10
방해 받지 않음 완전히 방해함

4) 통상 업무(normal work : 집안과 집밖의 일 모두)
0 1 2 3 4 5 6 7 8 9 10
방해 받지 않음 완전히 방해함

5) 다른 사람들과의 관계(relations with other people)
0 1 2 3 4 5 6 7 8 9 10
방해 받지 않음 완전히 방해함

6) 수면(sleep)
0 1 2 3 4 5 6 7 8 9 10
방해 받지 않음 완전히 방해함

7) 오락(enjoyment of life)
0 1 2 3 4 5 6 7 8 9 10
방해 받지 않음 완전히 방해함

**표 6-7** 욕창사정도구

# Braden scale 욕창위험도 사정

Braden scale : 1987년 Bergstrom, Braden, Laguzza & Holman이 미국에서 개발

감각인지(sensory perception), 피부 습기(moisture), 활동상태(activity), 움직임(mobility), 영양섭취(nutrition), 피부마찰과 쓸림(friction & shearing)의 6가지 항목으로 구성되어 있다. 마찰 & 쓸림 항목은 3점 척도로 되어 있고, 그 외 5가지 항목은 4점 척도로 구성되어 있다. 최저 6점에서 최고 23점까지 측정이 가능하며 점수가 낮을수록 욕창 발생 위험이 높다.

Braden scale의 신뢰도와 타당도를 평가한 연구들에서 욕창발생을 예측하는 경계점수는 연구대상이나 조건에 따라 달라 하나의 점수로 결정하기 어려우나 16~18점으로 제시된다.

환자명 : ______________ 환자번호 : ______________ 병 실 : ______________

| 항목 | 세부항목 | 점수 척도 | 환자 점수 |
|---|---|---|---|
| 1. 감각인지 | 이상 없음 | 4 | |
| | 가끔 반응함 | 3 | |
| | 통증 자극에만 반응함 | 2 | |
| | 전혀 반응 없음 | 1 | |
| 2. 피부 습기 | 거의 젖지 않음 | 4 | |
| | 이따금 젖어 있음 | 3 | |
| | 자주 젖어 있음 | 2 | |
| | 항상 젖어 있음 | 1 | |
| 3. 활동 상태 | 문제 없음 | 4 | |
| | 약간 움직임 | 3 | |
| | 거의 움직이지 못함 | 2 | |
| | 전혀 움직이지 못함 | 1 | |
| 4. 움직임 | 자주 보행함 | 4 | |
| | 이따금 보행함 | 3 | |
| | 의자에 한정적임 | 2 | |
| | 침상에 한정적임 | 1 | |
| 5. 영양 섭취 | 양호함 | 4 | |
| | 적당함 | 3 | |
| | 불량함 | 2 | |
| | 매우 불량함 | 1 | |
| 6. 피부 마찰과 쓸림 | 문제 없음 | 3 | |
| | 가능성 있음 | 2 | |
| | 문제 있음 | 1 | |
| 총 점 | | | |

### ③ 효과적인 기록의 원칙

#### 가. 정확성

간호기록은 사실에 근거하여 확실한 내용을 기록해야 한다. 간호기록은 다른 의료진과 의사소통하는 것이므로 누군가 간호기록을 읽고 다른 해석을 하지 않도록 표현에 오류가 없어야 한다. 한글로 기록할 때는 맞춤법이 틀리지 않도록 유의해야 하고, 영어로 기록할 때는 철자가 틀리지 않도록 주의해야 한다. 약어를 사용할 때는 공인된 약어나 기호만 사용해야 하며 모호한 용어는 사용하지 않도록 한다. 각 기관의 기록 양식과 절차에 따라 기록한다. 중요한 사항을 기록할 때 확신이 서지 않는다면 경험이 많은 간호사나 수간호사와 함께 의논한다.

#### 나. 신속성

간호기록은 정확한 기록을 위해서 간호수행 후 곧바로 기록하는 것이 원칙이다. 가능한 한 간호를 수행하자마자 대상자를 만난 후에 바로 기록하며, 특히 투약과 같은 중요한 행위는 즉시 기록한다. 시간의 흐름에 따라 기록하는 것이 원칙이나 기록하는 것을 잊어버렸거나 기록이 누락된 것을 발견하는 경우 추가기록으로 표시한 후 가능한 한 빨리 기록한다.

#### 다. 구체성

기록은 정확하고 구체적이어야 한다. 간호기록은 언제, 어디서, 어떻게 등 상황이나 행동이 발생한 장소, 시간, 방법을 명확하게 기록한다. 모호한 표현은 기록하지 않는다. 예를 들면 '드레싱 부위에서 보통의 배액이 있음'보다는 '드레싱 부위에서 6cm 원 사이즈의 연한 분홍색의 배액이 관찰됨'으로 기록하는 것이 좋다. 정상에서 벗어난 모든 변화(예 비정상 호흡, 순환, 의식수준, 행동 등)와 비정상과 관련되어 수행된 모든 활동(예 보고나 중재)에 대해 기록한다. 또한 처방된 치료지침을 거부한 경우에 기록한다. 예를 들면 '물리치료 시 "효과가 없는 것 같다"라며 치료받기를 거부함. 의사 ○○○에게 보고함'과 같이 기록한다.

#### 라. 명확성

간호기록은 대상자의 말을 인용하여 관찰하거나 추론한 사항을 명확하게 기록해야 한다. 대상자의 반응은 따옴표를 이용하여 직접 인용한 것임을 표시한다. 간호사의 느낌이나 주관으로 대상자에 대해 평가하지 않는다. '비협조적', '공격적임' 등과 같은 판단적 언어사용은 피하고, ' "병실에서 모두 나가라"며 소리를 지름'과 같이 사실에 근거하여 기록한다. 또한 기록 시에 중복은 피하고 장황한 설명보다는 간결하게 작성한다. 특정한 문제나 사건에 초점을 맞추어 기록한다. 특별한 상황이 아니면 '도움 없이 화장실에 다녀옴'과 같은 일상 행동에 대해서 기록하지 않는다.

### 마. 서명

간호기록을 마치면 반드시 서명을 해야 한다. 전자의무기록을 사용하는 경우에는 전산시스템에 로그인을 하고 간호기록을 하면 서명을 따로 하지 않아도 되지만 수기 기록을 사용할 때는 반드시 서명해야 한다. 전자의무기록을 사용할 때 주의해야 할 점은 다른 간호사로 로그인 된 상태에서 간호기록을 하면 로그인이 되어 있는 간호사의 서명이 되므로 반드시 로그아웃하고 자신의 아이디로 로그인 되어 있는지 확인 후 기록해야 한다.

### 바. 법적 근거 자료

기록하지 않은 것은 행하지 않은 것으로 간주되므로 관찰하거나 수행한 것은 반드시 기록해야 한다. 그날의 중요한 사건이나 문제점에 초점을 두고 정상으로부터 변화가 있는 것은 항상 기록한다. 대상자가 처방된 치료 방법 이행을 거절하거나 실패한 것에 대해 기록한다. 수기 기록 시에는 빈칸을 남기지 않고 사용하지 않은 공간은 선을 긋도록 한다. 빈칸은 시간이 지난 후 추가 기입에 대한 의심을 유발할 수 있다. 부정확한 기입에는 붉은 선을 긋고 오류(error)라고 표시한 후 그 옆에 다시 정확하게 기록하며 교정한 사람의 이름을 적는다. 이전 기록 내용을 지우거나 ×표 하거나 수정액을 사용하지 않는다.

## (2) 보고

보고는 대상자의 건강상태와 제공되는 간호에 대한 사실적 구두 의사소통이다. 간호사는 간호활동과 대상자의 상태를 의사소통하기 위해 기록뿐 아니라 구두 보고를 활용한다. 보고는 관찰된 것, 수행된 것, 고려해야 할 사항에 대한 특별한 정보를 의사소통하기 위해 실시된다. 구두 보고는 간결하면서도 모든 정보가 포함되어 있어야 한다. 간호사 간 인수인계는 근무교대 시, 대상자가 다른 병동이나 기관으로 이송되는 경우 및 가족이 대상자의 상태를 알고자 할 때 이용된다.

근무교대 시 인계보고는 대상자를 책임지고 있는 간호사가 새로 근무를 시작하는 간호사에게 정보를 제공하는 것이다. 인수인계는 해당 근무시간 동안 담당 대상자에게 발생한 일들에 대해서 현 근무 번 담당 간호사와 다음 근무 번 담당 간호사 간에 정보를 교환하는 과정이다. 이러한 정보교환 과정을 통해 간호의 연속성이 유지되며 간호서비스의 질과 대상자의 안전이 보장될 수 있다. 전형적인 근무교대 시 인계보고에는 각 대상자에 대한 기본정보(예 이름, 연령, 병실, 의학적 진단, 입원일, 주치의 등), 대상자의 현재 상태, 대상자의 중요한 상태 변화, 확인된 간호진단에 대한 기대결과 달성 정도, 최근 24시간 동안 행해진 진단검사와 기타 치료의 결과, 중요한 정서적 반응, 침습적 처치와 기타 신체 부착물, 근무 중에 발생한 중요한 활동, 인계받은 간호사가 해야 할 간호활동 등이 포함되어야 한다. 대상자의 현 상태에 관해 구체적이고 의미 있는 보고를 해야 하며 상태의 변화가 없거나 정상인 것은 보고할 필요가 없다. 즉 의미 있는 상태변화에 대해 보고하며 변화 양상을 보고할 때는 관찰, 취한 행동, 대상자의 반응과 향후 계획을 포함한다. 침습적 처치와 부착물(예 배액관, 흉관 등)에 대해 보고하고, 추론한 내용을 근거로 보고할 때는 사세히 설명한다. 그날 근무 중에 중요한 활동만 보고한다. 새로 근무에 교대한 간호사가 해야 할 간호를 알려주고 근무 시 시행하지 못한 처치나 검사 등 시행해야 할 간호를 포함한다.

간·호·과·정

# 07 장

# 간호평가

## 학·습·목·표

1. 간호평가의 정의와 목적을 설명할 수 있다.
2. 간호평가의 유형을 설명할 수 있다.
3. 간호평가의 과정을 단계별로 진술할 수 있다.
4. 간호과정의 각 단계를 검토한 후 간호계획과 환자의 결과평가에 비판적 사고를 적용한다.
5. 간호의 질 평가와 간호평가의 관계를 설명할 수 있다.
6. 간호결과에 따른 평가문을 작성할 수 있다.

## 주요용어 이해

- **표준**(standards) : 간호의 질과 적절성을 포함하여 설정된 세부기준(criteria)을 근거로 한 목표달성 가능한 성과에 대한 기대수준
- **간호실무표준**(standards of care) : 간호실무영역에서 건강과 질병에 대한 인간의 반응에 대한 총체적 사정과 진단 후 간호계획(목표계획, 중재계획)을 규명하여 수행하고, 이를 평가하는 간호과정의 적용
- **기준**(criteria) : 지식, 기술, 건강상태의 질, 속성, 특성을 구체적이며 관찰할 수 있는 또는 측정 가능한 형태로 기술한 것
- **질 평가**(quality assessment) : 우리가 수행하고 있는 업무나 업무가 이루어지는 환경, 업무결과 등을 체계적으로 살펴보는 일련의 과정으로 이전보다 향상된 업무결과를 지속적으로 유지하도록 고안된 제도
- **총체적 질 관리**(total quality management, TQM) : 총체적 질 관리는 지속적 질 향상을 계획하고 수행하는 데 전체 조직구성원의 참여를 유도하는 구조화되고 체계적인 과정
- **구조평가**(structural evaluation) : 의료제공자의 인적·물적·재정적 자원과 작업여건과 환경평가
- **과정평가**(process evaluation) : 간호제공자의 간호과정을 측정하여 간호제공에 대한 양적·질적 평가
- **결과평가**(outcome evaluation) : 의료서비스 대상자의 개인 및 집단의 결과변화 평가
- **의료기관 인증제도**(hospital accreditation) : 의료기관이 환자안전 및 의료서비스 제공에 관하여 인증기관에서 제시한 기준 및 지속적인 질 개선을 위한 적용방법과 관련하여 받아들일 수 있는 수준의 실행을 하고 있음을 보장해주는 과정

7 CHAPTER

# 간호평가

## 개요

간호평가는 간호과정의 모든 단계에서 대상자의 건강목표 달성을 향한 경과조사를 포함한 간호계획의 효과를 확인할 수 있는 계획적이고 지속적인 활동이다.

이 과정을 통해 간호사는 대상자의 목표계획과 중재계획 달성 여부를 판단하고 제공된 간호활동의 효과성을 결정하며 질적 수준을 판단할 수 있다. 이 장은 간호평가의 정의를 시작으로 내용과 유형, 과정단계, 비판적 사고를 반영한 평가, 질 평가 등에 대해 다룰 것이다.

## 1 간호평가의 정의와 목적

### 1) 간호평가의 정의

평가(evaluation)란 평가할 대상의 질적 수준이나 가치에 대해 규명된 기준이나 표준과 비교하여 결정을 내리는 체계적인 과정을 말한다.

기준(criteria)은 지식, 기술, 태도, 행동(건강상태의 질, 속성, 특성) 등의 형태로 서술되는 신뢰성과 타당성을 갖춘 관찰 및 측정 가능한 지표를 말한다.

표준(standards)은 수행되어야 할 것에 대한 정해진 모델로써 권위, 관습, 관례, 규약 등 합의에 의해 준거하여 설정된다.

간호에 있어서 표준과 기준의 공통점은 수용 가능한 바람직한 것을 서술하는 것으로 비교를 위한 근거로 작용한다는 부분이다. 차이점은 간호의 표준은 미국간호협회 표준 등 구체적 또는 광범위한 서술이 이루어지고 그 예로는 대한간호협회(Korean Nurses Association, KNA), 미국간호협회(American Nurses Association, ANA) 간호실무표준 등이다. 간호의 기준은 자료의 판단 및 평가자료 수집의 지침이 되는 것으로 간호사 또는 대상자의 태도, 지식, 기술, 행동을 측정 가능한 용어를 이용한 구체적인 서술이다.

### 2) 간호평가의 목적

간호과정에서 평가는 간호계획 과정에서 설정한 목적과 목표를 현재 건강상태와 체계적으로 비교하여 간호진단이나 문제가 간호수행을 통해 효과적으로 해결되었는지를 비판적으로 검토하는 과정이다. 즉 간호사정, 진단, 계획, 수행단계를 마친 후 간호 지시를 '수정' 또는 '보완'할 것인지 혹은 간호를 종결할 것인지를 결정하기 위한 단계이다.

간호평가 단계에서 대상자의 목표달성 여부에 따른 결론은 간호수행의 유지 또는 지속, 수정, 종료를 결정하게 되므로 간호과정에서 평가단계는 매우 중요하다. 그러므로 평가는 대상자가 건강목표를 달성하게 되거나 퇴원할 때까지 지속되는 과정이다.

간호평가는 간호사정의 기초자료 수집에서부터 시작하여 간호과정 전체를 통해서 대상자를 만날 때마다 계속되며 평가빈도는 대상자의 건강상태 또는 평가되는 시점에 의해 결정되는 접촉의 빈도에 달려있다. 퇴원 시 이루어지는 평가는 목표달성 정도와 추후간호와 관련하여 대상자의 상태를 확인하는 것이다. 모든 간호평가는 대상자의 기대하는 결과와 목표달성 여부를 판단하고, 제공된 간호에 대한 질적 수준을 판단하는 결과이면서 과정이다.

## 2 간호평가의 유형

간호평가 단계에서 제공해 주는 정보는 또 다른 간호과정을 시작하는 데 이용된다. 즉 간호사는 간호사정, 진단, 계획, 수행을 제공한 후 간호지시를 종결할 것인지 수정 또는 유지할 것인지를 결정하기 위해 평가가 이루어진다. 이때 대상자의 반응과 예상된 목표를 비교하고 이러한 정보를 이용하여 '기대결과'에 대한 기준(간호실무표준 및 전문직 수행표준, 간호결과 분류체계 등)을 통해 목표달성 여부를 결정한다[표 7-1].

간호평가의 내용은 대상자의 질병 진행과정에 대한 결과평가와 간호중재가 결과에 미친 영향을 평가하는 것이며 간호중재 활동에 의한 결과를 평가하는 것이다. 또한 대상자에게 제공한 간호의 전반적인 질적 향상에 대한 질 평가로 이루어진다.

### 1) 대상자의 결과평가

간호과정에서 결과평가는 대상자의 건강관련에 계획된 목표 성취를 향한 '기대결과'에 어느 정도 도달했는지 대상자의 경과 변화에 중점을 둔다. 즉 간호사는 간호중재를 제공한 후에 대

표 7-1 대한간호협회 간호실무표준 및 전문직 수행표준(KNA, 2003)

| 1. 간호실무표준 | |
|---|---|
| 표준 Ⅰ. 자료수집 | • 간호사는 환자의 건강과 관련된 자료를 수집한다.<br>1. 개인, 가족, 지역사회 및 건강팀을 대상으로 자료를 수집한다.<br>2. 환자의 건강상태나 요구의 긴급성에 따라 자료를 수집한다.<br>3. 주관적인 자료와 객관적인 자료를 모두 수집한다.<br>4. 적절한 자료수집 기술과 도구를 사용한다.<br>5. 개인, 가족, 지역사회 및 관련 보건의료인과 계속적인 상호작용을 통해 수집된 자료를 수정하고 보완한다.<br>6. 수집된 자료를 검색, 인출 및 호환이 가능한 형식으로 문서화한다. |
| 표준 Ⅱ. 진단 | 7. 간호사는 수집된 자료를 분석하여 간호진단을 내린다.<br>8. 수집된 자료를 분석한다.<br>9. 자료분석에 근거하여 간호진단을 내린다. |
| 표준 Ⅲ. 계획 | • 간호사는 간호 환자의 간호목표 달성을 위해 필요한 간호계획을 세운다.<br>10. 간호진단에 근거하여 간호목표를 설정한다.<br>11. 간호목표를 측정 가능하게 설정한다.<br>12. 간호목표를 성취 가능하게 설정한다.<br>13. 간호목표에 목표달성 기간을 포함하여 설정한다.<br>14. 간호목표의 우선순위에 따라 간호계획을 세운다.<br>15. 필요한 경우 간호 환자, 가족, 타 건강팀과 함께 간호목표 및 계획을 수립한다.<br>16. 최신 간호실무를 반영하여 간호계획을 설정한다.<br>17. 간호의 연속성이 있도록 간호계획을 설정한다.<br>18. 간호계획을 문서화한다. |
| 표준 Ⅳ. 수행 | • 간호사는 간호계획에 따라 간호중재를 수행한다.<br>19. 간호계획에 근거한 간호중재를 한다.<br>20. 안전하고 시기적절하며, 적합한 방식으로 간호중재를 수행한다.<br>21. 건강증진·유지, 질병예방, 질병관리 및 재활, 임종간호, 사업운영을 포함하여 간호중재를 수행한다. |
| 표준 Ⅴ. 평가 | • 간호사는 간호중재를 평가한다.<br>22. 지속적으로 간호를 평가한다.<br>23. 간호목표 달성을 확인한다.<br>24. 평가결과를 간호진단과 목표, 계획에 반영한다.<br>25. 간호사는 평가내용을 문서화한다.<br>26. 간호 환자와 가족, 건강팀을 평가과정에 참여시킨다. |
| **2. 전문직 수행표준** | |
| 표준 Ⅵ. 윤리 | • 간호사는 환자의 입장에서 모든 간호행위와 의사결정을 윤리적으로 수행한다.<br>27. 간호윤리강령을 준수한다.<br>28. 환자의 자율성과 존엄성의 권리를 지킨다.<br>29. 환자와 신뢰관계를 유지한다.<br>30. 환자의 비밀을 지킨다.<br>31. 환자의 옹호자로 행동한다.<br>32. 환자의 다양성을 고려하면서 편견 없이 간호를 수행한다. |

**표 7-1** 대한간호협회 간호실무표준 및 전문직 수행표준(KNA, 2003) (계속)

| | |
|---|---|
| 표준 Ⅶ. 업무수행 평가 | • 간호사는 전문직 실무표준과 관련 법규에 준하여 간호업무 수행을 평가한다.<br>33. 정기적으로 업무수행을 평가한다.<br>34. 업무수행에 관한 피드백을 동료, 협동자, 환자로부터 받는다.<br>35. 동료평가(peer review) 활동에 참여한다.<br>36. 업무수행 평가, 동료평가 결과를 직무개선에 반영한다. |
| 표준 Ⅷ. 교육 | • 간호사는 최신 지식과 능력을 습득하고 유지한다.<br>37. 교육활동에 지속적으로 참여하여 최신 간호지식과 기술을 습득한다.<br>38. 최신 실무기술과 능력을 유지하기 위하여 업무 경험을 쌓는다. |
| 표준 Ⅸ. 연구 | • 간호사는 연구를 수행하고 그 결과를 실무에 활용한다.<br>39. 간호사는 연구활동에 참여한다.<br>40. 간호사는 간호실무를 개발하는 연구를 수행한다.<br>41. 간호사는 타 학문과 공동연구를 수행한다.<br>42. 간호사는 간호연구 결과를 평가하여 실무에 적용한다. |
| 표준 Ⅹ. 협동 | • 간호사는 동료를 지지하고 건강팀과 협동한다.<br>43. 동료 및 건강팀과 의사소통을 한다.<br>44. 동료 및 건강관리팀과 협동적인 관계를 유지한다.<br>45. 동료 및 건강관리팀과 의사결정 과정에서 협동한다.<br>46. 필요 시 건강팀을 자문한다.<br>47. 지지적인 업무환경을 조성한다. |
| 표준 Ⅺ. 자원활용 | • 간호사는 간호업무에 필요한 자원을 활용한다.<br>48. 인적, 물적 자원을 파악한다.<br>49. 지역사회자원을 파악한다.<br>50. 필요한 정보를 탐색하여 활용한다.<br>51. 자원의 안전성, 효율성을 평가하여 활용한다.<br>52. 환자가 활용할 수 있는 자원의 정보를 활용한다. |
| 표준 Ⅻ. 간호의 질 관리 | • 간호사는 간호의 질을 평가한다.<br>53. 간호의 질을 향상시키기 위한 정책, 절차 및 실무지침을 개발한다.<br>54. 간호의 질과 효과의 감시에 사용할 지표들을 규명한다.<br>55. 간호의 질과 효과를 감시하기 위한 자료를 수집한다.<br>56. 간호실무 또는 환자 결과를 향상시킬 수 있는 제안을 작성한다.<br>57. 간호실무의 질을 강화시킬 수 있는 활동을 수행한다.<br>58. 다학제로 이루어진 질 평가 팀에 참여한다. |

상자의 반응인 건강상태와 간호계획 단계에서 설정한 기대결과를 비교해서 목표달성 여부에 대한 평가를 내린다. 이러한 결과평가는 지속적으로 진행되거나 간헐적으로 평가할 수 있다.

### (1) 진행평가(ongoing evaluation)

간호중재를 수행하는 과정에서 이루어지는 평가로 진행과정 중 바로 수정이 가능하다.

#### (2) 간헐적 평가(intermittent evaluation)

간호목표 달성을 위해 정해진 시간 간격으로 간호중재의 결과 달성 정도를 확인할 수 있는 평가이다. 간헐적 평가를 통해 간호제공의 적절성과 진행 과정의 부족한 점을 보완하고 필요 시 간호계획을 수정할 수 있으며, 대상자의 간호목표가 달성될 때까지 또는 퇴원 시까지 지속할 수 있다.

#### (3) 최종평가(terminal evaluation)

퇴원 시기에 대상자의 건강상태를 평가하는 것으로 자가간호와 추후관리 능력에 대한 평가를 포함한다. 입원 기간 동안 간호사는 대상자와 함께 간호과정을 참여하도록 하여 점진적으로 자가간호능력을 증진시키고 퇴원 시기에 대한 준비를 시켜야 한다.

### 2) 질 평가

체계적인 방법으로 제공된 또는 제공하고 있는 의료 서비스를 감시하고 평가하여 의료의 질적 향상을 유지하고 달성하기 위한 개선 활동을 하도록 하는 기전을 제공하며 이러한 활동 결과에 반드시 정규적인 환류(feedback)가 이루어져야 한다.

#### (1) 동시평가(concurrent review)

대상자가 입원하고 있는 동안 수행된 간호를 평가하는 방법으로 대상자 간호의 질 개선에 반영할 수 있는 장점이 있다.

동시평가의 방법으로는 입원환자 의무기록 감사, 간호 활동의 직접 관찰, 환자 및 직원 면담, 집담회 등이 있다.

#### (2) 소급평가(retrospective review)

대상자의 간호 과정이 종료된 이후에 그 결과를 평가하는 것으로 대상자의 간호 활동에 대한 개선 활동은 할 수 없지만 다른 간호대상자의 간호계획에 반영함으로써 간호의 질을 높일 수 있다.

소급평가의 방법으로는 퇴원환자 의무기록 감사, 퇴원 환자의 만족도 조사, 퇴원 환자 및 가족의 면담 등이 있다.

## 3 간호평가의 단계

간호사는 제공한 간호에 대한 대상자의 경과 평가에 따른 6단계 과정 지침을 다음과 같이 설명한다[그림 7-1].

| 단 계 | 지침 내용 |
|---|---|
| 1단계 | 목표에 따른 기대결과 확인 |
| 2단계 | 목표에 따른 기대결과 관련 자료수집 |
| 3단계 | 수집된 자료와 목표달성여부 확인 |
| 4단계 | 수행에 대한 진행과정평가 |
| 5단계 | 결론도출과 평가문 작성 |
| 6단계 | 모든 간호과정 단계 비판적 검토 |

그림 7-1 간호평가의 단계

### 1) 대상자의 목표에 따른 기대결과를 확인한다.

간호사는 목표계획에 대한 달성 여부를 측정하기 위해 기대결과를 확인한다.

기대결과는 계획단계에서 규명한 결과와 지침으로 환자의 반응을 평가하기 위해 사용되는 기준으로 수집해야 하는 자료를 결정하고 자료를 판단할 때 상대적인 표준을 제공한다. 이러한 과정은 평가를 위한 명확한 내용의 자료수집과 수집된 자료에 대한 평가의 기준을 제시한다.

예를 들면 다음에 제시된 기대결과는 간호사가 어떤 자료를 수집해야 하는지를 알 수 있다[표 7-2].

표 7-2 대상자의 목표에 따른 기대결과

| 사례대상 | 기대결과 |
|---|---|
| 성인 | [사례 1] **확장성심근증**(Dilated Cardiomyopathy, DCMP)<br>• 대상자는<br>– 심박출량 감소로 인한 증상이 완화되었다고 표현한다.<br>– 호흡이 편안하다고 표현한다.<br>– 혈당치가 정상범위 안으로 측정된다(위험요인).<br>– 정서적 지지에 긍정적으로 반응한다.<br>– 침습적 시술시 출혈이 나타나지 않는다(위험요인).<br>– 오심이 감소된다.<br>– 보호자 돌봄 제공이 적절하게 이루어진다.<br>– 변비증상이 완화된다. |
| 여성 | [사례 2] **자궁경부암**(Cervix Uterine Cancer)<br>• 대상자는<br>– IV line 부위에 정맥염 증상이 완화된다.<br>– 통증이 해소된다.<br>– 변비증상이 완화된다.<br>– 손 위생을 스스로 실천한다. |
| 아동 | [사례 3] **폐렴**(Pneumonia)<br>• 장기목표 : 대상자는 퇴원 시 기관지 분비물 감소로 호흡 시 정상 호흡음을 회복한다.<br>• 단기목표 : 대상자는<br>– 3일 이내에 기관지 분비물의 배출로 호흡 시 수포음(crackles), 나음(rhonchi)이 감소한다.<br>– 3일 이내에 침상안정 상태의 호흡수가 24회/분 이하로 감소한다.<br>– 퇴원 시 기관지 분비물 감소로 호흡 시 정상 호흡음을 회복한다. |

## 2) 목표에 따른 기대결과와 관련된 자료를 수집한다.

평가를 위한 자료수집은 간호 수행에 대한 대상자의 반응에 대한 자료를 수집하는 것으로 간호진단과 간호목표 및 기대결과를 기준으로 실시한다. 체계적인 자료수집을 통해 간호목표가 효과적으로 달성되었는지 평가기준에 적합한지를 결정하게 된다.

자료수집 방법은 초기사정과 같은 방법으로 이루어지며 구체적인 내용은 다음과 같다.

첫째, 대상자와 상호작용하는 동안에 이루어진 객관적, 주관적 자료를 완전하게 수집한다. 즉 언어적·비언어적 행동과 반응을 포함한 관찰과 면담, 신체검진, 기록내용 검토, 대상자를 포함한 가족 또는 치료 시 참여한 지인, 다학제적 건강팀 구성원과 대화 등이 해당된다.

둘째, 간호사정 단계에서 사용했던 측정도구는 평가단계에서도 동일한 도구를 이용하여 측정한다. 예를 들면 간호실무표준 또는 간호결과 분류체계(nursing outcomes classification, NOC, John & Mass, 1991)를 적용하는 경우 기대결과를 설정할 때 사용했던 측정 척도를 이용하여 평가단계에서 다시 자료를 수집한다[표 7-3].

**표 7-3 간호목표에 따른 평가를 위한 자료 수집 사례**

| 간호진단 | 간호목표(기대결과) | 평가를 위한 자료수집 |
|---|---|---|
| **성인 사례 : 확장성심근증(Dilated Cardiomyopathy DCMP)** | | |
| 심장의 기능적 장애와 관련된 심박출량 감소 | • 대상자는 심박출량 감소로 인한 증상이 완화되었다고 표현한다. | • 활력징후(맥박수와 호흡수) 사정<br>• 심박출량 감소 증상<br>• 의식수준 사정<br>• BUN, creatinine 검사결과 값 확인 혈청 전해질, 소변 삼투질 농도, 요비중 관찰<br>• 매일 체중의 변화 관찰<br>• 섭취량과 배설량 관찰(체액과다, 부종, 배변양상) |
| 질병(심부전)과 관련된 비효과적 호흡양상 | • 대상자는 호흡이 편안하다고 표현한다. | • 산소포화도 측정<br>• 사지의 피부색, 온도, 청색증 사정 |
| 질병, 시술로 인한 신체적 상태 저하와 관련된 불안정한 혈당치의 위험 | • 대상자는 혈당치가 정상범위 안으로 측정된다.<br>• 대상자는 혈당의 중요성에 대해 이해한다. | • 혈당측정검사결과 |
| 질병으로 인한 입원과 관련된 무력감 | • 대상자는 간호사의 정서적 지지에 대해 긍정적으로 반응한다. | • 정서적 반응 관찰 |
| 침습적시술(CAG, PCI)과 관련된 출혈 위험 | • 대상자는 출혈이 나타나지 않는다. | • 출혈여부 확인 |
| 약물(강심제)의 부작용과 관련된 오심 | • 대상자는 오심이 감소된다. | • 약물 부작용 관찰 |
| 돌봄에 대한 경험부족과 관련된 돌봄제공자의 역할 긴장 | • 보호자는 습득한 지식으로 환자에게 적절한 지지와 돌봄을 제공한다. | • 보호자 돌봄 제공 관찰 |
| 침상안정(신체적 활동 부족)과 관련된 변비 | • 대상자는 변비의 증상이 완화된다. | • 변비 증상 확인 |
| **여성 사례 : 자궁경부암(Cervix Uterine Cancer)** | | |
| 침습적 시술과 관련된 감염의 위험 | 대상자의 IV line 부위에 정맥염 증상이 완화된다. | • 활력징후 사정<br>• 대상자에게 감염증상 확인<br>• 혈액검사 결과 확인<br>• IV line 부위 사정(부종, 통증, 발적 등)<br>• 배변양상 관찰<br>• 손위생 실천 관찰 |
| 수술과 관련된 통증 | 대상자는 통증이 해소된다. | |
| 침상안정(신체적 활동 부족)과 관련된 변비 | 대상자는 변비의 증상이 완화된다. | |
| **아동 사례 : 폐렴(Pneumonia)** | | |
| 기관지 분비물 증가와 관련된 비효과적 호흡 양상 | 대상자는<br>• 3일 이내에 기관지 분비물의 배출로 호흡 시 수포음(crackles), 나음(rhonchi)이 감소한다.<br>• 3일 이내에 침상안정 상태의 호흡수가 24회/분 이하로 감소한다.<br>• 퇴원 시 기관지 분비물 감소로 호흡 시 정상 호흡음을 회복한다. | • 활력증상 감시 (체온과 호흡수를 확인)<br>• 호흡과 관련된 자료 감시(호흡음 사정)<br>• 호흡과 관련된 자료 감시(기침, 콧물, 객담 사정)<br>• 호흡과 관련된 자료 감시(진담검사 결과 추적)<br>• 투약(항생제, 소염효소제, 진해거담제 등)<br>• 투약(분무요법)<br>• 물리적 흉곽요법(등 두드리기, 체위요법)<br>• 감시(적절한 수화상태 유지)<br>• 환경관리(병실 내 습도 유지) |

### 3) 수집된 자료와 목표달성 여부를 비교한다.

평가를 위한 자료 수집이 대상자의 현재 상태와 간호계획에서 설정한 간호목표와 동일한지, 수행계획에서 설정한 시간 및 경과가 간호사가 기대한 효과적인 결과인지에 대해 대상자와 함께 확인하고 비교한다. 목표달성에 대한 평가를 통해 간호사는 3가지로 판단을 내릴 수 있다. 대상자의 현재 상태가 간호사의 기대결과와 같거나 대상자의 효과적인 반응은 '목표달성', 부분적인 결과와 단기목표 달성은 되었으나 장기목표 달성은 아직 이루어지지 않은 경우는 '목표 부분달성', 기대결과가 목표 시간까지 이루어지지 않았거나 대상자의 경과와 간호계획의 기대결과가 일치하지 않는 경우 '목표 미달성'으로 판단한다. 이와 같은 판단이 내려진 후 간호계획을 종료할 것인지 혹은 지속할 것인지 수정 및 보완해야 할 것인지를 결정한다[표 7-4].

표 7-4 결과 확인에 따른 결론유형

| 결과 확인 | 결론유형 |
|---|---|
| • 대상자의 실제적 경과와 간호목표에 대한 결과가 일치한 경우 | 목표달성 |
| • 간호목표의 일부분이 달성된 경우<br>• 단기목표는 달성되었으나 장기목표는 달성되지 않은 경우 | 목표 부분달성 |
| • 대상자의 실제적 경과가 목표 시간 안에 나타나지 않은 경우<br>• 대상자의 실제적 경과와 간호목표의 결과가 일치하지 않은 경우 | 목표 미달성 |

### 4) 간호수행에 대한 진행과정을 평가한다.

간호사는 대상자의 현재 건강상태에 대해 자료수집을 통한 간호목표와 기대결과를 비교하고 목표달성에 대한 결론을 내렸다. 간호목표가 달성된 경우에는 간호문제(진단)가 해결되어 '목표달성'을 기록하고 종결한다. 그러나 대상자의 목표가 달성되지 않은 경우 진행과정에 대한 엄밀한 검토가 필요하다. 대상자의 간호결과가 실제로 간호사의 간호수행 활동에 의한 것인지 확인해야 한다. 간호활동 외에도 간호목표 달성에 영향을 미칠 수 있는 통제 불가능한 변수들을 고려해야 한다. 간호사는 간호수행 활동의 효과에 대한 결론을 내림에 있어 다른 건강전문가에 의해 수행된 활동 및 치료, 가족과 친지의 영향, 대상자의 심리적 태도, 기대, 동기, 자료 수집하는 동안 대상자가 제공한 정보의 불완전성, 대상자의 이전 경험과 지식 등을 점검해야 한다.

### 5) 결론 도출을 통한 평가문을 작성한다.

간호사는 간호계획이 대상자의 간호문제(진단)를 효과적으로 해결했는지 또는 부분적으로 해결되었는지 혹은 잠재적 위험요인이 존재하는지 등을 결정하기 위해 설정된 목표달성 여부를 판단한다. 이는 간호계획을 지속할 것인지, 수정 및 보완할 것인지, 종료할 것인지의 향후 방향을 설정하는 데 매우 중요하다.

#### (1) 결론 도출유형에 따른 설정

##### ① 간호목표 및 기대결과가 달성된 경우

간호진단과 간호계획에 따라 효과적인 문제해결이 이루어진 경우는 간호수행을 종료하고 목표달성에 대한 기록 후 간호진단 및 계획을 종결한다. 그러나 실제적인 문제가 부분적으로 남아있는 경우에는 간호수행을 지속하거나 계획의 수정이 필요하다.

현재 문제가 발생되지 않더라도 잠재적인 위험요소가 여전히 대상자를 위협할 수 있다면 예방차원의 간호계획이 지속될 수 있다[표 7-5].

**표 7-5** 목표달성 유형에 따른 결론 도출

| 결과유형 | 대상자의 경과 상태 | 결론 도출 |
|---|---|---|
| 목표달성 | 실제적 문제해결 | • 간호계획 '종료' |
| | 실제적 문제 부분적으로 존재 | • 가능성 있는 문제 제외 점검<br>• 간호중재 추가/보충 또는 '수정' |
| | 위험문제 존재 | • 잠재적 위험요인 확인 및 예방 |

##### ② 간호목표 및 기대결과가 부분 달성된 경우

대상자의 간호문제(진단)는 감소되었으나 충분하지 않을 경우 간호목표 달성을 위해 간호수행을 지속하거나 더 효과적인 중재로 수정해야 한다[표 7-6].

**표 7-6** 목표 부분달성 유형에 따른 결론 도출

| 결과유형 | 대상자의 경과 상태 | 결론 도출 |
|---|---|---|
| 목표 부분달성 | 실제적 문제 감소되었으나<br>실제적인 문제가 존재 | • 수행시간 연장을 통한 간호계획 '지속'<br>• 효과적 문제해결을 위한 간호계획 '수정' |

### ③ 간호목표 및 기대결과가 미달성된 경우

간호목표가 달성되지 않은 경우에는 간호문제가 여전히 존재하므로 대상자의 경과를 점검하고 목표달성에 영향을 미칠 수 있는 요인(대상자, 가족, 다른 변수)들을 확인한다. 이 때 간호사는 간호과정의 각 단계에서 누락된 부분에 대한 재사정과 진단, 전체적인 간호계획, 제공된 간호수행을 재검토하여 동일한 계획을 지속할 것인지 또는 계획을 수정할 것인지 결정해야 한다. 만약에 대상자의 상태에 따라 타 의료기관으로 후송되거나 생명에 위협석인 문제기 발생한 경우에는 간호목표가 달성되지 않은 상태에서 종료될 수도 있다[표 7-7].

**표 7-7 목표 미달성 유형에 따른 결론 도출**

| 결과유형 | 대상자의 경과 상태 | 결론 도출 |
|---|---|---|
| 목표 미달성 | 문제가 해결 안 된 경우 | • 누락, 보충자료 수집을 통한 재사정<br>• 진단 '지속'/'수정'<br>• 계획 '지속'/'수정'<br>• 수행 '지속'/'수정'<br>• 영향요인 고려(대상자, 가족, 기타변수 등) |
| | 협력석인 문제인 경우 | • 타 보건의료팀과 협력가능한 문제의 경우 협조요청<br>• 목표 미날성 상태로 '종결'(후송, 사망 등) |

## (2) 평가문 작성

평가진술문은 목표달성 여부에 따른 판단과 이를 지지하는 근거자료로 구성된다. 근거자료는 평가를 지지할 수 있는 실제적인 결과로 진술하며 목표와 평가진술문은 정확하게 같은 방법으로 기록한다.

### ① 목표 미달성인 경우 예시

| 사례 | 간호계획 목표달성에 대한 판단 | | 판단을 지지하는 근거자료 |
|---|---|---|---|
| | 진단일자 | 평가일자 | |
| 성인 | HD #1 | HD #6 | • 대상자는 혈당치가 정상범위 안으로 측정되지 않았다. |

### ② 목표 부분달성인 경우 예시

| 사례 | 간호계획 목표달성에 대한 판단 | | 판단을 지지하는 근거자료 |
|---|---|---|---|
| | 진단일자 | 평가일자 | |
| 성인 | HD #2 | HD #6 | • 대상자는 오심이 감소되었다. |
| 아동 | 1/8 | 1월11일 장기목표 | • 대상자는 퇴원 시 기관지 분비물 축적 방지 및 제거로 호흡 시 그렁거림 등의 거친 호흡음이 감소한 상태로 퇴원함 |

### ③ 목표달성인 경우 예시

| 사례 | 간호계획 목표달성에 대한 판단 | | 판단을 지지하는 근거자료 |
|---|---|---|---|
| | 진단일자 | 평가일자 | |
| 성인 | HD #1 | HD #6 | • 대상자는 심박출량 감소로 인한 증상이 완화되었다고 표현한다.<br>• 산소포화도 95% 이상을 계속 유지하였다.<br>• 대상자는 호흡이 편안하다고 표현했다. |
| | HD #1 | HD #5 | • 대상자는 간호사의 정서적 지지에 대해 긍정적으로 반응했다. |
| | HD #2 | HD #5 | • 대상자는 출혈이 나타나지 않았다. |
| | HD #2 | HD #6 | • 보호자는 습득한 지식으로 환자에게 적절한 지지와 돌봄을 제공했다. |
| | HD #2 | HD #6 | • 대상자는 변비의 증상이 완화되었다. |
| 여성 | HD #1 | HD #5 | • 대상자의 IV line 부위에 정맥염 증상이 완화되었다.<br>• 대상자는 손 위생을 스스로 실천하였다. |
| | HD #2 | HD #4 | • 대상자는 통증이 해소되었다. |
| | HD #3(OP#1) | HD #5 | • 대상자는 변비의 증상이 완화되었다. |
| 아동 | 1/8 | 단기목표(1/11) | • 대상자는 1/10, 1/11 청진 시 수포음(crackles), 나음(rhonchi)이 감소하였다.<br>• 대상자는 38℃ 이하로 고열이 호전된 1/9부터 호흡수의 감소를 보였으며 1/11 22회/분 체크되었다. |

## 6) 간호과정의 모든 단계를 비판적 사고에 의해 재검토한다.

간호사는 간호목표(기대결과) 달성 정도에 따라 각 문제에 대한 간호계획을 지속할 것인지, 수정/보완할 것인지, 종료할 것인지를 결정해야 한다.

이를 위해 간호사는 간호과정 전체 단계들을 검토하여 간호계획이 효과적이지 못한 이유를 확인할 필요가 있다.

### (1) 사정단계

대상자의 초기사정과 진행사정 자료를 확인한다.

자료의 오류와 누락은 간호과정 단계 중 간호진단에 영향을 미치며 간호계획의 모든 부분을 변경하게 한다. 대상자의 초기사정이나 건강상태는 변화하기 때문에 새로운 자료에 대해 지속적인 사정이 필요함을 인식해야 한다.

**❋ 사정단계의 평가점검 사항**

- 완전하고 정확한 사정자료 확인
- 자료검증 필요성 확인
  (대상자, 보호자, 다학제적 전문인들과 함께 점검 : 면담, 신체검진 이용, 계획변경 필요여부)
- 대상자의 상태 변화 확인(대상자 현재 상태에 대한 자료기록, 계획변경 필요여부)

### (2) 진단단계

사정단계를 확인하여 기초자료의 수정이 필요하다면 간호사는 간호진단을 수정하거나 새로운 간호진단을 추가한다. 자료가 정확하고 완전할 경우에도 간호사는 문제 확인이 정확했는지, 대상자에게 적절한 간호진단인지 진단적 과정과 각각의 신난진술문을 분석한다.

진단적 과정의 오류 또는 잘못된 진단진술문은 대상자에게 적합하지 않은 간호진단이 내려질 수 있다. 또한 간호사가 대상자의 문제를 분명히 파악하고 있더라도 진단적 진술문을 작성할 때 이를 잘 표현하지 못할 경우 다른 간호사들은 불필요한 간호수행을 할 수 있기 때문이다.

**❋ 진단단계의 평가점검 사항**

- 진단의 자료와 관련성 확인
- 분명하게 진술된 진단인지 확인
- 문제에 기여하는 요인을 정확하게 반영하고 있는 원인점검
- 간호행위에 의해 치료될 수 있는 문제인지 점검
- 대상자에게 개별적 문제해결 진단인지 점검

### (3) 계획단계(목표계획/중재계획)

재사정을 통해 추가된 자료가 있거나 간호진단이 변경되었을 경우 간호사는 기대결과를 수정할 필요가 있다. 기초자료와 진단진술문이 처음부터 완전했다면 목표달성이 안 된 이유는 목표가 실현가능하지 않거나 시간적 여유가 부족할 수 있는 것이다.

**※ 계획단계의 평가점검 사항**

- 진단이 추가되거나 수정사항 확인
- 대상자와 의료기관의 능력 및 자원 측면에서 실현 가능한 목표 확인
- 목표를 달성하는 데 충분한 시간 배정 점검
- 대상자 문제의 모든 측면에서 목표진술 확인
- 간호진단에서 확인한 기대결과와 문제해결 확인
- 대상자의 우선순위와 간호초점 확인
- 대상자가 목표에 동의하였는지 확인(대상자 참여, 대상자가 가치를 두는 목표 작성)

간호사는 간호진단이나 기대결과를 수정한 경우 어떤 방법으로든 간호지시를 수정하거나 더 효과적인 방법을 추가할 수 있다.

**※ 간호지시 평가점검 사항**

- 이전의 검토 단계에서 간호과정 또는 목표가 추가되거나 수정부분 점검
- 진술된 대상자 목표와 정확하게 관계가 있는 간호인지 확인
- 활동의 적용 시기 지시를 포함하고 있는 간호인지 확인
- 직원 및 기타 자원의 측면에서 볼 때 현실적인 간호인지 확인
- 대상자 목표의 모든 측면을 다루고 있는 간호인지 확인

### (4) 수행단계

간호계획에 대한 검토 후 충분하고 완전함에도 목표달성이 안 된 경우는 간호계획을 수행하는 방법에 문제가 있는 것이다. 간호수행 단계에서 문제점을 발견하기 위해서는 대상자 경과기록지, 대상자, 보호자, 다학제적 건강제공팀을 확인한다.

**※ 간호수행 평가점검 사항**

- 대상자 참여여부(계획 및 수행하는 단계 포함)
- 대상자에게 유용하게 적용 가능한 간호중재
- 간호계획 수행을 위한 대상자 준비 정도
- 간호사의 충분한 지식과 기술을 통한 중재기법과 절차수행능력
- 다른 직원들의 간호계획에 대한 완전한 수행 여부
- 대상자의 자가 간호활동 수행 여부

## 4 평가에 대한 비판적 사고의 반영

간호사는 간호과정의 각 단계를 검토한 후에 그 과정 동안 비판적 사고가 이루어졌는지 검토해야 한다. 다음은 간호사의 자기 반영을 위한 질문이다[표 7-8].

표 7-8 비판적 사고에 따른 평가기준 적용 질문

| 평가기준 | 질문사항 |
|---|---|
| 명확성(clarity) | 평가진술문은 명확한가? : 목표는 달성되고 자료는 충분한가? |
| 정확성(accuracy) | 간호계획 목표와 재사정 자료를 비교하였는가? 환자는 목표달성에 대해 만족하는가? |
| 정밀성(precision) | 애매한 진술문보다(예 잘 참는다) 확실한 환자 진술과 행동을 이용한 평가진술문인가? |
| 관련성(relevance) | 진술된 목표와 관련된 재사정 자료를 수집하였는가? |
| 깊이(depth) | 어떤 것을 놓치고 있는가? 모든 기본적인 것을 확보하였는가?<br>중재가 바람직한 결과를 성취하지 못했다면 상담이 필요한가? |
| 넓이(breadth) | 환자는 결과/목표성취를 어떻게 기술하는가? |
| 논리성(logic) | 중재가 목표를 성취할 수 있도록 하였는가? 적절히 수행하였는가? |
| 중요성(significance) | 여전히 간호의 필요성이 존재하는가?<br>문제를 예방하기 위해 계획을 더 작성할 필요가 있는가? |

출처 : Judith M. Wilkinson(2012). Nursing Process and Critical Thinking(5th ed.). Pearson Education, Inc., Upper Saddle River, New Jersey.

## 5 평가오류

평가에서 가장 많은 오류는 환자의 결과에 대해 비판적, 분석적, 체계적이지 못한 것이다. 간호사는 대상자의 효과적인 결과를 위해 계획을 세우고 간호계획에 대한 수행활동에 중심을 두지만 대상자의 반응에 대한 관찰과 기록하는 시간이 미비한 경우가 있다. 간호의 질적 수준은 대상자 결과를 평가함으로써 대상자 요구에 대한 만족도를 확인할 수 있다. 대상자의 기록에 평가적 진술이 기록되지 않으면 효과적이지 못한 방법을 계속해서 수행할 수 있기 때문이다.

또 다른 오류는 간호사가 연관성이 없는 자료를 목표달성의 수준을 판단하는 것이다. 간호사는 기대결과와 분명한 연관성이 있는 자료를 이용하여 판단하여야 한다. 실제결과가 정확하게 측정되지 않거나 불완전한 자료의 경우 실제결과와 기대결과의 일치에 대한 판단 시 오류가 발생할 수 있다.

# 6 간호의 질 평가

간호사는 대상자의 개별적인 목표달성을 평가하는 것과 더불어 간호대상자 전체에 제공된 간호서비스의 질적 향상을 위한 평가가 이루어져야 한다.

간호의 질을 평가하는 프로그램으로는 질 보장(Quality Assurance, QA), 질 향상(Quality Improvement, QI), 연속적인 질 향상(Continuous Quality Improvement, CQI), 지속적인 질 향상(Persistent Quality Improvement, PQI), 총체적 질 관리(total quality management, TQM) 등이 있다. 이러한 다양한 접근법은 기관에서 제공된 간호를 평가하는 내용을 포함하고 있다.

질 관리 및 질 향상의 순환과정은 문제발견, 개선 주제의 우선순위 결정, 문제분석, 문제에 관한 심층연구(자료수집, 결과분석 및 비교), 개선과제 규명, 표준설정, 질 개선 계획수립, 개선과제의 실행, 문제에 대한 지속적인 모니터링 및 결과 재평가 순으로 순환되며 단계별 환류(feedback)가 이루어진다[그림 7-2].

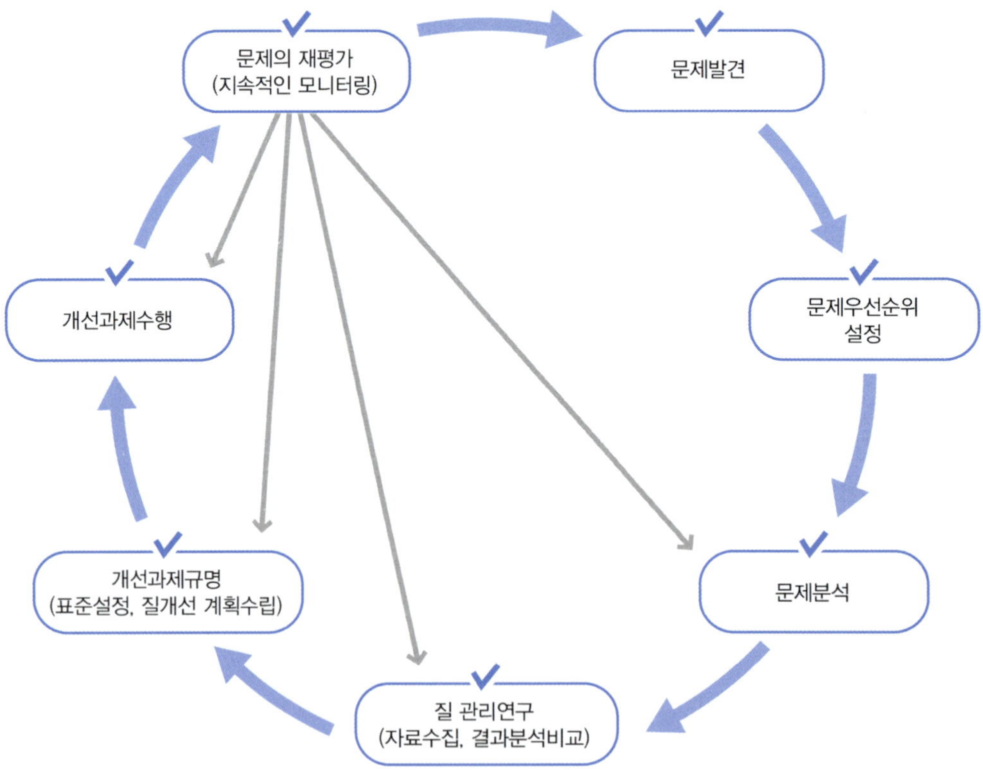


출처 : 은상준(2004). 의료의 질 평가

**그림 7-2** 질 향상의 순환과정

## 1) 유형별 간호의 질 평가

### (1) 구조평가(structural evaluation)

구조평가는 간호가 제공되는 환경에 초점을 둔다.

평가요소(내용)로는 의료기관의 정책, 절차, 시설과 장비, 행정 및 재정적 지원, 인력에 대한 정보분석과 자질의 적절성을 평가한다.

**❋ 구조평가의 예**

- 간호사 호출 벨은 손이 닿을 수 있는 위치에 있는가?
- 마약류는 이중잠금장치가 된 장에 보관하고 있는가?
- 소화기 설치는 적절한 장소에 설치되어 있는가?
- 환자 대 간호사의 비율은 적절한가?
- 응급키트는 각 병동마다 비치되어 있는가? / 잠금장치는 되어 있는가?

### (2) 과정평가(process evaluation)

과정평가는 대상자의 요구에 맞는 간호중재가 수행되어졌는지에 초점을 둔 간호제공 방법의 적절성을 평가한다.

**❋ 미국간호사협회 간호실무표준(ANA Standard 6, 2015)의 과정평가 표준의 예**

- 간호수행 전 대상자의 이름을 개방형으로 질문하고 입원팔찌(ID band)를 확인한다.
- 간호수행을 하기 전에 대상자에게 수행절차를 설명한다.
- 대상자의 간호수행에 대한 반응을 기록한다.

이때 평가자는 간호사의 간호수행을 직접적으로 관찰하거나 간호기록지를 점검하여 간호표준과 일치한 간호수행을 검토하고 대상자와의 의사소통 및 교육내용에 대한 직접평가 또는 대상자에게 질문을 통해 이루어진다.

### (3) 결과평가(outcome evaluation)

결과평가는 간호제공의 결과 대상자의 요구 만족도 및 건강상태 변화에 초점을 둔다.

의료기관 인증제도를 통해 결과자료에 대한 요구도가 높아지고 중요시되고 있다.

**❋ 미국간호협회(ANA)의 결과평가 기준의 예**

- 사망률, 입원기간, 합병증, 사고
- 낙상, 욕창, 감염에 대한 발생 정도
- 간호에 대한 대상자 만족도

유형별 간호의 질 평가를 도식화하면 다음과 같다[그림 7-3].

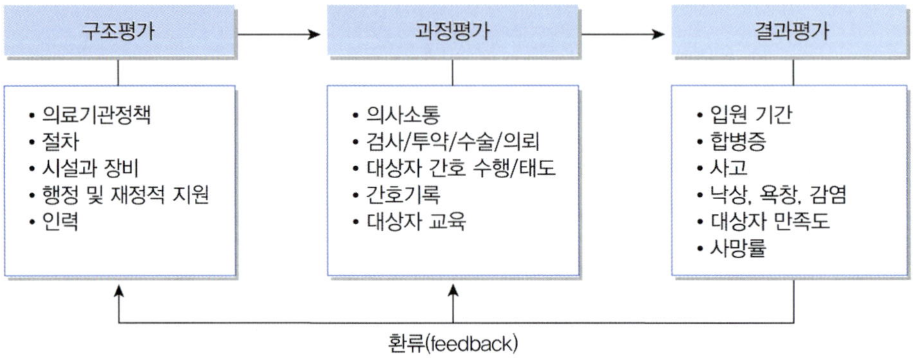


출처 : 강윤숙 등(2015). 효과적인 리더십과 간호관리. 포널스 출판사

그림 7-3 유형별 간호의 질 평가과정

## 2) 간호의 질 평가와 간호평가 비교

간호 질 관리 위원회에서는 간호실무표준설정과 기준에 준하여 간호활동이 시행되고 있는지를 의무기록을 통해 검토한다.

임상현장에서 간호의 질 평가는 구조, 과정, 결과에서 전반적인 간호의 질을 평가하고 있으며, 이 중 간호과정 평가는 간호과정의 마지막 단계로 결과평가 부분에 해당된다.

다음은 간호의 질 평가와 간호과정 평가를 비교한 것이다[표 7-9].

표 7-9 간호 질 평가와 간호과정의 평가 비교

| 구분 | 간호 질 평가 | 간호과정 평가 |
|---|---|---|
| 범위 | 대상자 집단 | • 대상자 개인 |
| 대상 | 전반적인 간호의 질 | • 대상자 목표달성을 위한 진행과정, 간호계획의 검토<br>• 결과달성을 향상 경과 진행상태/간호계획 검토 |
| 유형 | 구조, 과정, 결과 | • 대상자 간호계획의 과정평가, 진행과정의 결과평가<br>• 대상자 진행상태 평가/간호계획에 대한 과정평가 |
| 책임 | 기관의 중간관리자 | • 대상자를 돌보는 간호사 |

출처 : Judith M. Wilkinson(2012). Nursing Process and Critical Thinking(5th ed.). Pearson Education, Inc., Upper Saddle River, New Jersey.

### 3) 질 관리를 위한 의료기관평가

**※ 의료기관 인증제도(Hospital accreditation)**
보건의료기관들이 인증기관에서 제시한 기준 및 지속적인 질 개선을 위한 적용방법과 관련하여 받아들일 수 있는 수준의 실행을 하고 있음을 보장해주는 과정이다.

#### (1) 인증기준 주요 내용

인증기준은 의료법 제58조의3(의료기관 인증기준 및 방법 등) 제1항에 명시된 사항으로서 환자의 권리와 안전, 의료기관의 의료 서비스 질 향상 활동, 의료 서비스의 제공 과정 및 성과, 의료기관의 조직 인력 관리 및 운영, 환자 만족도와 같은 주요 내용을 포함하고 있다.

#### (2) 인증기준의 틀

인증기준은 기본가치체계, 환자진료체계, 행정관리체계, 성과관리체계 등 4개 영역(Domain)으로 구성된다.

- 기본가치체계 : 안전보장 활동, 지속적인 질향상
- 환자진료체계 : 진료 전달체계와 평가, 환자 진료, 수술 및 마취 진정관리, 의약품 관리, 환자권리존중 및 보호
- 행정관리체계 : 경영 및 조직운영, 인적자원관리, 감염관리, 안전한 시설 및 환경관리, 의료정보 및 의무기록관리
- 성과관리체계 : 임상질지표

간·호·과·정

08 장

# 간호과정 사례

간·호·과·정

# I 성인간호(내과)

## 사례 1 확장성 심근증(Dilated Cardiomyopathy, DCMP) 대상자 간호

박○○님은 57세 남성으로 dyspnea, orthopnea를 주증상으로 입원하였으며 CAG, PCI 시술을 받았다.

## 1. 입원 후 사정 자료

### 1) 입원 전 치료과정

- R/O Heart failure ; Transthoracic Echocardiography (HD #1)
- Hyperthyroidism
- DM(HbA1c 8.00, 2달 전)
- HTN

### 2) 입원 후 치료과정(자료수집일 기준)

- Heart MRI
- DCMP evaluation (Dilated Cardiomyopathy)

## 2. 기본 신체 사정 자료

### 1) 활력징후 사정

| 항목 \ 날짜 | | HD #1 | HD #2 | HD #3 | HD #4 | HD #5 | HD #6 |
|---|---|---|---|---|---|---|---|
| V/S | BP | 107/64 | 125/78 | 100/60 | 97/65 | 100/60 | 105/65 |
| | P | 91 | 107 ↑ | 80 | 107 | 80 | 82 |
| | R | 24 ↑ | 29 | 20 | 24 | 20 | 20 |
| | T | 36.8 | 38.2 | 36.9 | 37.7 | 36.9 | 36.8 |

### 2) 소화기계 및 비뇨기계 사정

| 항목 \ 날짜 | | HD #1 | HD #2 | HD #3 | HD #4 | HD #5 | HD #6 | 임상적 의의 |
|---|---|---|---|---|---|---|---|---|
| Intake | 경 구 | – | 2400 | 1220 | 2000 | 1180 | 500 | • 잠재적인 신체의 위험상태 및 영양상태를 조기에 파악하기 위해 경구 및 비경구적인 intake와 신체에서 배설되는 output을 측정한다.<br>• 대상자는 섭취하는 수분과 배설량이 각각 균형을 맞추어 balance와 일정한 농도를 유지하고 있어 생명활동의 유지가 가능하며 일정한 균형을 위해서는 하루 섭취한 양과 같은 양이 배설되어져야 한다. |
| | 비경구 | 520 | 1115 | 115 | 95 | 115 | 310 | |
| | 수 혈 | – | – | – | – | – | – | |
| | Total | 520 | 3515 | 1335 | 2095 | 1295 | 810 | |
| output | urine | 400 | 3,600 | 2,100 | 1,940 | 2,000 | 1,550 | |
| | stool | – | – | – | – | – | – | |
| | 기타 | – | – | – | – | – | – | |
| | Total | 400 | 3,600 | 2,100 | 1,940 | 2,000 | 1,550 | |
| I/O balance | | +80 | -85 | -765 | + 155 | -705 | -740 | |
| 체 중 | | 68.0 | – | 65.9 | – | 60.5 | 59.2 | |

### 3) 수액요법

| 수액명 \ 날짜 | HD #1 | 임상적 의의 |
|---|---|---|
| 5% D/W 500mL | 500 | • 수분 공급<br>• 칼로리 공급<br>▶MRI 검사 중 조영제 사용시 구토 유발이 될 수 있다. 구토시 폐로 흡인될 경우 쇼크 발생할 수 있으므로 검사 8시간 전부터 금식한다. |

| 수액명 \ 날짜 | HD #2 | 임상적 의의 |
|---|---|---|
| N/S 1L | 1000 | V/S 불안정, 수혈이 필요한 환자, 발작 증상 환자, DM 환자에 주입한다. |

### 4) 식이요법

| 식이명 \ 날짜 | HD #1 | HD #2 | HD #3 | HD #4 | HD #5 | HD #6 | 임상적 의의 |
|---|---|---|---|---|---|---|---|
| 당뇨식이 | NPO | 당뇨식이 (밥) 1900kcal | 당뇨식이 (밥) 1900kcal | 당뇨식이 (밥) 1900kcal | 당뇨식이 (밥) 1900kcal | 점심 : 당뇨식이 (밥) 저녁 : 당뇨식이 (밥) | 당뇨병의 식이요법<br>• 정상에 가까운 혈당을 유지한다.<br>• 적절한 혈중지질 농도를 유지한다.<br>• 적정체중을 유지한다.<br>• 합병증을 예방하거나 최대한으로 지연시킨다.<br>• 적절한 영양상태를 유지한다. |
| NPO | + | – | – | – | – | 아침 : 검사금식 | 검사금식<br>• 조영제에 과민반응을 보일 경우 구토를 유발할 수 있는데, 구토를 하게 되면 토사물이 폐로 들어가 심각한 상황이 발생할 수 있고 심할 경우 쇼크가 발생할 수 있으므로, 조영제를 사용하는 검사 전에는 보통 8시간 전부터 NPO를 유지한다. |

### 5) 약물요법

| 약명(상품명) | 분류 | 투여기간 | 약리작용 | 부작용 | 간호 |
|---|---|---|---|---|---|
| Furosemide (Lasix Tab. 40mg) | 이뇨제 | HD #1 ~ HD #6 | • 상행성 헨레고리의 두꺼운 부분에서 염소, 나트륨 및 칼륨의 능동적 이동을 차단함으로써 작용한다. 나트륨의 재흡수를 막는 데 효과적이기 때문에 사구체 여과율이 매우 낮은 환자에게 효과적이다. | • 저칼륨혈증, 고요산혈증, 당 내인성, 고지혈정, 성기능장애 등 | • 고혈압은 대부분 완치되지 않기 때문에 환자에게 성공적인 치료를 위해 현재 일어나고 있는 일을 이해할 수 있도록 돕고 치료에 협조하도록 교육하는 것이 중요하다. 약물복용도 중요하지만 다른 위험요인들을 감소시키고, 식습관을 바꾸려고 노력하는 것 역시 중요하다.<br>• 이뇨제를 복용하고 있는 환자는 카페인이 함유된 음료를 삼가야 하는데, 그 이유는 카페인이 약물의 효과를 증진시켜 탈수를 야기할 수 있기 때문이다.<br>• 칼륨보존이뇨제를 복용하는 환자는 칼륨 함유가 높은 음식의 과도한 섭취를 피해야 한다. |
| Spironolactone (Aldactone film coated Tab. 25mg) | 이뇨제 | HD #1 ~ HD #6 | • 수분과 나트륨의 배설을 증가시키지만 칼륨은 보존한다. 원위세뇨관 세포핵에 존재하는 수용체와 결합함으로써 나트륨과 칼륨 교환에 영향을 미치는 단백합성의 변화를 일으킨다. | • 고칼륨혈증, 성기능장애, 여성형유방, 유방통<br>• 투여 시 전해질관찰이 필요하다. | |
| Methimazol (Metimazol Tab. 5mg) | 갑상선 호르몬제 | HD #2 ~ HD #6 | • 갑상샘호르몬의 합성을 억제하는 것으로, 이미 저장되어 있거나 혈중에 존재하는 갑상샘호르몬을 불활성화하거나 억제하지는 않는다. | • 졸음, 두통, 신경염, 감각이상(무감각과 저림), 현기증, 상복부 불쾌감, 황달, 오심, 구토, 피부발진, 두드러기, 부종 등<br>• 장기 사용 시 갑상샘기능저하증 | • 사정 : 갑상샘 치료약물에 대한 과민성 여부, 약물 상호작용을 야기할 수 있는 다른 약물의 복용 여부 등을 포함한 가능한 한 많은 대상자의 과거력을 알아야 한다. 검사결과는 free $T_4$ 상승, $T_3$ 증가 및 TSH 감소가 나타난다.<br>• 일반적으로 1~2년 동안 정확히 복용하면 증상들이 없어지기 때문에, 갑상샘호르몬 수치가 정상으로 회복되기 위해서는 대상자가 치료에 잘 순응할 수 있도록 격려해야 한다. |

(계속)

| 약명(상품명) | 분류 | 투여기간 | 약리작용 | 부작용 | 간호 |
|---|---|---|---|---|---|
| Nebivolol HCl (Nebistrol Tab. 2.5mg) | 혈압 강하제 | HD #2 ~ HD #6 | • $B_1$, $B_2$ 수용체를 선택적으로 차단한다. 따라서 비선택적 차단보다 말초혈관수축이나 기관지 수축 등의 부작용이 적다 | • 서맥, 불면증, 피로, 성기능장애, 악몽, HDL 콜레스테롤의 감소 | • 고혈압은 대부분 완치되지 않기 때문에 환자에게 성공적인 치료를 위해 현재 일어나고 있는 일을 이해할 수 있도록 돕고 치료에 협조하도록 교육하는 것이 중요하다. 약물복용도 중요하지만 다른 위험요인들을 감소시키고, 식습관을 바꾸려는 노력도 중요하다.<br>• 남성 환자에게는 투여로 인해 발기부전이 일어나는지를 질문한다. |
| Candesartan cilexetil (Atacand Tab. 8mg) | 혈압 강하제 | HD # ~ HD #6 | • 안지오텐신 Ⅱ가 안지오텐신수용체와 결합하는 것을 선택적으로 차단한다. | • 고칼륨혈증, 저혈압, 신장손상, 혈관 부종, 현기증, 설사 | • 고혈압은 대부분 완치되지 않기 때문에 환자에게 성공적인 치료를 위해 현재 일어나고 있는 일을 이해할 수 있도록 돕고 치료에 협조하도록 교육하는 것이 중요하다. 약물복용도 중요하지만 다른 위험요인들을 감소시키고, 식습관을 바꾸려는 노력도 중요하다.<br>• 남성 환자에게는 투여로 인해 발기부전이 일어나는지를 질문한다. |
| Sitagliptin (Januvia Tab. 100mg) | 당뇨병 용제 | HD #2 ~ HD #6 | • 이자(췌장)의 베타세포에서 인슐린 분비를 촉진시킨다.<br>• 말초조직에서 인슐린의 이용을 증가시키고, 기타 지방 및 탄수화물 대사과정에도 영향을 미친다. | • 저혈당증<br>• 치료 초기에 알레르기 반응 : 두드러기, 발진, 소양증, 홍반 등이 일시적으로 나타날 수 있다.<br>• 가끔 간독성 및 황달, 또한 백혈구 감소증, 용혈성빈혈 등이 발생 | • 혈당강하제와 상호작용할 수 있는 약물을 복용하고 있는지, 콩팥장애 및 간장애, 케톤산증이 있었는지에 대해 환자의 건강력을 주의깊게 조사해야 한다.<br>• 환자의 혈당수치를 점검해야 하며, 저혈당증 증상, 징후가 있는지 관찰한다.<br>• 치료시작 초기에 발진이 발생할 수 있으나 일반적으로 단기간 동안 지속되지만, 지속된다면 약물투여를 중단한다.<br>• 당뇨질환, 식이 및 운동에 대해 교육한다. |

(계속)

| 약명(상품명) | 분류 | 투여기간 | 약리작용 | 부작용 | 간호 |
|---|---|---|---|---|---|
| Gliclazide (Diamicron MR Tab. 60mg) (Diamicron MR Tab. 30mg) | 당뇨병 용제 | HD #2 ~ HD #6 | • 베타세포에서 인슐린 분비를 증가시키거나, 인슐린 저항성을 어느 정도 감소시켜 혈청 내 포도당 수치를 낮춘다. | • 저혈당증 | • 이 약은 술파제와 교차감수성이 있으므로 술파제에 대한 감수성이 있는지를 질문한다.<br>• 환자의 혈당수치를 점검해야 하며, 저혈당증 증상, 징후가 있는지 관찰한다.<br>• 치료시작 초기에 발진이 발생할 수 있으나 일반적으로 단기간 동안 지속되지만, 지속된다면 약물투여를 중단한다.<br>• 당뇨질환, 식이 및 운동에 대해 교육한다. |
| Insulin glargine (Lantus Inj. Solostar 300IU/3ml/pen) | 당뇨병 용제 | HD #1 | • 포도당을 표적조직으로 이동하도록 촉진시킴으로써 혈당을 낮춘다. 인슐린 수용체와 결합하여 세포에서 일련의 반응들이 일어나도록 촉진시키며, 포도당이 세포 안으로 손쉽게 통과할 수 있도록 한다.<br>• 인슐린은 지방대사에 매우 중요한 역할을 담당한다. 적당량의 인슐린은 지단백질리파아제를 억제하며, 지방산이 혈액으로 방출되지 못하게 한다. 또한 포도당의 이송을 촉진시키며, 지방세포에서 트리글리세리드로 저장되도록 한다. | • 저혈당증<br>• 국소 소양증, 부종, 주사 부위의 홍반, 인슐린 알레르기 증상, 지방이영양증, 인슐린 저항 | • 저혈당증의 과거력이 있는지 조사한다.<br>• 인슐린 치료의 목적은 혈당치를 치료범위 내로 유지하고 고혈당 및 저혈당 증상을 예방하는 것이다.<br>• 저혈당증이 발생하면 즉시 탄수화물을 섭취하도록 환자에게 교육하며, 가족도 함께 교육에 참여한다.<br>• 환자가 응급상황에 대비하여 신분증, 의료경고 팔찌나 목걸이, 당 공급원이 될 수 있는 음식을 준비하도록 교육한다. |
| Ticagrelor (Brilinta Tab. 60mg) | 동맥 경화용제 | HD #2 ~ HD #6 | • 혈소판이 응집하는 것을 방지하고 저해함으로써 혈전형성을 감소시킨다. | • 출혈<br>• 설사, 오심, 소화불량, 발진, 소화계통 통증, 중성고감소증, 자반증, 구토, 가스, 소양증, 어지럼증, 식욕부진 | • 환자의 활력징후 및 심혈관 상태를 모니터 해야 한다.<br>• 의식수준, 신장기능과 호흡기능의 변화를 평가하며, 어떠한 출혈증상에도 주의를 기울인다.<br>• 활력징후와 의식수준의 변화는 혈액순환 상태에 중요한 피드백을 제공한다. |

(계속)

| 약명(상품명) | 분류 | 투여기간 | 약리작용 | 부작용 | 간호 |
|---|---|---|---|---|---|
| Potassium chloride (K-Contin Continus Tab. 600mg) | K제제 | HD #2 ~ HD #6 | • 칼륨은 모든 생체조직의 세포 내에서 중요한 양이온으로 신장의 정상적인 기능과 근육 수축 및 신경자극 전도를 유지하는 작용을 한다. | • 오심, 구토, 설사, 복부불편감 및 위장관계 출혈<br>• 칼륨중독(이완성 마비, 이상감각, 불안, 정신착란 등)<br>• 고칼륨혈증 | • 위장관의 궤양을 형성되는 것을 피하기 위해 적절히 희석하거나 많은 양의 물과 함께 복용해야 한다. |
| Cefazolin Sodium (Cefazoline Inj. 1g) | 항생제 | HD #2 ~ HD #6 | • 세균의 세포벽형성을 방해하여 세균을 약하게 한다. | • 오심, 구토, 설사<br>• 급성 과민증으로 약간의 발진과 소양증을 보인다.<br>• 주사부위의 통증<br>• 신독성 | • 위장관에서 흡수되지 않으므로 정맥, 근육주사로 주입해야 한다.<br>• 술과 함께 복용하면 심한 다이설피람 반응을 일으켜 심한 홍조, 구토, 허탈이 생긴다는 것을 교육한다. |

## 3. 진단적 검사

### 1) 임상병리검사

※ 검사명, 검사일, 검사치, 정상범위와의 비교에 의한 임상적 의의

| 특수화학 | | | | | | |
|---|---|---|---|---|---|---|
| 검사 \ 날짜 | HD #1 | HD #2 | HD #3 | HD #5 | HD #6 | 임상적 의의 |
| Troponin-T (ng/mL) | 0.618▲ | 0.918▲ | 0.364▲ | 0.794▲ | 0.719▲ | 정상치 : 0.01∼0.1<br>• 증가 : 심근경색, 만성허혈성 심질환<br>▶허혈성 심질환 |
| CK-MB (%) | 32.84▲ | 42.02▲ | 3.43 | 0.893 | 0.771 | 정상치 : <5<br>• 증가 : 근질환, 심질환, 내분비 질환<br>• 감소 : 심근경색, 골격근질환<br>▶심질환 |
| Pro BNP (pg/mL) | 9010▲ | | | | | 정상치 : <115<br>• 증가 : 심부전<br>▶심부전 |

| 일반화학 | | | | | | |
|---|---|---|---|---|---|---|
| 검사 \ 날짜 | HD #1 | HD #2 | HD #3 | HD #5 | HD #6 | 임상적 의의 |
| Urea Nitrogen | 18.8 | 16.7 | 8.9 | 11.4 | 11.5 | 정상치 : 8.0～23.0<br>• 증가 : 신부전, 간경변, 요독증, 악성종양<br>• 감소 : 임신, 저단백식, 간부전, 요붕증 |
| BUN (mg/dL) | 26.1▲ | 28.1▲ | 26.5▲ | 28.0▲ | 28.3▲ | 정상치 : 6～26<br>증가 : 신부전, 간경변, 요독증, 악성종양<br>감소 : 임신, 저단백식, 간부전, 요붕증 |
| Creatinine (mg/dL) | 0.8 | 0.7 | 0.5 | 0.5 | 0.5 | 정상치 : 0.5～1.2<br>• 증가 : 담도협착, 임신, 신우염, 근육외상<br>• 감소 : steroid제 치료, 화학요법 |
| Na (mEq/L) | 141.5 | 142.1 | 141.4 | 136.7 | 140.9 | 정상치 : 135～150<br>• 증가(고나트륨혈증) : 수분섭취 부족<br>• 감소(저나트륨혈증) : 탈수, 전해질 상실 |
| K (mEq/L) | 4.5 | 3.7 | 3.4▼ | 4.2 | 4.0 | 정상치 : 3.5～5.1<br>• 증가(고칼륨혈증) : 신질환, 외상, 칼륨배설저하<br>• 감소(저칼륨혈증) : 칼륨섭취 저하, 구토 등<br>▶지속적인 이뇨제 복용으로 전체적인 수치가 감소되어 있다. |
| Cl (mEq/L) | 105.3 | 106.8 | 106.4 | 105.1 | 102.2 | 정상치 : 98～115<br>• 증가(고염소증) : 설사<br>• 감소(저염소혈증) : 구토, 위액 상실 |
| Total Bilirubin (mg/dL) | 1.78▲ | 1.87▲ | 1.78▲ | 1.29▲ | 1.93▲ | 정상치 : 0.2～1.2<br>• 증가 : 간염, 간경변, 심부전, 폐경색<br>▶심부전에 의한 증가이다. |
| AST(GOT) (U/L) | 30 | 29 | 20 | 68▲ | 37 | 정상치 : <50<br>• 증가 : 간질환, 심근경색증<br>▶심장질환에 의해 약간 증가되어 있지만, 시술 후 점차 감소됨을 볼 수 있다. |
| ALT(GPT) (U/L) | 26 | 22 | 18 | 13 | 12 | |
| CPK (mU/mL) | 290▲ | 327▲ | 112 | 33▼ | 37▼ | 정상치 : 60～190<br>• 증가 : 근이영양증, 심근경색, 심질환, 다발성근염, 뇌혈관장애<br>• 감소 : 심근경색, 심질환, 골격근질환<br>▶심장질환에 의한 증가, 감소를 볼 수 있다. |
| Total Protein (g/dL) | 6.5 | 5.5▼ | 5.9▼ | 6.4 | | 정상치 : 6.4～8.3<br>• 증가 : 탈수, 용혈, 운동, 스트레스, 간질환<br>• 감소 : 영양부족, 악액질, 간경변<br>▶약간의 감소는 대상자의 컨디션이 좋지 않기 때문이라고 볼 수 있다. |

(계속)

| 일반화학 | | | | | | |
|---|---|---|---|---|---|---|
| 날짜 / 검사 | HD #1 | HD #2 | HD #3 | HD #5 | HD #6 | 임상적 의의 |
| Albumin (g/dL) | 4.0 | 3.3 | 3.6 | 3.8 | | 정상치 : 3.3～5.2<br>• 증가 : 탈수로 인한 용액 농축이 있을 시 증가<br>• 감소 : 영양결핍, 부종, 소화기 흡수장애 |
| Glucose (mg/dL) | 201▲ | | | | | 정상치 : 80～110<br>• 증가 : 당뇨병, 췌장암, 갑상선 기능 저하증<br>▶대상자는 당뇨병이 있다. |

| 일반혈액 | | | | | | |
|---|---|---|---|---|---|---|
| 날짜 / 검사 | HD #1 | HD #2 | HD #3 | HD #5 | HD #6 | 임상적 의의 |
| WBC ($10^3/mm^3$) | 7.79 | 8.51 | 9.20 | 8.21 | 8.96 | 정상치 : 4.0～10.0<br>• 증가 : 감염, 염증, 조직괴사, 대사장애, 스테로이드 치료<br>• 감소 : 빈혈, 세균감염, 자가면역질환 |
| RBC ($10^3/mm^3$) | 5.24 | 5.24 | 5.28 | 4.09▼ | 3.90▼ | 정상치 : 4.5～5.5<br>• 증가 : 설사, 탈수, 다혈구혈증, 폐섬유증<br>• 감소 : 빈혈, 출혈, 만성 감염 백혈병 |
| Hb (g/dL) | 14.4 | 13.6 | 13.7 | 10.7▼ | 10.2▼ | 정상치 : 13.0～18.0<br>• 증가 : COPD, CHF, 다혈구혈증, 탈수<br>• 감소 : 빈혈, 출혈, 갑상선기능항진증 |
| Hct (%) | 44.7 | 42.6 | 43.5 | 33.3▼ | 32.4▼ | 정상치 : 40.0～54.0<br>• 증가 : 탈수, 쇼크, 구토, 다혈구증<br>• 감소 : 빈혈, 출혈, 수액과잉, 부종, 백혈병 |
| Platelet ($10^3/mm^3$) | 169 | 163 | 174 | 172 | 217 | 정상치 : 150～450<br>• 증가 : 외상, 암, 만성백혈병, 결핵<br>• 감소 : 감염 급성백혈병, 빈혈, 대수술<br>▶전반적인 혈소판 수치가 감소되어 있는데, 이는 지속적인 이뇨제 사용으로 인함으로 볼 수 있다. |
| Seg.-neutrophils (%) | 89.3 | 67.0 | 78.4 | 78.7 | 71.8 | 정상치 : 50～75<br>• 증가 : 세균감염, 염증성질환, 조직괴사, 악성종양, 수술<br>• 감소 : 혈액질환, 골수저하, 바이러스감염, 약물, 호르몬질병 |
| Lymphocytes (%) | 7.7▼ | 19.2▼ | 20.2 | 21.5 | 20.3 | 정상치 : 20～44<br>• 증가 : 세균성 상기도 감염, 바이러스 감염, 호르몬 질환<br>• 감소 : 암, 외상, 선천성면역부전증후군<br>▶시술 후 약간 감소되었다가 시간이 지나면서 증가됨을 볼 수 있다. |

(계속)

| 일반혈액 | | | | | | |
|---|---|---|---|---|---|---|
| 검사 \ 날짜 | HD #1 | HD #2 | HD #3 | HD #5 | HD #6 | 임상적 의의 |
| Monocytes | 8.2 | 10.6 | 11.3 | 8.8 | 10.5 | 정상치 : 2~9<br>• 증가 : 백혈병, 악성림프종, 교원병, 결핵<br>• 감소 : 약물요법, prednisone |
| Eosinophils | 2.2 | 3.4 | 3.9 | 2.1 | 3.0 | 정상치 : 0~5<br>• 증가 : 과면역알러지, 기생충감염, 신생물<br>• 감소 : 쿠싱증후군, 스트레스반응 |
| Basophils | 0.6 | 0.6 | 0.4 | 0.2 | 0.4 | 정상치 : 0~3<br>• 증가 : 즉시형 과민증, 용혈성빈혈<br>• 감소 : 부신피질호르몬제, 급성감염 |
| MCV | 82.9 | 81.6 | 82.1 | 82.1 | 81.8 | 정상치 : 85.1~98.4<br>• 증가 : 거대적아구성 빈혈<br>• 감소 : 철분결핍성 빈혈, 지중해성 빈혈 |
| MCH | 26.7 | 26.3 | 26.5 | 26.4 | 26.8 | 정상치 : 29.4~33.3<br>• 증가 : 거대적아구성 빈혈<br>• 감소 : 철분결핍성 빈혈, 지중해성 빈혈 |
| MCHC | 32.2 | 32.3 | 32.3 | 32.1 | 32.8 | 정상치 : 32.6~35.1<br>• 감소 : 저색소성 빈혈, 철결핍성 빈혈, 지중해성 빈혈 |

| 일반혈청 | | | | | | |
|---|---|---|---|---|---|---|
| 검사 \ 날짜 | HD #1 | HD #2 | HD #3 | HD #5 | HD #6 | 임상적 의의 |
| CRP | 0.47▲ | 2.95▲ | 2.93▲ | 11.69▲ | 6.53▲ | 정상치 : 0~0.3<br>• 증가 : 수술 후 회복, 심근경색, 스트레스, 상처, 감염 등<br>▶심부전에 의한 증가, OP 후 더 증가하는 것은 수술 후 회복으로 인한 것이다. |

| 일반세균 | | | |
|---|---|---|---|
| 검사 \ 날짜 | HD #1 | HD #6 | 임상적 의의 |
| 배양검사 결과<br>• MIC | No growth | No bacterial pathogen isolate | • 세균이 발견되지 않는다. |

| POCT | | | | | |
|---|---|---|---|---|---|
| 검사 \ 날짜 | HD #1 | HD #3 | HD #5 | HD #6 | 임상적 의의 |
| Lymphocytes (%) | 25.5 | 32.3 | 23.0 | 25.3 | 정상치 : 20~44<br>• 증가 : 세균성 상기도 감염, 바이러스 감염, 호르몬 질환<br>• 감소 : 암, 외상, 선천성면역부전증후군<br>▶시술 후 약간 감소되었다가 시간이 지나면서 증가됨을 볼 수 있다. |
| Monocytes (%) | 8.2 | 10.6 | 11.3 | 8.8 | 정상치 : 2~9<br>• 증가 : 백혈병, 악성림프종, 교원병, 결핵<br>• 감소 : 약물요법, prednisone |
| Eosinophils (%) | 2.2 | 3.4 | 3.9 | 2.1 | 정상치 : 0~5<br>• 증가 : 과면역알러지, 기생충감염, 신생물<br>• 감소 : 쿠싱증후군, 스트레스반응 |
| Basophils (%) | 0.6 | 0.6 | 0.4 | 0.2 | 정상치 : 0~3<br>• 증가 : 즉시형 과민증, 용혈성빈혈<br>• 감소 : 부신피질호르몬제, 급성감염 |
| MCV (%) | 82.9 | 81.6 | 82.1 | 82.1 | 정상치 : 85.1~98.4<br>• 증가 : 거대적아구성 빈혈<br>• 감소 : 철분결핍성 빈혈, 지중해성 빈혈 |
| MCH (%) | 26.7 | 26.3 | 26.5 | 26.4 | 정상치 : 29.4~33.3<br>• 증가 : 거대적아구성 빈혈<br>• 감소 : 철분결핍성 빈혈, 지중해성 빈혈 |
| MCHC (%) | 32.2 | 32.3 | 32.3 | 32.1 | 정상치 : 32.6~35.1<br>• 감소 : 저색소성 빈혈, 철결핍성 빈혈, 지중해성 빈혈 |

## 2) 진단 검사

※ 검사명, 검사일, 검사치, 정상범위와의 비교에 의한 임상적 의의

| 검사명 | 날짜 | 검사소견 | 임상적 의의 |
|---|---|---|---|
| Chest PA & Both Lat Dec | HD #1 | • Marked cardiomegaly<br>• B pleural effusion, freely shifting | • 심장비대<br>• 흉막 삼출액 |
| Chest PA | HD #2 | • Marked cardiomegaly<br>• B pleural effusion | • 심장비대<br>• 흉막 삼출액 |
| Chest PA | HD #4 | • Marked cardiomegaly<br>• B pleural effusion | • 심장비대<br>• 흉막 삼출액 |
| Chest PA & Both Lat Dec | HD #5 | • Marked cardiomegaly<br>• Little change of B pleural effusion with free fluid shifting | • 심장비대<br>• 흉막 삼출액의 약간의 변화 |
| Chest PA | HD #6 | • Marked cardiomegaly<br>• Slightly decreased B pleural effusion | • 심장비대<br>• 감소된 흉막 삼출액 |
| Chest PA & Both Lat Dec | HD #6 | • Chemoport kept state.<br>• Decreased amount of both pleural effusion | • Chemoport 상태는 유지됨<br>• 흉막 삼출액 양의 감소 |

| 검사명 | 날짜 | 검사소견 | 임상적 의의 |
|---|---|---|---|
| TTE | HD #1 | 1. Global hypokinesia LV wall assoicated with decreased LV systolic function (EF 15.5%, S' 8cm/s, EPSS 25.3mm)<br>2. LV diastolic function : Grade II with elevated LV filling pressure (E/A 1.3, E/e' 29.2)<br>3. Dilated LA cavity (LAVI 36.5ml/m2)<br>4. Trivial AR<br>5. Thickened mitral valve with trivial MR<br>6. Mild TR with pulmonary hypertension (RVSP 50.1mmHg, mean PAP 36.3mmHg by early PR vel.)<br>7. RV dysfunction (TAPSE 11.7mm)<br>8. Dilated IVC with poor collapse. | 1. 좌심실 수축 기능 감소<br>2. 좌심실 이완 기능 : Grade2<br>3. 좌심방 확장<br>4. 미세한 대동맥 판막 폐쇄부전<br>5. 미세한 승모판막 폐쇄부전을 가진 두꺼운 승모판<br>6. 폐고혈압을 동반한 경미한 삼첨판막 폐쇄부전<br>7. 우심실 기능 장애<br>8. 확장된 하대 정맥 |
| Thyroid Scan (Tc-99m) | HD #2 | **[FINDING]**<br>• Thyroidal uptake is inhomogeneously increased.<br>**[CONCLUSION]**<br>• Possibly, thyroiditis. | • 갑상선의 신체로의 흡수가 비균질적으로 증가한다.<br>**[결론]**<br>• 아마도, 갑상선염 |
| MRI Heart | HD #2 | • Global hypokinesia with LV dilatation and decreased ejection fraction.<br>• Global subendocardial perfusion defect.<br>• Subendocardial, mesocardial, transmural enhancement at apical anterior, apical lateral, apex segments on delayed enhancement image.<br>• Small amount of pericardial effusion.<br>• Large amount of right pleural effusion : Probable dilated cardiomyopathy with fibrosis at apical anterior, apical lateral, apex segments. | • 좌심실 팽창과 박출률 감소를 동반한 전반적인 운동이 감소된다.<br>• 심내 관류 결손<br>• 심내 전방, 심외측 부분에서 점점 심내막, 심근, 벽면이 증대된다.<br>• 소량의 심낭 삼출<br>• 다량의 우흉 삼출액, 섬유증을 동반한 확장된 심근병증 |
| (MC)Sono Doppler IMT | HD#2 | **[FINDING]**<br>1. Thickened IMT at left CCA<br>2. Diffuse atheromatous plaque in right CCA & bulb & bulb to ICA(regular surface & homogenous) / left bulb(regular surface & homogenous) carotid artery<br>  • Plaque size : Rt. CCA 0.10x3.25cm(near wall), 0.18 × 0.72cm(far wall), Rt. Bulb 0.20 × 0.61cm (near wall) : Lt. CCA 0.17 × 3.75cm(far wall), 0.09 × 3.19cm(far wall), Lt Bulb 0.19 × 0.89cm (far wall), 0.12 × 0.90cm(near wall)<br>**[CONCLUSION]**<br>• Thickened IMT at Left CCA<br>• Multiple atheromatous plaques | 1. 왼쪽 경동맥에서 두꺼운 내막중막 두께<br>2. 오른쪽 경동맥 및 좌측 구근 경동맥으로 확산하는 죽상경화성 플라크<br>**[결과]**<br>• 왼쪽 경동맥에서 두꺼운 내막중막 두께<br>• 다중 죽상 플라크 |

## 4. 의사의 진단 및 치료계획

### 1) 진단적 계획 : DCMP evaluation–TTE, Heart MRI

#### (1) TTE(HD #1)

① Global hypokinesia LV wall assoicated with decreased LV systolic function (EF 15.5%, S' 1.8cm/s, EPSS 25.3mm)

▶좌심실 수축 기능 감소

② LV diastolic function : Grade II with elevated LV filling pressure (E/A 1.3, E/e' 29.2)

③ Dilated LA cavity (LAVI 36.5ml/$m^2$)

▶좌심방 확장

④ Trivial AR

▶미세한 대동맥 판막 폐쇄 부전

⑤ Thickened mitral valve with trivial MR

▶미세한 승모판막 폐쇄 부전을 가진 두꺼운 승모판

⑥ Mild TR with pulmonary hypertension (RVSP 50.1mmHg, mean PAP 36.3mmHg by early PR vel.)

▶폐고혈압을 동반한 경미한 삼첨판막 폐쇄 부전

⑦ RV dysfunction (TAPSE 11.7mm)

▶우심실 기능 장애

⑧ Dilated IVC with poor collapse

▶확장된 하대정맥

#### (2) Heart MRI(HD #1)

- Global hypokinesia with LV dilatation and decreased ejection fraction.
- Global subendocardial perfusion defect.
- Subendocardial, mesocardial, transmural enhancement at apical anterior, apical lateral, apex segments on delayed enhancement image.
- Small amount of pericardial effusion.
- Large amount of right pleural effusion : Probable dilated cardiomyopathy with fibrosis at apical anterior, apical lateral, apex segments.

▶섬유증을 동반한 확장된 심근병증

## 2) 치료적 계획 : CAG, PCI → Post PCI care and medical treatment

### (1) CAG(HD #2)

# Coronary Angiography using 6Fr jl3.5, AL1 catheter via Radial approach

Left Main : LM 70% stenosis

LAD : mLAD 100% stenosis with TIMI 0 flow; dLAD 99% stenosis with TIMI I flow

LCX : No stenosis or thrombus

RCA : dRCA 100% stenosis with TIMI 0 flow collateral flow from LAD

No acute complication developed.

### (2) PCI(HD #2)

# PCI of LM-pLAD lesion

G.C. : 6FrJL3.5, G.W. : Runthrough, sion blue, filder xt-a

After passage of G.W., IVUS examination using EagleEye showed severe stenosis (MLA 4.0cm$^2$) and balloon dilation with Ryujin 2*20mm upto 8atm → residual 60% stenosis → Stent(coroflex ISAR 3*27mm) deployed upto 18atm → residual 30% stenosis with TIMI 0 flow → Additional balloon

| 번호 | 진단일자 | 영역 | 과 | 간호진단 | 평가 | 평가일자 |
|---|---|---|---|---|---|---|
| 1 | HD #1 | 활동/휴식 | 심혈관/호흡기계 반응 | 심장의 기능적 장애와 관련된 심박출량 감소 | • 대상자는 심박출량 감소로 인한 증상이 완화되었다고 표현했다. | HD #6 |
| 2 | HD #1 | 활동/휴식 | 심혈관/호흡기계 반응 | 질병(심부전)과 관련된 비효과적 호흡양상 | • 대상자는 호흡이 편안하다고 표현했다. | HD #6 |
| 3 | HD #1 | 영양 | 대사 | 질병, 시술로 인한 신체적 상태 저하와 관련된 불안정한 혈당치의 위험 | • 대상자는 혈당치가 정상범위 안으로 측정되지 않았다.<br>• 대상자는 혈당의 중요성에 대해 이해했다. | HD #6 |
| 5 | HD #1 | 대응/스트레스 내성 | 대응반응 | 질병으로 인한 입원과 관련된 무력감 | • 대상자는 간호사의 정서적 지지에 대해 긍정적으로 반응했다. | HD #5 |
| 6 | HD #2 | 안정/보호 | 신체적 손상 | 침습적시술(CAG, PCI)과 관련된 출혈 위험 | • 대상자는 출혈이 나타나지 않았다. | HD #5 |
| 7 | HD #2 | 안위 | 신체적 안위 | 약물(강심제)의 부작용과 관련된 오심 | • 대상자는 오심이 감소되었다. | HD #6 |
| 8 | HD #2 | 역할관계 | 돌봄제공자 역할 | 돌봄에 대한 경험부족과 관련된 돌봄제공자의 역할 긴장 | • 보호자는 습득한 지식으로 환자에게 적절한 지지와 돌봄을 제공했다. | HD #6 |
| 9 | HD #2 | 배설/교환 | 위장관계 기능 | 침상안정(신체적 활동 부족)과 관련된 변비 | • 대상자는 변비의 증상이 완화되었다. | HD #6 |

## 5. 간호과정

<table>
<tr><td rowspan="2">간호사정</td><td colspan="2">주관적 자료<br>“앉아 있는 게 숨 쉬기가 편해요.” (대상자)<br>“전엔 안 그랬는데 계단 조금만 올라가도 숨이 많이 차서 힘이 들어요.” (대상자)<br>“그냥 피곤하고 힘드네요….” (대상자)</td></tr>
<tr><td colspan="2">객관적 자료<br>• 호흡수가 불안정함<br>• (HD #1) echo : EF 15.5%<br>• (HD #5) Chest PA & Both Lat Dec<br>− Marked cardiomegaly<br>− Little change of B pleural effusion with free fluid shifting</td></tr>
<tr><td rowspan="2">간호진단</td><td colspan="2">심장의 기능적 장애와 관련된 심박출량 감소(간호진단 목록 #1, HD #5)</td></tr>
<tr><td colspan="2">진단 정의 : 신체의 대사요구를 충족시키기에 심장으로부터 박출되는 혈액량이 부족한 것</td></tr>
<tr><td rowspan="8">간호계획</td><td colspan="2">장기목표 : 대상자는 퇴원 시 정상적인 심박출량을 유지한다.</td></tr>
<tr><td colspan="2">단기목표 : 1) 대상자는 3일 이내에 호흡하는 데 불편함을 느끼지 않는다.<br>2) 대상자는 3일 이내에 $SaO_2$ 96%가 확인된다.</td></tr>
<tr><td>간호계획</td><td>이론적 근거(출처)</td></tr>
<tr><td>1-1) 활력징후를 사정한다.<br>• 호흡양상을 관찰한다.</td><td>1) V/S은 환자의 신체적 상태를 평가하는 중요한 지표이며, 심박출량 감소에 대한 전기적 요인과 관련된 원인과 처치를 위한 기초자료가 된다.<br>− 비례 맥압 25% 미만은 현저한 심박출량 감소를 의미하고, 빈맥이나 교대맥박 등의 증상이 나타난다.<br>− 심박출량이 증가하면 혈류의 말초저항도 증가하여 신체의 각 기관에서 산소소비량과 요구량이 증가하게 되어 결국 호흡수도 증가하게 된다.<br>(박순옥 등(2019). 성인간호학 I. 퍼시픽북스)</td></tr>
<tr><td>1-2) 의식수준을 사정한다.</td><td>2) 심박출량 감소로 인한 뇌의 저산소증은 혼수, 혼돈을 초래할 수 있다.<br>(박순옥 등(2019). 성인간호학 I. 퍼시픽북스)</td></tr>
<tr><td>1-3) 사지의 피부색, 온도, 청색증을 사정한다.</td><td>3) 심박출량이 감소되면 교감신경계가 자극되어 혈관수축, 빈맥, 조직관류저하가 초래되고 이때 피부는 차고 습하며 청색증이 나타날 수 있다.<br>(박순옥 등(2019). 성인간호학 I. 퍼시픽북스)</td></tr>
<tr><td>1-4) BUN, creatinine 검사결과 값을 확인한다.<br>혈청 전해질, 소변 삼투질 농도, 요비중을 관찰한다.</td><td>4) 심박출량의 감소로 신기능의 저하로 인해 혈중 크레아티닌과 요소질소의 축적을 초래할 수 있다.<br>(박순옥 등(2019). 성인간호학 I. 퍼시픽북스)</td></tr>
<tr><td>1-5) 매일 체중의 변화를 관찰한다.</td><td>5) 수분축적 정도는 이뇨제의 효과 및 체액 과다 정도를 사정할 수 있다.<br>(박순옥 등(2019). 성인간호학 I. 퍼시픽북스)</td></tr>
</table>

| | | |
|---|---|---|
| 간호계획 | 1-6) 섭취량과 배설량을 관찰한다. | 6) 배설량보다 섭취량이 많을 때 과도한 수분이 조직에 남는다는 것을 확인할 수 있다.<br>(양선희 등(2018). 기본간호학II) |
| | 1-7) 발목과 하지의 부종 상태를 관찰한다. | 7) 대상자의 전반적인 상태와 부종의 정도를 사정하여 부종의 완화를 돕고 전해질 불균형을 조절하기 위함이다.<br>(양선희 등(2018). 기본간호학II) |
| | 1-8) 검사결과를 해석한다. | 8) Heart MRI는 자석과 고주파를 이용하여 심장의 단면 영상 및 3차원 영상 그리고 기능을 평가하는 검사이다. 심초음파 검사는 심방과 심실의 크기와 기능, 심방과 심실벽 운동장애, 벽의 두께, 판막구조와 기능 확인하기 위함이다.<br>(박순옥 등(2019). 성인간호학 I . 퍼시픽북스) |
| | 2-1) 이뇨제 치료의 소변배출 반응을 확인한다. | 1) 이뇨제는 전신 및 폐포 내의 수분을 배설하도록 해준다. 이 약물은 급속히 체액량을 감소시키므로 혈전이 형성되는지, 전해질 불균형이 일어나는지 살펴야 한다.<br>(박순옥 등(2019). 성인간호학 I . 퍼시픽북스) |
| | 2-2) 적절한 안정을 취하도록 한다. | 2) 안정은 심장의 부담을 감소시킨다.<br>(박순옥 등(2019). 성인간호학 I . 퍼시픽북스) |
| | 2-3) 처방된 혈전생성억제 스타킹 또는 밴드를 적용한다. | 3) 혈액정체를 예방하기 위해 혈전생성억제 스타킹 또는 밴드를 착용하는 것이 필요하다.<br>(박순옥 등(2019). 성인간호학 I . 퍼시픽북스) |
| | 2-4) 처방된 나트륨 제한식이(보통 나트륨 2~3g)를 제공한다. | 4) 염분은 조직 내에 수분을 저류시켜 순환혈액량을 증가시켜 심부전을 악화시킨다.<br>(박순옥 등(2019). 성인간호학 I . 퍼시픽북스) |
| | 2-5) 처방에 의해 이뇨제(Lasix, Aldactone), 강심제(Dobutamine), 항고혈압제(Nevistrol, Atacand), 항부정맥제(propranolol)를 투여하고 그 효과를 관찰한다. | 5) 이뇨제의 투여는 소듐과 물의 신장배설을 촉진시켜 순환혈량을 줄이며, 전부하를 줄이고 전신 울혈과 폐울혈을 감소시키기 위함이다.<br>(박순옥 등(2019). 성인간호학 I . 퍼시픽북스) |
| | 2-6) 반좌위나 상체를 올린 자세를 유지한다. | 6) 심박동수를 감소시켜 심장의 부담을 줄이고 좌위나 반좌위는 신체 하부에 울혈을 유도하여 정맥귀환량(전부하)을 줄여 폐울혈 환자에게 도움을 주기 위함이다.<br>• 좌위나 기좌호흡 체위는 횡격막의 운동을 용이하게 한다. 야간성 발작성 호흡곤란은 대상자가 똑바로 누웠을 때 심장으로의 정맥귀환이 증가하기 때문에 나타난다. 이렇게 정맥귀환이 증가하면 전부하가 증가되고, 폐모세혈관 정수압이 상승되어 폐포부종을 유발한다.<br>(박순옥 등(2019). 성인간호학 I . 퍼시픽북스) |
| | 2-7) 처방에 의해 Ticagrelor을 투여하고 그 효과를 관찰한다. | 7) Ticagrelor는 동맥경화용제로 혈소판 응집을 방지하여 혈전형성을 감소시킨다.<br>(박순옥 등(2019). 성인간호학 I . 퍼시픽북스) |

| 간호계획 | | |
|---|---|---|
| | 3-1) 적절한 영양, 수분조절, 식이조절의 유지가 중요함을 설명한다. | 1) 식이요법, 적절한 신체활동을 철저히 지키고, 심장 수축 기능저하로 인한 제한된 생활을 영위하도록 해야 한다.<br>(박순옥 등(2019). 성인간호학 I. 퍼시픽북스) |
| | 3-2) 처방된 약물에 대한 작용과 부작용 등을 교육하도록 하며 수분정체를 초래하는 약물(NSAIDs, 혈관확장제, 스테로이드 등)을 피하도록 한다. | 2) • Lasix, Aldactone는 이뇨제로 신세뇨관에서 Na의 재흡수를 억제하고 Na 배설을 증가시킨다.<br>• Dobutamine은 강심제로 심장수축력과 심박출량을 증가시켜 심근관류를 호전시킨다.<br>★ 강심제와 이뇨제의 병용시 저칼륨혈증을 초래할 수 있다.<br>• Nevistrol는 항고혈압제로 $\beta_1$, $\beta_2$ 수용체를 선택적으로 차단한다.<br>• Atacand는 Angiotensin Ⅱ가 angiotensin 수용체와 결합하는 것을 선택적으로 차단한다.<br>• Propranolol는 부정적인 변력성, 변시성, 변전성을 가진 항부정맥제이다.<br>• 수분 정체를 초래하는 약물을 피하도록 하는 것이 중요하다.<br>(박순옥 등(2019). 성인간호학 I. 퍼시픽북스) |
| | 3-3) 대상자와 돌봄대상자에게 의학적 진단(심부전)의 원인을 알려준다.<br>• 의학적 진단(심부전)을 고려하여 필요한 정보를 제공한다.<br>• 치료와 관련된 효과와 근거를 설명한다.<br>• 의학적 진단(심부전)과 관련된 증후와 증상을 알려주고 보고해야 할 증상을 교육한다. | 3) 정보를 미리 제공함으로써 대상자는 원인 및 치료방안에 대해 알 수 있고 제공되는 시술과 처치에 대해 불안감을 느끼지 않게 해준다.<br>(박순옥 등(2019). 성인간호학 I. 퍼시픽북스) |
| | 3-4) 대상자와 가족에게 의학적 진단(심부전)의 치료과정 참여를 증진시킨다. | 4) 대상자는 가족의 참여를 통해 인지하고 있는 체액과다의 문제점을 알리고 공포와 불안을 표현하게 함으로써 간호사가 이들의 불안감을 감소시키는 데 도움을 줄 수 있다.<br>(박순옥 등(2019). 성인간호학 I. 퍼시픽북스) |

간호수행

간호중재

1-1) 대상자의 입원 기간 동안 활력징후를 사정한다.

| 일시 | HD #1 | HD #3 | HD #5 | HD #6 |
|---|---|---|---|---|
| 10:00 | 100/60-98-20-36.9 | 125/78-107-29-38.2 | 100/60-80-20-36.9 | 100/60-80-20-36.9 |
| 14:00 | 100/60-98-20-36.9 | 100/60-80-20-36.9 | 100/70-80-20-37.3 | 100/60-80-20-36.9 |
| 18:00 | 98/60-99-24-36.3 | 97/65-107-24-37.7 | 100/70-80-20-37.2 | 100/60-80-20-36.9 |
| $SaO_2$ | 92% | 96% | 97% | 99% |
| 호흡 양상 | orthopnea(+)<br>dyspnea(+)<br>무기력함을 호소하는 모습이 관찰됨<br>호흡수가 불안정함 | orthopnea(+)<br>dyspnea(−)<br>호흡수가 안정됨 | orthopnea(+)<br>dyspnea(−)<br>호흡수가 안정됨 | orthopnea(−)<br>dyspnea(−)<br>호흡수가 안정됨 |

간호수행

1-2) 의식수준을 사정한다.

| 일 시 | HD #1 | HD #3 | HD #5 | HD #6 |
|---|---|---|---|---|
| Level of consciousness | Alert | Alert | Alert | Alert |
| Glasgow coma scale | eye open(1)-4<br>verbal(2)-5<br>motor(3)-6<br>15 | eye open(1)-4<br>verbal(2)-5<br>motor(3)-6<br>15 | eye open(1)-4<br>verbal(2)-5<br>motor(3)-6<br>15 | eye open(1)-4<br>verbal(2)-5<br>motor(3)-6<br>15 |
| Pupil size & Light reflex | 3mm/3mm (+/+) | 3mm/3mm (+/+) | 3mm/3mm (+/+) | 3mm/3mm (+/+) |
| 뇌신경장애 증상 | – | – | – | |

1-3) 사지의 피부색, 온도, 청색증을 사정한다.

| 일 시 | HD #1 | HD #3 | HD #5 | HD #6 |
|---|---|---|---|---|
| 9:00 | 피부는 분홍색이며 온도는 정상이었고 청색증은 확인되지 않음 | 피부는 분홍색이며 온도는 높게 확인되었고 청색증은 확인되지 않음 | 피부는 분홍색이며 온도는 정상이었고 청색증은 확인되지 않음 | 피부는 분홍색이며 온도는 정상이었고 청색증은 확인되지 않음 |

1-4) BUN, creatinine 검사결과 값을 확인한다.

| 일 시 | HD #1 | HD #3 | HD #5 | HD #6 |
|---|---|---|---|---|
| BUN | 26.1▲ | 26.5▲ | 28.0▲ | 28.3▲ |
| creatinine | 7.33(mg/dL)▲ | 9.20(mg/dL)▲ | 8.20(mg/dL)▲ | 5.33(mg/dL)▲ |

1-5) 매일 체중의 변화를 관찰한다.

| 일 시 | HD #1 | HD #3 | HD #5 | HD #6 |
|---|---|---|---|---|
| 체 중 | 68.0 | 65.9 | 60.5 | 59.2 |

1-6) 섭취량과 배설량을 관찰한다.

| 항목 \ 날짜 | | HD #1 | HD #3 | HD #5 | HD #6 |
|---|---|---|---|---|---|
| Intake | 경 구 | – | 1220 | 1180 | 500 |
| | 비경구 | 20 | 115 | 115 | 310 |
| | 수 혈 | – | – | – | – |
| | Total | 20 | 1335 | 1295 | 810 |
| output | urine | 200 | 2100 | 2000 | 1550 |
| | stool | – | – | – | – |
| | 기타 | – | – | – | – |
| | Total | 200 | 2100 | 2000 | 1550 |
| I/O balance | | −180 | −765 | −705 | −740 |

간호수행

1-7) 발목과 하지의 부종 상태를 관찰한다.

| 일 시 | HD #1 | HD #3 | HD #5 | HD #6 |
|---|---|---|---|---|
| pitting edema | 3+ | 2+ | 2+ | 1+ |

1-8) 검사결과를 해석한다.

- MRI Heart (HD #2)
  - 좌심실 팽창과 박출률 감소를 동반한 전반적인 운동이 감소된다.
  - 심내 관류 결손
  - 심내 전방, 심외측 부분에서 점점 심내막, 심근, 벽면이 증대된다.
  - 소량의 심낭 삼출
  - 다량의 우흉 삼출액, 섬유증을 동반한 확장된 심근병증
- (MC) Sono Doppler IMT(HD #2)
  - 왼쪽 경동맥에서 두꺼운 내막중막 두께
  - 오른쪽 경동맥 및 좌측 구근 경동맥으로 확산하는 죽상경화성 플라크

| | | | |
|---|---|---|---|
| Chest PA | HD #1 | • Chemoport kept state<br>• Decreased amount of both pleural effusion | • Chemoport 상태는 유지됨<br>• 흉막 삼출액 양의 감소 |
| Chest PA | HD #3 | • No definite active lung lesion<br>• Mild cardiomegaly with coronary arterial stent insertion state | • 활동성 폐 병변은 없음<br>• 관상동맥 스텐트 삽입 상태와 경도의 심장비대 |
| Chest PA | HD #5 | • No significant interval change | • 유의한 간격 변화 없음 |
| Both Feet standing Ap & Lat | HD #5 | • No remarkable finding | • 주목할만한 소견 없음 |
| Chest PA | HD #6 | • No definite active lung lesion<br>• Mild cardiomegaly with coronary arterial stent insertion state | • 활동성 폐 병변은 없음<br>• 관상동맥 스텐트 삽입 상태와 경도의 심장비대 |
| Chest PA & Both Lat Dec | HD #6 | • Cardiomegaly<br>• Clear lungs | • 심장비대<br>• 깨끗한 폐 |

2-1) 이뇨제 치료의 소변배출 반응을 확인한다.

| 항목 \ 날짜 | HD #1 | HD #3 | HD #5 | HD #6 |
|---|---|---|---|---|
| I/O balance | −180 | −765 | −705 | −740 |

2-2) 적절한 안정을 취하도록 한다.

| 항목 \ 날짜 | HD #1 | HD #3 | HD #5 | HD #6 |
|---|---|---|---|---|
| Bed Rest | ✓ | ✓ | ✓ | ✓ |

2-3) 처방된 혈전생성억제 스타킹 또는 밴드를 적용한다.

| 항목 \ 날짜 | HD #1 | HD #3 | HD #5 | HD #6 |
|---|---|---|---|---|
| 탄력스타킹 적용 | ✓ | ✓ | ✓ | ✓ |

**간호수행**

2-4) 처방된 나트륨 제한식이를 제공한다.

| 항목 \ 날짜 | HD #1 | HD #2 | HD #3 | HD #4 | HD #5 | HD #6 |
|---|---|---|---|---|---|---|
| 당뇨식이 | | 당뇨식이(밥) 1900kcal +나트륨 제외 | 당뇨식이(밥) 1900kcal +나트륨 제외 | 당뇨식이(밥) 1900kcal +나트륨 제외 | 당뇨식이(밥) 1900kcal +나트륨 제외 | 점심 : 당뇨식이(밥) 저녁 : 당뇨식이(밥) |
| NPO | + | 아침 : 검사금식 | | – | – | – |

2-5) 처방에 의해 이뇨제(Lasix, Aldactone), 강심제(Dobutamine), 항고혈압제(Nevistrol, Atacand), 항부정맥제(propranolol)를 투여하고 그 효과를 관찰한다.
(1) Lasix 1 Tab Bid po
(2) Aldactone 1 Tab Qd po
(2) Dobutamine 1 Tab Qd po
(3) Nevistrol, Atacand 1 Tab Qd po
(4) propranolol 1 Tab Qd po

2-6) 반좌위나 상체를 올린 자세를 유지한다.

| 항목 \ 날짜 | HD #1 | HD #3 | HD #5 | HD #6 |
|---|---|---|---|---|
| 반자위 | ✓ | ✓ | ✓ | ✓ |

2-7) 처방에 의해 Ticagrelor을 투여하고 그 효과를 관찰한다.
- Ticagrelor 60mg 1 Tab Qd po

3-1) 적절한 영양, 수분조절, 식이조절의 유지가 중요함을 대상자 및 보호자 부인에게 설명한다.
- 식이요법, 적절한 신체활동을 철저히 지키고, 심장 수축기능저하로 인한 제한된 생활을 영위하도록 해야 한다.

3-2) 처방된 약물에 대한 작용과 부작용 등을 교육하도록 하며 수분정체를 초래하는 약물(NSAIDs, 혈관확장제, 스테로이드 등)을 피하도록 대상자 및 보호자 부인에게 설명한다.
- 수분정체를 초래하는 약물(NSAIDs, 혈관확장제, 스테로이드 등)을 피하도록 한다.
- Lasix, Aldactone는 이뇨제로 신세뇨관에서 Na의 재흡수를 억제하고 Na 배설을 증가시킨다.
- Dobutamine은 강심제로 심장수축력과 심박출량을 증가시켜 심근관류를 호전시킨다.
  ★ 강심제와 이뇨제의 병용시 저칼륨혈증을 초래할 수 있다.
- Nevistrol는 항고혈압제로 $\beta_1$, $\beta_2$ 수용체를 선택적으로 차단한다.
- Atacand는 Angiotensin Ⅱ가 angiotensin 수용체와 결합하는 것을 선택적으로 차단한다.
- Propranolol는 부정적인 변력성, 변시성, 변전성을 가진 항부정맥제이다.
- 수분 정체를 초래하는 약물을 피하도록 하는 것이 중요하다.

3-3) 대상자와 가족(부인)에게 의학적 진단(심부전) 치료과정 참여를 증진시킨다.
- 의학적 진단(심부전)을 고려하여 필요한 정보를 제공한다.
- 치료와 관련된 효과와 근거를 설명한다.
- 의학적 진단(심부전)과 관련된 증후와 증상을 알려주고 보고해야 할 증상을 교육한다.

**간호평가**

단기목표에 대한 평가
1) 대상자는 3일 이내에 호흡하는 데 불편함을 느끼지 않는다(달성함).
2) 대상자는 3일 이내에 $SaO_2$ 96%가 확인된다(달성함).

# Ⅱ 여성간호

## 사례 2 자궁경부암(Cervix Uterine Cancer) 대상자 간호

박○○님은 37세 여성으로 AUB(abnormal uterine bleeding)를 주 증상으로 입원하였으며 Radical hysterectomy with bilateral salpingo oophorectomy 수술예정이다.

### 1. 입원 후 사정 자료

#### 1) 입원 전 치료과정

punch Bx → cervix ca 진단

#### 2) 입원 후 치료과정(자료수집일 기준)

Radical hysterectomy with bilateral salpingo oophorectomy 수술예정

### 2. 기본 신체 사정 자료

#### 1) 활력징후 사정 및 소화기계, 비뇨기계 사정

| 항목 \ 날짜 | | HD #1 | HD #2 | HD #3 | HD #4 | HD #5 |
|---|---|---|---|---|---|---|
| | | | OP #0 | OP #1 | OP #2 | OP #3 |
| 활력징후 | BP | 136/84 | 107/70 | 109/70 | 101/60 | 107/60 |
| | P | 71 | 58 | 72 | 74 | 78 |
| | R | 20 | 20 | 20 | 20 | 20 |
| | T | 36.4 | 37.6 | 37.3 | 37.2 | 36.7 |
| 통증조절법 | | | PCA<br>ice bag<br>Tridol INJ. 50mg | PCA<br>ice bag<br>Tridol INJ. 50mg<br>Tranexamic ACID INJ 500mg | PCA<br>ICE BAG<br>Tridol INJ. 50mg | |
| 수술부위 상태 | | | 이상 없음 | 패드의 약간의 bleeding | 이상 없음 | 이상 없음 |

(계속)

| 항목 \ 날짜 | | HD #1 | HD #2<br>OP #0 | HD #3<br>OP #1 | HD #4<br>OP #2 | HD #5<br>OP #3 |
|---|---|---|---|---|---|---|
| 섭취량/배설량 | 섭취량 | NPO | 1150 | 2750 | 1900 | 2400 |
| | 배설량 | | 380 | 2390 | 3170 | 3270 |
| 질분비물 | | | | 패드의 약간의 bleeding | | |
| 배액량 측정 (J-P, Hemovac) | | | 80 | 90 | 110 | 180 |
| 체중 | | 50.2kg | – | – | – | – |
| 배뇨 | | F- cath | F- cath | F- cath | F- cath | F- cath |
| 배변 | | enema | | | 1회 | |
| 수면 | | 양호 | 약간 뒤척임 | 불편함 | 양호 | 양호 |
| 신체적 불편감 | | 정상 | 통증으로 인한 불편함 | 통증으로 인한 불편함 | 통증으로 인한 불편함 | 전날에 비해 양호 |
| 운동정도 | | 정상 | bed rest | bed rest | 정상 | 정상 |
| 정서상태 | | 정상 | 두려움 | 두려움 | 불안 | 불안 |
| 교육내용 | | 정상 | 정상 | 정상 | 정상 | 정상 |
| 기타 | | | 수술 후 교육내용에 대한 실행이 미흡 | | | |

## 2) 수액요법

| 날짜 / 수액명 | HD #1 | 임상적 의의 |
|---|---|---|
| 5% D/W 500mL | 500 | • 수분 공급<br>• 칼로리 공급<br>▶대상자는 다음날 MRI 예정으로 NPO 중이므로 5% D/W가 처방되었다. (MRI 검사 시 조영제의 사용으로 인한 NPO. 조영제에 과민반응을 보일 경우 구토를 유발할 수 있는데, 구토를 하게 되면 토사물이 폐로 들어가 심각한 상황이 발생할 수 있고 심할 경우 쇼크가 발생할 수 있으므로, 조영제를 사용하는 검사 전에는 보통 8시간 전부터 NPO.) |

| 날짜 / 수액명 | HD #2 | HD #3 | HD #4 | HD #5 | 임상적 의의 |
|---|---|---|---|---|---|
| | OP #0 | OP #1 | OP #2 | OP #3 | |
| N/S 1L | 1000 | 1000 | 1000 | 1000 | V/S 불안정, 수혈이 필요한 환자, 발작 증상 환자, DM 환자에 주입한다. |
| H/S 1L | 1000 | – | – | – | 순환혈액량 및 조직간액의 감소시 세포외액의 보급보정, 대사성 산증의 보정, 에너지 보급을 위해 주입한다. |

## 3) 식이요법

| 날짜 / 식이명 | HD 1# | HD #2 | HD #3 | HD #4 | HD #5 | 임상적 의의 |
|---|---|---|---|---|---|---|
| | | OP #0 | OP #1 | OP #2 | OP #3 | |
| NPO | ○ | | | | ○ | 수술 전후 NPO를 유지한다(수술 전, 장폐만 등 장 기능이나 심각한 연하곤란 등의 섭취능력 저하시 시행). |
| SOW | ○ | ○ | | | | SOW(소량의 물) : Gas out되면 실시한다. |
| SD | | | ○ | | | SD(연식) : 저작을 좋게 하기 위해서 부드럽게 조리한 식사. 죽식이라고도 한다. 서서히 회복되는 장 기능으로 인해 일반식이 전에 연식을 섭취한다. |
| GD | | | | ○ | ○ | GD(일반식이) |

## 4) 약물요법

| 약품명 | 투여기간 | 주작용 | 투약방법 | 적응효과 | 부작용 | 금기 |
|---|---|---|---|---|---|---|
| Cytotec TAB. | HD #2 ~ HD #5 | • 위, 십이지장궤양의 치료 | • 1회 2정씩 1일 4회 4~8주간 식사시 및 취침시에 PO 투여한다. | 위, 십이지장궤양의 치료 | • 쇼크, 아나필락시스형 증상, 설사, 복통, 당뇨병, 통풍, 혈중 질소증가 등 | • 임부<br>• 미소프로스톨이나 다른 함유성분, 또는 프로스타글란딘에 과민증의 병력이 있는 환자<br>• 간장애 환자 |
| Mopuren TAB. 5mg | HD #2 ~ HD #5 | • 소화불량으로 인한 소화기증상(속쓰림, 구역, 구토) | • 1일 15mg을 3회로 나누어 식전 또는 식후에 PO 투여한다. | 소화불량으로 인한 소화기증상 | • 임부 : 콜린작동성 신경과의 관련성으로 인해 항콜린제와 병용 투여시 이 약의 작용이 감소될 수 있으므로 주의 | • 발진, 두드러기, 때때로 부종, 호산구 증가, 백혈구 감소, 복부팽만, 어지러움, 두통, 권태감, 졸림 등 |
| Anaprox TAB. 275mg | HD #2 ~ HD #5 | • 류마티양 관절염, 골관절염, 강직성 척추염, 급성통풍, 월경곤란증<br>• 활액낭염, 골격근장애, 외상, 좌상, 요천통, 편두통, 수술 후 동통 | • 류마티양 관절염 : 1회 275~550mg 1일 2회(12시간마다) PO<br>• 급성통풍 : 초회량으로 825mg PO 8시간 간격으로 275 mg PO<br>• 골격근장애, 수술 후 동통, 월경곤란증 : 1일 총용량이 1350 mg을 초과하지 않도록 한다. | 급성통풍, 월경곤란증<br>편두통, 수술 후 동통 | • 드물게 쇼크, 드물게 토혈, 위장출혈, 흑변, 구갈, 혈액장애, GOT, GPT치의 상승, 황달, 간염, 졸음, 호흡곤란, 부종 등 | • 소화성궤양 환자<br>• 심한 혈액이상 환자<br>• 심한 간장애 환자<br>• 심한 심기능부전 환자<br>• 심한 신장애 환자<br>• 심한 고혈압 환자<br>• 이 약의 성분 또는 아스피린 등 비스테로이드성 소염진통제에 과민증인 환자<br>• 관상동맥 우회로술 전후에 발생하는 통증의 치료 |
| Anycough Cap 300mg | HD #4 ~ HD #5 | • 비염, 부비동염 또는 비인후염에 의한 후비루<br>• 급·만성 기관지염 | • 1회1캡슐, 1일2회 PO | 비염, 부비동염<br>급·만성 기관지염 | • 식욕부진, 변비, 설사 가려움, 부종, 심계항진, 인후염, 두통 등 | • 크산틴계 약물에 과민증 환자<br>• 크산틴계 약물에 대한 심한 부작용의 병력이 있는 환자 |
| Nasea INJ. 0.3mg | HD #2 ~ HD #4 | • 항암제 투여로 인한 구역 및 구토의 방지<br>• 수술 후 구역 및 구토의 방지 | • 1일 1회 0.3mg을 IV 투여한다.<br>• 1일량으로 0.6mg을 초과하지 않도록 한다. | 구역 및 구토의 방지<br>수술 후 구역 및 구토의 방지 | • 가려움증, 발적, 두통, 두중감, 설사, 변비, BUN상승, 간기능 이상 등 | • 다른 세로토닌성 약물을 투여 받고 있는 환자는 금기 |
| Tiropa INJ. 50mg | HD #2 ~ HD #5 | • 급성 경련성 동통 : 간담도산통, 여러 원인에 의한 복부산통, 신장, 요관의 산통<br>• 복부 경련 및 동통 : 위장관 이상운동증, 담석증, 담낭염, 수술 후 유착 | • 1회 50mg을 IM, IV 투여한다.<br>• 필요에 따라 1시간 후에 반복 투여할 수 있다.<br>• 연령, 증상에 따라 적절히 증감한다. | 급성 경련성 동통<br>복부 경련 및 동통 | • 구갈, 구역, 구토, 변비, 가려움, 홍반, 알레르기증상 등 | • 외부 자극으로 인해 위장관이 협착된 환자, 거대결장, 허탈 환자<br>• 이 약에 과민증 환자, 중증의 간부전 환자<br>• 항콜린작용을 나타내지 않지만 녹내장 또는 전립선비대 환자에는 신중히 투여 |

(계속)

| 약품명 | 투여기간 | 주작용 | 투약방법 | 적응효과 | 부작용 | 금기 |
|---|---|---|---|---|---|---|
| Tridol INJ. 50mg | HD #2 ~ HD #5 | • 중증 및 중등도의 급만성 동통(각종 암 등)<br>• 진단 및 수술 후 동통 | • 1회 50~100mg을 IV, IM 투여한다.<br>• 필요에 따라 4~5시간마다 반복주사한다.<br>• 1일 최고 400mg까지 투여할 수 있다. | 중증 및 중등도의 급만성 동통(각종 암 등) 진단 및 수술 후 동통 | • 과민증, 호흡억제, 졸음, 수면, 두통, 흥분, 진전, 구역, 구토, 복무 팽만감, 변비 등 | • 급성 알코올중독 환자, 수면제, 진통제, 아편, 항정신성 약물 등 중추신경계 작용약물 중독 환자<br>• 심한 호흡억제상태 환자, 두부손상, 뇌이 병변이 있는 경우로 의식혼탁의 위험이 있는 환자<br>• MAO저해제를 투여받고 있는 환자 또는 최근 14일 이내에 투약한 경험이 있는 환자, 임부, 수유부, 과민증 및 병력이 있는 환자<br>• 마약 금단 증상치료 목적의 사용, 간질 환자 |
| Tranexamic ACID INJ 500mg SHINPOONG | HD #2 ~ HD #4 | • 국소적 섬유소용해항진과 관련이 있다고 생각되는 이상 출혈 경향(백혈병, 재생불량성 빈혈, 자반병, 암 등 및 수술 중, 수술 후의 이상 출혈)<br>• 국소적 섬유소용해항진과 관련이 있다고 생각되는 이상 출혈 | • 1일 250~500mg을 1~2회에 분할 IV, IM 투여한다.<br>• 수술 중, 수술 후의 출혈 등에는 필요에 따라 1회 500~1000mg을 IV 또는 500~2500mg 점적 IV | 출혈 경향 이상 출혈 경향 | • 쇼크, 가려움, 발진, 대량혈뇨, 구역, 구토, 설사, 졸음, 두통, 드물게 혈전색전증 등 | • 트롬빈을 투여 중인 환자<br>• 혈전색전증 및 그러한 병력이 있는 흰자<br>• 과민반응 환자 |
| SCD Magnesium Oxide TAB. 250mg | HD #2 ~ HD #5 | • 제산작용 및 증상의 개선 : 위, 십이지장궤양, 위염, 위산과다<br>• 변비증 | • 1일 0.5~1g을 수회 분할 PO | 제산작용 및 증상의 개선 | • 설사, 일어섰을 때 느끼는 현기증, 서맥, 강한 졸음, 숨막힘, 근력저하, 구강건조, 구토 등 | • 심기능 장애 환자<br>• 고마그네슘혈증 환자<br>• 고령자(만 65세 이상) |
| Cefazolin Sodium (Cefazoline Inj. 1g) | HD #2 ~ HD #5 | 항생제 | • 1V*3회*1일 (IVB) | 세균의 세포벽 형성을 방해하여 세균을 약하게 한다. | • 오심, 구토, 설사<br>• 급성 과민증으로 약간의 발진과 소양증을 보인다.<br>• 주사부위의 통증<br>• 신독성 | • 위장관에서 흡수되지 않으므로 정맥, 근육주사로 주입해야 한다.<br>• 술과 함께 복용하면 심한 다이설피람 반응을 일으켜 심한 홍조, 구토, 허탈이 생긴다는 것을 교육한다. |

## 3. 진단적 검사

### 1) 임상병리검사

※ 검사명, 검사일, 검사치, 정상범위와의 비교에 의한 임상적 의의

| 검사명 | 정상치 | 검사결과 | | | 임상적 의의 |
|---|---|---|---|---|---|
| | | HD #1 | HD #2 | HD #5 | |
| CBC검사 | WBC($10^3/mm^3$)<br>(4.0～10.0) | 10.26 | 12.73▲ | 8.26 | • 증가 : 감염, 염증, 스트레스<br>• 감소 : 약물독성, 골수부전, 식이결핍, 심한 감염 |
| | RBC($10^6/mm^3$)<br>(4.0～5.4) | 4.12 | 3.19 | | • 증가 : 높은 고도, 탈수<br>• 감소 : 출혈, 빈혈, 진행된 암 |
| | Hb(g/dL)<br>(12.0～16.0) | 12.5 | 9.8 | | • 증가 : 선천성 심장질환, 탈수<br>• 감소 : 빈혈, 출혈, 암 |
| | Hct(%)<br>(36.0～48.0) | 37.4 | 28.8 | | • 증가 : 선천성심장질환<br>• 감소 : 빈혈, 간경변, 출혈 |
| | MCV(%)<br>(81.0～99.0) | 90.8 | 92.8 | | • 증가 : 간질환, 악성빈혈<br>• 감소 : 지중해빈혈 |
| | MCH(%)<br>(26.0～33.0) | 30.3 | 31 | | • 증가 : 대혈구성빈혈<br>• 감소 : 소혈구성빈혈 |
| | MCHC(%)<br>(32.0～36.0) | 33.4 | 33.4 | | • 증가 : 구상적혈구증<br>• 감소 : 철분결핍성 빈혈 |
| | Platelet count<br>($10^3/mm^3$)<br>(130～350) | 179 | 153 | | • 증가 : 암, 외상, 만성백혈병, 심장병, 다혈구혈증, 류마티스관절염, 만성췌장염, 경화증, 결핵<br>• 감소 : 감염, 폐렴, 급성백혈병, 알러지, 대형수술 후, 재생불량성 빈혈, 암화학요법 중 |
| | MPV(%)<br>(6.5～12.0) | 11.1 | 11.7 | | • 출혈 |
| | Neutrophil(%)<br>(40～60) | 67.8 | 86.9 | 67.8 | • 증가 : 감염<br>• 감소 : 무과립구증 |
| | Lymphocyte(%)<br>(20.0～50.0) | 26.3 | 5.9 | | • 증가 : 만성 세균성 감염<br>• 감소 : 백혈병, 패혈증 |
| | Monocyte(%)<br>(2.0～10.0) | 4.5 | 7.1 | | • 증가 : 만성 염증성 장애, |
| | Eosinophil(%)<br>(0～4.0) | 0.9 | 0 | | • 증가 : 기생충감염<br>• 감소 : 부신호르몬 생산증가 |
| | Basophil(%)<br>(0～1.0) | 0.5 | 0.1 | | • 증가 : 백혈병<br>• 감소 : 급성 알레르기 반응 |
| | Na(mEq/L)<br>(135～145) | 142 | 146 | | • 증가 : 신부전, 쿠싱증후군, 수분결핍<br>• 감소 : 나트륨 섭취 저하, 구토, 설사 |

| 검사명 | 정상치 | 검사결과 | | | 임상적 의의 |
|---|---|---|---|---|---|
| | | HD #1 | HD #2 | HD #5 | |
| CBC검사 | K(mEq/L) (3.5～5.5) | 3.7 | 2.9 | | • 증가 : 신부전, 당뇨병성 케톤산증<br>• 감소 : 체온저하, 알칼리혈증 |
| | Cl(mEq/L) (101～109) | 108 | 112 | | • 증가 : 탈수, 호흡성 알칼리증, 신부전<br>• 감소 : 구토, 폐렴, 쿠싱병 |
| 요검사 | Specific gravity | 1.000 ～1.030 | 1.007 | | • 증가 : 당뇨병, 신증, 체액상실<br>• 감소 : 중증의 신장 손상, 소변량 증가 |
| | pH | 4.5～8.0 | 7.0 | | • 증가 : 요도감염, 유문부 협착<br>• 감소 : 진장기능저하, 고단백식이 |
| | Protein | negative | － | | • 양성 : 탈수, 고열, 운동, CHF, 스트레스 그리고 스트레스, 경련으로 인한 일시적인 경우 |
| | Glucose | negative | － | | • 양성 : 당뇨병, 쿠싱증후군, 간 및 췌장 질환 |
| | Ketone body | negative | － | | • 양성 : 심한 운동, 단식, 임신, 스트레스, 구토, 탈수 |
| | Bilirubin | negative | － | | • 양성 : 간질환, 담도폐쇄 |
| | Blood | negative | ＋/－ | | • 양성 : 감염(방광염, 신우신염), 결석, 암 |
| | Urobilinogen | negative | － | | • 양성 : 간질환, 용혈 |
| | Nitrite | negative | － | | • 양성 : 비뇨기계 감염 |
| | RBC(urine) | 0～1 | 1～4▲ | | |
| | WBC(urine) | 0～3 | 5～9▲ | | • 비정상적인 백혈구의 출현은 요로에 염증성 병변이 있음을 의미한다. |
| | Squamous epithelial cell | 0≤10 | 0～1 | | • 증가 : 신증, Amyloidosis, Poisoning |
| 일반 화학검사 | uric acid (mg/dL) (2.6～6.0) | 2.8 | 2.2 | | • 증가 : 백혈병, 퓨린섭취의 증가<br>• 감소 : Wilson질환, 납중독 |
| | BUN(mg/dL) (8～20) | 18 | 18 | | • 증가 : 저혈량증, 쇼크, 화상, 탈수 |
| | creatinine (mg/dL) (0.5～0.9) | 0.62 | 0.41 | | • 증가 : 사구체신염, 신우신염<br>• 감소 : 쇠약, 근육량 감소 |
| | cholesterol (mg/dL) (～200) | 208 | 138 | | |
| | protein, total (g/dL) (6.6～8.3) | 7.3 | 5.4 | | • 감소 : 영양결핍, 수술 후 |

(계속)

| 검사명 | 정상치 | 검사결과 | | | 임상적 의의 |
|---|---|---|---|---|---|
| | | HD #1 | HD #2 | HD #5 | |
| 일반 화학검사 | Albumin(g/dL) (3.5～5.2) | 4.5 | 3.2 | | • 감소 : 급·만성 감염, 조직괴사, 수술, 스트레스 |
| | Bilirubin (mg/dL) (0.3～1.2) | 0.4 | 0.5 | | • 증가 : 황달, 췌장 두부암 |
| | AST(U/L) (～35) | 16 | 14 | | • 증가 : 심근경색증, 간염, 골격근 외상<br>• 감소 : 급성 신질환, 당뇨병성 케톤산증 |
| | ALT(U/L) (～35) | 17 | 14 | | • 증가 : 감염, 간괴사, 간허혈, 경화증, 간종양, 췌장염 |
| | CA(mg/dL) | 9.27 | 8.01 | | |
| | P(mg/dL) | 4.0 | 3.6 | | |
| | ALP(U/L) | 90 | 58 | | |
| | PT(sec) (11～15) | 90 | 77 | | |
| | PT INR(sec) (0.8～1.2) | 1.06 | 1.18 | | |
| | APTT(sec) (29～45) | 25.5 | 24.4 | | |
| | CEA(ng/mL) | 1.3 | | | |
| | CA125(ng/mL) (0～35) | 9.8 | | | |
| 면역 혈청검사 | CRP (mg/dL) | 4.5 | 217.1 ↑ | 0.47 | • 정상범위 : 0.0～5.0(mg/L)<br>• 증가 : 염증(감염, 자가면역질환 등)이나 조직손상 (외상, 수술, 심근경색, 종양)<br>• 감소 : 염증반응 감소, 치유, 상태호전 |

## 2) 진단 검사

※ 검사명, 검사일, 검사치, 정상범위와의 비교에 의한 임상적 의의

| 검사명 | 검사결과 | 임상적 의의 |
|---|---|---|
| Chest x-ray | No active lung lesion | |
| Abdomen CT | Clinical information : cervical cancer w/u<br>Initial abdomen CT<br>About 1.8cm sized peripheral enhancing lesion at left wall of cervix (Srs601 Img43).<br>→ Known cervical cancer.<br>A few low density lesions in right hepatic lobe.<br>− Too small to characterize.<br>A few small cysts in both kidneys.<br>A 1.0cm sized cystic density lesion in pancreatic head (Srs305 Img25).<br>→ IPMN(Intraductal papillary mucinous neoplasm<br>GB, spleen and both adrenal glands : unremarkable<br>No bile duct dilatation.<br>No enalrged LN nor ascites.<br>Left-sided asymmetric dics degeneration, L4-5. | • 자궁경부의 좌측 벽에 1.8CM 크기의 말초 병변<br>• cancer 발견<br>• 우측 간엽에 저밀도 병변이 있음<br>• 신장에서도 몇 가지 작은 낭종<br>• 치명적인 LN과 복수는 없음<br>• 안쪽 비대칭 dics 변성 |
| 초음파검사 | About 3.5*3.4*2.7cm sized irregular<br>Mass occupying the entire uterine cervix | |
| MRI | Clinical information : cervical cancer w/u<br>* abdomen CT를 참고함<br>About 1.2x1.4x1.5cm sized enhancing T2 high SI lesion at left wall of cervix<br>− with disruption of cervial stromal ring<br>− preserved fat plane with urinary bladder<br>→ cervical cancer (FIGO staging: IB)<br>Small sized enhancing both inguinal LNs.<br>→ suggested reactive LNs.<br>A few tiny cysts in right hepatic lobe.<br>A few small cysts in both kidneys.<br>A 7mm sized cystic density lesion ar duodenal 2nd portion (Srs305 Img25).<br>→ r/o duodenal diverticulum rather than pancreas lesion.<br>GB, pancreas, spleen and both adrenal glands : unremarkable<br>No bile duct dilatation.<br>Scanty pelvic ascites<br>Left-sided asymmetric dics degeneration, L4-5.<br>[판정]<br>Cervical cancer 환자로 생각됨<br>1. No focal lung parenchymal lesion in both lungs.<br>2. No significant endobronchial or endotracheal lesion.<br>No significant mediastinal LN enlargement.<br>검사명 : Chest 1P<br>[판정]<br>Grossly no active lesion in both lungs. | • 자궁경부의 좌측 벽에서 T2에 병변이 발견 약 1.2×1.4×1.5 크기<br>• 자궁경부암<br>• 오른쪽 간엽에 몇 가지 작은 낭종과 두 신장에서 몇 가지의 낭종이 발견<br>• 현저한 골반 복수<br>• 왼쪽 비대칭 DICS |

## 4. 의사의 진단 및 치료계획

### 1) 진단적 계획

CCRT, W-platin(S), RT C BSA1.51

### 2) 치료적 계획

- Radical hysterectomy with bilateral salpingo oophorectomy
- Post op management

## 5. 간호진단 목록

| 번호 | 진단일자 | 영역 | 과 | 간호진단 | 평가 | 평가일자 | 질병분류 |
|---|---|---|---|---|---|---|---|
| 1 | HD #1 | 안정/보호 | 처치부위의 감염의 위험 | 침습적 시술과 관련된 감염의 위험 | 대상자의 IV line 부위에 정맥염 증상이 완화되었다. | HD #5 | DCMP |
| 2 | HD #2 | 통증 | 수술 | 외과적 절개와 관련된 급성 통증 | 대상자는 통증이 해소되었다. | HD #4 | DCMP |
| 3 | HD #3<br>OP #1 | 배설/교환 | 위장관계 기능 | 침상안정(신체적 활동부족)과 관련된 변비 | 대상자는 변비의 증상이 완화되었다. | HD #5 | DCMP |

| 문제목록 | 우선순위 설정 기준(5점 척도) | | | | | 우선순위 |
|---|---|---|---|---|---|---|
| | 시급성 | 영향력 | 대상자요구 | 중재효과 | 합계 | |
| 감염의 위험 | 5 | 5 | 5 | 5 | 20 | 1 |
| 급성 통증 | 4 | 5 | 5 | 4 | 19 | 2 |

## 6. 간호과정

<table>
<tr><td rowspan="2">간호사정</td><td colspan="2">주관적 자료<br>“주사 계속 꽂고 있어도 되는 건가요?” (대상자)<br>“주사 꽂은 부위가 아프고 부었어요. 몸에 열도 나는 것 같아요….” (대상자)<br>“주사 뺀 자리가 부어있고 빨갛게 되었어요.” (대상자)</td></tr>
<tr><td colspan="2">객관적 자료<br>• IV 주사부위에 정맥염으로 인한 발적 확인, 동통을 호소함 (HD #1-2)<br>• 진단명 : 자궁경부암<br>• WBC 12.73×10$^3$/mm$^3$, CRP 217.1mg/dl ↑ (HD #2)</td></tr>
<tr><td rowspan="2">간호진단</td><td colspan="2">침습적 시술과 관련된 감염의 위험(간호진단 목록 #, HD #1)</td></tr>
<tr><td colspan="2">진단 정의<br>침습적 시술 : IV 유지(N/S 1L) 중 정맥염 증상이 나타난다.<br>• 병원균에 대한 환경적 노출 증가<br>• 병원균의 침입과 증식이 일어날 수 있고 건강에 위협이 될 만큼 취약한 상태</td></tr>
<tr><td rowspan="5">간호계획</td><td colspan="2">장기목표 : 대상자는 퇴원 시 혈액검사결과는 정상범위이다.</td></tr>
<tr><td colspan="2">단기목표 : 1) 대상자는 3일 이내에 IV line 부위에 염증증상이 없다.<br>2) 대상자는 3일 이내에 손 위생을 스스로 실천한다.</td></tr>
<tr><td>간호계획</td><td>이론적 근거(출처)</td></tr>
<tr><td>1-1) 활력징후를 관찰한다.<br><br>1-2) IV line부위 피부의 발적, 팽만, 통증, 발열 등을 매 duty마다 확인한다.<br><br>1-3) 입원 후 진행된 진단검사결과를 확인한다.</td><td>1) 활력징후에 대한 사정은 기초 자료 및 비정상적인 상태를 사정하고 치료에 대한 반응으로 활력징후의 변화를 확인하기 위함이다.<br>(양선희(2018). 기본간호학. 현문사)<br>2) • 감염이 있을 때 발적, 팽만, 통증 등의 증상을 초래한다.<br>• IV line이 막히면 내부감염을 초래한다.<br>(양선희(2018). 기본간호학. 현문사)<br>3) WBC 수치 상승은 전형적인 감염의 지표이다.<br>• CRP 수치는 체내에 급성 염증이나 조직의 손상이 있을 때 상승한다.<br>(질병관리본부(2017). 의료 관련 감염 표준예방지침)</td></tr>
<tr><td>2-1) 감염관리를 위해 무균법을 유지한다.<br><br>2-2) 처방에 따라 항생제를 투여한다.<br><br>2-3) 정맥염 발생 부위에 ice bag을 제공한다.</td><td>1) 무균법은 병원균의 전파를 막는다.<br>• 손 씻기는 감염관리의 가장 효과적인 방법이다.<br>• 마스크 착용은 감염성 인자로부터 대상자를 보호하고 간호 제공자를 보호한다.<br>(질병관리본부(2017). 의료 관련 감염 표준예방지침)<br>2) 항생제는 미생물을 죽이거나 생장을 억제하여 염증을 치료하고 감염 발생을 예방한다.<br>(질병관리본부(2017). 의료 관련 감염 표준예방지침)<br>3) 냉요법은 통증을 유발하는 화학물질이 퍼지는 것을 감소시키고, 통증 자극의 전달을 늦춘다.<br>(양선희(2018). 기본간호학. 현문사)</td></tr>
</table>

| 간호계획 | | |
|---|---|---|
| | 3-1) 대상자에게 투여된 약물에 대한 정확한 정보를 제공한다. | 1) 약물에 대한 정보 제공은 약물의 효과를 알고, 부작용이 있을 시 적절한 대처를 할 수 있도록 한다.<br>(박순옥 등(2019). 성인간호학 I . 퍼시픽북스) |
| | 3-2) 감염의 가능성을 감소시키기 위한 교육을 한다. | 2) 감염의 증상(발열, 발적, 팽만, 통증 등)을 조기 발견하여 위험성을 감소시킬 수 있다.<br>(박순옥 등(2019). 성인간호학 I . 퍼시픽북스) |

**간호수행**

간호중재

1-1) 대상자의 입원 기간 동안 활력징후를 확인한다.

| 날짜 | BP－P－R－T |
|---|---|
| HD #1 | 138/84－71－20－36.4 |
| HD #2 OP #0 | 107/70－58－20－37.6↑ |
| HD #3 OP #1 | 109/70－72－20－36.9 |
| HD #4 OP #2 | 101/60－74－20－36.8 |
| HD #5 OP #3 | 107/60－78－20－36.7 |

- (HD #2) T 37.6↑으로 체온 상승을 확인한다.
- (HD #5) T 36.7로 정상체온을 확인한다.

1-2) IV line부위 피부의 발적, 팽만, 통증, 발열 등을 매 duty마다 확인한다.

| 일시 | HD #1 | HD #2 OP #0 | HD #3 OP #1 | HD #4 OP #2 | HD #5 OP #3 |
|---|---|---|---|---|---|
| 내용 | IV line부위 피부의 발적, 확인됨 | IV line부위 피부의 발적, 팽만, 통증, 발열이 확인됨 | IV line부위 피부의 발적, 팽만, 통증이 지속됨 | IV line부위 피부의 발적, 팽만, 통증이 가라앉음 | IV line부위 피부의 발적, 팽만, 통증, 발열이 확인되지 않음 |

- IV line의 상태(굴곡, 꼬임, 압박 등)를 매 duty마다 확인한다.
  - IV line의 상태는 적절하게 유지된다.
- 정맥염을 예방하기 위해 정기적으로 이틀마다 IV line을 변경했다.
- 정맥염이 발생했을 때 IV line을 즉시 제거했다.

1-3) 입원 후 진행된 진단검사결과를 확인한다.

| 항목 | HD #1 | HD #2 OP #0 | HD #5 OP #3 | 정상범위 |
|---|---|---|---|---|
| WBC | 10.26 | 12.73 | 8.26 | 4.0-10.0 |
| Neutrophil | 67.8 | 86.9 | 67.8 | 40-70 |
| CRP | 4.5↑ | 217.1↑ | 0.47 | 0.0-0.3 |

2-1) 감염관리를 위해 무균법을 유지한다.
- 대상자의 활력징후를 측정할 때 측정도구를 알코올솜을 소독해서 사용한다.
- 대상자에게 접촉하기 전후로 손 소독제를 사용하여 손 위생을 시행한다.
- 대상자에게 간호를 수행하기 전후로 마스크를 착용한다.
- 미생물 확산 방지를 위해 손톱을 짧게 하고 잔머리를 최소화 하기 위해 핀을 꽂았다.
- IV line을 교체하거나 약물 투여 시 무균법을 유지한다.

| | |
|---|---|
| 간호수행 | 2-2) 처방된 광범위 항생제를 투여한다.<br>• cefazoline Inj. 0.6g IV q 8hr(HD #2～HD #5)<br>• N/S 1L IV 주사부위의 정맥염 치료를 위해 항생제(cefazoline)를 투여하고 그 효과를 관찰한다.<br>2-3) 정맥염 발생 부위에 염증과 증상 경감을 위하여 ice bag을 제공한다.<br>• 대상자는 ice bag을 교체하며 유지하는 모습을 보인다. |
| | 3-1) 대상자에게 투여된 약물에 대한 정확한 정보를 제공한다.<br>• 어떠한 항생제인지 그리고 약물의 효과와 부작용에 대한 정보를 제공한다.<br>3-2) 감염의 가능성을 감소시키기 위한 교육을 한다.<br>• 감염의 조기 발견을 위해 증상과 징후<br>• 손 씻기의 중요성<br>• 환자와 돌봄제공자(가족)에게 흐르는 물과 손 소독제를 사용하여 손위생을 하도록 교육한다. |
| 간호평가 | 단기목표에 대한 평가<br>1) 대상자는 3일 이내에 IV line 부위에 염증증상이 없다(달성함).<br>2) 대상자는 3일 이내에 손 위생을 스스로 실천한다(달성함). |

# Ⅲ 아동간호

## 사례 3 폐렴(Pneumonia) 환아 간호

33개월의 여자 환아는 1월 6일부터 콧물, 기침 시작되었으며 7일 오전 9시부터 고열(38.5℃) 있어 해열제 복용하였으나 고열과 기침, 가래, 거친 호흡음이 심해져 8일 13시 소아과 외래진료 후 폐렴으로 입원하였다.

## 1. 입원 후 사정 자료

### 1) 예방접종력

| 접종명 | 출생 | 1개월 | 2개월 | 4개월 | 6개월 | 12개월 | 15개월 | 18개월 | 24개월 | 36개월 |
|---|---|---|---|---|---|---|---|---|---|---|
| 결핵(BCG 경피용) | 1회 | | | | | | | | | |
| B형 간염(HepB) | 1차 | 2차 | | | 3차 | | | | | |
| 디프테리아, 파상풍, 백일해(DTaP) | | | 1차 | 2차 | 3차 | | | | | |
| 폴리오(IPV) | | | 1차 | 2차 | 3차 | | | | | |
| b형 헤모플루스 인플루엔자(Hib) | | | 1차 | 2차 | 3차 | 4차 | | | | |
| 폐렴구균(PCV) | | | 1차 | 2차 | 3차 | 4차 | | | | |
| 홍역, 유행성이하선염, 풍진(MMR) | | | | | | 1차 | | | | |
| 수두(VAR) | | | | | | 1회 | | | | |
| A형 간염(HepA) | | | | | | 1차 | | 2차 | | |
| 일본 뇌염(IJEV) | | | | | | 1차 | 2차 | | 3차 | |
| 인플루엔자(IIV) | | | | | 1차 | 매 년 | | | | |
| 로타바이러스 감염증(RV) | | | 1차 | 2차 | 3차 | | | | | |

## 2) 발달 사정(Denver Ⅱ)

검 사 일 : 2020.01.10

성별/나이 : F/33m

체중 : 12.0kg

| 발달영역 | 결과 해석 |
|---|---|
| 개인－사회성 발달 | 1. 혼자 옷을 입고 이를 닦을 수 있으며 좋아하는 친구의 이름을 말할 수 있다.<br>2. 검사 시행 항목 대부분 정상적으로 수행한다. |
| 미세운동 및 적응발달 | 1. 사람의 세 부분(얼굴, 눈, 코, 손, 발, 몸통)을 그릴 수 있고 긴 선을 알고 있다.<br>2. 네모 그림을 그리는 것을 보고 네모 형태로 그린다.<br>3. 검사 시행 항목 대부분 정상적으로 수행한다. |
| 언어발달 | 1. "위, 아래, 앞, 뒤" 단어를 이해하고 수행하였으며 컵의 사용목적을 "물"이라고 답하였으나 의자의 사용목적은 "앉아요"라고 행동용어로 표현한다.<br>2. 인형의 신체부위(코, 눈, 귀, 입, 배, 머리, 다리, 팔)를 모두 지적할 수 있다.<br>3. 5개의 적목을 셀 수 있으며 5개 단어(공, 연못, 책상, 집, 바나나, 커튼, 문, 천장) 정의는 실패하였으나 정상이다. |
| 운동발달 | 1. 한발로 깡총 뛰기가 가능하며 한발로 6초 이상 서기 가능하다.<br>2. 계단 오르기와 공 앞으로 차기가 가능하다.<br>3. 뒤로 걷기와 발끝 붙여 걷기가 가능하여 검사 시행 항목 대부분 정상적으로 수행한다. |

### 3) 입원 시 활력징후 및 체온 사정

| Hospital day | time | BP | BT | PR | RR |
|---|---|---|---|---|---|
| admission | 13:30 | 106/78 | 38.8 | 138 | 30 |
| 1/8 HD#1 | 14:00 | | 38.9 | | 28 |
| | 15:00 | | 38.6 | | 28 |
| | 18:00 | | 38.1 | | 28 |
| | 19:30 | | 37.9 | | |
| | 20:00 | | 38.0 | | 26 |
| 1/9 HD#2 | 07:00 | | 38.3 | | |
| | 08:00 | | 37.9 | | |
| | 10:00 | | 37.6 | | 28 |
| | 11:30 | | 38.0 | | |
| | 14:00 | | 37.9 | | 28 |
| | 18:00 | | 37.7 | | 26 |
| | 20:00 | | 37.1 | | 26 |
| 1/10 HD#3 | 07:00 | | 37.2 | | |
| | 08:00 | | 37.0 | | |
| | 10:00 | | 36.8 | | 24 |
| | 18:00 | | | | 22 |
| | 20:00 | | | | 22 |
| 1/11 HD#4 | 07:00 | | 36.7 | | 20 |
| | 10:00 | | 36.6 | | 22 |
| discharge | 11:45 | | 36.6 | | 22 |

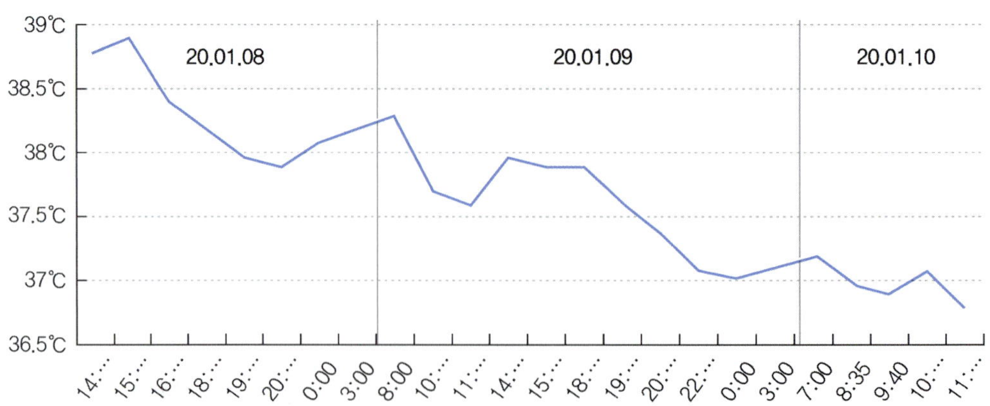


**그림 8-1** 체온 그래프(20.01.08~10)

## 2. 의사처방 자료

### 1) 수액요법

| 주사액 | HD #1 총 주입량 | 용법 | 임상적 의의(참고문헌) |
|---|---|---|---|
| 1:2 SD 500mL 염화나트륨 포도당(1:2) 주사액 500mLl | 1,000mL | IV 40cc/hr (dosi flow ) | 탈수증, 수술 전후 등의 수분·저해질 보급, 에너지 보급 (식품의약품안전처 의약품통합정보시스템, 2020) |

### 2) 약물요법

| 약명(성분명) | 분류 | 용법 및 기간 | 약리작용 | 부작용 | 간호 |
|---|---|---|---|---|---|
| Amocla Inj. 0.6g (Amoxicillin Sodium) | 항균제 | IV q 8hr (HD #1～HD #4) | 황색포도구균 등의 광범위한 균주에 대한 치료로서 처방되며 특히, 중이염, 부비동염 치료나 감수성이 있는 균에 이한 호흡기계 감염, 피부감염, 요로감염 등의 감염치료에 사용된다. | 위장장애, 호흡곤란, 홍조, 부종, 발진, 가려움 등 | 과민반응 및 혈관부종이 나타날 수 있으므로 면밀히 모니터링하고 투여 후 환자를 충분히 관찰한다. |
| Disolrin Inj. 0.25g (Methylprednisolone Succinate Sodium) | 부신 호르몬제 | IV q 12hr (HD #1～HD #4) | 면역억제 및 항염작용을 나타내는 호르몬제로 내분비장애 또는 각종 염증 질환에 사용된다. | 백혈구 증가, 폐색전증, 딸꾹질, 고혈압, 저혈압 등 | 정해진 용법, 용량을 지키며 이상반응을 관찰한다. 또한 과도한 투여가 되지 않도록 주의한다. |
| Dropzin Tab. 30mg (Levodropropizine) | 진해제 | PO q 8hr (HD #1～HD #4) | 기침 자극 생성과 관련된 구심성 기침 전달경로를 말초수준에서 저해하고 기관지에서 신경－펩타이드 분비를 방해하여 진해거담제로 작용한다. | 빈맥, 흉통, 무기력, 피로, 두통, 어지러움, 불안, 졸음, 오심, 설사, 속쓰림, 구토 등 | 과민반응 또는 구역, 구토, 설사, 두통 등의 이상반응을 면밀히 모니터링하고 환자를 충분히 관찰한다. |
| Mucolase Tab. 2.5mg (Streptokinase·Streptodornase powder) | 소염 효소제 | PO q 8hr (HD #1～HD #4) | 염증을 억제하고 단백질의 분해를 촉진하여 부종, 객담 등의 염증 증상을 완화시킨다. | 발진, 발적 등의 과민증상, 설사, 식욕부진, 구역, 구토, 복통, 가려움 등 | 정해진 용법, 용량을 지키며 이상반응을 관찰한다. |
| Ambrocol Syrup 4cc (Ambroxol Hydrochloride, Clenbuterol Hydrochloride) | 진해 거담제 | PO q 8hr (HD #1～HD #4) | 기침, 가래 증상을 환화시켜주고 기관지 평활근 이완작용으로 천식에도 사용된다.<br>• 기관지천식, 폐기종, 기관지염의 점액 분비 촉진제 | 두통, 진전, 근경직, 졸음, 불안, 어지러움, 불면, 신경과민 등 | 용법, 용량에 맞게 투여하고 부작용을 관찰하며 과도한 투여가 되지 않도록 주의한다. |

(계속)

| 약명(성분명) | 분류 | 용법 및 기간 | 약리작용 | 부작용 | 간호 |
|---|---|---|---|---|---|
| Azitops Dry Syrup 3.5cc (Azithromycin Hydrate) | Microlide계 항균제 | PO q 24hr (HD #1～HD #4) | 항균작용을 나타냄으로써 세균에 의한 각종 감염증을 치료한다.<br>• 기관지염, 폐렴 등 하부 호흡기 감염증<br>• 부비동염, 인두염, 편도선염 등 상부호흡기 감염증 | 혈관부종, 아나필락시스, 구역, 구토, 묽은 변, 설사, 간기능 이상 등 | 용법, 용량에 맞게 투여하고 부작용을 관찰하며 과도한 투여가 되지 않도록 주의한다. |
| Polybutine Dry Syrup 4cc (Trimebutine) | 위장관 운동 조절제 | PO q 8hr (HD #1～HD #4) | 위장관 운동을 조절하고 경련을 완화시킴으로써 소화기능 이상으로 인한 각종 증상을 완화시켜준다.<br>• 소아 질환 : 비감염성 장관통과장애(변비, 설사) | 설사, 구역, 구토, 소화장애, 구갈, 심계항진, 피로감, 졸음, 두통 등 | 용법, 용량에 맞게 투여하고 부작용을 관찰하며 과도한 투여가 되지 않도록 주의한다. |
| Salbutol Respiratory Solution 1ml (Salbutamol Sulfate) | 진해 거담제 | 3times per day (Salbutol 1ml +생리식염수 3ml) | 기관지 평활근을 이완시켜 확장작용을 나타냄으로써 기도폐쇄성 장애에 의한 호흡곤란 증상을 완화시킨다. | 두통, 진전, 시경과민, 졸음, 불면, 불안, 근육경련 등 | 용법, 용량에 맞게 투여하고 부작용을 관찰하며 과도한 투여가 되지 않도록 주의한다. |
| Ibunal Syrup 4cc (Ibuprofen) | 해열진통 소염제 | prn) po qd | 열을 내리고 염증을 가라앉히며 통증을 해소한다. | 오한, 호흡곤란, 혈압저하, 구역, 구토 등 | 용법, 용량에 맞게 투여하고 부작용을 관찰하며 과도한 투여가 되지 않도록 주의한다. |

## 3. 진단적 검사

### 1) 임상병리검사

#### (1) 폐렴원인균 선별검사(2020.01.08.)

| 균 명 | 검사 결과 | 임상적 의의 |
|---|---|---|
| Mycoplasma pneumoniae | positive | 폐렴 원인 균 선별검사(Pneumobacter Multiplex PCR; PB PCR) 검사는 사람의 비인두 흡입액, 비인두 swab, 기관지 폐포 세척액 또는 객담 검체에서 폐렴을 일으키는 6가지 병원균을 정성적으로 감별한다.<br>마이코플라스마 검사는 현재 혹은 최근에 마이코플라스마 감염이 있는지 알아내기 위해 사용한다. 마이코플라스마는 목, 상기도, 비뇨기계에서 발견할 수 있는 정상 세균총으로, 마이코플라스마 폐렴균(M. pneumoniae)은 상기도 감염의 원인균이다. |
| Streptococcus pneumoniae | negative | |
| Haemophilus influenzae | negative | |
| Legionella pneumophila | negative | |
| Chlamydophila pneumoniae | negative | |

#### (2) 호흡기바이러스 PCR(2020.01.08)

| 바이러스 명 | 검사 결과 | 임상적 의의 |
|---|---|---|
| Influenza A | negative | 호흡기 바이러스 Real-time PCR(Respiratory virus real-time PCR; RV PCR) 검사는 호흡기 감염을 일으키는 대표적인 병원성 바이러스 14종을 감별하는 데 이용된다. 가장 잘 알려져 있는 인플루엔자 바이러스 외에 아데노 바이러스(Adenovirus), 파라인플루엔자 바이러스(Parainfluenzavirus), 호흡기 합포체 바이러스(Respiratory syncytial virus), 라이노바이러스(Rhinovirus), 코로나바이러스(Coronavirus) 등이 있다. 독감 검사가 양성이라면 인플루엔자 A 또는 B인 것을 의미하고 증상을 최소화하기 위해 항바이러스제가 처방된다. |
| Influenza B | negative | |
| Respiratory syncytial virus A | negative | |
| Respiratory syncytial virus B | negative | |
| Adenovirus | negative | |
| Parainfluenza virus 1 | negative | |
| Parainfluenza virus 2 | negative | |
| Parainfluenza virus 3 | negative | |
| Coronavirus 229E | negative | |
| Coronavirus NL63 | negative | |
| Coronavirus OC43 | negative | |
| Rhinovirus A/B/C | negative | |
| Bocavirus 1/2/3/4 | negative | |
| Metapneumovirus | negative | |

### (3) 혈액학/생화학/전해질 검사(2020.01.08)

| 검사 명칭 | 참고치 | 결과 | 임상적 의의 |
|---|---|---|---|
| WBC($10^3/mm^3$) | 5.0～10.0 | 12.0 | • 증가 : 감염, 염증, 조직괴사, 대사장애, 스테로이드 치료<br>• 감소 : 빈혈, 세균감염, 자가면역질환 |
| RBC($10^6/mm^3$) | 4.2～5.8 | 4.1 | • 증가 : 설사, 탈수, 다혈구혈증, 폐섬유증<br>• 감소 : 빈혈, 출혈, 만성 감염 백혈병 |
| Hb(g/dL) | F : 12～16<br>M : 13～17 | 11.3 | • 증가 : COPD, CHF, 다혈구혈증, 탈수<br>• 감소 : 빈혈, 출혈, 갑상선기능항진증 |
| Hct(%) | F : 36～47<br>M : 40～54 | 32.4 | • 증가 : 탈수, 쇼크, 구토, 다혈구증<br>• 감소 : 빈혈, 출혈, 수액과잉, 부종, 백혈병 |
| PLT($10^3/mm^3$) | 130～400 | 170 | • 증가 : 외상, 암, 만성백혈병, 결핵<br>• 감소 : 감염 급성백혈병, 빈혈, 대수술 |
| Neutrophil(%) | 40～74 | 60.7 | • 증가 : 세균감염, 염증성질환, 조직괴사, 악성종양, 수술<br>• 감소 : 혈액질환, 골수저하, 바이러스감염, 약물, 호르몬질병 |
| Lymphocyte(%) | 19～48 | 31.8 | • 증가 : 세균성 상기도 감염, 바이러스 감염, 호르몬 질환<br>• 감소 : 암, 외상, 선천성면역부전증후군 |
| Monocyte(%) | 3～11 | 7.5 | • 증가 : 백혈병, 악성림프종, 교원병, 결핵<br>• 감소 : 약물요법, prednisone |

| 검사 명칭 | 참고치 | 결과 | 임상적 의의 |
|---|---|---|---|
| Total Protein(g/dl) | 6.6～8.3 | 6.8 | • 증가 : 탈수, 용혈, 운동, 스트레스, 간질환<br>• 감소 : 영양부족, 악액질, 간경변 |
| Albumin(mg/dl) | 3.5～5.2 | 3.9 | • 증가 : 탈수로 인한 용액 농축이 있을 시 증가<br>• 감소 : 영양결핍, 부종, 소화기 흡수장애 |
| AST(U/L) | 4～45 | 32 | • 증가 : 심근경색증, 간염, 골격근 외상<br>• 감소 : 급성 신질환, 당뇨병성 케톤산증 |
| ALT(U/L) | 4～45 | 20 | • 증가 : 간염, 간괴사, 간허혈, 간경화증, 간종양, 췌장염 |
| BUN(mg/dl) | 7.9～20 | 9.5 | • 증가 : 신부전, 간경변, 요독증, 악성종양<br>• 감소 : 임신, 저단백식, 간부전, 요붕증 |
| Creatinine(mg/dl) | 0.6～1.3 | 0.4 | • 증가 : 담도협착, 임신, 신우염, 근육외상<br>• 감소 : steroid제 치료, 화학요법 |
| CRP(mg/dl) | 0～0.5 | 0.65 | • 증가 : 염증(감염, 자가면역질환 등)이나 조직손상(외상, 수술, 심근경색, 종양)<br>• 감소 : 염증반응 감소, 치유, 상태호전 |
| Na(mmol/L) | 136～146 | 134.8 | • 증가(고나트륨혈증) : 수분섭취 부족<br>• 감소(저나트륨혈증) : 탈수, 전해질 상실 |
| K(mmol/L) | 3.5～5.1 | 4.0 | • 증가(고칼륨혈증) : 신질환, 외상, 칼륨배설저하<br>• 감소(저칼륨혈증) : 칼륨섭취 저하, 구토 등 |
| Cl(mmol/L) | 98～115 | 101 | • 증가(고염소증) : 설사<br>• 감소(저염소혈증) : 구토, 위액 상실 |

### 2) 영상의학검사

| 검사일자 | 검사항목 | 결과 | 임상적 의의 |
|---|---|---|---|
| 2020.01.08 | Chest PA | Pneumonic infiltration(+)<br>conc. pneumonia RLL | 흉부 X-선 검사와 컴퓨터단층촬영검사(CT)로 확장된 공기 공간이나 폐실질 손상을 확인한다. 흉부 X-선 검사에서 침범된 부위에 뿌연 안개 같은 음영이 나타날 경우 폐렴일 가능성이 높다.<br>(박순옥 등(2019). 성인간호학 I. 퍼시픽북스) |

## 4. 간호과정

<table>
<tr><td rowspan="2">간호사정</td><td colspan="2">주관적 자료<br>1/8 “숨 쉴 때마다 그르렁거리는 소리가 나요” (이차적 출처, 어머니)</td></tr>
<tr><td colspan="2">객관적 자료<br>1) 1/8 14:00 BT 38.9℃, HR 128회/분, RR 28회/분<br>2) 진단명 : 1/8 Pneumonia<br>3) chest PA 판독 결과 : 1/8 Pneumonic infiltration(+) pneumonia RLL(Right Lower Lobe)<br>4) 주치의 경과기록 : 1/8 기침, 고열(38.9℃), 콧물, 호흡 시 그렁거림, 거친 호흡음<br>5) 간호기록지 : 1/8 14:00 호흡 시 그렁거림 있으나 가래 뱉지 못하고 콧물 흘리는 상태 관찰된다.<br>6) 1/8 호흡 부속근(목 주위 근육과 늑간근)의 사용 관찰되지 않으나 얼굴과 입술의 피부색은 고열(38.9℃)로 홍조를 띤다. 창백, 청색증 등의 피부색 변화 없고 침상에서 핸드폰으로 영상을 보고 있으며 활동적으로 놀지는 않지만 가라지는 컨디션 없다.</td></tr>
<tr><td rowspan="2">간호진단</td><td colspan="2">기관지 분비물 증가와 관련된 비효과적 호흡 양상(2020.01.08)</td></tr>
<tr><td colspan="2">진단 정의 : 적절한 환기가 되지 않는 흡기와 호기 상태</td></tr>
<tr><td rowspan="6">간호계획</td><td colspan="2">장기목표 : 대상자는 퇴원 시 기관지 분비물 감소로 호흡 시 정상 호흡음을 회복한다.</td></tr>
<tr><td colspan="2">단기목표<br>1) 대상자는 3일 이내에 기관지 분비물의 배출로 청진 시 수포음(crackles), 나음(rhonchi)이 감소한다.<br>2) 대상자는 3일 이내에 침상안정 상태의 호흡수가 24회/분 이하로 감소한다.</td></tr>
<tr><td>간호계획</td><td>이론적 근거(출처)</td></tr>
<tr><td>1-1) 대상자의 호흡수와 깊이, 리듬을 사정한다.</td><td>1) 호흡수 및 활력징후에 대한 사정은 기초 자료 및 비정상적인 상태를 사정하고 치료에 대한 반응으로 호흡수 및 활력징후의 변화를 확인하기 위함이다.<br>(송경애 등(2018). 기본간호 중재와 술기. 수문사)</td></tr>
<tr><td>1-2) 청진기로 호흡음을 사정한다.</td><td>2) 호흡기계 청진을 통해 호흡음의 강도, 위치, 높이, 흡기와 호기의 비율, 특징에 따라서 각 소리를 분류한다. 우발음은 정상호흡음에 혼합되어 들리며 호흡기계 문제를 나타내기도 한다.<br>(김종임 등(2020). 건강사정과 간호. 수문사)</td></tr>
<tr><td>1-3) 대상자의 객담 특성(양, 색깔, 호흡음과 연관성)을 확인한다.</td><td>3) 객담과 관련된 상태는 급성 또는 점진적으로 악화될 수 있다. 양상과 색깔, 냄새에 따라 바이러스성 감염, 박테리아성 감염, 결핵, 폐렴 구균성 폐렴과 연관이 있다.<br>(이강이 등(2018). 건강사정. 현문사)</td></tr>
</table>

<table>
<tr><td rowspan="3">간호계획</td><td>1-4) 입원 후 호흡과 관련된 진단검사 자료를 감시한다.</td><td>4) 흉부 X-선 검사에서 침범된 부위에 뿌연 안개 같은 음영이 나타나고 혈액에서 백혈구가 상승되어 있으면 폐렴일 가능성이 높다.<br>(박순옥 등(2019). 성인간호학 I . 퍼시픽북스)</td></tr>
<tr><td>2-1) 처방된 정맥 수액을 투여한다.<br><br>2-2) 처방에 따른 항생제, 거담제를 투여한다. 필요시 진통제, 항균제를 투여한다.<br><br>2-3) 처방에 따라 호흡기 치료(분무용법 nebulizer)를 수행한다.</td><td>1) 빈호흡은 불감성 수분 소실을 초래하며, 비호흡과 후두경련이 종종 연하곤란을 일으키는데, 이는 섭취량 감소의 원인이 된다. 비경구 수액요법은 구강 섭취가 신체의 스트레스를 높일 때 적용할 수 있다.<br>(박호란 등(2019). 아동간호학 하권. 현문사)<br>2) 폐렴이 의심되면 경험적 항생제를 사용하고 세균 배양검사 후 미생물 표적 항생제로 변경한다. 증상에 따라 거담제, 기관지 확장제, 진해제 등을 투여한다. 심한 기침은 codeine이나 dextromethorphan을 투여한다. 발열이나 염증 완화를 위해 aspirin, ibuprofen, acetaminophen을 투여한다.<br>(박순옥 등(2019). 성인간호학 I . 퍼시픽북스)<br>3) 분무요법은 분무기를 이용하여 기체 내에 수분함량을 증가시키는 방법을 말한다. 분무기는 미세한 입자의 수분과 약물을 동시에 공급할 수 있다.<br>(박순옥 등(2019). 성인간호학 I . 퍼시픽북스)</td></tr>
<tr><td>3-1) 객담 배출을 돕기 위해 기침, 체위변경, 등 두드리기를 수행한다.<br><br>3-2) 기관지 분비물의 효과적인 배출을 위해 수분섭취를 교육한다.<br><br>3-3) 상부 호흡기 점막 건조 예방을 위해 병실 내 습도를 유지한다.<br><br>3-4) 처방된 활동상태를 교육하고 침상에서 안정하도록 한다.</td><td>1) ① 흉부 물리요법을 실시하고 기침을 유도한다. 타진법은 분비물의 기도 벽으로부터의 탈락을 돕는다.<br>(송경애 등(2017). 최신 기본간호학II. 수문사)<br>② 증상을 개선하고 폐분비물을 효율적으로 제거하기 위해 기침, 심호흡, 흉부물리요법을 교육하고 시행하도록 한다.<br>(박순옥 등(2019). 성인간호학 I . 퍼시픽북스)<br>2) ① 적절한 수화를 통해 호흡기계 점막의 습도를 유지하는 것이 중요하다. 호흡기계 분비물은 기도 내에 얇게 분포되어 있어 정상적으로 섬모 운동에 의해 쉽게 상부 호흡기도 쪽으로 이동된다. 그러나 대상자가 탈수상태이거나 환경의 습도가 낮은 경우, 호흡기도 분비물은 진하고 끈적해진다. 수분섭취는 대상자의 상태가 허락되는 한 충분히 증가시켜야 한다.<br>(송경애 등(2017). 최신 기본간호학II. 수문사)<br>② 객담이 있을 때는 거담제를 투여하기도 하지만 수분섭취가 보다 효과적이다.<br>(박순옥 등(2019). 성인간호학 I . 퍼시픽북스)<br>3) 가습기는 대상자의 호흡기 내에 수증기를 공급하는 기구로 실내에 서늘한 수분입자를 공급하여 점막의 건조를 막아 자극받기 쉬운 상태가 되지 않도록 예방하고 분비물을 묽게 하여 쉽게 배출되도록 하는 데 있다.<br>(송경애 등(2017). 최신 기본간호학II. 수문사)<br>4) 호흡곤란, 객담 배출 등으로 피로할 수 있으므로 에너지를 보존할 수 있도록 활동수준을 제한하고 휴식을 취한다.<br>(박순옥 등(2019). 성인간호학 I . 퍼시픽북스)</td></tr>
</table>

간호수행

**간호중재**

1-1) 호흡수와 깊이, 리듬 사정

① 1/8~1/11 대상자의 입원 기간 동안 체온과 호흡수를 확인한다.

| 일 시 | 1/8 | 1/9 | 1/10 | 1/11 |
|---|---|---|---|---|
| 10:00 | 입원 | 37.6℃/28회/분 | 36.8℃/24회/분 | 36.5℃/22회/분 |
| 14:00 | 38.9℃/28회/분 | 37.9℃/28회/분 | 36.5℃/22회/분 | 퇴원 |
| 18:00 | 38.1℃/28회/분 | 37.7℃/26회/분 | 36.8℃/22회/분 | |
| 20:00 | 38.0℃/26회/분 | 37.1℃/26회/분 | 36.9℃/22회/분 | |

② 1/9 대상자의 호흡은 체온이 상승할 때 빨라지고 얕은 호흡 패턴을 보이나 규칙적이다.

③ 1/9 11:30 38.0℃, 호흡수 28회/분 체크된다.

④ 1/9 오후부터 38.0℃ 이상의 고열 없으며 호흡수 26회/분, 24회/분로 점차 감소 보인다.

⑤ 1/10 36.9℃ 이하로 호흡수 22회/분로 감소 보이고 거친 호흡음 호전된다.

1-2) 호흡음 청진

① 청진기를 사용하여 매일 호흡음을 청진한다.

| 일 시 | 1/8 | 1/9 | 1/10 | 1/11 |
|---|---|---|---|---|
| 14:00 | 흉부 전반에서 거친 수포음 청진되며 청진기 없이도 그렁거림 들림 | 객담이 있는 그렁거리는 소리 있으며 흡기와 호기 모두에서 들리나 소리크기 감소함 | 폐저부와 RLL 부위 청진함. 흡기와 호기 시 수포음과 그렁그림 매우 감소함 | 퇴원 전 청진 시 폐저부에서 뽀글거리던 수포음과 그렁거림 없음 |

② 1/8~1/9 흉부 후면에서 호흡 시 진동음 촉진 및 그렁거림 소리 들린다.

③ 1/10 흉부 후면의 청진 시 진동음 매우 감소하며 그렁거리는 호흡음 감소 보인다.

1-3) 객담의 특성 사정

① 1/8~1/11 기침, 콧물, 객담의 양과 색깔 등의 특성을 매일 시진하고 문진하였다.

| | |
|---|---|
| 1/8 | • 기침, 콧물, 객담이 있어 기침 시에 그렁거림이 있음 콧물은 노란색으로 자주 흘러내려 닦고 있으며 객담은 침과 누런색이 섞여 나옴<br>• 환아는 기침 격려에 협조적이나 간혹 삼키기도 함 |
| 1/9 | • 기침, 콧물, 객담, 그렁거림 지속됨. 점심 식사 후에 기침하다가 한 번 구토하였으며 이 때 객담이 같이 섞여 나옴 미끈거리는 가래가 많이 나왔으며 구토 후 그렁거림 소리 좋아짐<br>• 콧물은 노란색으로 흘러내림 |
| 1/10 | • 콧물, 기침이 입원 시보다 좋아졌다고 보호자 말하며 기침 시에 객담 소리도 매우 호전되었으나 그렁거림이 간헐적으로 들림 |
| 1/11 | • 콧물, 기침, 객담 호전 중이며 호흡 주기마다 들리던 그렁거림 매우 감소함 |

② 기침, 콧물은 시진을 통해 관찰하며 객담의 색깔과 양은 보호자(어머니)를 통해 자료수집하였다. 필요시 객담 색깔을 확인할 수 있도록 휴지를 펼쳐 보여주기도 한다.

| | |
|---|---|
| 간호수행 | 2-1) 정맥 수액 투여<br>① 1/8～1/11 1:2 SD 500mL 염화나트륨 포도당(1:2) 주사액 500mLl IV 40cc/hr로 투여함(via dosi flow)<br>② 하루 총 1000ml의 수액을 지속적으로 주입한다.<br>2-2) 처방된 약물 투여<br>① 처방된 광범위 항생제를 투여한다(RN)<br>1/8～1/11 Amocla Inj. 0.6g IV q 8hr<br>② 처방된 부신호르몬제를 투여한다(RN)<br>1/8～1/11 Disolrin Inj. 0.25g IV q 12hr<br>③ 처방된 항균제, 소염효소제를 투여한다(RN)<br>1/8～1/11 Azitops Dry Syrup 3.5cc PO q 24hr<br>1/8～1/11 Mucolase Tab. 2.5mg PO q 8hr<br>④ 처방된 진해거담제를 투여한다(RN)<br>1/8～1/11 Ambrocol Syrup 4cc PO q 8hr<br>1/8～1/11 Dropzin Tab. 30mg 4cc PO q 8hr<br>2-3) 처방된 분무요법 적용<br>① 처방된 진해거담제 하부호흡기치료(분무요법)를 수행한다(RN 감독 하에 학생간호사 수행)<br>1/8～1/11 Salbutol Respiratory Solution 1ml＋생리식염수 3ml 네뷸라이저 3times per day<br>② 거부감 없이 하루 세 번 nebulizer 시행하며 환아의 코와 입에 적용하였으며 6분 정도의 시간이 소요된다.<br>③ 분무요법에 사용되는 약물의 부작용을 관찰하며 진전, 구강건조 등의 부작용 없었다. |
| | 3-1) 기관지 분비물 제거를 위한 간호제공<br>① 기관지 분비물 제거를 위해 흉부물리요법과 체위요법을 설명하고 시범을 보인다.<br>• 흉부물리요법(타진법)은 손을 컵 모양으로 만들어 리듬감 있게 흉부 후면의 등을 두르려 주는 것으로 폐 내의 분비물을 떨어뜨리기 위함이다.<br>• 체위요법은 분비물이 중력에 의해서 배출되도록 돕는 것이며 분비물 축적을 방지, 제거하기 위함이다.<br>② 환아의 경우 침대에서 앉아서 작은 놀이 활동을 하며 지내므로 계획적인 체위요법을 적용하기 어렵지만 체위요법의 효과를 놀이 활동 움직임을 통해 분비물의 이동과 제거가 이루어진다.<br>③ 1/8～1/10 보호자는 환아를 안고 있을 때 등 두드리기를 적용하는 모습 관찰되었다.<br>3-2) 구강 수분섭취 증가를 위한 간호제공<br>① 1/9 담당간호사 회진 시 보호자에게 '환아가 고열이 동반되고 있고 평소보다 섭취량이 감소하였으므로 구강점막이 건조하지 않도록 수분섭취를 자주 권하도록' 하는 교육이 이루어진다.<br>② 1/9 보호자가 따뜻한 보리차, 음료수 등을 환아에게 자주 권하고 먹이는 모습 관찰한다.<br>③ 1/10 환아가 좋아하는 주스와 이온음료를 마시는 모습 관찰한다.<br>3-3) 습도유지를 위한 간호제공<br>① 1/8～1/10 병실 내 개인용 가습기 사용 중이다.<br>② 1/8～1/10 병실 내 난방이 이루어지고 있으므로 젖은 수건을 침대 난간에 걸어두고 마르지 않게 교환한다.<br>3-4) 침상안정 교육제공<br>① 1/9 호흡수의 증가와 고열, 구토와 같은 증상으로 환아가 피로할 수 있음을 설명한다.<br>② 1/9 침상안정 처방에 대해 설명하고 침상에서 휴식, 병실에서 걷기, 활동적인 활동 제한 등을 교육한다.<br>③ 1/8～1/9 환아는 낮잠을 자거나 침상에서 핸드폰을 이용해 놀이를 한다. |
| 간호평가 | 단기목표에 대한 평가<br>1) 대상자는 1/10, 1/11 청진 시 수포음(crackles), 나음(rhonchi)이 매우 감소한다(달성함).<br>2) 대상자는 38℃ 이하로 고열이 호전된 1/9부터 호흡수의 감소를 보였으며 1/11 22회/분 체크된다(달성함). |

# 부록

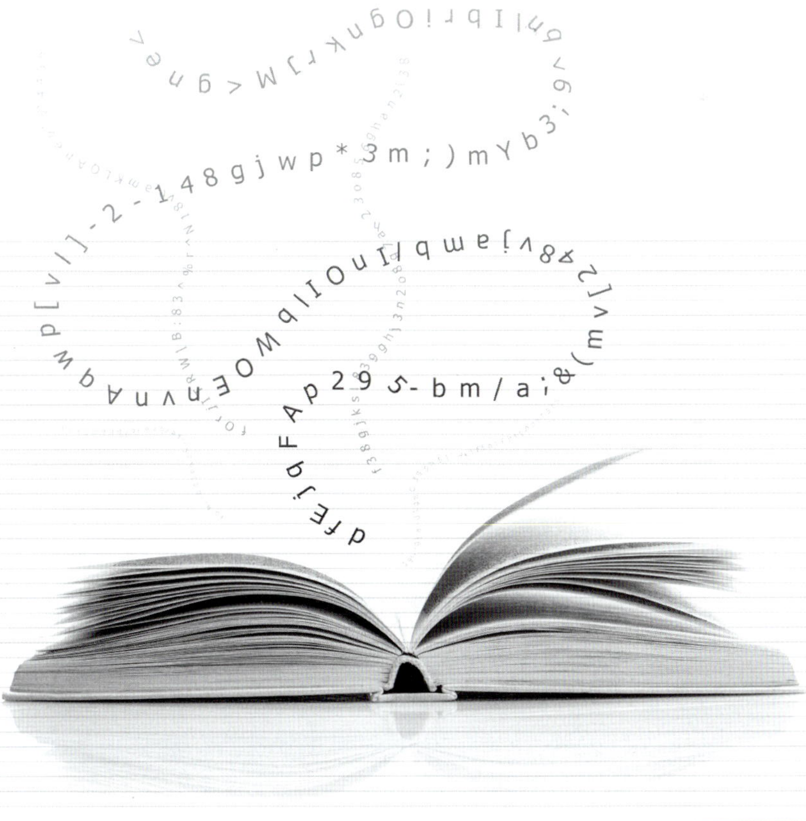

간·호·과·정

# 1 NANDA-I의 인간반응양상에 근거한 간호정보조사지

| 영역 | 진단명 |
|---|---|
| **영역1. 건강증진**<br>1) 과거/현재 건강인식 & 건강관리 : □없음 □있음 ________<br>2) 최근 1주일간 이행한 건강추구 행위 : ________<br>3) 건강추구행위 이행 /지속 의지 : □강함 □보통 □약함<br>4) 건강추구행위에 대한 대상자의 관점 : ________<br>5) 치료요법의 이행 정도 : □효율적 □비효율적 ________<br>6) 최근 건강유지 능력 변화 : □없음 □있음 ________<br>7) 여가 활동 종류 : ________, 횟수 : ________ 회/주<br>8) 위생 상태 : □위생적 □비위생적 ________<br>9) 음주 : ________<br>10) 흡연 : ________<br>11) 기타 관련 특이사항 : ________<br>12) 관련된 간호요구사항 : □없음 □있음 ________ | • 비효과적 건강유지<br>• 비효과적 건강관리<br>• 여가활동참여의 감소<br>• 비활동적 생활양식<br>• 위험성 있는 건강행위<br>• 건강관리 향상을 위한 준비<br>• 비효과적 보호 |
| **영역2. 영양**<br>1) 일반적 외모 : ________<br>2) 식욕 : □항상 좋음 □향상됨 □보통 □저하됨 □항상 나쁨<br>3) 음식섭취 경로 :<br>□구강 □비위관 □위루 □총비경구영양(TPN) □정맥수액<br>4) 식사 종류 : □금식 □일반식 □특별식이 ________<br>5) 식사 횟수 : 평상시 ______ 회/일 현재 ______ 회/일<br>6) 수분 섭취량 : ______ ml/일<br>7) 음식 알러지 : □무 □유 ________<br>8) 연하장애 : □없음 □있음<br>9) 체중 : ________ kg □증가 □유지 □감소<br>키 : ________ cm<br>10) BMI : ________ $kg/m^2$<br>11) BST : ________ mg/dl<br>12) 관련 증상 : □구토 □설사 □갈증 □기타 ________<br>13) 좋아하는 음식 :<br>14) 기타 관련 특이사항 : ________<br>15) 관련된 간호요구사항 : □없음 □있음 ________ | • 영양 불균형 : 신체 요구량 보다 적음<br>• 비만<br>• 과체중<br>• 과체중의 위험<br>• 체액 부족<br>• 체액 부족의 위험<br>• 체액 과다<br>• 연하장애<br>• 신체적 손상<br>• 영양 향상을 위한 준비<br>• 불충분한 모유 분비<br>• 비효과적 모유수유 |
| **영역3. 배설 / 교환**<br>1) 배뇨<br>경로 : □자연배뇨 □도뇨관 □방광루 □기타 ________<br>양상 : □정상배뇨 □빈뇨 □배뇨지연 □긴박뇨 □요실금<br>빈도 : ________ 회/일<br>배뇨 시 동방 증상 : □없음 □있음 ________<br>2) 배변<br>양상 : □정상변 □변비 □설사 □변실금 □기타<br>빈도 : ________ 회/주<br>배변 시 동반 증상 : □없음 □있음 | • 배뇨장애<br>• 긴장성 요실금<br>• 긴박성 요실금<br>• 긴박성 요실금의 위험<br>• 요정체<br>• 변비<br>• 변비의 위험<br>• 설사<br>• 변실금 |

| 영역 | 진단명 |
|---|---|
| 3) 호흡<br>호흡곤란 : □무 □유<br>호흡수 : ________ 회/분<br>맥박수 : ________ 회/분<br>호흡양상 : □정상 □빈호흡 □좌식호흡 □비익호흡<br>□기타 ______________________<br>호흡음 : □정상 □악설음 □나음 □천명음<br>□기타 ______________________<br>호흡 시 동반 증상 : □보조근 사용 □기침 □객담 □청색증<br>□술통형 흉곽 □창백 □혼돈 □발한<br>□두통 □흥분 □안절부절 □기타 ________<br>ABGA : ______________________<br>4) 기타 관련 특이사항 : ______________________<br>5) 관련된 간호요구사항 : □없음 □있음 ______________________ | • 비효과적 호흡 양상<br>• 가스교환 장애<br>• 자발적 환기장애 |

**영역4. 활동/휴식**

1) K-MBI

| 항 목 | 1<br>전혀 할 수 없음 | 2<br>많은 도움 필요함 | 3<br>중증도의 도움 필요 | 4<br>최소의 도움이나 감시 필요 | 5<br>완전히 독립적으로 수행 |
|---|---|---|---|---|---|
| 1. 개인위생 | 0 | 1 | 3 | 4 | 5 |
| 2. 목욕하기 | 0 | 1 | 3 | 4 | 5 |
| 3. 식사하기 | 0 | 2 | 5 | 8 | 10 |
| 4. 용변처리 | 0 | 2 | 5 | 8 | 10 |
| 5. 계단 오르기 | 0 | 2 | 5 | 8 | 10 |
| 6. 옷 입기 | 0 | 2 | 5 | 8 | 10 |
| 7. 대변조절 | 0 | 2 | 5 | 8 | 10 |
| 8. 소변조절 | 0 | 2 | 5 | 8 | 10 |
| 9-1. 보행 | 0 | 3 | 8 | 12 | 15 |
| 9-2. 휠체어 이동* | 0 | 1 | 3 | 4 | 5 |
| 10. 의자/침대 이동 | 0 | 3 | 8 | 12 | 15 |
| 총점 | ______________ 점 | | | | |

* 보행이 불가능하고 휠체어를 사용하는 대상자의 경우에만 측정

2) LOM : □무 □유 ______________________
3) 보조기구(지팡이, 보행기, 의수족) :□ 무 □유 ______________________
4) 피로나 허약감 호소 : □무 □유 ______________________
5) 운동습관 : ______________________
6) 물리치료 의뢰 여부 : □무 □유 ______________________
7) 여가활동 : ______________________
8) 사회활동 : ______________________

진단명:
• 목욕 자기돌봄 결핍
• 음식 섭취 자기돌봄 결핍
• 용변 자기돌봄 결핍
• 이동장애
• 옷 입기 자기돌봄 결핍
• 보행장애
• 휠체어 이동성 장애
• 신체기동성 장애
• 침상기동성 장애
• 편측성 지각이상
• 자율적 반사장애
• 자율적 반사장애의 위험
• 피로
• 건강관리 향상을 위한 준비
• 여가활동참여의 감소
• 비활동적 생활양식

| 영역 | 진단명 |
|---|---|
| 9) 호흡곤란 : □무 □유 촉진요인 : ____<br>호흡기사용 : □무 □유 설정 : ____<br>호흡양상 : □정상 □빈호흡 □좌식호흡 □비익호흡<br>□기타 ____<br>흉부검진 : □정상 □술통형 □측만증 □기타 ____<br>기침 : □무 □유<br>기침 시 객담배출 : □무 □유 (색 ____ 양 ____ 농도 ____)<br>10) 수면시간 : ____ 시간/일<br>11) 숙면 여부 : □예 □아니요 ____<br>12) 수면보조물(베개, 약물, 음식 등) ____<br>13) 낮잠 : □무 □유 ____ 시간/일<br>14) 기타 관련 특이사항 : ____<br>15) 관련된 간호요구사항 : □없음 □있음 ____ | • 비효과적 호흡 양상<br>• 호흡기 제거 반응장애<br>• 자발적 환기장애<br>• 비효과적 기도 청결<br>• 감염의 위험<br>• 불면증<br>• 수면박탈<br>• 수면향상을 위한 준비<br>• 수면양상 장애 |
| **영역5. 지각/인지**<br>1) 지각<br>시각 시각장애 : □무 □유<br>시각장애의 원인 ____<br>시력교정 : □무 □유<br>시력교정의 종류 : □안경 □콘택트렌즈 □기타 ____<br>청각 청각장애 : □무 □유 원인 ____<br>청력교정 : □무 □유 종류 : 보청기 □기타 ____<br>후각 후각장애 : □무 □유 원인 ____<br>미각 미각장애 : □무 □유 원인 ____<br>촉각 촉각장애 : □무 □유<br>부위 : ____ 원인 : ____<br>종류 : □저림 □둔감 □과민 □무감각 □기타 ____ | • 신체상 혼란<br>• 편측성 지각이상 |
| 2) 의사소통<br>의사소통 장애 : □무 □유<br>의사소통 장애 유형 : □말하기 □듣기 □쓰기 □이해하기<br>의사소통 장애 원인 : ____<br>언어 장애 : □무 □유<br>언어 장애 유형 : □실어증 □실행증 □읽기 장애 □구음 장애<br>□발성 불능 □기타 ____<br>기관절개관 : □무 □유<br>변화된 의사소통 방식 : ____ | • 언어적 의사소통 장애<br>• 의사소통 향상을 위한 준비<br>• 지식 부족<br>• 건강문해력 향상을 위한 준비<br>• 지식 향상을 위한 준비 |
| 3) 지식<br>교육수준 : □무학 □초등 □중등 □고등 □대학 이상<br>질병에 관한 지각 및 지식 :<br>□잘 이해함 □이해함 □보통 □모름 □전혀 모름<br>검사에 관한 지각 및 지식 :<br>□잘 이해함 □이해함 □보통 □모름 □전혀 모름<br>수술에 관한 지각 및 지식 :<br>□잘 이해함 □이해함 □보통 □모름 □전혀 모름 | |

| 영역 | 진단명 |
|---|---|
| 질병과 치료에 대한 잘못된 인식 : ____________________<br>알고자 하는 정보 : ____________________<br>인지 변화 : □무 □유 ____________________<br>정서 변화 : □무 □유 ____________________<br>기억 장애 : □무 □유 ____________________<br>4) 의식수준 및 지남력<br>의식수준 : □aleart □drowsy □stupor □semicoma □coma<br>□confusion<br>지남력 : 사람 __________ 장소 __________ 시간 __________<br>행동/의사소통의 적절성 : ____________________<br>기억력 장애 : □무 □유 최근 __________ 과거 __________<br>5) 기타 관련 특이사항 : ____________________<br>6) 관련된 간호요구사항 : □없음 □있음 ____________________ | • 불안정한 정서조절<br>• 기억장애<br>• 급성 혼동<br>• 급성 혼동의 위험<br>• 만성 혼동<br>• 비효과적 뇌조직 관류의 위험<br>• 두개 내 적응능력 감소 |
| **영역6. 자아지각**<br>1) 자아개념<br>외모에 대한 만족도 :<br>□매우 만족 □비교적 만족 □보통 □불만족 □매우 불만족<br>2) 현재 생활에 대한 인식 : □희망 □통제가능 □무력 □절망<br>3) 질병/수술이 미치는 영향 : ____________________<br>4) 사회생활 무력감 위험성<br>타인과의 관계 : □고립 □위축 □상호작용<br>보호조와의 관계 : □고립 □위축 □상호작용<br>의료인과의 관계 : □고립 □위축 □상호작용<br>혼자라는 느낌의 표현 : □무 □유 (이유 ____________________)<br>5) 신체상 변화 : □무 □유 ____________________<br>6) 수면양상 변화 : □무 □유 ____________________<br>7) 식욕 저하 : □무 □유 ____________________<br>8) 자존감 저하 : □무 □유 ____________________<br>9) 자아정체성 변화 : □무 □유 ____________________<br>10) 무력감 : □무 □유 ____________________<br>11) 외로움 : □무 □유 ____________________<br>12) 절망감 : □무 □유 ____________________<br>13) 기타 관련 특이사항 : ____________________<br>14) 관련된 간호요구사항 : □없음 □있음 ____________________ | • 신체상 혼란<br>• 절망감<br>• 희망 향상을 위한 준비<br>• 상황적 자존감 저하<br>• 상황적 자존감 저하의 위험<br>• 비효과적 관계<br>• 비효과적 관계의 위험<br>• 수면양상 장애<br>• 영양불균형 : 신체 요구량보다 적음<br>• 만성적 자존감 저하<br>• 만성적 자존감 저하의 위험<br>• 자아정체감 혼란<br>• 자아정체감 혼란의 위험<br>• 무력감<br>• 무력감의 위험<br>• 외로움의 위험<br>• 만성 비탄 |
| **영역7. 역할관계**<br>1) 직업만족도 :<br>□매우 만족 □비교적 만족 □보통 □비교적 불만족 □매우 불만족<br>2) 대인관계 : □매우 사교적 □비교적 사교적 □비사교적<br>3) 경제상태 : □상 □중 □하<br>4) 주 수입원 : ____________________<br>5) 가족관계<br>결혼상태 : □미혼 □기혼 □기타 ____________________<br>자녀수 : __________ 명<br>가정 내 역할 : ____________________ | • 임신과 출생과정 향상을 위한 준비<br>• 비효과적 역할수행<br>• 비효과적 관계<br>• 비효과적 관계의 위험<br>• 부모 역할 갈등<br>• 애착장애의 위험<br>• 가족과정 기능장애<br>• 가족과정 손상 |

| 영역 | 진단명 |
|---|---|
| 가정 내 역할에 대한 자가 평가 :<br>□아주 잘함 □잘함 □보통 □못함 □아주 못함<br>부부 관계(이성)<br>□매우 만족 □비교적 만족 □보통 □비교적 불만족 □매우 불만족<br>자녀양육방법 : ______<br>6) 가족의 지지 정도 : □ 협조적 □비협조적<br>7) 주보호자(돌봄제공자) : ______<br>8) 주보호자에 대한 기대감 : ______<br>9) 돌봄제공에 대한 역할분담 : ______<br>10) 기타 관련 특이사항 : ______<br>11) 관련된 간호요구사항 : □없음 □있음 ______ | • 돌봄제공자 역할긴장<br>• 돌봄제공자 역할긴장의 위험 |
| **영역8. 성**<br>1) 성적 만족도 변화 : □무 □유 ______<br>2) 성적 행위의 변화 : □무 □유 ______<br>3) 성적 욕구 변화 : □무 □유 ______<br>4) 성전 역할 기대의 변화 : □무 □유 ______<br>5) 타인에 대한 관심 변화 : □무 □유 ______<br>6) 자신에 대한 관심 변화 : □무 □유 ______<br>7) 성기능의 변화 : □무 □유 ______<br>8) 기타 관련 특이사항 : □무 □유 ______<br>9) 관련된 간호요구사항 : □없음 □있음 ______ | • 비효과적 성적 양상<br>• 성기능 장애 |
| **영역9. 대처/스트레스 내성**<br>1) 최근의 스트레스 생활사건 : □무 □유 ______<br>2) 정서상태 : □매우 안정 □안정 □불안정 □매우 불안정<br>3) 현재 질병에 대한 느낌 : □수용 □무관심 □분노 □부정<br>4) 평상시 대상자의 대응 방법 : □독립적 □의존적<br>5) 평상시 가족의 대응 방법 : ______<br>6) 지역사회의 대응 방법 : ______<br>7) 신체적 반응 : ______<br>8) 이용 가능한 지지체계 : ______<br>9) 감정의 언어적 표현(불안, 두려움, 분노, 죄의식, 수치심, 슬픔 등)<br>10) 의사결정 양상 : □타인 중심 □자기 중심<br>11) 기타 관련 특이사항 : ______<br>12) 관련된 간호요구사항 : □없음 □있음 ______ | • 환경변화 스트레스 증후군<br>• 환경변화 스트레스 증후군의 위험<br>• 스트레스 과다<br>• 비효과적 부정<br>• 비효과적 대처<br>• 손상된 가족 대처<br>• 비효과적 지역사회 대처<br>• 슬픔<br>• 기능이상을 유발하는 슬픔<br>• 불안<br>• 두려움<br>• 무력감<br>• 만성 비탄<br>• 자주적 의사결정 장애 |
| **영역10. 삶의 원칙**<br>1) 종교 : □무 □기독교 □불교 □가톨릭 □기타 ______<br>신앙생활 정도 :<br>□매우 적극적 □비교적 적극적 □보통 □소극적 □매우 소극적<br>주요 신앙생활 습관 : ______<br>종교상담 의료요구 : □무 □유 ______<br>종교에 대한 신념 : □강함 □보통 □약함 | • 영적 안녕 향상을 위한 준비<br>• 안위 향상을 위한 준비 |

| 영역 | 진단명 |
|---|---|
| 2) 삶의 목표 : ________<br>3) 자신의 삶에 대한 만족감 :<br>□매우 만족 □비교적 만족 □보통 □불만족 □매우 불만족<br>4) 의사결정의 어려움 : □무 □유<br>5) 도덕적 갈등 : □무 □유<br>6) 영적 고뇌 : □무 □유<br>7) 기타 관련 특이사항 : ________<br>8) 관련된 간호요구사항 : □없음 □있음 ________ | • 희망 향상을 위한 준비<br>• 자주적 의사결정 장애<br>• 도덕적 고뇌<br>• 영적 고뇌<br>• 영적 고뇌의 위험 |
| **영역11. 안전/보호**<br>1) 활력징후<br>체온 : ____℃ 측정부위 ________<br>맥박 : ____회/분 측정부위 ________<br>호흡 : ____회/분 호흡을 위한 보조기구 : □무 □유<br>혈압 : ____mmHg 측정부위 ________<br>인공심박동기착용 : □무 □유<br>2) 피부<br>피부손상 : □무 □유 손상부위 ________<br>손상종류 : □찰과상 □발진 □욕창 □화상 □열상<br>□점상출혈 □기타 ________<br>외과적 절개 : □무 □유 부위 ________<br>외과적 드레싱 : □무 □유 부위 ________<br>개구부/장루 : □무 □유 부위 ________<br>장루관 형성술 의뢰 : □아니요 □예 의뢰일자 ________<br>피부 탄력성 : □양호 □보통 □불량<br>부종 : □무 □유 부위 ________<br>Braden Scale : ________점<br>3) 안전/보호 위협요인<br>감염유발 가능 질환 : □무 □유 ________<br>침습적 시술 : □무 □유 ________<br>관련 지식 부족 : □무 □유 ________<br>예방접종 미실시 : □무 □유 ________<br>기도청결 부적절 : □무 □유 ________<br>흡인 위험 : □무 □유 ________<br>구강점막 손상 위험 : □무 □유 ________<br>각막손상 위험 : □무 □유 ________<br>요로손상 위험 : □무 □유 ________<br>안구건조 위험 : □무 □유 ________<br>출혈 위험 : □무 □유 ________<br>상해 위험 : □무 □유 ________<br>오염 : □무 □유 ________<br>자살 위험 : □무 □유 ________<br>쇼크 위험 : □무 □유 ________<br>피부통합성 장애 위험 : □무 □유 ________<br>수술 후 회복지연 : □무 □유 ________ | • 고체온<br>• 저체온<br>• 저체온의 위험<br>• 비효과적 체온조절<br>• 비효과적 체온조절의 위험<br>• 비효과적 호흡양상<br>• 심장조직 관류 감소의 위험<br>• 심박출량 감소의 위험<br>• 불안정한 혈압의 위험<br>• 피부 통합성 장애<br>• 피부 통합성 장애의 위험<br>• 조직 통합성 장애<br>• 조직 통합성 장애의 위험<br>• 감염의 위험<br>• 급성 통증<br>• 신체상 혼란<br>• 체액 불균형의 위험<br>• 지식 부족<br>• 부모 역할장애<br>• 비효과적 기도 청결<br>• 흡인의 위험<br>• 구강점막 통합성 손상의 위험<br>• 각막손상의 위험<br>• 요로손상의 위험<br>• 낙상의 위험<br>• 안구건조의 위험<br>• 출혈의 위험<br>• 상해의 위험<br>• 오염<br>• 오염의 위험<br>• 자살의 위험<br>• 쇼크의 위험<br>• 수술 후 회복지연 |

| 영역 | 진단명 |
|---|---|
| 외상 위험 : □무 □유 ____<br>자해 위험 : □무 □유 ____<br>타인에 대한 폭력 위험 : □무 □유 ____<br>약물 부작용 위험 : □무 □유 ____<br>4) 기타 관련 특이사항 : ____<br>5) 관련된 간호요구사항 : □없음 □있음 ____ | • 신체적 외상의 위험<br>• 자해의 위험<br>• 타인에 대한 폭력의 위험<br>• 중독의 위험 |
| **영역12. 안위**<br>1) 통증 : □무 □유<br>시작시기 : ____ 지속 시간 : ____<br>부위 : ____ 정도 : NRS ____ 점<br>양상 : ____ 방사 : ____<br>유발요인 : ____ 완화요인 : ____<br>2) 오심 : □무 □유<br>유발요인 : ____ 완화요인 : ____<br>3) 사회적 안위<br>지지체계의 유무 : □무 □유<br>타인과의 관계 : □고립 □위축 □상호작용<br>외로움 : □무 □유<br>4) 기타 관련 특이사항 : ____<br>5) 관련된 간호요구사항 : □없음 □있음 ____ | • 안위 손상<br>• 안위 향상을 위한 준비<br>• 급성 통증<br>• 만성 통증<br>• 만성 통증 증후군<br>• 오심<br>• 사회적 고립<br>• 외로움의 위험 |
| **영역13. 성장/발달**<br>1) 연령에 맞는 성장발달 여부 : □예 □아니요 ____<br>2) 발달지연 : □대근육 운동 □소근육 운동 □언어 □사회심리적 발달<br>3) 주돌봄제공자 : ____<br>4) 기타 관련 특이사항 : ____<br>5) 관련된 간호요구사항 : □없음 □있음 ____ | • 발달지연의 위험<br>• 돌봄제공자의 역할긴장<br>• 돌봄제공자의 역할긴장의 위험 |

출처 : T. Heather Herdmans & Shigemi Kamitsuru(2017). Nursing Diagnoses: Definitions & Classification 2018~2020($11^{th}$ ed). New York: NANDA International, Inc.

## 2 Gordon의 기능적 건강양상에 근거한 사정도구

| 영역 | 진단명 |
|---|---|
| 1. 건강지각 – 건강관리 양상<br>1) 일반적인 건강상태는 어떻습니까? ________<br>2) 작년에 아픈 적이 있습니까? 학교나 직장에 결석했습니까?<br>________<br>3) 건강유지를 위해 수행하는 가장 중요한 일은 무엇이며, 그것이 건강에 어떤 변화를 가져옵니까? (가정 내 민간요법 포함)<br>________<br>4) 유방자가검진 : ________<br>5) 담배를 피우십니까? ________<br>6) 술은 드십니까? 마지막 음주는 언제였습니까? ________<br>7) 음주로 인한 문제를 경험한 적이 있습니까?<br>________<br>8) 현재 사용하는 약물이 있습니까? ________<br>9) 사고가 난 적이 있습니까? (집, 직장, 운전, 낙상)<br>________<br>10) 과거에 의사가 간호사의 제안을 쉽게 따랐나요? ________<br>11) 질병의 원인이 무엇이라고 생각하십니까? ________<br>12) 증상을 인지했을 때 취한 조치는 무엇이고, 그 결과는 어떠했습니까?<br>________<br>13) 당신이 간호를 받는 동안 가장 중요한 것은 무엇이며, 어떤 도움을 가장 원하십니까? ________<br>14) 기타 : ________ | • 비효과적 건강유지<br>• 비효과적 건강관리<br>• 자기건강관리 향상을 위한 준비<br>• 건강문해력 향상을 위한 준비<br>• 위험성 있는 건강행위<br>• 중독의 위험<br>• 직업적 상해의 위험<br>• 상해의 위험 |
| 2. 영양 – 대사 양상<br>1) 일반적인 매일의 음식 섭취는 어떻습니까? 보조식품은?<br>________<br>2) 일반적인 매일의 수분 섭취는 어떻습니까? ________<br>3) 체중의 변화는 어떻습니까? (감소량/증가량) ________<br>4) 키의 변화는 어떻습니까? (감소량/증가량) ________<br>5) 식욕은 어떻습니까? (식사량) ________<br>6) 음식이나 먹는 데에 불편함이 있습니까? (삼키기, 식이 제한)<br>________<br>7) 수유중이라면, 수유와 관련된 문제가 있습니까? ________<br>8) 치유는 잘 되는 편입니까, 잘 안 됩니까? ________<br>9) 피부에 문제가 있습니까? (병변, 건조함 등) ________<br>10) 치아에 문제가 있습니까? (의치, 충치 등) ________<br>11) 기타 : ________ | • 영양불균형 : 신체 요구량보다 적음<br>• 영양 향상을 위한 준비<br>• 체액 불균형의 위험<br>• 체액 부족<br>• 체액 부족의 위험<br>• 체액 과다<br>• 비만<br>• 과체중<br>• 과체중의 위험<br>• 연하장애<br>• 위장관운동 기능장애<br>• 위장관운동 기능장애의 위험<br>• 불충분한 모유 준비<br>• 비효과적 모유수유<br>• 모유수유 향상을 위한 준비<br>• 조직 통합성 장애<br>• 조직 통합성 장애의 위험 |

<table>
<tr><th>영역</th><th>진단명</th></tr>
<tr><td>3. 배설 양상<br>1) 배변 양상은 어떻습니까? (빈도, 특성, 불편감, 조절문제, 완화제 사용)<br>______________________________<br>2) 배뇨 양상은 어떻습니까? (빈도, 불편감, 조절문제 등)<br>______________________________<br>3) 과도한 땀이나 냄새 문제가 있습니까? ______________<br>4) 기타 : ______________________________</td><td>• 배뇨장애<br>• 기능적 요실금<br>• 익류성 요실금<br>• 반사성 요실금<br>• 긴장성 요실금<br>• 긴박성 요실금<br>• 긴박성 요실금의 위험<br>• 요정체<br>• 변비<br>• 변비의 위험<br>• 지각된 변비<br>• 설사<br>• 위장관운동 기능장애<br>• 위장관운동 기능장애의 위험<br>• 변실금</td></tr>
<tr><td>4. 활동 - 운동 양상<br>1) 원하거나 필수적인 활동에 필요한 에너지가 부족하다고 느끼십니까?<br>______________________________<br>2) 운동을 하십니까? (종류, 규칙적인지) ______________<br>3) 여가활동은 어떻습니까? ______________<br>4) 다음의 활동능력 수준은 어떻습니까? (기능적 단계 점수를 참고)<br>식사 : ______________ 빗질 : ______________<br>목욕 : ______________ 전체 움직임 : ______________<br>옷입기 : ______________ 요리하기 : ______________<br>화장실 출입 : ______________ 집안일 하기 : ______________<br>침상활동 : ______________ 장보기 : ______________<br><br><기능적 단계><br>level 0 : 완전 자가간호<br>level 1 : 기구나 장비 사용 필요<br>level 2 : 타인의 보조 필요<br>level 3 : 타인의 보조와 기구/장비 필요<br>level 4 : 완전 의존<br><br>5) 기타 : ______________________________</td><td>• 활동 지속성 장애<br>• 활동 지속성 장애의 위험<br>• 여가활동참여의 감소<br>• 비활동적 생활양식<br>• 신체 기동성 장애<br>• 휠체어 기동성 장애<br>• 이동 장애<br>• 보행 장애<br>• 목욕 자기돌봄 결핍<br>• 음식 섭취 자기돌봄 결핍<br>• 용변 자기돌봄 결핍<br>• 이동장애<br>• 옷 입기 자기돌봄 결핍<br>• 보행장애<br>• 휠체어 이동성 장애<br>• 신체기동성 장애<br>• 침상기동성 장애<br>• 편측성 지각이상<br>• 자율적 반사장애<br>• 자율적 반사장애의 위험<br>• 피로<br>• 건강관리 향상을 위한 준비</td></tr>
</table>

| 영역 | 진단명 |
|---|---|
| **5. 수면–휴식 양상**<br>1) 수면 이후 대체로 휴식을 취하고 일상활동을 위한 준비가 되었습니까?<br>________<br>2) 수면을 취하는 데에 문제가 있습니까? (보조제, 악몽, 일찍 잠이 깸)<br>________<br>3) 휴식/이완 기간은 얼마나 됩니까? ________<br>4) 기타 : ________ | • 불면증<br>• 수면박탈<br>• 수면향상을 위한 준비<br>• 수면양상 장애<br>• 안위 손상<br>• 안위 향상을 위한 준비<br>• 배회 |
| **6. 인지–지각 양상**<br>1) 듣는 데 불편감이 있습니까? (보청기 사용 등) ________<br>2) 시력은 어떻습니까? (안경, 시력점검 시기 등) ________<br>3) 최근 기억력에 변화가 있습니까? ________<br>4) 의사결정이 어려움이 있습니까? ________<br>5) 무언가를 배울 때 가장 쉬운 방법은 무엇입니까? 학습에 어려움이 있습니까?<br>________<br>6) 통증이 있습니까? 어떻게 관리합니까?<br>________<br>7) 기타 : ________ | • 급성 혼동<br>• 급성 혼동의 위험<br>• 만성 혼동<br>• 지식 부족<br>• 지식 향상을 위한 준비<br>• 기억 장애<br>• 의사결정 향상을 위한 준비<br>• 급성 통증<br>• 만성 통증<br>• 만성 통증 증후군 |
| **7. 자아인식–자아개념 양상**<br>1) 자신에 대해 어떻게 설명할 수 있습니까? ________<br>2) 자신에 대해 어떻게 느끼십니까? ________<br>3) 신체에 변화가 있거나 할 수 있는 일들에 변화가 있습니까? 그것이 당신에게 문제가 됩니까? ________<br>4) 감정은 어떻습니까? 도움이 되는 것은 어떤 것입니까? (화, 괴로움, 공포, 불안, 우울 등) ________<br>5) 희망을 잃은 기분이나, 삶을 통제할 수 없는 느낌이 든 적이 있습니까? 도움이 되는 것은 어떤 것입니까? ________<br>6) 기타 : ________ | • 자아정체성 혼란<br>• 자아정체성 혼란의 위험<br>• 자아개념 향상을 위한 준비<br>• 불안정한 정서 조절<br>• 절망감<br>• 희망 향상을 위한 준비 |
| **8. 역할–관계 양상**<br>1) 누구와 살고 계십니까? (가족구조, 가계도) ________<br>2) 다루기 어려운 가족 내 문제가 있습니까? ________<br>3) 가족들은 보통 어떻게 문제를 해결해나갑니까? ________<br>4) 가족들은 당신에게 어떤 부분에서 의존하며, 당신을 그것을 어떻게 다루십니까?<br>________<br>5) 가족/타인은 당신의 질병/입원에 대해 어떻게 느낍니까? ________<br>6) 아이들에게 문제가 있습니까? 해결하기 어렵습니까? ________<br>7) 소속되어 있는 사회집단이나 가까운 친구가 있습니까? 외로움을 자주 느낍니까?<br>________<br>8) 직장/학교에서의 일은 잘 진행됩니까? 소득은 충분합니까?<br>________<br>9) 살고 있는 곳에서는 소속감(또는 고립감)을 느낍니까? ________<br>10) 기타 : ________ | • 돌봄제공자 역할긴장<br>• 돌봄제공자 역할긴장의 위험<br>• 부모 역할장애<br>• 부모 역할장애의 위험<br>• 부모 역할 향상을 위한 준비<br>• 애착장애의 위험<br>• 가족과정 기능이상<br>• 가족과정 손상<br>• 가족과정 향상을 위한 준비<br>• 비효과적 관계<br>• 비효과적 관계의 위험<br>• 관계 향상을 위한 준비<br>• 비효과적 역할수행<br>• 사회적 상호작용 장애 |

| 영역 | 진단명 |
|---|---|
| **9. 성-생식기능 양상**<br>1) 나이/상황, 성관계는 만족합니까? 변화나 문제가 있습니까? ______<br>2) 피임약을 사용 중이거나 문제가 있습니까? ______<br><br><여성><br>1) 초경은 언제였습니까? ______<br>2) 마지막 월경일은 언제입니까? ______<br>3) 월경과 관련된 문제가 있습니까? ______<br>4) 임신은 몇 번 하셨으며 몇 명의 아이를 낳으셨습니까? ______<br>5) 기타 : ______ | • 성기능 장애<br>• 비효과적 성적 양상<br>• 비효과적 임신과 출산과정<br>• 비효과적 임신과 출산과정의 위험<br>• 임신과 출산과정 향상을 위한 준비 |
| **10. 적응-스트레스 대처 양상**<br>1) 지난 1~2년 동안 삶에 큰 변화나 위기가 있었습니까?<br>______<br>2) 가장 많은 도움을 주는 사람은 누구이며, 지금도 그렇습니까?<br>______<br>3) 많은 시간을 긴장하며 보냅니까? 어떤 것이 도움이 됩니까? (약이나 술 등)<br>______<br>4) 삶에 문제가 생겼을 때 어떻게 해결했고, 그러한 방법이 대부분 성공적이었습니까?<br>______<br>5) 기타 : ______ | • 외상후증후군<br>• 외상후증후군의 위험<br>• 환경변화 스트레스 증후군<br>• 환경변화 스트레스 증후군의 위험<br>• 비효과적 활동계획<br>• 비효과적 활동계획의 위험<br>• 불안<br>• 방어적 대처<br>• 비효과적 대처<br>• 대처 향상을 위한 준비<br>• 비효과적 지역사회 대처<br>• 지역사회 대처 향상을 위한 준비<br>• 손상된 가족 대처<br>• 가족 대처 불능<br>• 가족 대처 향상을 위한 준비 |
| **11. 가치-신념 양상**<br>1) 인생에서 원하는 것을 대부분 얻었습니까? ______<br>2) 삶에 있어 종교가 중요하다고 생각하십니까? ______<br>3) 어려운 일이 발생했을 때 종교가 도움이 됩니까? ______<br>4) 질병으로 종교활동은 어떤 변화가 있습니까? ______<br>5) 이곳에 있는 동안 종교활동에 방해가 됩니까? ______<br>6) 기타 : ______ | • 영적 안녕 향상을 위한 준비<br>• 손상된 신앙심<br>• 신앙심 손상의 위험<br>• 신앙심 향상을 위한 준비<br>• 영적 고뇌<br>• 영적 고뇌의 위험 |
| **기타**<br>1) 이야기 하지 않은 것 중 언급하고 싶은 것이 있습니까?<br>______<br>2) 그 외 질문이 있습니까?<br>______ | |

| 영역 | 진단명 |
|---|---|
| **신체검진**<br>1) 일반적인 외모, 치장, 위생 ______<br>2) 구강점막 상태(색, 건조, 병변 등) ______<br>3) 치아(틀니, 충치, 치아상실 등) ______<br>4) 청력(속삭이는 소리에 대한 반응) ______<br>5) 시력(신문을 읽을 수 있는지, 안경 착용유무) ______<br>6) 맥박 : 횟수 ______ 리듬 ______ 강도 ______<br>7) 호흡 : 횟수 ______ 리듬 ______ 강도 ______<br>8) 호흡음 ______<br>9) 혈압 ______<br>10) 잡기(연필 잡기 등) ______<br>11) ROM ______<br>12) 근긴장도 ______<br>13) 피부 : 뼈돌출부위 ______ 병변 ______ 색깔변화 ______<br>14) 걸음걸이 ______ 자세 ______ 없는 신체 부위 ______<br>15) 다음의 능력을 행동으로 확인<br>식사 : ______ 빗질 : ______<br>목욕 : ______ 전체 움직임 : ______<br>옷입기 : ______ 요리하기 : ______<br>화장실 출입 : ______ 집안일 하기 : ______<br>침상활동 : ______ 장보기 : ______<br>16) 정맥수액, 배액관, 흡인 등의 유무(구체적으로) ______<br>17) 실제 체중 ______ 보고된 체중 ______<br>18) 키 ______ 체온 ______<br>19) 지남력 ______<br>20) 생각이나 질문을 요약하거나 구체적으로 표현 가능한지 여부 ______<br>21) 말하는 목소리나 양상 ______<br>22) 어휘 수준 ______<br>23) 눈맞춤 ______ 주의집중 기간 ______<br>24) 신경질적인지(5점) 편안한지(1점)에 대한 점수 ______<br>25) 적극적인지(5점) 소극적인지(1점)에 대한 점수 ______<br>26) 가족구성원/보호자/타인과의 상호작용 ______<br>27) 기타 : ______ | |

출처 : Gordon, M.(2014). Manual of Nursing Diagnosis(13th ed). Burlington, MA: Jones & Bartlett Learning.

# 3 가족사정 점검표

| | |
|---|---|
| 1. 가족구조 | 1) 가족구조<br>□ 부부 □ 자녀(유 / 무) □ 한부모 □ 계 부모 □ 동거인(시 / 친정가족, 친구 등)<br>□ 자녀가족 □ 조손가족 □ 독거 □ 동성 □ 기타<br>2) 성 : ________ (성 평등 / 불평등)<br>3) 사회경제적 수준<br>교육수준 : 부(□ 무학 □ 초중고 □ 대학 이상) 모(□ 무학 □ 초중고 □ 대학 이상)<br>직업 : 부(□ 없음 □ 있음 ________ ) 모(□ 없음 □ 있음 ________ )<br>재정 : □ 여유로움 □ 중간 □ 수준수입 □ 부족빈곤<br>4) 가족규칙 : □ 규칙의 유연성 □ 엄격한 규제 □ 규칙 없음<br>5) 가족신념 : □ 적절한 가족건강신념 □ 부적절한 가족건강신념(굿 / 신내림 등)<br>6) 종교 : □ 없음 □ 있음(□ 종교로 가족이 뭉침 □ 종교갈등 □ 종교활동 지나침)<br>7) 민족성 : □ 한국인 가족 □ 결혼이민자 가족(여성 / 남성) □ 외국인 가족<br>8) 환경<br>생활공간 : □ 적절 □ 부적절 난방 / 채광 / 환기 : □ 적절 □ 부적절<br>식수 / 주방위생관리 : □ 적절 □ 부적절 화장실 / 하수 / 쓰레기처리 : □ 적절 □ 부적절<br>사고의 위험성 : □ 없음 □ 있음 |
| 2. 가족발달 | 1) 가족생활주기<br>발달과업 : □ 이행 □ 불이행 □ 이행이 불가능<br>가족성원간 애착정도 : □ 적절 □ 과도 □ 편애 □ 부족 |
| 3. 가족기능 | 1) 의사소통 : □ 기능적 의사소통<br>□ 역기능적 의사소통(□ 단절 □ 부적합한 방법 □ 부정적 의사소통)<br>2) 역할 : □ 부부역할(□ 역할공유 □ 역할편중 □ 역할갈등)<br>□ 부모 - 자녀역할(□ 역할공유 □ 역할편중 □ 역할갈등)<br>3) 권력 : □ 민주적 의사결정 □ 비민주적 의사결정(□ 일방적 □ 무시)<br>□ 가족내 의사결정자(□ 부모 □ 자녀 □ 없음)<br>4) 사회적 지지 : □ 가족 외부체계와의 교류(□ 활발 □ 부족 □ 단절)<br>□ 지지자원(□ 많음 □ 적절 □ 부족)<br>5) 대처 / 문제해결 :<br>대처 / 문제해결 능력(□ 있음 □ 부족 □ 폭력 사용 □ 무기력 또는 없음) |
| 4. 건강관리 | 1) 가족질병력 : □ 없음 □ 있음(□ 유전 □ 소인)<br>2) 가족건강상태 : □ 환자 발생(□ 없음 □ 있음 ___________)<br>3) 생활습관 : □ 식이(□ 적절 □ 맵거나 짜게) □ 운동(□ 적절 □ 과소 □ 과다)<br>□ 수면(□ 적절 □ 불면 □ 과도)<br>□ 흡연(□ 금연 □ 하루 1갑 이내 □ 1갑 이상)<br>□ 음주(□ 금주 □ 적절 □ 매일 소주 1병 이내 □ 1병 이상)<br>4) 질병관리 / 건강추구행위 : □ 적절한 질병관리 / 건강추구행위<br>□ 비과학적 질병관리 / 건강추구행위(□ 불이행 □ 약물오남용)<br>5) 자가 건강관리 : □ 건강위험도(□ 인지 □ 인지부족) |

| 가족강점 | |
|---|---|

출처 : 김춘미 등(2017). 지역사회간호학. 수문사

# 4 NANDA-I 간호진단 분류체계 II (2018-2020)

| 영역 | 과 | 간호진단 |
|---|---|---|
| **영역 1. 건강증진 Health Promotion**<br>안녕이나 기능의 정상화에 대한 인식 그리고 안녕이나 기능을 강화시키고 조절하는 데 사용하는 전략 | | |
| | 과1. 건강인식 Heath Awareness : 기능의 정상화와 안녕에 대한 인식 | |
| | | 여가활동참여의 감소(Decreased Diversional Activity Engagement)<br>오락이나 여가활동으로부터의 자극(또는 흥미나 참여)이 감소된 상태<br>건강문해력 향상을 위한 준비(Readiness For Enhance Health Literacy)<br>건강을 유지, 증진하고 위험을 감소시키며 삶의 질을 향상시키기 위한 의사결정에 요구되는 건강정보와 개념을 찾고 이해하며 평가하고 이용하기 위하여 일련의 기술과 역량(건강문해력, 지식, 동기, 문화와 언어)을 발전시키고 적용하는 양상이 강화될 수 있는 것<br>비활동적 생활양식(Sedentary Lifestyle)<br>낮은 수준의 신체 활동을 보이는 생활습관 |
| | 과2. 건강관리 Health Management<br>건강과 안녕을 유지하기 위한 활동에 대한 확인, 조절, 수행, 통합 | |
| | | 허약노인증후군(Frail Elderly Syndrome)<br>한 개 이상의 건강 영역(신체적, 기능적, 정신적, 사회적)에서 악화를 경험하고, 건강상의 부작용, 특히 장애에 대한 민감성 증가를 야기하는 노인의 불안정한 균형을 보이는 역동적 상태<br>허약노인증후군의 위험(Risk For Frail Elderly Syndrome)<br>한 개 이상의 건강 영역(신체적, 기능적, 정신적, 사회적)에서 악화를 경험하고, 건강상의 부작용, 특히 장애에 대한 민감성 증가를 야기하는 노인의 불안정한 균형을 보이는 역동적 상태에서 나타나는 취약한 상태<br>지역사회 건강 부족(Deficient Community Health)<br>그룹이 경험하는 건강문제의 위험성이 증가하거나 건강을 저해하는 하나 이상의 건강문제 또는 요인이 존재하는 것<br>위험성 있는 건강행위(Risk-Prone Health Behavior)<br>안위 수준을 향상시키기 위해 삶의 방식 그리고/또는 행동을 수정하는 능력의 장애<br>비효과적 건강유지(Ineffective Health Maintenance)<br>안위를 유지하는 것을 확인하여 관리하고 도움을 요청하는 능력이 없는 것<br>비효과적 건강관리(Ineffective Health Management)<br>질병과 후유증을 치료하기 위한 치료적 요법이 일상생활 속에 조절되고 통합되는 양상이 특정한 건강목표를 달성하는 데 만족스럽지 않는 것<br>건강관리 향상을 위한 준비(Readiness For Enhanced Health Management)<br>질병과 후유증을 치료하기 위한 치료적 요법이 일상생활 속에 조절되고 통합되는 양상이 강화될 수 있는 것<br>비효과적 가족 건강관리(Ineffective Family Health Management)<br>질병과 후유증을 치료하기 위한 프로그램을 가족과정에서 조절하고 통합하는 것이 특정한 건강목표를 달성하는 데 만족스럽지 않은 양상<br>비효과적 보호(Ineffective Protection)<br>질병이나 손상과 같은 내적 또는 외적 위협으로부터 자신을 지키는 능력의 감소 |

| 영역 | 과 | 간호진단 |
|---|---|---|
| **영역 2. 영양 Nutrition**<br>조직을 유지하고 회복하며, 에너지를 생산하기 위한 목적으로 영양소를 섭취, 소화, 사용하는 활동 | | |
| | 과1. 섭취 Ingestion : 음식물 또는 영양소의 섭취 | |
| | | 영양 불균형 : 신체 요구량보다 적음(Imbalanced Nutrition : Less Than Body Requirements)<br>대사요구에 미치지 못할 정도로 불충분한 영양섭취<br>영양 향상을 위한 준비(Readiness For Enhanced Nutrition)<br>영양 섭취 양상이 강화될 수 있는 것<br>불충분한 모유 분비(Insufficient Breast Milk Production)<br>신생아/영아의 영양상태를 유지하기에 모유의 공급이 불충분한 것<br>비효과적 모유수유(Ineffective Breastfeeding)<br>신생아나 영아에게 젖을 통해 직접적으로 모유를 제공하는 것에 대한 어려움, 그로 인해 신생아/영아의 영양상태를 위협할 수 있는 상태<br>모유수유 중단(Interrupted Breastfeeding)<br>신생아나 영아에게 젖을 통해 직접적으로 모유를 제공하는 것의 중단, 그로 인해 모유수유 또는/와 신생아/영아의 영양상태를 위협할 수 있는 상태<br>모유수유 향상을 위한 준비(Readiness For Enhanced Breastfeeding)<br>신생아나 영아에게 젖을 통해 직접적으로 모유를 제공하는 양상이 강화될 수 있는 것<br>비효과적 청소년 식생활의 역학관계(Ineffective Adolescent Eating Dynamics)<br>변화된 청소년의 태도와 행동으로 인하여 영양상태를 손상시키게 되는 과도하거나 과소의 식이양상<br>비효과적 유아 식생활의 역학관계(Ineffective Child Eating Dynamics)<br>변화된 아동의 식사태도와 행동으로 인하여 영양상태를 손상시키게 되는 과도하거나 과소의 식이양상<br>비효과적 영아 식생활의 역학관계(Ineffective Infant Feeding Dynamics)<br>변화된 부모의 수유 행동으로 인하여 초래된 과도하거나 과소의 식이양상<br>비효과적 영아수유 양상(Ineffective Infant Feeding Pattern)<br>영아가 빨거나 또는 빨고 삼키는 통합과정 능력의 장애로 인하여 구강영양이 대사에 필요한 양보다 불충분한 것<br>비만(Obesity)<br>개인이 연령과 성별에 비해 비정상적이거나 과도한 지방을 축적하여 과체중을 넘어선 상태<br>과체중(Overweight)<br>개인이 연령과 성별에 비해 비정상적이거나 과도한 지방을 축적한 상태<br>과체중의 위험(Risk For Overweight)<br>연령과 성별에 비해 비정상적이거나 과도한 지방이 축적되어 건강에 위협이 될 만큼 취약한 상태<br>연하장애(Impaired Swallowing)<br>구강, 인두, 식도 구조나 기능장애와 관련된 연하기전의 비정상적 기능 |
| | 과2. 소화 Digestion : 음식물을 흡수하고 소화하기에 적절한 물질로 바꾸는 물리적·화학적 활동 | |
| | 해당 진단 없음 | |
| | 과3. 흡수 Absorption : 신체조직을 통한 영양소 흡수 활동 | |
| | 해당 진단 없음 | |
| | 과4. 대사 Metabolism : 모든 생명유지에 필요한 에너지의 방출과 함께 발달을 위한 세포와 조직의 생명력을 일으키고 원형질을 활용하며 노폐물과 에너지를 생성하는 화학적·물리적 과정 | |
| | | 불안정한 혈당수치의 위험(Risk For Unstable Blood Glucose Level)<br>혈당이 정상 범위에서 벗어나 건강에 위협이 될 만큼 취약한 상태 |

| 영역 | 과 | 간호진단 |
|---|---|---|
| | | 신생아 고빌리루빈혈증(Neonatal Hyperbilirubinemia)<br>생후 24시간 후 발생하는 혈액 내 비결합성 빌리루빈(<15Ml/Dl)이 축적되는 상태<br>신생아 고빌리루빈혈증의 위험(Risk For Neonatal Hyperbilirubinemia)<br>생후 24시간 후 발생하는 혈액 내 비결합성 빌리루빈(<15Ml/Dl)의 축적으로 건강에 위협이 될 만큼 취약한 상태<br>간기능장애의 위험(Risk For Impaired Liver Function)<br>간기능이 저하하여 건강에 위협이 될 만큼 취약한 상태<br>대사불균형증후군의 위험(Risk For Metabolic Imbalance Syndrome)<br>비만과 제2형 당뇨로부터 나타나는 심혈관질환 발생과 연관이 되는 생화학적 및 생리학적 요인의 독성 증후군으로 건강에 위협이 될 만큼 취약한 상태 |
| | 과5. 수화 Hydration : 체액과 전해질의 섭취와 흡수 | |
| | | 전해질 불균형의 위험(Risk For Electrolyte Imbalance)<br>전해질 수준의 변화로 건강에 위협이 될 만큼 취약한 상태<br>체액 불균형의 위험(Risk For Imbalanced Fluid Volume)<br>혈관 내, 간질 내, 세포 내 수분이 감소/증가 또는 빠르게 이동하여 건강에 위협이 될 만큼 취약한 상태<br>체액 부족(Deficient Fluid Volume)<br>나트륨의 변화 없는 물의 소실, 즉 탈수에 의한 혈관 내, 간질 내, 세포 내 체액의 감소<br>체액 부족의 위험(Risk For Deficient Fluid Volume)<br>혈관 내, 세포 내 또는 세포 간 체액이 감소하여 건강에 위협이 될 만큼 취약한 상태<br>체액 과다(Excess Fluid Volume)<br>수분섭취 과다 및/또는 체액 정체 |
| **영역 3. 배설/교환 Elimination/Exchange** : 신체로부터 노폐물의 분비와 배설 | | |
| | 과1. 비뇨기계 기능 Urinary Function : 분비, 재흡수, 배뇨의 과정 | |
| | | 배뇨장애(Impaired Urinary Elimination)<br>요 배설장애<br>기능적 요실금(Functional Urinary Incontinence)<br>화장실에 도달할 때까지 의도하지 않는 소변의 소실을 막기 위한 자제 능력의 부족<br>익류성 요실금(Overflow Urinary Incontinence)<br>방광의 과팽창과 관련된 불수의적 소변의 소실<br>반사성 요실금(Reflex Urinary Incontinence)<br>방광의 소변량이 특정 수준에 도달하면 어느 정도 예측 가능한 간격으로 나타나는 불수의적 소변의 소실<br>긴장성 요실금(Stress Urinary Incontinence)<br>복강 내압의 증가에 따라 갑자기 이루어지는 소변 누출<br>긴박성 요실금(Urge Urinary Incontinence)<br>배뇨에 대한 느낌 또는 긴박성을 심하게 느낀 직후 불수의적으로 소변이 흐르는 것<br>긴박성 요실금의 위험(Risk For Urge Urinary Incontinence)<br>갑작스럽고 강한 배뇨에 대한 긴박감과 관련된 불수의적 배뇨로 건강에 위협이 될 만큼 취약한 상태<br>요정체(Urinary Retention)<br>방광이 불완전하게 비워지는 것 |
| | 과2. 위장관계 기능 Gastrointestinal Function : 소화작용 최종산물의 흡수 및 배설과정 | |
| | | 변비(Constipation)<br>변이 매우 마르고 단단하여 배변의 어려움으로 배변 횟수가 감소한 상태 |

| 영역 | 과 | 간호진단 |
|---|---|---|
| | | 변비의 위험(Risk For Constipation)<br>어렵거나 불완전한 배변에 따른 배변 횟수의 감소로 건강에 위협이 될 만큼 취약한 상태 |
| | | 지각된 변비(Perceived Constipation)<br>매일 장운동을 위해 좌약이나 변 완화제의 남용을 동반하는 자가 진단한 변비 |
| | | 만성 기능성 변비(Chronic Functional Constipation)<br>지난 12개월 중 최소 3개월 동안 나타났던 드물거나 힘든 배변 |
| | | 만성 기능성 변비의 위험(Risk For Chronic Functional Constipation)<br>지난 12개월 중 최소 3개월 동안 나타났던 드물거나 힘든 배변으로 건강에 위협이 될 만큼 취약한 상태 |
| | | 설사(Diarrhea)<br>묽고 형태가 없는 대변의 배설 |
| | | 위장관운동 기능장애(Dysfunctional Gastrointestinal Motility)<br>증가 혹은 감소되거나, 비효과적 또는 부족한 위장관계 내의 연동운동 |
| | | 위장관운동 기능장애의 위험(Risk For Dysfunctional Gastrointestinal Motility)<br>어렵거나 불완전한 변의 배출을 동반하는 위장관계 내 연동운동의 증가, 감소, 비효율 또는 부재로 건강에 위협이 될 만큼 취약한 상태 |
| | | 변실금(Bowel Incontinence)<br>불수의적인 변의 배출을 특징으로 하는 정상적인 장습관의 변화 |
| | 과3. 피부기능 Integumetary Function : 피부로부터의 분비와 배설의 과정 | |
| | 해당 진단 없음 | |
| | 과4. 호흡기계 기능 Respiratory Function : 대사작용 최종산물의 이동과 가스의 교환과정 | |
| | | 가스교환 장애(Impaired Gas Exchange)<br>폐포-모세혈관막에서 산소와 이산화탄소의 제거가 결핍 또는 과잉된 상태 |
| **영역 4. 활동/휴식 Activity/Rest** : 에너지 자원의 생산, 보존, 소모 또는 균형을 맞추는 과정 | | |
| | 과1. 수면/휴식 Sleep/Rest : 수면, 안정, 휴식, 이완 또는 비활동 | |
| | | 불면증(Insomnia)<br>수면의 양과 질이 방해를 받아 그 기능이 손상되는 것 |
| | | 수면박탈(Sleep Deprivation)<br>상대적 의식상태가 자연스럽게 주기적으로 정지되는 양상(수면)을 누리지 못하여 휴식이 제공되지 못한 상태가 지속되는 것 |
| | | 수면향상을 위한 준비(Readiness For Enhanced Sleep)<br>적절한 휴식을 제공하고 바람직한 생활양식을 유지하게 해주는 상대적 의식상태가 자연스럽게 주기적으로 정지되는 양상(수면)이 강화될 수 있는 것 |
| | | 수면양상 장애(Disturbed Sleep Pattern)<br>수면 중 외적인 요인으로 인해 제한시간 동안 깨어나는 것 |
| | 과2. 활동/운동 Activity/Exercise<br>신체를 움직이는 것(기동력), 일을 하는 것, 가끔(항상이 아닌) 저항에 맞서 행동하는 것 | |
| | | 비사용증후군의 위험(Risk For Disuse Syndrome)<br>치료목적이나 부득이한 이유로 근골격을 사용하지 않아 신체가 쇠퇴하여 건강에 위협이 될 만큼 취약한 상태 |
| | | 침상 기동성 장애(Impaired Bed Mobility)<br>침상에서 스스로 체위를 변경하는 데 제한을 보이는 것 |

| 영역 | 과 | 간호진단 |
|---|---|---|
| | | 신체 기동성 장애(Impaired Physical Mobility)<br>신체와 사지 일부를 독립적이고 의도대로 움직이는 데 제한적인 것<br>휠체어 기동성 장애(Impaired Wheelchair Mobility)<br>환경 안에서 독립적으로 휠체어를 조작하는 데 제한적인 것<br>좌위수행 장애(Impaired Sitting)<br>둔부와 다리로 상체를 지지하며 앉아서 휴식하는 자세를 독립적이고 의도대로 유지하는 능력이 제한되는 것<br>기립수행 장애(Impaired Standing)<br>발끝에서 머리까지 똑바로 선 자세를 독립적이고 의도대로 취하고 유지하는 능력이 제한되는 것<br>이동장애(Impaired Transfer Ability)<br>한 곳에서 가까운 장소까지 독립적으로 이동하는 능력이 제한되는 것<br>보행장애(Impaired Walking)<br>환경 내에서 독립적으로 걸어다니는 능력이 제한되는 것 |
| | 과3. 에너지 균형 Energy Balance : 자원의 흡수와 소모 간 조화를 이룬 역동적 상태 | |
| | | 에너지장 불균형(Imbalanced Energy Field)<br>정상적으로는 지속적이고 온전하며, 고유하고 역동적이고 창조적이며 비선형적인 인간의 에너지 흐름이 방해받는 것<br>피로(Fatigue)<br>압도적으로 지속되는 소진감과 일상적인 신체적·정신적 부담을 수용하는 능력의 감소<br>배회(Wandering)<br>목적 없이 반복적으로 정처 없이 돌아다니면서 경계, 한계, 장애물과 같은 위험에 노출되는 것 |
| | 과4. 심혈관/호흡기계 반응 Cardiovascular/Pulmonary Responses : 활동/휴식을 지지하는 심폐기전 | |
| | | 활동 지속성 장애(Activity Intolerance)<br>요구되거나 필요한 일상활동을 수행하고 견디기에 신체적·심리적 에너지가 부족한 것<br>활동 지속성 장애의 위험(Risk For Activity Intolerance)<br>요구되거나 필요한 일상활동을 수행하고 견디기에 신체적·심리적 에너지가 부족하여 건강에 위협이 될 만큼 취약한 상태<br>비효과적 호흡 양상(Ineffective Breathing Pattern)<br>적절한 환기를 시키지 못하는 흡기와 호기<br>심박출량 감소(Decreased Cardiac Output)<br>신체의 대사요구를 충족시키기에 심장으로부터 박출되는 혈액량이 부족한 것<br>심박출량 감소의 위험(Risk For Decreased Cardiac Output)<br>신체의 대사요구를 충족시키기에 심장으로부터 박출되는 혈액량이 부족하여 건강에 위협이 될 만큼 취약한 상태<br>자발적 환기장애(Impaired Spontaneous Ventilation)<br>생명유지에 필요한 만큼 독립적으로 호흡을 시작하고 유지할 능력이 없는 것<br>불안정한 혈압의 위험(Risk For Unstable Blood Pressure)<br>동맥혈관을 통해 흐르는 혈액의 압력이 변화되면서 건강에 위협이 될 만큼 취약한 상태<br>심장조직 관류 감소의 위험(Risk For Decreased Cardiac Tissue Perfusion)<br>심장 관상동맥 순환이 감소되어 건강에 위협이 될 만큼 취약한 상태<br>비효과적 뇌조직 관류의 위험(Risk For Ineffective Cerebral Tissue Perfusion)<br>뇌조직 순환이 감소하여 건강에 위협이 될 만큼 취약한 상태<br>비효과적 말초조직 관류(Ineffective Peripheral Tissue Perfusion)<br>말초에 혈액순환이 감소하는 것 |

| 영역 | 과 | 간호진단 |
|---|---|---|
| | | 비효과적 말초조직 관류의 위험(Risk For Ineffective Peripheral Tissue Perfusion)<br>말초에 혈액순환이 감소하여 건강에 위협이 될 만큼 취약한 상태<br>호흡기 제거 반응장애(Dysfunctional Ventilatory Weaning Response)<br>기계적 인공호흡기의 수준을 낮춘 상태에 적응하는 능력이 없어 호흡기 제거 과정이 중단되거나 제거 과정이 오랫동안 지속되는 상태 |
| | 과5. 자기돌봄 Self-Care : 자신의 신체와 신체적 기능을 돌보는 활동을 수행하는 능력 | |
| | | 가정 유지 장애(Impaired Home Maintenance)<br>독립적으로 안전하게 성장·촉진할 수 있도록 당면한 환경을 유지할 수 없는 것<br>목욕 자기돌봄 결핍(Bathing Self-Care Deficit)<br>독립적으로 씻는 활동을 완료하지 못하는 것<br>옷 입기 자기돌봄 결핍(Dressing Self-Care Deficit)<br>독립적으로 옷을 입거나 벗지 못하는 것<br>음식 섭취 자기돌봄 결핍(Feeding Self-Care Deficit)<br>독립적으로 먹지 못하는 것<br>용변 자기돌봄 결핍(Toileting Self-Care Deficit)<br>독립적으로 방광이나 장 배출과 관련된 활동을 수행하지 못하는 것<br>자기돌봄 향상을 위한 준비(Readiness For Enhanced Self-Care)<br>건강과 관련된 목표를 충족시키기 위해 스스로 활동을 수행하는 양상이 강화될 수 있는 것<br>자기무시(Self-Neglect)<br>문화적으로 기대되는 하나 이상의 자기돌봄 행위들을 건강과 안녕에 대해 사회적으로 수용되는 기준으로 유지하지 못하게 하는 것(Gibbons, Lauder & Ludwick, 2006) |
| **영역 5. 지각/인지 Perception/Cognition**<br>집중, 지남력, 감각, 지각, 인지와 의사소통을 포함하는 인간의 정보과정 체계 | | |
| | 과1. 집중 Attention : 주의 또는 관찰하기 위한 정신적 준비 | |
| | | 편측성 지각이상(Unilateral Neglect)<br>감각과 운동반응에 대한 장애가 나타나고, 정신적 표현이 어렵고, 신체 부위의 위치뿐만 아니라 신체와 조화를 이루는 환경에 대해 관심을 두지 않는 것으로 신체 한쪽에만 지나치게 관심을 보이며 다른 쪽에는 관심을 보이지 않는 특징이 있음. 좌측 지각이상의 경우가 우측 지각이상보다 더 심하며 지속적인 것 |
| | 과2. 지남력 Orientation : 시간, 장소, 사람에 대한 인식 | |
| | 해당 진단 없음 | |
| | 과3. 감각/지각 Sensation/Perception<br>촉각, 미각, 후각, 시각, 청각, 운동감각을 통한 정보수용과 명명, 연상 및 형태를 인지하게 하는 감각자료에 대한 이해 | |
| | 해당 진단 없음 | |
| | 과4. 인지 Cognition : 기억, 학습, 사고, 문제해결, 추론, 판단, 통찰, 지적 능력, 계산, 언어의 사용 | |
| | | 급성 혼동(Acute Confusion)<br>단기간에 의식수준, 주의력, 인지 및 지각의 가역적인 혼란이 나타나 3개월 미만 동안 지속되는 것<br>급성 혼동의 위험성(Risk For Acute Confusion)<br>단기간에 의식수준, 주의력, 인지 및 지각의 가역적인 혼란이 나타나 건강에 위협을 받기 쉬운 취약한 상태 |

| 영역 | 과 | 간호진단 |
|---|---|---|
| | | 만성 혼동(Chronic Confusion)<br>지능, 행동, 성격의 변화가 비가역적, 점진적, 잠행적(Insidious)으로, 장기간에 걸쳐 진행되는 것이며, 인지기능장애(기억력, 말, 언어, 의사결정, 실행 기능)와 일상생활 수행 의존으로 나타나는 것<br>불안정한 정서 조절(Labile Emotional Control)<br>통제할 수 없는 과도하고 무의식적 감정 표현<br>비효과적 충동 조절(Ineffective Impulse Control)<br>자신의 반응이 자신이나 타인에게 초래할 결과에 상관하지 않고 내적·외적 자극에 대해 급하고 우발적인 반응을 보이는 양상<br>지식 부족(Deficient Knowledge)<br>특정 주제나 이와 관련된 것을 습득하는 인지적 정보가 없는 것<br>지식 향상을 위한 준비(Readiness For Enhanced Knowledge)<br>특정 주제나 이와 관련된 것을 습득하는 인지적 정보의 양상이 강화될 수 있는 것<br>기억장애(Impaired Memory)<br>일련의 정보나 기술을 회상하거나 기억하지 못하는 것이 지속되는 것 |
| | 과5. 의사소통 Communication : 언어적·비언어적 정보를 주고받는 것 | |
| | | 의사소통 향상을 위한 준비(Readiness For Enhanced Communication)<br>타인들과 정보나 생각을 교환하는 양상이 강화될 수 있는 것<br>언어적 의사소통 장애(Impaired Verbal Communication)<br>기호(Symbols) 체계를 받고, 처리하고, 전달하고 사용하는 능력이 감소되거나 지연되거나 없는 것 |
| **영역 6. 자아지각 Self-Perception** : 자신에 대한 인식 | | |
| | 과1. 자아개념 Self-Concept : 자아 전체에 대한 인식 | |
| | | 절망감(Hopelessness)<br>스스로 사용할 수 있는 대안이나 선택권이 제한되었거나 없다고 느끼며, 자신을 위해 에너지를 동원할 수 없는 주관적 상태<br>희망 향상을 위한 준비(Readiness For Enhanced Hope)<br>자신을 위한 에너지를 동원하는 것에 대한 기대와 욕구의 양상이 강화될 수 있는 것<br>인간 존엄성 혼란의 위험(Risk For Compromised Human Dignity)<br>존경과 존중을 잃었다고 지각하여 건강에 위협이 될 만큼 취약한 상태<br>자아정체감 혼란(Disturbed Personal Identity)<br>자신에 대한 통합적이고 완전한 지각을 유지하지 못하는 것<br>자아정체감 혼란의 위험(Risk For Disturbed Personal Identity)<br>자기에 대한 통합적이고 완전히 지각하는 능력이 없어져서 건강에 위협이 될 만큼 취약한 상태<br>자아개념 향상을 위한 준비(Readiness For Enhanced Self-Concept)<br>자신에 대한 생각이나 지각의 유형이 강화될 수 있는 것 |
| | 과2. 자존감 Self-Esteem : 자신의 가치, 능력, 중요성, 성공에 대한 사정 | |
| | | 만성적 자존감 저하(Chronic Low Self-Esteem)<br>자신의 능력에 대해 부정적 평가나 느낌이 최소 3개월 동안 지속되는 것<br>만성적 자존감 저하의 위험(Risk For Chronic Low Self-Esteem)<br>자신의 능력에 대해 부정적 평가나 느낌이 지속되어 건강에 위협이 될 만큼 취약한 상태<br>상황적 자존감 저하(Situational Low Self-Esteem)<br>현재 상황에 대한 반응으로 자기가치에 대한 부정적 지각을 발달시키는 것<br>상황적 자존감 저하의 위험(Risk For Situational Low Self-Esteem)<br>현재 상황에 대한 반응으로 자기가치에 대한 부정적 지각 발달로 건강에 위협이 될 만큼 취약한 상태 |

| 영역 | 과 | 간호진단 |
|---|---|---|
| | 과3. 신체상 Body Image : 자신의 신체에 대한 정신적 이미지 | |
| | | 신체상 혼란(Disturbed Body Image)<br>자기 신체에 대한 심상의 혼동 |
| 영역 7. 역할관계 Role Relationships<br>사람 또는 집단 간의 긍정적·부정적 관계 또는 교류와 이 관계를 나타내는 수단 | | |
| | 과1. 돌봄제공자 역할 Caregiving Roles<br>건강관리 전문인이 아니면서 돌봄제공자에게 사회적으로 기대되는 행동양상 | |
| | | 돌봄제공자 역할긴장(Caregiver Role Strain)<br>가족이나 중요한 타인이 돌봄에 대한 책임과 기대 그리고 행동을 다하는 데 있어서의 어려움<br>돌봄제공자 역할긴장의 위험(Risk For Caregiver Role Strain)<br>가족이나 중요한 타인이 돌봄에 대한 책임과 기대 그리고 행동을 다하는 데 있어서 어려움을 느껴 건강에 위협이 될 만큼 취약한 상태<br>부모 역할장애(Impaired Parenting)<br>주 돌봄제공자가 아동에게 최적의 성장과 발달에 도달하기 위한 환경을 만들거나 유지, 회복에 대해 어려움을 겪는 것<br>부모 역할장애의 위험(Risk For Impaired Parenting)<br>주 돌봄제공자가 아동에게 최적의 성장과 발달에 도달하기 위한 환경을 만들거나 유지, 회복에 대해 겪는 어려움이 아동의 건강에 위협이 될 만큼 취약한 상태<br>부모 역할 향상을 위한 준비(Readiness For Enhanced Parenting)<br>아동의 성장과 발달을 도울 수 있는 환경을 제공해주는 양상이 강화될 수 있는 것 |
| | 과2. 가족관계 Family Relationships : 혈연관계 또는 선택에 의해 관계를 가진 사람들 간의 교류 | |
| | | 애착장애의 위험(Risk For Impaired Attachment)<br>부모 또는 중요한 타인과 아동 사이에서 보호하고 양육하는 상호관계를 발전시키게 하는 상호작용 과정이 손상 받아 건강에 위협이 될 만큼 취약한 상태<br>가족과정 기능장애(Dysfunctional Family Processes)<br>구성원의 안녕을 위한 가족의 지지 기능이 부족한 상태<br>가족과정 손상(Interrupted Family Processes)<br>가족기능의 연속성에 변화가 생겨 가족구성원의 안녕을 지원하지 못하는 것<br>가족과정 향상을 위한 준비(Readiness For Enhanced Family Processes)<br>가족구성원들의 안녕을 지지할 수 있는 가족 기능 양상이 강화될 수 있는 것 |
| | 과3. 역할수행 Role Performance : 사회적으로 기대되는 행동양상을 수행하는 특성 | |
| | | 비효과적 관계(Ineffective Relationship)<br>배우자의 욕구를 충족시켜주지 못하는 배우자 간 상호 관계 양상<br>비효과적 관계의 위험(Risk For Ineffective Relationship)<br>배우자의 욕구를 충족시켜주기 위한 배우자 간 상호 관계 양상이 불충분해질 수 있는 취약한 상태<br>관계 향상을 위한 준비(Readiness For Enhanced Relationship)<br>배우자의 욕구를 충족시키기 위한 배우자 간 상호 관계 양상이 향상될 수 있는 것<br>부모 역할 갈등(Parental Role Conflict)<br>위기에 대한 반응에 있어서 부모가 역할 혼동과 갈등을 경험하는 것<br>비효과적 역할수행(Ineffective Role Performance)<br>환경적 맥락, 규정과 기대 등에 맞지 않는 개인의 행동이나 자기표현 양상<br>사회적 상호작용 장애(Impaired Social Interaction)<br>사회적 교류의 양이 불충분하거나, 지나치거나 또는 질이 비효과적인 것 |

| 영역 | 과 | 간호진단 |
|---|---|---|
| **영역 8. 성 Sexuality** : 성정체성, 성기능 그리고 생식 | | |
| | 과1. 성정체감 Sexual Identity : 생물학적 성, 사회학적 성에 있어 명확한 정체성을 확립한 상태 | |
| | 해당 진단 없음 | |
| | 과2. 성기능 Sexual Function : 성활동에 참여할 수 있는 능력 또는 수용력 | |
| | | 성기능 장애(Sexual Dysfunction)<br>개인이 성기능의 변화를 경험하는 상태가 욕구, 고조, 절정을 포함하는 성적 반응 주기 동안에 불만족스럽고 보상이 되지 않고 부적절하다고 생각하는 것<br>비효과적 성적 양상(Ineffective Sexuality Pattern)<br>자신의 성에 대해 걱정을 표현하는 것 |
| | 과3. 생식 Reproduction : 아기를 낳는 모든 과정 | |
| | | 비효과적 임신과 출산과정(Ineffective Childbearing Process)<br>안녕을 위한 건강한 임신, 출산과정, 신생아에 대한 돌봄을 준비하지 못하는 것<br>비효과적 임신과 출산과정의 위험(Risk For Ineffective Childbearing Process)<br>안녕을 위한 건강한 임신, 출산과정, 신생아에 대한 돌봄을 준비하기 어려울 만큼 취약한 상태<br>임신과 출산과정 향상을 위한 준비(Readiness For Enhanced ChildBearing Process)<br>안녕을 위한 건강한 임신, 출산과정, 신생아에 대한 돌봄을 준비하고 유지하는 양상이 강화될 수 있는 것<br>모아관계 장애의 위험(Risk For Disturbed Maternal-Fetal Dyad)<br>합병증이나 임신 관련 질병으로 인해 산모와 태아의 공생 관계가 붕괴되어 건강에 위협이 될 만큼 취약한 상태 |
| **영역 9. 대처/스트레스 내성 Coping/Stress Tolerance** : 생활사건/삶의 과정을 헤쳐 나아가는 것 | | |
| | 과1. 외상 후 반응 Post-Trauma Responses : 신체적 또는 정신적 외상 후에 일어나는 반응 | |
| | | 기능이상을 유발하는 이민 전환에 대한 위험(Risk For Complicated Immigration Transition)<br>이민 전환에 대한 불만족스러운 결과나 문화적 장벽으로 인해 부정적인 감정(외로움, 두려움, 불안)을 경험하여 건강에 위협이 될 만큼 취약한 상태<br>외상후증후군(Post-Trauma Syndrome)<br>외상이나 감당하기 힘든 사건에 대해 부적응적 반응이 지속되는 것<br>외상후증후군의 위험(Risk For Post-Trauma Syndrome)<br>외상이나 감당하기 힘든 사건에 대해 부적응적 반응이 지속되어 건강에 위협이 될 만큼 취약한 상태<br>강간-상해 증후군(Rape-Trauma Syndrome)<br>피해자의 의지나 동의 없이 행해진 강제적이고 폭력적인 성관계에 대한 지속적인 부적응적 반응<br>환경변화 스트레스 증후군(Relocation Stress Syndrome)<br>한 환경에서 다른 환경으로 이전하게 됨으로 인한 생리적·심리사회적 장애<br>환경변화 스트레스 증후군의 위험(Risk For Relocation Stress Syndrome)<br>한 환경에서 다른 환경으로 이전하게 됨으로 인한 생리적·심리사회적 장애가 발생하여 건강에 위협이 될 만큼 취약한 상태 |
| | 과2. 대처반응 Coping Responses : 환경적 스트레스를 관리하는 과정 | |
| | | 비효과적 활동계획(Ineffective Activity Planning)<br>특정 상황에서 주어진 시간 내에 일련의 활동을 준비하는 능력이 부족한 것<br>비효과적 활동계획의 위험(Risk For Ineffective Activity Planning)<br>특정 상황에서 주어진 시간 내에 일련의 활동을 준비하는 능력 부족이 발생하여 건강에 위협이 될 만큼 취약한 상태 |

| 영역 | 과 | 간호진단 |
|---|---|---|
| | | 불안(Anxiety)<br>자율신경계의 반응에 의해 나타나는 막연하고 편안하지 않은 불편감이나 공포감(원인은 개인에게 불특정적이고 알려지지 않음), 예상되는 위험에 의해 유발되는 염려스러움, 곧 닥칠 위험을 경고하고 개인이 그 위협을 해결할 수 있는 조치를 취하게 하는 경고 신호 |
| | | 방어적 대처(Defensive Coping)<br>긍정적인 자아가 인지된 위협에 대항하기 위해 나타나는 자기 방어 양상에 따라 잘못된 긍정적인 자기 평가가 반복적으로 나타나는 것 |
| | | 비효과적 대처(Ineffective Coping)<br>안녕과 관련된 요구를 관리하는 데 실패한 인지적·행동적 노력으로 인해 스트레스원에 대해 타당하지 않게 평가하는 양상 |
| | | 대처 향상을 위한 준비(Readiness For Enhanced Coping)<br>안녕과 관련된 요구를 관리하기 위한 인지적·행동적 노력에 따라 스트레스원에 대해 타당하게 평가하는 양상이 강화될 수 있는 것 |
| | | 비효과적 지역사회 대처(Ineffective Community Coping)<br>지역사회의 욕구나 요청사항을 충족시키는 데 만족스럽지 못한 적응 및 문제해결을 보여주는 지역사회 활동 양상 |
| | | 지역사회 대처 향상을 위한 준비(Readiness For Enhanced Community Coping)<br>지역사회의 욕구나 요청사항을 충족시키는 데 만족스러운 적응 및 문제해결을 보여주는 지역사회 활동 양상이 강화될 수 있는 것 |
| | | 손상된 가족 대처(Compromised Family Coping)<br>대상자가 직면한 건강문제에 관련된 적응 과제를 관리하거나 숙달하는 데 필요한 지지, 위로, 도움, 격려를 일반적인 주요 지지자(가족구성원, 중요한 타인 또는 가까운 친구)가 불충분하고 비효과적으로 제공하는 것 |
| | | 가족 대처 불능(Disabled Family Coping)<br>주요 지지자(가족구성원 또는 중요한 타인, 가까운 친구)와 대상자가 건강문제 적응에 필수적인 과제를 효과적으로 다루는 데 필요한 능력을 약화시키는 지지자의 행동 |
| | | 가족 대처 향상을 위한 준비(Readiness For Enhanced Family Coping)<br>대상자의 건강문제에 함께 관여하는 주요 지지자(가족구성원, 중요한 타인, 가까운 친구)가 적응과제를 관리하는 양상이 강화될 수 있는 것 |
| | | 죽음 불안(Death Anxiety)<br>자신의 존재에 대한 실제 또는 상상되는 위협을 지각함으로써 생성되는 모호하고 불편한 불안감 또는 두려움 |
| | | 비효과적 부정(Ineffective Denial)<br>건강에 손상을 야기하는 불안이나 두려움을 감소시키기 위해 사건의 의미나 지식을 부정하는 의식적 또는 무의식적 시도 |
| | | 두려움(Fear)<br>의식적으로 위험이라고 인지한 위협에 대한 반응 |
| | | 슬픔(Grieving)<br>개인, 가족, 지역사회가 실제적이거나 예견되거나 지각된 상실을 일상생활에 결합할 때 정서적·신체적·영적·사회적·지적 반응과 행동을 수반하는 정상적이고 복잡한 과정 |
| | | 기능이상을 유발하는 슬픔(Complicated Grieving)<br>중요한 타인의 죽음 후에 나타나는 장애로 사별을 동반하는 비탄을 경험함으로 일반적 기대를 따르지 못하고 기능장애를 나타내는 것 |
| | | 기능이상을 유발하는 슬픔의 위험(Risk For Complicated Grieving)<br>중요한 타인의 죽음 후에 나타나는 장애로 사별을 동반하는 비탄을 경험함으로써 일반적 기대를 따르지 못하고 기능장애가 나타나 건강에 위협이 될 만큼 취약한 상태 |

| 영역 | 과 | 간호진단 |
|---|---|---|
| | | 기분 조절장애(Impaired Mood Regulation)<br>감정이나 정서의 변화가 특징적인 정신 상태로 보통 수준에서 심각한 수준까지 다양한 수준으로 정서적, 인지적, 신체적 혹은 생리적 증상이 집합을 이루어 나타나는 것<br>무력감(Powerlessness)<br>자신의 행동이 결과에 중요하게 영향을 미치지 못할 것이라고 인지하는 것을 포함하여, 상황에 대한 통제력 부족을 생생하게 경험하는 것<br>무력감의 위험(Risk For Powerlessness)<br>자신의 행동이 결과에 중요하게 영향을 미치지 못할 것이라고 인지하는 것을 포함하여, 상황에 대한 통제력 부족을 생생하게 경험하여 건강에 위협이 될 만큼 취약한 상태<br>파워 향상을 위한 준비(Readiness For Enhanced Power)<br>안녕을 위한 변화를 의도적으로 수행하는 양상이 강화될 수 있는 것<br>극복력 장애(Impaired Resilience)<br>부정적이거나 변화하는 상황으로부터 역동적인 적응 과정을 통해 회복하는 능력의 감소<br>극복력 장애의 위험(Risk For Impaired Resilience)<br>부정적이거나 변화하는 상황으로부터 역동적인 적응 과정을 통해 회복하는 능력이 감소하여 건강에 위협이 될 만큼 취약한 상태<br>극복력 향상을 위한 준비(Readiness For Enhanced Resilience)<br>부정적이거나 변화하는 상황으로부터 역동적인 적응 과정을 통해 회복하는 능력이 강화될 수 있는 것<br>만성 비탄(Chronic Sorrow)<br>만성질환이나 장애를 가지고 있는 개인, 부모나 돌봄제공자가 반복적으로 경험하는 점차 심해지는 깊은 슬픔의 유형으로, 질병이나 장애과정의 지속적 상실에 반응하여 나타나는 것<br>스트레스 과다(Stress Overload)<br>행동을 필요로 하는 과도한 양과 종류의 요구 |
| | 과3. 신경/행동학적 스트레스 Neurobehavioral Stress : 신경과 뇌기능을 나타내는 행동적 반응 | |
| | | 급성 약물 금단 증후군(Acute Substance Withdrawal Syndrome)<br>중독성 약물의 갑작스러운 중단으로 인한 다수의 원인에 의해 나타나는 심각한 후유증<br>급성 약물 금단 증후군의 위험(Risk For Acute Substance Withdrawal Syndrome)<br>중독성 약물의 갑작스러운 중단으로 인한 다수의 원인에 의해 나타나는 심각한 후유증으로 인해 건강에 위협이 될 만큼 취약한 상태<br>자율적 반사장애(Autonomic Dysreflexia)<br>7번째 흉추 상부에 척수손상 후 유해한 자극에 대한 억제되지 않는 교감신경계 반응으로 생명을 위협받는 상태<br>자율적 반사장애의 위험(Risk For Autonomic Dysreflexia)<br>척수 손상, 6번째 흉추 손상 또는 7~8번째 흉추 손상 환자에서 자율신경계, 척수손상 후 쇼크로 인해 교감신경계의 생명에 위협을 주고 억제되지 않는 반응으로 건강에 위협이 될 만큼 취약한 상태<br>두개 내 적응능력 감소(Decreased Intracranial Adaptive Capacity)<br>증가된 두개 내 용량에 대해 정상적으로 적응할 수 있는 두개 내 수분 역학기전이 손상되어 다양한 유해/무해 자극에 대해 두개내압(Icp)이 불균형적으로 증가하는 상태<br>신생아 약물중단 증후군(Neonatal Abstinence Syndrome)<br>자궁 내에서 중독성 물질에 노출되거나, 출생 후 약물적 통증 관리로 인해 신생아에게 나타나는 약물중단 증후군<br>비조직적 영아행동(Disorganized Infant Behavior)<br>영아의 생리적·신경행동적 체계의 기능이 분열하는 것 |

| 영역 | 과 | 간호진단 |
|---|---|---|
| | | 비조직적 영아행동의 위험(Risk For Disorganized Infant Behavior)<br>영아의 생리적·신경행동적 체계의 기능을 조절하는 양상이 분열되어 건강에 위협이 될 만큼 취약한 상태<br>조직적 영아행동 향상을 위한 준비(Readiness For Enhanced Organized Infant Behavior)<br>영아의 생리적·신경행동적 체계의 기능을 조절하는 양상이 더 나은 수준으로 강화될 수 있는 것 |
| **영역 10. 삶의 원칙 Life Principles**<br>진리 또는 내재적 가치가 있는 것으로 여겨지는 제도, 관습, 행위에 대한 태도 그리고 사고와 행동의 기초를 이루는 원칙 | | |
| | 과1. 가치 Values : 수행 또는 결과에 대해 선호하는 방식의 확인과 순위 | |
| | 해당 진단 없음 | |
| | 과2. 신념 Beliefs : 진리 또는 내재적 가치가 있는 것으로 여겨지는 제도, 관습, 행위에 대한 의견, 기대, 판단 | |
| | | 영적 안녕 향상을 위한 준비(Readiness For Enhanced Spiritual Well-Being)<br>개인이 자신이나 타인, 예술, 음악, 문학, 자연 또는 자신보다 우월한 존재와의 연결을 통해 인생의 목적과 의미를 통합하고 경험하는 양상이 강화될 수 있는 것 |
| | 과3. 가치/신념/행동의 일치성 Value/Belif/Action Congruence<br>가치, 신념, 행동 간에 이루어지는 균형 또는 조화 | |
| | | 의사결정 향상을 위한 준비(Readiness For Enhanced Decision-Making)<br>단기·장기 건강 관련 목표에 도달하기 위한 행동을 선택하는 양상이 강화될 수 있는 것<br>의사결정 갈등(Decisional Conflict)<br>대립되는 활동들 중에서 선택하는 것이 위험과 상실을 야기하거나 삶의 가치와 신념에 도전을 줄 때 결정하려고 하는 활동에 대한 불확실성<br>자주적 의사결정 장애(Impaired Emancipated Decision-Making)<br>건강관리에 대한 결정을 선택하는 과정에서 개인적 지식이나 사회적 규범을 고려하지 않거나 융통성 있는 환경에서 결정이 이루어지지 않음으로 결정에 대한 불만족을 초래하는 것<br>자주적 의사결정 장애의 위험(Risk For Impaired Emancipated Decision-Making)<br>건강관리 결정을 선택하는 과정에서 개인적 지식이나 사회적 규범을 고려하지 않거나, 융통성 있는 환경에서 결정이 이루어지지 않음으로 결정에 대한 불만족이 초래될 수 있을 만큼 취약한 상태<br>자주적 의사결정 향상을 위한 준비(Readiness For Enhanced Emancipated Decision-Making)<br>개인적 지식이나 사회적 규범을 고려하여 건강관리에 대한 결정을 선택하는 과정이 강화될 수 있는 것<br>도덕적 고뇌(Moral Distress)<br>자신이 선택한 윤리적·도덕적 결정, 행동을 이행할 수 없는 무능력함에 대한 반응<br>손상된 신앙심(Impaired Religiosity)<br>특정 종교예식에 참여하거나 종교적 믿음과 관련된 신앙생활을 실천하는 능력의 손상<br>신앙심 손상의 위험(Risk For Impaired Religiosity)<br>특정 종교예식에 참여하거나 종교적 믿음과 관련된 신앙생활을 실천하는 능력이 손상될 수 있고 건강에 위협이 될 만큼 취약한 상태<br>신앙심 향상을 위한 준비(Readiness For Enhanced Religiosity)<br>특정 종교예식에 참여하거나 종교적 믿음과 관련된 신앙생활을 실천하는 양상이 강화될 수 있는 것<br>영적 고뇌(Spiritual Distress)<br>개인이 자신이나 타인, 세상 또는 상위 존재와의 연대감을 통해 삶의 의미를 경험하는 능력이 손상된 것과 관련하여 고통을 받고 있는 상태<br>영적 고뇌의 위험(Risk For Spiritual Distress)<br>개인이 자신이나 타인, 세상 또는 상위 존재와의 연대감을 통해 삶의 의미를 경험하는 능력이 손상될 수 있고 건강에 위협이 될 만큼 취약한 상태 |

| 영역 | 과 | 간호진단 |
|---|---|---|
| **영역 11. 안전/보호 Safety/Protection**<br>위험, 신체적 손상, 면역체계 손상으로부터 자유로운 상태; 손실로부터의 보존; 안전과 방어를 제공하는 보호 | | |
| | 과1. 감염 Infection : 병원균 침입에 따른 숙주반응 | |
| | | 감염의 위험(Risk For Infection)<br>병원균의 침입과 증식이 일어날 수 있고 건강에 위협이 될 만큼 취약한 상태<br>수술부위 감염의 위험(Risk For Surgical Site Infection)<br>수술부위에 병원균의 침입과 증식이 일어날 수 있고 건강에 위협이 될 만큼 취약한 상태 |
| | 과2. 신체적 손상 Physical Injury : 신체적으로 다치게 하는 것 또는 상해 | |
| | | 비효과적 기도 청결(Ineffective Airway Clearance)<br>기도의 분비물을 배출할 수 있는 능력이 없거나 분비물 없이 유지되어야 하는 기도가 막힌 상태<br>흡인의 위험(Risk For Aspiration)<br>위장계 분비물, 구강인두 분비물, 고체나 액체가 기관과 기관지 안으로 흡인될 수 있고 건강에 위협이 될 만큼 취약한 상태<br>출혈의 위험(Risk For Bleeding)<br>혈액량이 감소될 수 있고 건강에 위협이 될 만큼 취약한 상태<br>치열장애(Impaired Dentition)<br>치아발달/치아가 나는 양상 또는 각 치아의 구조적인 통합성이 파괴된 것<br>안구건조의 위험(Risk For Dry Eye)<br>안구의 습기를 유지하기 위한 눈물의 양과 질이 감소하여 각막과 결막 손상이나 안구 불편감이 초래될 수 있고 건강에 위협이 될 만큼 취약한 상태<br>구강건조의 위험(Risk For Dry Mouth)<br>점막의 수분을 유지하는 침의 양이나 질이 감소하여 구강 점막에 불편함이나 손상이 일어날 수 있고 건강에 위협이 될 만큼 취약한 상태<br>낙상의 위험(Risk For Falls)<br>낙상을 일으킬 수 있는 민감성이 증가되어 신체적 손상을 초래할 수 있고 건강을 위협할 만큼 취약한 상태<br>각막손상의 위험(Risk For Corneal Injury)<br>각막 조직 표면이나 심층에 영향을 미칠 수 있는 감염이나 염증이 일어날 수 있고 건강에 위협이 될 만큼 취약한 상태<br>상해의 위험(Risk For Injury)<br>개인의 적응능력과 방어기전과 상호 작용하는 환경적 조건으로 인해 신체적 손상이 일어날 수 있고 건강에 위협이 될 만큼 취약한 상태<br>요로손상의 위험(Risk For Urinary Tract Injury)<br>도뇨관 사용으로 인한 요로 구조의 손상이 일어날 수 있고 건강에 위협이 될 만큼 취약한 상태<br>수술 중 체위와 관련된 상해의 위험(Risk For Perioperative Positioning Injury)<br>침습적·외과적 수술 동안의 자세나 자세를 유지하는 장비 사용의 결과로 나타나는 의도하지 않은 해부학적·신체적 변화가 일어날 수 있고 건강에 위협이 될 만큼 취약한 상태<br>열손상의 위험(Risk For Thermal Injury)<br>극도의 열로 인해 피부와 점막에 손상이 일어날 수 있고 건강에 위협이 될 만큼 취약한 상태<br>구강점막 통합성 손상(Impaired Oral Mucous Membrane Integrity)<br>입술, 입안의 연조직과 볼 안쪽, 구인두의 손상<br>구강점막 통합성 손상의 위험(Risk For Impaired Oral Mucous Membrane Integrity)<br>입술, 입안의 연조직과 볼 안쪽, 구인두에 상해가 일어날 수 있고 건강에 위협이 될 만큼 취약한 상태<br>말초신경 혈관 기능이상의 위험(Risk For Peripheral Neurovascular Dysfunction)<br>사지의 순환, 감각이나 움직임에 손상이 일어날 수 있고 건강에 위협이 될 만큼 취약한 상태 |

| 영역 | 과 | 간호진단 |
|---|---|---|
| | | 신체적 외상의 위험(Risk For Physical Trauma)<br>즉시 관심을 가져야 하는 갑작스럽고 심각한 신체적 손상이 일어날 수 있는 취약한 상태<br>혈관 외상의 위험(Risk For Vascular Trauma)<br>투여된 수액이나 유지하고 있는 도관과 관련되어 정맥과 주변 조직에 손상이 일어날 수 있고 건강에 위협이 될 만큼 취약한 상태<br>욕창의 위험(Risk For Pressure Ulcer)<br>압력이나 마찰이 동반된 압력으로 인하여 통상적으로 융기된 뼈 밑의 조직이나 피부에 국소적으로 손상이 일어날 수 있는 취약한 상태(Npuap, 2007)<br>쇼크의 위험(Risk For Shock)<br>신체조직으로 관류가 부족하여 생명을 위협할 정도의 세포손상을 유발하여 건강에 위협이 될 만큼 취약한 상태<br>피부 통합성 장애(Impaired Skin Integrity)<br>표피와 진피 모두 또는 어느 한쪽이 변화된 것<br>피부 통합성 장애의 위험(Risk For Impaired Skin Integrity)<br>표피와 진피 모두 또는 어느 한쪽이 변화가 일어날 수 있고 건강에 위협이 될 만큼 취약한 상태<br>영아급사의 위험(Risk For Sudden Infant Death)<br>1세 이하 영아의 예기치 않은 죽음이 일어날 수 있는 취약한 상태<br>질식의 위험(Risk For Suffocation)<br>호흡에 필요한 공기의 부족이 일어날 수 있고 건강에 위협이 될 만큼 취약한 상태<br>수술 후 회복지연(Delayed Surgical Recovery)<br>삶, 건강과 안녕을 유지하는 활동을 시작하고 수행하는 데 요구되는 수술 후 회복기간이 길어지는 것<br>수술 후 회복지연의 위험(Risk For Delayed Surgical Recovery)<br>삶, 건강과 안녕을 유지하는 활동을 시작하고 수행하는 데 요구되는 수술 후 회복기간이 길어질 수 있고 건강에 위협이 될 만큼 취약한 상태<br>조직 통합성 장애(Impaired Tissue Integrity)<br>점막, 각막, 피부, 근막, 근육, 건, 뼈, 연골, 관절낭이나 인대의 손상<br>조직 통합성 장애의 위험(Risk For Impaired Tissue Integrity)<br>점막, 각막, 피부, 근막, 근육, 건, 뼈, 연골, 관절낭이나 인대에 손상이 일어날 수 있고 건강에 위협이 될 만큼 취약한 상태<br>정맥 혈전색전증의 위험(Risk For Venous Thromboembolism)<br>주로 허벅지, 종아리 또는 상지의 심부 정맥에 혈전이 발생하여 다른 혈관을 막을 수 있고 건강에 위협이 될 만큼 취약한 상태 |
| | 과3. 폭력 Violence : 상해를 입히거나 학대를 하는 과도한 힘이나 권력을 행사하는 것 | |
| | | 여성 생식기 손상의 위험(Risk For Female Genital Mutilation)<br>치료 목적이 아닌 문화적, 종교적인 이유로 여성의 외부 생식기와 다른 생식기의 전체적 또는 부분적 절제가 일어날 수 있고 건강에 위협이 될 만큼 취약한 상태<br>타인에 대한 폭력의 위험(Risk For Other-Directed Violence)<br>타인에게 신체적, 정서적 또는 성적인 해를 입히는 행동을 할 수 있는 취약한 상태<br>자신에 대한 폭력의 위험(Risk For Self-Directed Violence)<br>자신에게 신체적, 정서적 또는 성적인 해를 입히는 행동을 할 수 있는 취약한 상태<br>자해(Self-Mutilation)<br>긴장 완화의 목적으로 치명적이지 않은 손상을 입힐 의도를 가지고 조직손상을 초래하는 의도적인 자해행위<br>자해의 위험(Risk For Self-Mutilation)<br>긴장 완화의 목적으로 치명적이 아닌 손상을 입힐 의도를 가지고, 조직손상을 초래하는 의도적인 자해행위를 일으킬 수 있는 취약한 상태 |

| 영역 | 과 | 간호진단 |
|---|---|---|
| | | 자살의 위험(Risk For Suicide)<br>생명을 위협하는 자해를 일으킬 수 있는 취약한 상태 |
| | 과4. 환경적 위험 Environmental Hazards : 주위 환경에 존재하는 위험의 근원 | |
| | | 오염(Contamination)<br>건강에 해를 줄만한 양의 환경오염 물질에 노출되는 것 |
| | | 오염의 위험(Risk For Contamination)<br>건강에 해를 줄만한 양의 환경오염 물질에 노출될 수 있고 건강에 위협이 될 만큼 취약한 상태 |
| | | 직업적 상해의 위험(Risk For Occupational Injury)<br>직업 관련 사고나 질병이 발생할 수 있고 건강에 위협이 될 만큼 취약한 상태 |
| | | 중독의 위험(Risk For Poisoning)<br>충분한 양의 약물이나 위험 물질에 우연히 노출되거나 섭취할 수 있고 건강에 위협이 될 만큼 취약한 상태 |
| | 과5. 방어과정 Defensive Processes : 자신이 아닌 것으로부터 자신을 보호하는 과정 | |
| | | 요오드성 조영제 부작용의 위험(Risk For Adverse Reaction To Iodinated Contrast Media)<br>요오드성 조영제 투여 후 7일 내에 유해하거나 의도치 않은 반응이 나타날 수 있고 건강에 위협이 될 만큼 취약한 상태 |
| | | 알레르기 반응의 위험(Risk For Allergy Reaction)<br>물질에 대한 반응이나 과도한 면역반응이 일어날 수 있고 건강에 위협이 될 만큼 취약한 상태 |
| | | 라텍스 알레르기 반응(Latex Allergy Reaction)<br>자연 라텍스 고무제품에 대한 과민반응 |
| | | 라텍스 알레르기 반응의 위험(Risk For Latex Allergy Reaction)<br>자연 라텍스 고무제품에 대한 과민반응이 일어날 수 있고 건강에 위협이 될 만큼 취약한 상태 |
| | 과6. 체온조절 Thermoregulation<br>신체의 조직을 보호하려는 목적으로 신체 내에서 열과 에너지를 조절하는 생리적 과정 | |
| | | 고체온(Hyperthermia)<br>체온조절의 실패로 중심체온이 정상 범위 이상으로 상승한 것 |
| | | 저체온(Hypothermia)<br>체온조절의 실패로 중심체온이 정상 범위 이하로 감소한 것 |
| | | 저체온의 위험(Risk For Hypothermia)<br>체온조절의 실패로 중심체온이 정상 범위 이하로 감소할 수 있고 건강에 위협이 될 만큼 취약한 상태 |
| | | 수술 중 저체온의 위험(Risk For Perioperative Hypothermia)<br>수술 후 24시간이 되기 전에 한 시간 이상 중심체온이 36℃ 이하로 감소할 수 있고 건강에 위협이 될 만큼 취약한 상태 |
| | | 비효과적 체온조절(Ineffective Thermoregulation)<br>체온이 저체온과 고체온으로 변동하는 상태 |
| | | 비효과적 체온조절의 위험(Risk For Ineffective Thermoregulation)<br>체온이 저체온과 고체온으로 변동할 수 있고 건강에 위협이 될 만큼 취약한 상태 |
| **영역 12. 안위 Comfort** : 정신적·신체적·사회적 안녕감 또는 편안함 | | |
| | 과1. 신체적 안위 Physical Comfort : 통증으로부터 자유로운 상태 또는 안녕감이나 편안함 | |
| | | 안위 손상(Impaired Comfort)<br>신체적, 심리·영적, 환경적, 문화적, 사회적 영역에서 안락감, 안도감과 초월감이 부족하다고 인지하는 것 |

| 영역 | 과 | 간호진단 |
|---|---|---|
| | | 안위 향상을 위한 준비(Readiness For Enhanced Comfort)<br>신체적, 심리·영적, 환경적 및 사회적 영역에서 안락감, 안도감과 초월감의 양상이 강화될 수 있는 것<br>오심(Nausea)<br>식도와 위장에서 느껴지는 불쾌한 느낌의 주관적 현상으로, 구토를 유발할 수도 있고 유발하지 않을 수도 있는 것<br>급성 통증(Acute Pain)<br>실제적이거나 잠재적인 조직손상과 관련되거나 이런 손상을 기술하는 불쾌한 감각과 감정적 경험으로(국제통증연구회, International Association For The Study Of Pain), 경한 수준에서 심한 강도까지 급성 또는 천천히 발생하며, 끝이 예상되거나 예견되는데 기간이 3개월 미만인 것<br>만성 통증(Chronic Pain)<br>실제적이거나 잠재적인 조직손상과 관련되거나 이런 손상을 기술하는 불쾌한 감각과 감정적 경험으로(국제통증연구회), 경한 수준에서 심한 강도까지 급성 또는 천천히 발생하기도 하며, 끝나는 시점이 예상되지 않거나 예견되지 않으면서 지속되거나 반복되는데 기간은 3개월 이상인 것<br>만성 통증 증후군(Chronic Pain Syndrome)<br>적어도 3개월 이상 지속되거나 반복되는 통증으로 일상 생활이나 안녕에 심각하게 영향을 주는 것<br>분만 통증(Labor Pain)<br>진통과 분만과정에 연관되어 나타나는 유쾌한 것에서부터 불쾌한 것까지의 다양한 감각과 감정적 경험 |
| | 과2. 환경적 안위 Environmental Comfort : 환경 내에서의 안녕감이나 편안함 | |
| | | 안위 손상(Impaired Comfort)<br>신체적, 심리·영적, 환경적, 문화적, 사회적 영역에서 안락감, 안도감과 초월감이 부족하다고 인지하는 것<br>안위 향상을 위한 준비(Readiness For Enhanced Comfort)<br>신체적, 심리·영적, 환경적 및 사회적 영역에서 안락감, 안도감과 초월감의 양상이 강화될 수 있는 것 |
| | 과3. 사회적 안위 Social Comfort : 사회적 상황 내에서의 안녕감이나 편안함 | |
| | | 안위 손상(Impaired Comfort)<br>신체적, 심리·영적, 환경적, 문화적, 사회적 영역에서 안락감, 안도감과 초월감이 부족하다고 인지하는 것<br>안위 향상을 위한 준비(Readiness For Enhanced Comfort)<br>신체적, 심리·영적, 환경적 및 사회적 영역에서 안락감, 안도감과 초월감의 양상이 강화될 수 있는 것<br>외로움의 위험(Risk For Loneliness)<br>타인과 더 많이 접촉하고자 하는 욕구와 관련된 불편감을 경험할 수 있고 건강에 위협이 될 만큼 취약한 상태<br>사회적 고립(Social Isolation)<br>개인이 경험하거나 타인에 의해 강요되어 인지하는 외로움으로 부정적이거나 위협적인 상태 |
| **영역 13. 성장/발달 Growth/Development**<br>연령에 맞게 신체적 크기의 증가, 조직체계의 성숙, 생의 주기에 따른 진보 | | |
| | 과1. 성장 Growth : 신체적 크기의 증가 또는 조직체계의 성숙 | |
| | 해당 진단 없음 | |
| | 과2. 발달 Development : 생의 주기에 따른 진보 또는 퇴행 | |
| | | 발달지연의 위험(Risk For Delayed Development)<br>사회적 영역 또는 자가 조절 행동영역의 한 부분이나 그 이상에서 발달이 지연될 수 있거나 인지적, 언어적, 대근육 또는 소근육 운동기술 영역에서 25% 이상 발달이 지연될 수 있고 건강에 위협이 될 만큼 취약한 상태 |

# 5 간호결과 분류체계(NOC) 2018

| 영역 | 범주 | 간호결과 |
|---|---|---|
| 1. 기능적 건강 Funtional Health : 삶의 기본적인 문제를 위한 능력과 수행을 나타내는 결과 | | |
| | A. 에너지 유지 Energy Maintenance : 개인의 에너지 회복, 보존과 소비를 나타내는 결과 | |
| | | 활동 내구성(Activity Tolerance)<br>일상 활동을 위해 움직이는 데 에너지를 소비하는 신체적 반응<br>지구력(Endurance)<br>활동을 지속을 위한 기능<br>에너지 보존(Energy Conservation)<br>활동을 개시하고 지속하는 에너지 관리를 위한 개인의 행동<br>피로 : 분열성 효과(Fatique Disruptive Effects)<br>매일 기능적으로 만성피로의 분열성 효과가 관찰 혹은 보고되는 중등도<br>피로 수준(Fatique Level)<br>일반적인 피로가 연장되는 것이 관찰 혹은 보고되는 중등도<br>정신운동 에너지(Psychomotor Energy)<br>일상생활활동, 영양과 개인적인 안전을 유지하기 위한 개인적인 추동(구동) 혹은 에너지<br>휴식(Rest)<br>정신적 신체적 회복을 위한 활동을 감소하기 위한 양과 양상<br>수면(Sleep)<br>신체가 휴식을 취하는 동안 자연적으로 주기적인 의식의 중단 |
| | B. 성장과 발달 Growth & Development : 개인의 신체적 정서적 사회적 성숙을 나타내는 결과 | |
| | | 영아 발달 : 1개월(Child Development : 1 Months)<br>생후 1개월 된 영아가 신체적, 인지적, 사회심리적으로 전전을 보이는 단계<br>영아 발달 : 2개월(Child Development : 2 Months)<br>생후 2개월 된 영아가 신체적, 인지적, 사회심리적으로 진전을 보이는 단계<br>영아 발달 : 4개월(Child Development : 4 Months)<br>생후 4개월 된 영아가 신체적, 인지적, 사회심리적으로 진전을 보이는 단계<br>영아 발달 : 6개월(Child Development : 6 Months)<br>생후 6개월 된 영아가 신체적, 인지적, 사회심리적으로 진전을 보이는 단계<br>영아 발달 : 12개월(Child Development : 12 Months)<br>생후 6개월 된 영아가 신체적, 인지적, 사회심리적으로 진전을 보이는 단계<br>유아 발달 : 2세(Child Development : 2 years)<br>2세 유아가 신체적, 인지적, 사회심리적으로 진전을 보이는 단계<br>아동 발달 : 3세(Child Development : 3 years)<br>3세 아동이 신체적, 인지적, 사회심리적으로 진전을 보이는 단계<br>아동 발달 : 4세(Child Development : 4 years)<br>4세 아동이 신체적, 인지적, 사회심리적으로 진전을 보이는 단계<br>아동 발달 : 5세(Child Development : 5 years)<br>5세 아동이 신체적, 인지적, 사회심리적으로 진전을 보이는 단계<br>아동 발달 : 학령기(Child Development : Middle Childhood)<br>6세~11세 학령기 아동이 신체적, 인지적, 사회심리적으로 진전을 보이는 단계<br>아동 발달 : 청소년기(Child Development : Adolescence)<br>12세~17세 청소년이 신체적, 인지적, 사회심리적으로 진전을 보이는 단계 |

| 영역 | 범주 | 간호결과 |
|---|---|---|
| | | 발달 : 성인후기(Development : Late Adulthood)<br>65세 이상 성인의 인지적, 사회심리적, 도덕적 발달 단계<br>발달 : 성인중기(Development : Middle Adulthood)<br>40세~64세 성인의 인지적, 사회심리적, 도덕적 발달 단계<br>발달 : 성인전기(Development : Young Adulthood)<br>18세~39세 성인의 인지적, 사회심리적, 도덕적 발달 단계<br>태아 상태 : 분만 전(Fetal Status : Antepartum)<br>임신에서 분만에 이르기까지 정상 범위 내에 있는 태아의 징후<br>분만시 태아상태(Fetal Status : Intrapartum)<br>진통 시작부터 분만까지 정상 범위 내에 있는 태아의 징후<br>성장(Growth)<br>유아기에서 청소년기까지 키와 체중의 정상적인 증가<br>신생아 적응(Newborn Adaptation)<br>출생 후 28일까지 자궁 밖에서 신체적으로 성장하고 적응하는 반응<br>신체적 노화(Physical Aging)<br>자연적인 노화과정으로 인한 정상적인 신체적 변화<br>신체적 성숙 : 여성(Physical Maturation : Female)<br>유아기에서 성인기 여성의 신체적인 변화<br>신체적 성숙 : 남성(Physical Maturation : Male)<br>유아기에서 성인기 남성의 신체적인 변화<br>놀이 참여(Play Participation)<br>아동의 연령에 맞는 즐기고 오락하는 사회적, 신체적 기술을 증진시키기 위한 활동을 사용하기<br>미숙아/조산아 조직성(Preterm Infant Organization)<br>24~37주에 태어난 영아의 신체적, 행동적 기능의 자궁외 통합성<br>성적 기능(Sexual Functioning)<br>신체적, 사회정서적, 지능적인 성적 표현과 실행의 통합성 |
| | C. 기동성 Mobility : 개인의 신체적 기동성과 제한된 운동을 나타내는 결과 | |
| | | 보행(Ambulation)<br>정상적 직립보행 혹은 보조도구를 사용한 직립보행<br>보행 : 휠체어(Ambulation : Wheelchair)<br>휠체어를 타고 장소 이동이 가능한 개인적인 행동<br>균형(Balance)<br>신체의 평형을 유지하기 위한 기능<br>체위 변경 : 자기-주도(Body Positioning Self-Initiated)<br>보조장치를 쓰거나 보조장치 없이 독립적으로 자신의 신체 자세를 바꾸는 행위<br>협동운동(Coordinated Movement)<br>목적 있는 행동을 위해 자발적으로 함께 작업을 위한 근육/기능<br>걸음걸이(Gait)<br>올바른 신체선열을 유지하며 안정된 주기와 속도로 걷는 능력<br>부동의 결과 : 생리적(Immobility Consequences : Physiological)<br>신체적 기동성의 결핍으로 인한 생리적 기능 손상의 중등도<br>부동의 결과 : 심리-인지적(Immobility Consequences : Psycho-Cognitive)<br>신체적 기동성의 결핍으로 인한 심리-인식 기능 손상의 중등도<br>관절운동(Joint Movement)<br>모든 관절의 능동적 운동을 스스로 추진하는 움직임 |

| 영역 | 범주 | 간호결과 |
|---|---|---|
| | | 관절운동 : 발목(Joint Movement : Ankle)<br>발목 관절의 능동적 운동범위를 자기 스스로 추진하는 움직임<br>관절운동 : 팔꿈치(Joint Movement : Elbow)<br>주관절의 능동적 운동범위를 자기 스스로 추진하는 움직임<br>관절운동 : 손가락(Joint Movement : Finger)<br>손가락 관절의 능동적 운동범위를 자기 스스로 추진하는 움직임<br>관절운동 : 고관절(Joint Movement : Hip)<br>고관절의 능동적 운동범위를 자기 스스로 추진하는 움직임<br>관절운동 : 무릎(Joint Movement : Knee)<br>무릎관절의 능동적 운동범위를 자기 스스로 추진하는 움직임<br>관절운동 : 목(Joint Movement : Neck)<br>목관절의 능동적 운동범위를 자기 스스로 추진하는 움직임<br>관절운동 : 수동적(Joint Movement : Passive)<br>보조가 필요한 관절 움직임<br>관절운동 : 어깨(Joint Movement : Shoulder)<br>어깨관절의 능동적 운동범위를 자기 스스로 추진하는 움직임<br>관절운동 : 척추(Joint Movement : Spine)<br>척추관절의 능동적 운동범위를 자기 스스로 추진하는 움직임<br>관절운동 : 손목(Joint Movement : Wrist)<br>손목관절의 능동적 운동범위를 자기 스스로 추진하는 움직임<br>기동성(Mobility)<br>보조도구가 있거나 보조도구 없이 자기 주위 환경 내에서 목적적으로 움직일 수 있는 능력<br>골격계 기능(Skeletal Function)<br>신체를 지지하고 움직임을 촉진하는 뼈의 능력<br>이동수행(Transfer Performance)<br>보조도구가 있거나 보조도구 없이 신체 위치를 독립적으로 변경하는 능력 |
| | D. 자가간호 Self-Care : 개인의 기본적이고 도구를 사용하는 일상생활활동의 성취를 나타내는 결과 | |
| | | 퇴원 준비 : 의존적 삶(Discharge Readiness : Independent Living)<br>의료기관에서 독립적인 삶을 위해 이전시키는 환자의 준비<br>퇴원 준비 : 지지적 삶(Discharge Readiness : Supported Living)<br>의료기관에서 지지적인 삶을 위해 더 낮은 수준의 기관으로 이전시키는 환자의 준비<br>자가간호 상태(Self-Care Status)<br>일상생활에서 기본적인 위생활동과 도구를 사용하는 활동을 수행하는 개인적인 행동<br>자가간호 : 일상생활활동(Self-Care : Activities of Daily Living(ADL))<br>가장 기본적인 신체적인 일과 보조 도구가 있거나 보조도구 없이 독립적으로 수행하는 개인적인 돌봄 활동<br>자가간호 : 목욕(Self-Care : Bathing)<br>보조도구가 있거나 보조도구 없이 독립적으로 자기 몸을 씻는 개인적인 행동<br>자가간호 : 옷입기(Self-Care : Dressing)<br>보조도구가 있거나 보조도구 없이 독립적으로 옷을 입는 개인적인 행동<br>자가간호 : 섭식(Self-Care : Eating)<br>보조도구가 있거나 보조도구 없이 독립적으로 음식과 수분을 준비하고 섭취하는 개인적인 행동<br>자가간호 : 위생(Self-Care : Hygiene)<br>보조도구가 있거나 보조도구 없이 독립적으로 자신의 개인적인 청결과 산뜻한 외모를 유지하는 개인적인 행동 |

| 영역 | 범주 | 간호결과 |
|---|---|---|
| | | 자가간호 : 도구사용 일상생활수행능력(Self-Care : Instrumental Activities of Daily Living(IADL))<br>보조도구가 있거나 보조도구 없이 독립적으로 가정과 지역사회에서 요구하는 활동을 수행하는 개인적인 행동<br>자가간호 : 비경구 국소투약(Self-Care : Non-parenteral Medication)<br>보조도구가 있거나 보조도구 없이 독립적으로 치료목적에 도달하기 위해 경구 혹은 국소적 투약을 주입하는 개인적인 행동<br>자가간호 : 구강 위생(Self-Care : Oral Hygiene)<br>보조도구가 있거나 보조도구 없이 독립적으로 자신의 구강과 치아를 케어하는 개인적인 행동<br>자가간호 : 경구 투약(Self-Care : Parenteral Medication)<br>보조도구가 있거나 보조도구 없이 독립적으로 치료목적에 도달하기 위해 경구 약물을 주입하는 개인적인 행동<br>자가간호 : 용변보기(Self-Care : Toileting)<br>보조도구가 있거나 보조도구 없이 독립적으로 자신의 용변을 케어하는 개인적인 행동 |
| 2. 생리적 건강 Physiologic Health : 조직의 기능을 나타내는 결과 | | |
| | E. 심폐기계 Cardiopulmonary : 개인의 심장, 폐, 순환 혹은 조직관류 상태를 나타내는 결과 | |
| | | 혈액응고(Blood Coagulation)<br>정상적인 시간 내에 혈액이 응고하는 정도<br>혈액 손실 중등도(Blood Loss Severity)<br>내·외적인 출혈로 나타나는 징후와 증상의 중등도<br>심박효율(Cardiac Pump Effectiveness)<br>좌심실에서 조직관류압을 유지하기 위해 혈액을 박출하는 적절함/적절한 혈액의 박출<br>심폐상태(Cardiopulmonary Status)<br>심실에서 박출하는 적절한 혈액량과 폐포 수준에서 이산화탄소와 산소의 교환<br>순환상태(Circulation Status)<br>전신순환과 폐순환의 대혈관을 통해 적절한 압력으로 흐르는 비폐쇄적이고 일방향적인 혈액의 흐름<br>기계적 환기 반응 : 성인(Mechanical Ventilation Response : Adult)<br>폐포 교환과 조직관류가 기계적 환기에 의해 효과적으로 지지되는 상태<br>기계적 환기 제거반응 : 성인(Mechanical Ventilation Weaning Response : Adult)<br>인공호흡기의 점진적인 제거에 호흡기계와 심리적인 적응<br>호흡상태(Respiratory Status)<br>폐 안과 밖으로 공기의 이동과 폐포 수준에서 이산화탄소와 산소의 교환<br>호흡상태 : 기도유지(Respiratory Status : Airway Patency)<br>가스교환을 위한 개방적이고 청결한 기관기관지 통과<br>호흡상태 : 가스교환(Respiratory Status : Gas Exchange)<br>동맥혈 가스농도를 유지하기 위한 이상화탄소와 산소의 폐포 수준의 교환<br>호흡상태 : 환기(Respiratory Status : Ventilation)<br>폐의 안과 밖으로의 공기이동<br>쇼크 중등도 : 아나필락시스(Shock Severity : Anaphylactic)<br>초기에 빠른 전신과민반응을 보이는 혈관이완과 모세혈관 투과성에 의한 조직에 관류하는 혈류의 부적절한 증상과 징후 중등도<br>쇼크 중등도 : 심장성(Shock Severity : Cardiogenic)<br>혈액을 수축하고 압축하는 심장의 무능력에 의한 조직에 관류하는 혈류의 부적절한 증상과 징후 중등도<br>쇼크 중등도 : 저혈량성(Shock Severity : Hypovolemic)<br>혈관내 체액량의 심한 감소에 의한 조직에 관류하는 혈류의 부적절한 증상과 징후 중등도 |

| 영역 | 범주 | 간호결과 |
|---|---|---|
| | | 쇼크 중등도 : 신경성(Shock Severity : Neurogenic)<br>부교감신경계와 교감신경계의 불균형으로 혈관이완 결과의 유지에 의한 조직에 관류하는 혈류의 부적절한 증상과 징후 중등도<br>쇼크 중등도 : 패혈성(Shock Severity : Septic)<br>광범위한 감염을 일으키는 내독소의 방출로 혈관이완 결과에 의한 조직에 관류하는 혈류의 부적절한 증상과 징후 중등도<br>조직관류(Tissue Perfusion)<br>세포에 기능하는 신체 조직을 통과하는 혈류량의 적절함<br>조직관류 : 복부장기(Tissue Perfusion : Abdominal Organs)<br>장기 기능을 유지하는 복부장기의 소혈관을 통과하는 혈류량의 적절함<br>조직관류 : 심장(Tissue Perfusion : Cardiac)<br>심장기능을 유지하는 관상혈관계를 통과하는 혈류량의 적절함<br>조직관류 : 세포(Tissue Perfusion : Cellular)<br>세포수준의 기능을 유지하는 혈관계를 통과하는 혈류량의 적절함<br>조직관류 : 뇌(Tissue Perfusion : Cerebral)<br>뇌 기능을 유지하는 뇌혈관을 통과하는 혈류량의 적절함<br>조직관류 : 말초(Tissue Perfusion : Peripheral)<br>조직 기능을 유지하는 말초의 혈관을 통과하는 혈류량의 적절함<br>조직관류 : 폐(Tissue Perfusion : Pulmonary)<br>폐포/모세혈관을 관류하는 폐혈관계를 통과하는 혈류량의 적절함 |
| | K. 소화와 영양 Digestion & Nutrition : 개인의 소화와 영양의 양상을 나타내는 결과 | |
| | | 식욕(Appetite)<br>먹고 싶은 욕구<br>젖병수유 확립 : 영아(Bottle Feeding Establishment : Infant)<br>영아의 수분과 영양을 위한 젖병수유의 확립<br>젖병수유 수행(Bottle Feeding Performance)<br>영아에게 젖병을 사용하여 수분을 공급하는 돌봄제공자의 행동<br>모유수유 확립 : 영아(Breastfeeding Establishment : Infant)<br>영아가 모유수유하는 첫 3주 동안 영양을 위해 어머니 젖을 애착하고 빨기<br>모유수유 확립 : 산모(Breastfeeding Establishment : Maternal)<br>어머니가 모유수유하는 첫 3주 동안 영양을 위해 영아가 어머니 젖을 올바르게 애착하고 빨기를 하도록 확립하기<br>모유수유 유지(Breastfeeding Maintenance)<br>영아/유아가 영양을 위해 모유수유를 확립하고 중단하기까지 모유수유를 지속하기<br>모유수유 중지(Breastfeeding : Weaning)<br>영아/유아가 모유수유를 점진적으로 중단하기<br>컵수유 확립 : 영아(Cup Feeding Establishment : Infant)<br>영아의 수분과 영양을 위한 컵수유 확립<br>컵수유 수행(Cup Feeding Performance)<br>영아가 컵을 사용하여 수분을 공급받도록 하는 돌봄제공자의 행동<br>위장관 기능(Gastrointestinal Function)<br>식품을 섭취하고 소화하며, 영양분을 흡수하고, 배설물을 제거하는 위장관계의 기능<br>영아 영양상태(Infant Nutritional Status)<br>영아의 신진대사 요구량에 도달하고 성장을 육성하기 위해 섭취하고 흡수하는 영양소의 양 |

| 영역 | 범주 | 간호결과 |
|---|---|---|
| | | 영양상태(Nutritional Status)<br>신진대사 요구량에 도달하기 위해 섭취하고 흡수하는 영양소의 정도<br>영양상태 : 생화학적 측정(Nutritional Status : Biochemical Measures)<br>영양상태에 대한 신체 체액의 구성요소와 화학적 지표<br>영양상태 : 에너지(Nutritional Status : Energy)<br>세포에 에너지를 제공하는 영양소의 양<br>영양상태 : 음식 및 수분 섭취(Nutritional Status : Food & Fluid Intake)<br>24시간내 신체 내로 섭취한 음식과 수분의 양<br>영양상태 : 영양섭취(Nutritional Status : Nutrient Intake)<br>신진대사에 맞는 영양섭취<br>연하상태(Swallowing Status)<br>수분 및 고형물이 구강에서 위로 안전하게 통과하기<br>연하상태 : 식도단계(Swallowing Status : Esophageal Phase)<br>수분 및 고형물이 인두에서 위로 안전하게 통과하기<br>연하상태 : 구강기(Swallowing Status : Oral Phase)<br>구강 안에서 수분 및 고형물이 주비하고, 봉쇄하고, 뒤로 움직이기<br>연하상태 : 인두단계(Swallowing Status : Pharyngeal Phase)<br>구강에서 인두로 수분 및 고형물을 안전하게 통과하기 |
| | F. 배설 Elimination : 개인의 배설과 배출을 나타내는 결과 | |
| | | 배변조절(Bowel Continence)<br>장으로부터 대변의 통과를 조절하기<br>배변(Bowel Elimination)<br>대변의 형성과 배출<br>신장 기능(Kidney Function)<br>소변 형성을 통해 체액 조절, 혈액 여과, 노폐물을 배성하는 신장의 기능<br>배뇨조절(Urinary Continence)<br>방광으로부터 소변 배출을 조절하기<br>배뇨(Urinary Elimination)<br>소변 수집과 배출 |
| | G. 수분과 전해질 Fluid & Electrolyte : 개인의 수분과 전해질을 나타내는 결과 | |
| | | 급성 호흡성 산독증 중증도(Acute Respiratory Acidosis Severity)<br>저환기와 이산화탄소의 정체에 의한 혈액산도 감소와 동맥혈 이산화탄소부분압 증가에 따른 징후와 증상의 중등도<br>급성 호흡성 알칼리증 중증도(Acute Respiratory Alkalosis Severity)<br>과환기와 이산화탄소 배설 증가에 의한 혈액산도 증가와 동맥혈 이산화탄소부분압 감소에 따른 징후와 증상의 중등도<br>전해질 및 산/염기 균형(Electrolyte & Acid/Base Balance)<br>신체의 세포내·외 구성성분내 전해질과 비전해질의 균형<br>전해질 균형(Electrolyte Balance)<br>전해질 가운데 평형을 유지하기 위해 필요한 혈청내 이온의 농도<br>수분 균형(Fluid Balance)<br>신체내 수분의 주입과 배설의 균형<br>수분 과다 중등도(Fluid Overload Severity)<br>세포내·외 체액이 과다한 징후와 증상의 중등도 |

| 영역 | 범주 | 간호결과 |
| --- | --- | --- |
| | | 수화(Hydration)<br>신체의 세포내·외 구성성분내 적절한 수분 상태<br>고칼슘혈증 중등도(Hypercalcemia Severity)<br>혈청내 칼슘의 증가로 인한 징후와 증상의 중등도<br>고염소혈증 중등도(Hyperchloremia Severity)<br>혈청내 염소의 증가로 인한 징후와 증상의 중등도<br>고칼륨혈증 중등도(Hyperkalemia Severity)<br>혈청내 칼륨의 증가로 인한 징후와 증상의 중등도<br>고마그네슘혈증 중등도(Hypermagnesemia Severity)<br>혈청내 마그네슘의 증가로 인한 징후와 증상의 중등도<br>고나트륨혈증 중등도(Hypernatremia Severity)<br>혈청내 나트륨의 증가로 인한 징후와 증상의 중등도<br>고인혈증 중등도(Hyperphosphatemia Severity)<br>혈청내 인산의 증가로 인한 징후와 증상의 중등도<br>저칼슘혈증 중등도(Hypocalcemia Severity)<br>혈청내 칼슘의 저하로 인한 징후와 증상의 중등도<br>저염소혈증 중등도(Hypochloremia Severity)<br>혈청내 염소의 저하로 인한 징후와 증상의 중등도<br>저칼륨혈증 중등도(Hypokalemia Severity)<br>혈청내 칼륨의 저하로 인한 징후와 증상의 중등도<br>저마그네슘혈증 중등도(Hypomagnesemia Severity)<br>혈청내 마그네슘의 저하로 인한 징후와 증상의 중등도<br>저나트륨혈증 중등도(Hyponatremia Severity)<br>혈청내 나트륨의 저하로 인한 징후와 증상의 중등도<br>저인혈증 중등도(Hypophosphatemia Severity)<br>혈청 내 인산의 저하로 인한 징후와 증상의 중등도<br>대사성 산독증 중증도(Metabolic Acidosis Severity)<br>중탄산염의 저하와 수소이온의 증가로 인한 혈액산도가 감소한 징후와 증상의 중등도<br>대사성 알칼리증 중증도(Metabolic Alkalosis Severity)<br>과도한 산(acid) 손실 또는 중산탄염의 증가로 인한 혈액산도가 증가한 징후와 증상의 중등도 |
| | H. 면역반응 Immune Response<br>이물질이나 이물질로 대변하는 물질에 대한 개인의 생리적 반응을 나타내는 결과 | |
| | | 알레르기 반응 : 국소적(Allergic Response : Localized)<br>특정 환경적(외인성) 항원에 대한 국소적 과민 면역반응의 중등도<br>알레르기 반응 : 전신적(Allergic Response : Systemic)<br>특정 환경적(외인성) 항원에 대한 전신적 과민 면역반응의 중등도<br>수혈반응(Blood Transfusion Reaction)<br>수혈 반응으로 나타나는 합병증의 중등도<br>면역 과민반응(Immune Hypersensitivity Response)<br>부적절한 면역반응의 중등도<br>면역 상태(Immune Status)<br>내인성, 외인성 항원에 적절하게 표적이 되는 자연면역과 획득면역<br>감염 : 중등도(Infection Severity)<br>감염의 징후나 증상의 중등도 |

| 영역 | 범주 | 간호결과 |
|---|---|---|
| | | 감염 : 중등도 : 신생아(Infection Severity : Newborn)<br>생후 첫 28일 동안 감염의 징후와 증상의 중등도 |
| | I. 대사조절 Metabolic Regulation : 신체 대사를 조절하는 개인의 능력을 나타내는 결과 | |
| | | 간기능(Liver Function)<br>대사와 다른 신체 기능을 위한 생산, 저장, 변경과 분비하는 간의 기능 |
| | | 대사성 기능(Metabolic Function)<br>동화작용과 이화작용을 통한 화학적 변형 조절이 가능한 대사조직의 기능 |
| | | 체온조절(Thermoregulation)<br>열 생산, 열 증가와 열 손실의 균형 |
| | | 체온조절 : 신생아(Thermoregulation : Newborn)<br>생후 첫 28일 동안 열 생산, 열 증가와 열 손실의 균형 |
| | | 활력징후(Vital Signs)<br>체온, 맥박, 혈압의 정상적인 범위에 있는 정도 |
| | | 체중 : 체질량(Weight : Body Mass)<br>신장, 체격, 성별, 연령에 부합하는 체중, 근육과 지방의 정도 |
| | J. 신경인지적 Neurocognitive : 개인의 신경학적 그리고 인지상태를 나타내는 결과 | |
| | | 추상적 사고Abstract Thinking)<br>복합적인 의미와 개념의 양상을 인식하고 새로운 의미, 아이디어, 맥락 등으로 일반화 하는 인지기능 |
| | | 인지(Cognition)<br>복잡한 정신과정을 실행하는 기능 |
| | | 인지적 지남력(Cognitive Orientation)<br>사람, 장소, 시간을 정확하게 확인하는 기능 |
| | | 의사소통(Communication)<br>수용하기; 해석하기; 그리고 언어, 글자와 비언어적 메시지를 통해 표현하는 기능 |
| | | 의사소통 : 표현(Communication : Expressive)<br>의미있는 언어적 및 비언어적 메시지의 표현 |
| | | 의사소통 : 수용(Communication : Receptive)<br>언어적 및 비언어적 메시지를 수용하고 해석하기 |
| | | 집중력(Concentration)<br>특정한 자극에 집중하는 능력 |
| | | 의사결정(Decision-Making)<br>둘 또는 둘 이상의 대안에서 판단하고 선택하는 능력 |
| | | 섬망 수준(Delirium Level)<br>짧은 시간에 걸쳐 발달하고 회상이 되는 인식과 인지 교란의 중등도 |
| | | 치매 수준(Dementia Level)<br>연장된 시간이 초과되어 정신적, 신체적, 사회적 기능상실을 초래하는 의식과 인식의 비회상적인 장애의 중등도 |
| | | 침범된 쪽의 조심성(Heedfulness of Affected Side)<br>영향을 받는 신체 부위를 인지하고 보호하며 인식적으로 자기에게 통합시키기 위한 개인적인 행동 |
| | | 과다활동 수준(Hyperactivity Level)<br>1세에서 7세까지의 아동에게 나타나는 부주의 혹은 충동적 양상의 중등도 |
| | | 정보 처리(Information Processing)<br>정보를 획득하고, 조직화하고 이용하는 능력 |

| 영역 | 범주 | 간호결과 |
|---|---|---|
| | | 기억력(Memory)<br>이전에 저장해둔 정보를 인지적으로 검색하고 보고하는 능력<br>신경계 상태(Neurological Status)<br>내적·외적 자극을 받아들이고, 처리하고 그리고 반응하는 말초와 중추신경계의 기능<br>신경계 상태 : 자율신경(Neurological Status : Autonomic)<br>장기와 항상성 기능을 조정하는 자율신경계의 기능<br>신경계 상태 : 중추운동 조절(Neurological Status : Central Motor control)<br>신체 운동을 위한 근골격계 활동을 조정하는 중추신경계의 기능<br>신경계 상태 : 의식(Neurological Status : Consciousness)<br>환경에 대한 각성, 지남력과 주의력이 있는 것<br>신경계 상태 : 뇌신경 감각 /운동기능(Neurological Status : Cranial Sensory /Motor Function)<br>감각과 운동 자극을 나타내는 뇌신경의 기능<br>신경계 상태 : 말초신경(Neurological Status : Pheripheral)<br>중추신경계로 자극을 전달하고 전달받는 말초신경계의 기능<br>신경계 상태 : 척수신경 감각 /운동기능(Neurological Status : Spinal Sensory /Motor Function)<br>감각과 운동 자극을 나타내는 척수신경의 기능 |
| | Y. 감각기능 Sensory Function : 개인의 자각과 감각정보의 사용을 나타내는 결과 | |
| | | 감각기능(Sensory Function)<br>피부자극, 소리, 고유감각, 맛과 냄새 그리고 시각적 이미지를 정확하게 느끼는 기능<br>감각기능 : 청각(Sensory Function : Hearing)<br>소리를 정확하게 느끼는 기능<br>감각기능 : 자극감수성(Sensory Function : Proprioception)<br>자세와 머리와 몸의 움직임을 정확하게 느끼는 기능<br>감각기능 : 촉각(Sensory Function : Tactile)<br>피부에 자극을 정확하게 느끼는 기능<br>감각기능 : 미각과 후각(Sensory Function : Taste & Smell)<br>타액에 흡입 또는 용해 된 화학물질을 정확하게 느끼는 기능<br>감각기능 : 시각(Sensory Function : Vision)<br>시각적 이미지를 정확하게 느끼는 기능 |
| | a. 치료적 반응 Therapeutic Response<br>치료 상의 건강 처치, 치료제, 혹은 방법에 대한 개인의 전신반응을 나타내는 결과 | |
| | | 혈당 수준(Blood Glucose Level)<br>혈장과 소변에 포도당 농도를 정상으로 유지하는 범위<br>약물 반응(Medication Response)<br>처방받은 약물의 치료적 효과와 부작용 효과<br>과정 후 회복(Post-Procedure Recovery)<br>마취 혹은 진정제가 필요한 과정이나 미세수술 후에 개인적으로 기본 기능을 회복되는 정도<br>외과적 회복 : 요양(Surgical Recovery : Convalescences)<br>마취 후 진료에서 최종 수술 후 진료소 방문까지 퇴원 후 생리학적, 심리적, 역할 기능의 정도<br>외과적 회복 : 수술 후 즉시(Surgical Recovery : Immediate Post-Operative)<br>마취를 이용한 대수술 이후 개인이 생리학적 기본 기능으로 도달하는 정도<br>전신적 독소 제거 : 투석(Systemic Toxin Clearance : Dialysis)<br>복막 또는 혈액투석을 통해 체내의 독성을 제거하는 것 |

| 영역 | 범주 | 간호결과 |
|---|---|---|
| | L. 조직 통합성 Tissue Integration : 개인의 신체조직의 상태와 기능을 나타내는 결과 | |
| | | 뼈 치료(Bone Healing)<br>뼈의 손상 후 세포와 조직의 재생 정도<br>화상치유(Burn Healing)<br>화상 부위의 회복 정도<br>화상회복(Burn Recovery)<br>큰 화상의 손상 후 전반적인 신체적과 심리적 회복 정도<br>혈액투석 접근장치(Hemodialysis Access)<br>기능적으로 투석부위와 주변부의 건강상태 투석 부위와 조직 주위의 건강한 기능성<br>구강 건강(Oral Health)<br>구강, 치아, 잇몸과 혀의 상태<br>신체적 손상 중등도(Physical Injury Severity)<br>신체 손상의 징후와 증상의 중등도<br>조직 통합성 : 피부와 점막(Tissue Integrity : Skin & Mucous Membranes)<br>피부와 점막의 구조적 온전함과 정상적인 생리적 기능<br>상처 치유 : 일차유합(Wound Healing : Primary Intention)<br>의도적인 봉합 후 세포와 조직의 재생 정도<br>상처 치유 : 이차유합(Wound Healing : Secondary Intention)<br>개방성 창상에서 세포와 조직의 재생 정도 |
| 3. 정신사회적 건강 Pychosocial Health : 정신적이고 사회적 기능을 나타내는 결과 | | |
| | M. 정신적 안녕 Psychological Well-Being : 개인의 정신적 건강을 나타내고 자가인식과 관련된 결과 | |
| | | 격앙/흥분 수준(Agitation Level)<br>스트레스 또는 생화학적 자극의 파괴적인 생리적이고 행동적 소견의 중등도<br>불안 수준(Anxiety Level)<br>식별할 수 없는 원인으로부터 발생하는 명백한 불안, 긴장 또는 불안의 중등도<br>신체상(Body Image)<br>자신의 외모와 신체적 기능에 대한 인식<br>우울 수준(Depression Level)<br>우울한 기분과 생활 사건에 흥미를 최소화하는 개인적인 행위<br>공포 수준(Fear Level)<br>식별할 수 없는 원인으로부터 발생하는 명백한 불안, 긴장 또는 불안의 중등도<br>공포 수준 : 아동(Fear Level : Child)<br>1세에서 17세의 아동에게 나타나는 식별을 알 수 없는 원인으로부터 발생하는 불안, 긴장 또는 불안의 중등도<br>희망(Hope)<br>개인적으로 만족하고 삶을 지지하는 낙천주의<br>외로움 중등도(Loneliness Severity)<br>고립의 정서적, 사회적 또는 실존적 징후의 중등도<br>기분의 평정(Mood Equilibrium)<br>상황에 반응하는 정서적 어조의 적절한 적응<br>동기화(Motivation)<br>개인에게 긍정적인 행동을 취하도록 하는 원동력이 되거나 촉진시키는 내적 충동<br>공황수준(Panic Level)<br>우려, 공포, 두려움, 또는 긴장감의 갑작스럽고 강한 감정의 중등도 |

| 영역 | 범주 | 간호결과 |
|---|---|---|
| | | 개인적인 정체성(Persona Identity)<br>자기와 비자기 그리고 특징적인 개인의 본질을 구별하는 개인의 행동<br>자신에 대한 의식(Self Awareness)<br>환경과 다른 것과의 관계에서 자기의 힘, 한계, 가치, 태도, 사고와 행동에 대한 인정<br>자존감(Self Esteem)<br>자신의 가치에 대한 개인의 판단<br>성적 정체감(Sexual Identity)<br>개인의 성적 정체성에 대한 인정과 수용<br>사회적 불안 수준(Social Anxiety Level)<br>사회적 상황을 예상하거나 예상하는 동안 비합리적인 회피, 염려 및 고통의 중등도<br>스트레스 수준(Stress Level)<br>기존의 평형을 변경하는 요인으로 인한 신체적 또는 정신적 긴장의 중등도<br>삶에 대한 의지(Will to Live)<br>살고자 하는 욕망, 결심과 노력 |
| | N. 정신사회적 적응 Pychosocial Adaptation<br>건강 또는 삶의 상황의 변화에 심리적 및 사회적 적응을 나타내는 결과 | |
| | | 수용 : 건강 상태(Acceptance : Health Status)<br>건강 상황의 의미있는 변화를 조정하는 개인의 행동<br>신체적 장애에 대한 적응(Adaptation to Physical Disability)<br>신체장애에 따른 의미있는 기능적 변화에 적응하기 위한 개인의 행동<br>입원에 대한 아동의 적응(Child Adaptation to Hospitalization)<br>3세에서 17세까지 아동의 입원에 대한 적응하는 반응<br>아동기 폭행에서의 회복(Childhood Bullying Recovery)<br>아동기 폭행에 대한 정신적 회복을 활성화하는 개인의 행동<br>대응(Coping)<br>개인의 자원을 활용하는 스트레스 요인을 관리하는 개인의 행동<br>위엄 있는 삶의 마감(Dignified Life Clousure)<br>죽음에 가까워졌을 때 유지하고 관리하는 개인의 행동<br>비통함의 해소(Grief Resolution)<br>실제 또는 임박한 상실에 대한 사고, 감정, 행동에 적응하는 개인의 행동<br>죄의식의 해소(Guilt Resolution)<br>실제적이거나 인지된 자기 비난에 의한 강하고 빈번한 사고, 감정, 행위에 적응하는 개인의 행동<br>개인적 회복력(Personal Resiliency)<br>의미있는 역경 또는 위기에 따르는 개인의 긍정적인 적응과 기능<br>사회심리적 적응 : 삶의 변화(Psychosocial Adjustment : Life Change)<br>의미있는 삶의 상황에 적응하는 개인의 사회심리적 반응<br>재배치 적응(Relocation Adaptation)<br>삶의 환경에서 요구되는 변화에 인지적으로 완전하게 적응하는 정서적 행동적 반응 |
| | O. 자기 통제 Self Control<br>자신 또는 타인에게 정서적 혹은 신체적으로 해롭게 하는 행동을 억제하는 개인의 능력을 나타내는 결과 | |
| | | 학대적 행동에 대한 자기 억제(Abusive Behavior Self-Restraint)<br>타인에게 학대적이거나 태만한 행동을 자제하는 개인의 행동<br>공격성 자기 억제(Aggression Self-Restraint)<br>타인에게 모욕적, 공격적, 혹은 파괴적인 행동을 억제하는 개인의 행동 |

| 영역 | 범주 | 간호결과 |
|---|---|---|
| | | 분노 자기 억제(Anger Self-Restraint)<br>심한 적대적인 사고, 감정, 행동을 제거하거나 감소시키는 개인의 행동 |
| | | 불안 자기조절(Anxiety Self-Control)<br>확인되지 않은 원인으로 인한 이해, 긴장 혹은 불안을 제거하거나 감소시키는 개인의 행동 |
| | | 우울 자기조절(Depression Self-Control)<br>우울한 감정을 최소화하고 삶의 사건에 대한 관심을 유지하는 개인의 행동 |
| | | 왜곡된 사고에 대한 자기조절(Distorted Thought Self-Control)<br>지각, 사고과정과 사고내용의 왜곡에 대한 자제 |
| | | 섭식장애 자기조절(Eating Disorder Self-Control)<br>부적응을 제거하고 건강한 섭식양상과 최적의 체중을 채택하고 유지하기 위한 개인의 행동 |
| | | 공포 자기조절(Fear Self Control)<br>확인된 원인으로 인한 이해, 긴장, 또는 불안의 불능화 감정을 제거하거나 감소시키는 개인의 행동 |
| | | 충동 자기조절(Impulse Self-Control)<br>강박적이거나 충동적인 행동에 대한 자제력 |
| | | 절단의 자제(Mutilation self-Restraint)<br>의도적으로 자초한 손상(비치명적인)으로부터 자제하는 개인의 행동 |
| | | 공황 자기조절(Panic Self-Control)<br>이해, 두려움, 테러, 신경과민의 갑작스럽고 극심한 감정을 제거하거나 감소시키는 개인의 행동 |
| | | 자살의 자제(Suicide Self-Restraint)<br>자살하려는 행동과 시도로부터 삼가는 개인의 행동 |
| | P. 사회적 상호작용 Social Interaction : 타인과 함께 하는 개인의 관련성을 나타내는 결과 | |
| | | 부모-영아 애착(Parent-Infant Attachment)<br>애정관계를 계속시키는 부모와 영아의 행동 |
| | | 역할수행(Role Performance)<br>역할기대에 대한 개인의 역할 행위의 일치 |
| | | 사회적 상호작용 기술(Social Interaction Skills)<br>효과적인 관계를 촉진시키는 개인의 행동 |
| | | 사회적 참여(Social Involvement)<br>개인, 집단, 조직에서의 사회적 상호작용 |
| | | 사회적 지지(Social Support)<br>다른 사람으로부터 신뢰할 수 있는 지원 |
| 4. 건강지식과 행위 Health Knowledge & Behavior : 건강과 질병과 관계하는 태도, 이해와 행동을 나타내는 결과 | | |
| | Q. 건강행위 Health Behavior : 건강증진 또는 재충전에 대한 개인의 행동을 나타내는 결과 | |
| | | 자기주도 건강행위(Adherence Behavior)<br>최적의 건강, 회복과 재활을 촉진하기 위한 자기 주도적 행동 |
| | | 자기주도 건강행위 : 건강식이(Adherence Behavior : Healthy Diet)<br>균형 잡힌 영양학적 식이요법을 감시하고 최적화하기 위한 지기주도적 행동 |
| | | 알코올 남용 중단 행위(Alcohol Abuse Cessation Behavior)<br>건강에 위협이 되는 알코올의 사용을 제거하는 개인의 행동 |
| | | 신체 역학 수행(Body Mechanics Performance)<br>적절한 신체선열을 유지하고 골격의 긴장을 예방하기 위한 개인의 행동 |
| | | 심장 재활 참여(Cardiac Rehabilitation Participation)<br>심장에 문제가 일어난 후 원인을 줄이거나 회복하기 위해 처방된 재활 프로그램을 수행하는 개인의 행동 |

| 영역 | 범주 | 간호결과 |
|---|---|---|
| | | 이행 행위(Compliance Behavior)<br>특정한 건강상태를 위해 건강전문가로부터의 권고를 준수하는 개인의 행동 |
| | | 이행 행위 : 처방된 활동(Compliance Behavior : Prescribed Activity)<br>특정한 건강상태를 위해 건강전문가가 추천한 매일의 신체적 행동을 준수하는 개인의 행동 |
| | | 이행 행위 : 처방된 식이(Compliance Behavior : Prescribed Diet)<br>특정한 건강상태를 위해 건강전문가가 추천한 음식과 액체 섭취를 준수하는 개인의 행동 |
| | | 이행 행위 : 처방된 약물(Compliance Behavior : Prescribed Medication)<br>특정한 건강상태와 치료 효과를 충족하기 위해 건강전문가가 처방한 약물을 안전하게 관리하는 개인의 행동 |
| | | 약물 남용 중지 행동(Drug Abuse Cessation Behavior)<br>건강을 위협하는 약물 사용을 제거하는 개인의 행동 |
| | | 운동 참여(Exercise Participation)<br>건강 신체단련과 건강수준을 향상시키거나 유지하기 위해 자체 계획, 구성하고 반복 요법을 수행하는 개인의 행동 |
| | | 건강증진 행위(Health Promoting Behavior)<br>건강을 유지하거나 증진하기 위한 개인의 행동 |
| | | 건강추구 행위(Health Seeking Behavior)<br>적절한 건강, 회복과 재활을 촉진하는 개인의 행동 |
| | | 청각보상 행위(Hearing Compensation Behavior)<br>청각상실을 확인, 관찰과 보상하기 위한 개인의 행동 |
| | | 여가활동 참여(Leisure Participation)<br>웰빙을 촉진하기 위한 이완, 흥미, 즐거운 활동의 사용 |
| | | 근골격계 재활 참여(Musculoskeletal Rehabilitation Participation)<br>근골격계의 기능을 회복, 증진하고 질병, 외상 또는 수술의 합병증을 예방하기 위한 개인의 행동 |
| | | 오심과 구토 조절(Nausea & Vomiting Control)<br>구역질과 구토 증상을 조절하는 개인의 행동 |
| | | 장루 자가간호(Ostomy Self-Care)<br>배설을 위한 조루술을 유지하는 개인의 행동 |
| | | 통증 조절(Pain Control)<br>통증을 제거하거나 감소하는 개인의 행동 |
| | | 건강관리 의사결정에 참여(Participation in Health Care Decisions)<br>바람직한 결과를 달성하기 위해 건강관리 형태를 선택하고 평가하는 개인적인 참여 |
| | | 환자로서의 약속 행위(Patient Engagement Behavior)<br>건강 전문가와 함께 의사결정에 참여하여 건강관리를 적극적으로 하는 개인의 행동 |
| | | 개인적 자율성(Personal Autonomy)<br>삶의 결정에서 지배권을 행사하기 위한 개인적으로 만족스러운 개인의 행동 |
| | | 개인적 건강검진 행위(Personal Health Screening Behavior)<br>전염성이 있거나 발병되지 않은 질병을 조기발견하기 위해 추천되는 검사를 받는 개인의 행동 |
| | | 분만후 산모 건강행위(Postpartum Maternal Health Behavior)<br>영아의 출산 후에 산모가 회복하도록 건강을 증진하는 개인의 행동 |
| | | 산전 건강행위(Prenatal Health Behavior)<br>건강한 임신과 건강한 신생아를 위해 촉진하는 개인의 행동 |
| | | 간질 자기조절(Seizure Self-Control)<br>발작의 발생을 감소하고 최소화하는 개인의 행동 |

| 영역 | 범주 | 간호결과 |
|---|---|---|
| | | 간호에 대한 자기지도(Self-Direction of Care)<br>신체적 업무와 개인의 건강관리를 돕거나 수행하는 다른 사람을 지시하기 위해 취해진 간호 수혜자의 행동<br>도구를 사용하는 일상생활에 대한 자기지도(Self Direction of Instrumental Daily Living)<br>독립적으로 생활하는 데 필요한 업무를 보조하거거나 수행하는 다른 사람을 지시하는 개인의 행동<br>금연 행위(Smoking Cessation Behavior)<br>흡연을 끊는 개인의 행동<br>증상 조절(Symptom Control)<br>신체적, 정서적으로 인지된 부작용의 변화를 최소화 하는 개인의 해동<br>시력손상에 대한 보상행위(Vision Compensation Behavior)<br>시력손상을 보상하는 개인의 행동<br>체중증가 행동(Weight Gain Behavior)<br>자발적 또는 비자발적으로 나타나는 의미있는 체중 감소에 반응하는 체중을 증가시키는 개인의 행동<br>체중감소 행동(Weight Loss Behavior)<br>식이요법, 운동, 행동수정으로 체중 감소시키는 개인의 행동<br>체중유지 행동(Weight Maintenance Behavior)<br>최적의 체중을 유지하는 개인의 행동 |
| | R. 건강신념 Health Beliefs : 건강행위의 영향을 주는 개인의 사고와 인식을 나타내는 결과 | |
| | | 건강신념(Health Beliefs)<br>건강 결과에 영향을 미치는 개인의 신념<br>건강신념 : 수행을 위해 인지된 능력(Health Beliefs : Perceived Ability to Perform)<br>주어진 건강행위를 수행하는 개인의 신념<br>건강신념 : 인지된 통제력(Health Beliefs : Perceived Control)<br>건강 결과에 영향을 미치는 개인의 신념<br>건강신념 : 인지된 자원(Health Beliefs : Perceived Resources)<br>건강행위를 수행하기 위해 적절한 수단을 갖고 있다는 개인의 신념<br>건강신념 : 인지된 위협(Health Beliefs : Perceived Threat)<br>위협적인 건강문제가 심각하고 생활방식에 잠재적으로 부정적인 결과를 초래하는 개인의 신념<br>건강에 대한 견해(Health Orientation)<br>우선순위에 따른 건강행위에 대한 개인의 태도와 헌신 |
| | f. 건강관리 Health management : 급성 또는 만성상태를 관리하는 개인의 행위를 나타내는 결과 | |
| | | 자가관리 : 급성질환(Self Management : Acute Illness)<br>가역성 질병, 그 질병의 치료를 관리하고 합병증을 예방하는 개인의 행동<br>자가관리 : 항응고요법(Self Management : Anticoagulation Therapy)<br>처방된 혈액응고시간을 유지하는 치료를 관리하고 합병증을 예방하는 개인의 행동<br>자가관리 : 관절염(Self Management : Artritis)<br>관절염, 관절염의 치료를 관리하고 질환의 진행과 합병증을 예방하거나 제한하는 개인의 행동<br>자가관리 : 천식(Self Management : Asthma)<br>천식, 천식의 치료를 관리하고 합병증을 예방하는 개인의 행동<br>자가관리 : 자폐 스펙트럼 장애(Self Management : Autism Spectrum Disorders)<br>자폐, 긍정적인 행동 연습, 자폐의 치료를 관리하고 합병증을 예방하는 개인의 행동<br>자가관리 : 암(Self Management : Cancer)<br>암을 관리하고 암의 치료를 관리하고 질환의 진행과 합병증을 예방하는 개인의 행동 |

| 영역 | 범주 | 간호결과 |
|---|---|---|
| | | 자가관리 : 심장질환(Self Management : Cardiac Disease)<br>심장 질환, 심장 질환의 치료를 관리하고 질환의 진행과 합병증을 예방하는 개인의 행동<br>자가관리 : 소아지방변증(Self Management : Celiac Disease)<br>소아지방변증, 소아지방변증의 치료를 관리하고 질환의 진행과 합병증을 예방하거나 제한하는 개인의 행동<br>자가관리 : 만성빈혈(Self Management : Chronic Anemia)<br>지속적인 빈혈, 빈혈의 치료를 관리하고 합병증을 예방하는 개인의 행동<br>자가관리 : 만성질환(Self Management : Chronic Disease)<br>만성질환, 만성질환의 지료를 관리하고 질환의 진행과 합병증을 예방하는 개인의 행동<br>자가관리 : 만성폐쇄성폐질환(Self Management : Chronic Obstructive Pulmonary Disease)<br>만성폐쇄성폐질환, 만성폐쇄성폐질환질환의 치료를 관리하고 질환의 진행과 합병증을 예방하는 개인의 행동<br>자가관리 : 관상동맥질환(Self Management : Coronary Artery Disease)<br>관상동맥질환, 관상동맥질환의 치료를 관리하고 질환의 진행과 합병증을 예방하는 개인의 행동<br>자가관리 : 당뇨병(Self Management : Diabetes)<br>당뇨병, 당뇨병의 치료를 관리하고 합병증을 예방하는 개인의 행동<br>자가관리 : 부정맥(Self Management : Dysrhythmia)<br>부정맥, 부정맥의 치료를 관리하고 질환의 진행과 합병증을 예방하는 개인의 행동<br>자가관리 : 심부전(Self Management : Heart Failure)<br>심부전, 심부전의 치료를 관리하고 질환의 진행과 합병증을 예방하는 개인의 행동<br>자가관리 : 인간면역결핍바이러스 질환(Self Management : Human Immunodeficiency Virus Disease)<br>인간면역결핍바이러스질환(HIV), 인간면역결핍바이러스질환을 치료하고 질환의 진행과 합병증을 예방하는 개인의 행동<br>자가관리 : 고혈압(Self Management : Hypertension)<br>고혈압, 고혈압의 치료를 관리하고 합병증을 예방하는 개인의 행동<br>자가관리 : 감염(Self Management : Infection)<br>감염, 감염의 치료를 관리하고 합병증을 예방하는 개인의 행동<br>자가관리 : 염증성 장질환(Self Management : Imflammatory Bowel Disease)<br>염증성 장질환, 염증성 장질환을 치료하고 질환의 진행과 합병증을 예방하는 개인의 행동<br>자가관리 : 신장질환(Self Management : Kidney Disease)<br>신장질환, 신장질환의 치료를 관리하고 질환의 진행과 합병증을 예방하는 개인의 행동<br>자가관리 : 알려진 알레르기(Self Management : Known Allergy)<br>원인이 알려진 알레르기를 관리하고 특정 항원에 대한 과민 반응을 예방하는 개인의 행동<br>자가관리 : 지방장애(Self Management : Lipid Disorder)<br>고지혈증, 고지혈증 치료를 관리하고 합병증을 예방하는 개인의 행동<br>자가관리 : 임파부종(Self Management : Lymphedema)<br>림프부종, 림프부종의 치료를 관리하고 질환의 진행과 합병증을 예방하는 개인의 행동<br>자가관리 : 다발성경화증(Self Management : Multiple Sclerosis)<br>다발성경화증을 관리하고 재발방지와 합병증을 예방하는 개인의 행동<br>자가관리 : 골다공증(Self Management : Osteoporosis)<br>골다공증, 골다공증의 치료를 관리하고 질환의 진행과 합병증을 예방하는 개인의 행동<br>자가관리 : 말초동맥질환(Self Management : Pheripheral Artery Disease)<br>말초동맥질환과 말초동맥질환의 치료를 관리하고 질환의 진행을 예방하는 개인의 행동<br>자가관리 : 폐렴(Self Management : Pneumonia)<br>폐렴과 폐렴의 치료를 관리하고 합병증을 예방하는 개인의 행동 |

| 영역 | 범주 | 간호결과 |
|---|---|---|
| | | 자가관리 : 뇌졸중(Self Management : Stroke)<br>뇌졸중의 결과, 뇌졸중의 치료, 재활을 관리하고 재발을 방지하는 개인의 행동<br>자가관리 : 상처(Self Management : Wound)<br>조직 손상 후에 외과적 절개, 천자, 궤양 또는 개방성 상처를 관리하는 개인의 행동 |
| | g. 건강상태 지식 Knowledge Health Conditions<br>건강상태를 관리하는 정보를 적용하는 개인의 이해를 나타내는 결과 | |
| | | 지식 : 급성 질환 관리(Knowledge : Acute Illness Management)<br>가역성 질환, 가역성 질환의 치료와 합병증 예방에 대해 나타내는 이해의 정도<br>지식 : 알레르기 관리(Knowledge : Allergy Management)<br>알레르기와 특정 항원에 대한 면역 과민반응의 예방에 대해 나타내는 이해의 정도<br>지식 : 항응고요법 관리(Knowledge : Anticoagulation Therapy Management)<br>치료의 목적, 반응과 혈액응고시간을 지연시키는 화학물질의 위험에 대해 나타내는 이해의 정도<br>지식 : 관절염 관리(Knowledge : Arthritis Management)<br>관절염, 관절염의 치료와 질환의 진행과 합병증 예방에 대해 나타내는 이해의 정도<br>지식 : 천식 관리(Knowledge : Asthma Management)<br>천식과 천식의 치료와 합병증 예방에 대해 나타내는 이해의 정도<br>지식 : 자폐범주성장애 관리(Knowledge : Autism Spectrum Disorder Management)<br>자폐의 유형, 치료 및 합병증 예방에 대해 나타내는 이해의 정도<br>지식 : 암 관리(Knowledge : Cancer Management)<br>암, 암의 치료와 질환의 진행 예방과 합병증에 대해 나타내는 이해의 정도<br>지식 : 심장질환 관리(Knowledge : Cardiac Disease Management)<br>심장질환, 심장질환의 치료와 질환의 진행과 합병증 예방에 대해 나타내는 이해의 정도<br>지식 : 심장재활(Knowledge : Cardiac Rehabilitation)<br>심장문제 이후 위험요소를 줄이기 위해 처방된 운동, 영양과 행동요법에 관하여 나타내는 이해의 정도<br>지식 : 소아지방변증 관리(Knowledge : Celiac Disease Management)<br>소아지방변증, 소아지방변증의 치료와 질환의 진행과 합병증 예방에 대해 나타내는 이해의 정도<br>지식 : 만성빈혈 관리(Knowledge : Chronic Anemia Management)<br>지속적인 빈혈, 지속적인 빈혈의 원인, 치료와 합병증 예방에 대해 나타내는 이해의 정도<br>지식 : 만성질환 관리(Knowledge : Chronic Disease Management)<br>특정 만성질환, 만성질환의 치료와 질환의 진행과 합병증 예방에 대해 나타내는 이해의 정도<br>지식 : 만성폐쇄성폐질환 관리(Knowledge : Chronic Obstructive Pulmonary Disease Management)<br>만성폐쇄성폐질환, 만성폐쇄성폐질환의 치료와 질환의 진행과 합병증의 예방에 대해 나타내는 이해의 정도<br>지식 : 관상동맥질환 관리(Knowledge : Coronary Artery Disease Management)<br>관상동맥질환, 관상동맥질환의 치료, 질환의 진행과 합병증의 예방에 대해 나타내는 이해의 정도<br>지식 : 치매관리(Knowledge : Dementia Management)<br>진행성 치매, 장기간에 걸친 진행과 질환 진행에 따른 지지적인 계획에 대해 나타내는 이해의 정도<br>지식 : 우울관리(Knowledge : Depression Management)<br>우울과 원인, 효과와 치료의 상호관계를 나타내는 이해의 정도<br>지식 : 당뇨병 관리(Knowledge : Diabetes Management)<br>당뇨병, 당뇨병의 치료와 합병증 예방에 대해 나타내는 이해의 정도<br>지식 : 질병과정(Knowledge : Disease Process)<br>특정 질환의 진행과 잠재적인 합병증에 대해 나타내는 이해의 정도<br>지식 : 부정맥 관리(Knowledge : Dysrhythmia Management)<br>심장전도의 불규칙, 치료와 질환의 진행과 합병증 예방에 대해 나타내는 이해의 정도 |

| 영역 | 범주 | 간호결과 |
|---|---|---|
| | | 지식 : 섭식장애 관리(Knowledge : Eating Disorder Management)<br>섭식장애, 치료와 질환의 진행과 합병증 예방에 대해 나타내는 이해의 정도 |
| | | 지식 : 간질관리(Knowledge : Dementia Management)<br>간질, 간질의 치료와 합병증의 예방에 대해 나타내는 이해의 정도 |
| | | 지식 : 심부전 관리(Knowledge : Heart Failure Management)<br>심부전, 심부전의 치료와 질환의 질행과 합병증 예방에 대해 나타내는 이해의 정도 |
| | | 지식 : 인간면역결핍성 바이러스 관리(Knowledge : Human Immunity Deficiency Virus Management)<br>인간면역결핍성바이러스(HIV), 인간면역결핍성 바이러스의 치료 그리고 진행과 합병증 예방에 대해 나타내는 이해의 정도 |
| | | 지식 : 고혈압 관리(Knowledge : Hypertension Management)<br>혈압 상승, 혈압 상승의 치료와 합병증 예방에 대해 나타내는 이해의 정도 |
| | | 지식 : 감염관리(Knowledge : Infection Management)<br>감염, 감염의 치료와 질환의 진행과 합병증 예방에 대해 나타내는 이해의 정도 |
| | | 지식 : 염증성 장질환 관리(Knowledge : Inflammatory Bowel Disease Management)<br>염증성 장질환, 염증성 장질환의 치료와 재발 또는 합병증 예방에 대해 나타내는 이해의 정도 |
| | | 지식 : 신장질환 관리(Knowledge : Kidney Disease Management)<br>신장질환, 신장질환의 치료와 질환의 진행과 합병증 예방에 대해 나타내는 이해의 정도 |
| | | 지식 : 지질장애 관리(Knowledge : Lipid Disorder Management)<br>고지혈증, 고지혈증의 치료와 합병증 예방에 대해 나타내는 이해의 정도 |
| | | 지식 : 임파부종 관리(Knowledge : Lymphedema Management)<br>임파부종, 임파부종의 치료와 질환의 진행과 합병증 예방에 대해 나타내는 이해의 정도 |
| | | 지식 : 다발성 경화증 관리(Knowledge : Multiple Sclerosis Management)<br>다발경화증, 다발성경화증의 치료와 재발 또는 합병증 예방에 대해 나타내는 이해의 정도 |
| | | 지식 : 근골격계 재활(Knowledge : Musculoskeletal Rehabilitation)<br>질환, 외상 또는 수술로 인한 근골격계 기능의 회복과 강화시키는 처방된 재활 요법에 대해 나타내는 이해의 정도 |
| | | 지식 : 골다공증 관리(Knowledge : Osteoporosis Management)<br>골다공증, 골다공증의 치료와 질환의 진행과 합병증 예방에 대해 나타내는 이해의 정도 |
| | | 지식 : 말초동맥질환 관리(Knowledge : Pheripheral Artery Disease Management)<br>말초동맥질환, 말초동맥질환의 치료와 질환의 진행과 합병증 예방에 대해 나타내는 이해의 정도 |
| | | 지식 : 폐렴 관리(Knowledge : Pneumonia Management)<br>폐렴, 폐렴의 치료와 합병증 예방에 대해 나타내는 이해의 정도 |
| | | 지식 : 처방된 활동(Knowledge : Prescribed Activity)<br>특정한 건강 상태를 위해 건강전문가가 추천하는 신체적 활동에 대해 나타내는 이해의 정도 |
| | | 지식 : 처방된 식이(Knowledge : Prescribed Diet)<br>특정한 건강 상태를 위해 건강전문가가 추천하는 식이요법에 대해 나타내는 이해의 정도 |
| | | 지식 : 뇌졸중 관리(Knowledge : Stroke Management)<br>뇌졸중, 뇌졸중의 치료와 질환의 진행과 합병증 예방에 대해 나타내는 이해의 정도 |
| | | 지식 : 치료절차(Knowledge : Treatment Procedure)<br>치료요법 측면으로 요구되는 절차에 대해 나타내는 이해의 정도확장 |
| | | 지식 : 치료 계획(Knowledge : Treatment Regimen)<br>특정 치료요법에 대해 나타내는 이해의 정도 |
| | | 지식 : 상처 관리(Knowledge : Wound Management)<br>조직 손상 후 외과적 절개, 천공, 궤양 또는 개방성 상처를 간호를 나타내는 이해의 정도 |

| 영역 | 범주 | 간호결과 |
|---|---|---|
| | S. 건강증진 지식 Knowledge Health Promotion<br>최적의 건강을 위한 정보를 적용하는 개인의 이해를 나타내는 결과 | |
| | | 지식 : 신체 역학(Knowledge : Body Mechanics)<br>적절한 신체선열, 균형과 조정된 움직임에 대해 나타내는 이해의 정도<br>지식 : 병수유(Knowledge : Bottle feeding)<br>유아에게 젖병을 사용하여 수분을 공급하는 것을 나타내는 이해의 정도<br>지식 : 모유수유(Knowledge : Breastfeeding)<br>유아에게 모유수유로 젖을 먹이고 영양분 섭취를 나타내는 이해의 정도<br>지식 : 암 위협 감소(Knowledge : Cancer Threat Reduction)<br>암, 암의 치료와 질환의 진행과 합병증에 대해 나타내는 이해의 정도<br>지식 : 아동의 신체적 안전(Knowledge : Child Physical Safety)<br>1세에서 17세까지의 아동의 안전한 돌봄에 대해 나타내는 이해의 정도<br>지식 : 임신 예방(Knowledge : Conception Prevention)<br>의도하지 않은 임신의 예방에 대해 나타내는 이해의 정도<br>지식 : 컵수유(Knowledge : Cup Feeding)<br>유아에게 작은 컵을 이용하여 수분을 제공하는 것에 대해 나타내는 이해의 정도<br>지식 : 진단과 치료 과정(Knowledge : Diagnostic & Therapeutic Procedures)<br>임상 상태를 진단, 모니터링 또는 치료하는 데 사용하는 진단적, 치료적 절차에 대해 나타내는 이해의 정도<br>지식 : 에너지 보존(Knowledge : Energy Conservation)<br>에너지 보존 기술에 대해 나타내는 이해의 정도<br>지식 : 낙상 방지(Knowledge : Falls Preventation)<br>낙상 방지에 대해 나타내는 이해의 정도<br>지식 : 임신촉진(Knowledge : Fertility Promotion)<br>임신 테스트와 임신에 영향을 미치는 상태에 대해 나타내는 이해의 정도<br>지식 : 건강행위(Knowledge : Health Behaviors)<br>건강증진과 건강유지에 대해 나타내는 이해의 정도<br>지식 : 건강자원(Knowledge : Health Resources)<br>관련된 건강관리 자원에 대해 나타내는 이해의 정도<br>지식 : 건강식이(Knowledge : Healthy Diet)<br>균형 잡힌 영양섭취에 대해 나타내는 이해의 정도<br>지식 : 건강생활양식(Knowledge : Healthy Lifestyle)<br>자신의 가치, 강점, 관심사에 부합하는 건강한 균형 잡힌 생활 방식에 대해 나타내는 이해의 정도<br>지식 : 영아돌봄(Knowledge : Infant Care)<br>출생 후 첫 번째 생일까지의 영아 돌봄에 대해 나타내는 이해의 정도<br>지식 : 진통과 분만(Knowledge : Labor and Delivery)<br>진통과 질 분만에 대해 나타내는 이해의 정도<br>지식 : 투약(Knowledge : Medication)<br>약물의 안전한 사용에 대해 나타내는 이해의 정도<br>지식 : 장루 간호(Knowledge : Ostomy Care)<br>배설을 위한 장루유지에 대해 나타내는 이해의 정도<br>지식 : 통증 관리(Knowledge : Pain Management)<br>통증의 원인, 증상과 치료에 대해 나타내는 이해의 정도<br>지식 : 양육(Knowledge : Parenting)<br>1세에서 17세까지의 아동을 위한 육성과 발전적인 환경에 관해 나타내는 이해의 정도 |

| 영역 | 범주 | 간호결과 |
|---|---|---|
| | | 지식 : 개인의 안전(Knowledge : Personal Safety)<br>자신에게 의도적이지 않은 손상을 최소화 하고 방지하는 위험에 대해 나타내는 이해의 정도<br>지식 : 분만 후 산모건강(Knowledge : Postpartum Maternal Health)<br>영아출산 후 산욕기간에 산모의 건강에 대해 나타내는 이해의 정도<br>지식 : 수태 전 모성건강(Knowledge : Preconception Maternal Health)<br>건강한 임신을 보장하는 산모의 임신 전 건강에 대해 나타내는 이해의 정도<br>지식 : 임신(Knowledge : Pregnancy)<br>건강한 임신을 증진하고 합병증 예방에 대해 나타내는 이해의 정도<br>지식 : 임신과 분만 후 성기능(Knowledge : Pregnancy & Postpartum Sexual Functioning)<br>임신기와 출산 후 성기능에 대해 나타내는 이해의 정도<br>지식 : 조산아 간호(Knowledge : Preterm Infant Care)<br>24주에서 37주 사이에 태어난 미숙아의 간호에 대해 나타내는 이해의 정도<br>지식 : 성기능 작용(Knowledge : Sexual Functioning)<br>성적 발달과 책임감 있는 성행위에 대해 나타내는 이해의 정도<br>지식 : 스트레스 관리(Knowledge : Stress Management)<br>스트레스를 줄이거나 대처하는 스트레스 과정과 전략에 대해 나타내는 이해의 정도<br>지식 : 뇌졸중 위협 감소(Knowledge : Stroke Threat Reduction)<br>뇌졸중의 원인과 예방에 대해 나타내는 이해의 정도<br>지식 : 물질 사용 통제(Knowledge : Substance Use Control)<br>중독성 약물, 독성의 화학물질, 담배 또는 알코올의 사용에 대해 나타내는 이해의 정도<br>지식 : 혈전 위협 감소(Knowledge : Thrombus Threat Reduction)<br>순환계에 혈전의 발생 원인, 예방과 조기진단에 대해 나타내는 이해의 정도<br>지식 : 시간관리(Knowledge : Time Management)<br>최소한의 스트레스를 받으며 전략적으로 예상된 시간 안에 완전히 성취하기에 대해 나타내는 이해의 정도<br>지식 : 체중관리(Knowledge : Weight Management)<br>최적의 체중과 키, 체형, 성별과 연령에 맞는 지방 비율의 촉진과 유지에 대해 나타내는 이해의 정도 |
| | T. 위험 통제 Risk Control<br>식별할 수 있는 건강을 위협하는 것에 대하여 이해, 회피, 또는 조절하는 개인의 행동을 나타내는 결과 | |
| | | 위험 통제(Risk Control)<br>변형 가능한 건강 위협 요소를 이해, 방지, 제거 또는 감소시키는 개인의 행동<br>위험 통제 : 알코올 사용(Risk Control : Alcohol Use)<br>알코올과 관련된 건강 위협요소의 이해, 방지, 제거 또는 감소시키는 개인의 행동<br>위험 통제 : 흡인(Risk Control : Aspiration)<br>폐 안으로 액체와 고체 입자의 통과를 이해하고 방지하는 개인의 행동<br>위험 통제 : 암(Risk Control : Cancer)<br>암의 위협을 이해, 방지 혹은 감소시키는 개인의 행동<br>위험 통제 : 심혈관계 질환(Risk Control : Cardiovascular Disease)<br>심혈관계 질환 위협을 이해, 방지, 제거 또는 감소시키는 개인의 행동<br>위험 통제 : 아동 폭행(Risk Control : Child Bellying)<br>아동폭행의 피해자가 되는 위협을 이해, 예방, 제거 또는 감소시키는 개인의 행동<br>위험 통제 : 탈수(Risk Control : Dehydration)<br>인체를 구성하는 세포 내·외 구성성분 안에 불충분한 수분의 위협을 이해, 방지, 제거 또는 감소시키는 개인의 행동 |

| 영역 | 범주 | 간호결과 |
|---|---|---|
| | | 위험 통제 : 약물 사용(Risk Control : Drug Use)<br>약물 사용과 관련된 건강 위협의 이해, 방지, 제거 또는 감소시키는 개인의 행동<br>위험 통제 : 안구건조(Risk Control : Dry Eye)<br>안구건조의 위협을 이해, 방지, 제거 또는 감소시키는 개인의 행동<br>위험 통제 : 환경적 위험(Risk Control : Environmental Hazards)<br>개인 환경에서의 생물학적, 화학적, 물리적, 생체역학적 그리고 사회심리적 위험에 노출되는 위험으로부터 이해, 방지, 제거 또는 감소시키는 개인의 행동<br>위험 통제 : 낙상(Risk Control : Falls)<br>낙상에 대해 이해, 방지, 제거 또는 감소시키는 개인의 행동<br>위험 통제 : 청력 손상(Risk Control : Hearing Impairment)<br>청력 기능의 위협을 이해, 방지, 제거 또는 감소시키는 개인의 행동<br>위험 통제 : 고혈압(Risk Control : Hypertension)<br>혈압 상승의 위협을 이해, 방지, 제거 또는 감소시키는 개인의 행동<br>위험 통제 : 고체온증(Risk Control : Hyperthermia)<br>신체 고열의 위협을 이해, 방지, 제거 또는 감소시키는 개인의 행동<br>위험 통제 : 저혈압(Risk Control : Hypotension)<br>낮은 혈압의 위협을 이해, 방지, 제거 또는 감소시키는 개인의 행동<br>위험 통제 : 저체온증(Risk Control : Hypothermia)<br>낮은 신체 체온의 위협을 이해, 방지, 제거 또는 감소시키는 개인의 행동<br>위험 통제 : 유아 알레르기(Risk Control : Infant Allergies)<br>유아의 습진 시작과 발의 알레르기를 방지하는 개인의 행동<br>위험 통제 : 감염과정(Risk Control : Infectious Process)<br>획득된 감염의 위협을 이해, 방지, 제거 또는 감소시키는 개인의 행동<br>위험 통제 : 지질 장애(Risk Control : Lipid Disorder)<br>고지질혈증의 위협을 이해, 방지, 제거 또는 감소시키는 개인의 행동<br>위험 통제 : 비만(Risk Control : Obesity)<br>비만의 위협을 이해, 방지 또는 감소시키는 개인의 행동<br>위험 통제 : 골다공증(Risk Control : Osteoporosis)<br>골다공증의 위협을 이해, 방지, 제거 또는 감소시키는 개인의 행동<br>위험 통제 : 압력손상(Risk Control : Pressure Injury)<br>압력으로 인한 조직 손상의 위협에 대한 이해, 방비, 제거 또는 감소시키는 개인의 행동<br>위험 통제 : 성전파질환(Risk Control : Sexually Transmitted Diseases(STD)<br>성적으로 전파되는 질환 획득의 위협을 이해, 방지, 제거 또는 감소시키는 개인의 행동<br>위험 통제 : 뇌졸중(Risk Control : Stroke)<br>뇌졸중 위협을 이해, 방지, 제거 또는 감소시키는 개인의 행동<br>위험 통제 : 일광노출(Risk Control : Sun Exposure)<br>일광노출의 피부와 눈 위협에 이해, 방지 또는 감소시키는 개인의 행동<br>위험 통제 : 혈전(Risk Control : Thrombus)<br>혈전 생성 또는 색전의 위협을 이해, 방지, 제거 또는 감소시키는 개인의 행동<br>위험 통제 : 흡연(Risk Control : Tabacco Use)<br>흡연의 건강 위협을 이해, 방지, 제거, 또는 감소시키는 개인의 행동<br>위험 통제 : 원하지 않는 임신(Risk Control : Unintended Pregnancy)<br>의도하지 않은 임신 위협의 이해, 방지 또는 감소시키는 개인의 행동<br>위험 통제 : 시력 손상(Risk Control : Visual Impairment)<br>시각적 기능의 위협을 이해, 방지, 제거 또는 감소시키는 개인의 행동 |

| 영역 | 범주 | 간호결과 |
|---|---|---|
| | | 위험 감지(Risk Detection)<br>개인의 건강 위협을 인식하는 개인의 행동 |
| | h. 안전 Safety : 해로운 것으로부터 보호를 추진하는 개인의 행동 또는 상태를 나타내는 결과 | |
| | | 도주 발생(Elopement Occurrence)<br>인지장애가 있는 개인이 안전한 곳으로 도주하는 횟수<br>도주 성향 위험(Elopement Propensity Risk)<br>인지장애가 있는 개인이 안전한 곳으로 도주하는 성향<br>낙상 예방 행위(Fall Prevention Behavior)<br>개인적 환경에서 낙상을 재촉할 수 있는 위험요소를 최소화 하는 개인 또는 가족 돌봄제공자의 행위<br>낙상 발생(Falls Occurrence)<br>개인이 낙상하는 횟수<br>예방접종 행위(Immunization Behavior)<br>전염성 질환을 예방하기 위해 예방접종을 하는 개인의 행동<br>개인적 안전성 행동(Personal Safety Behavior)<br>의도적이지 않은 자신의 신체적 손상을 방지하기 위한 개인의 행동<br>과정 전 준비(Pre-Procedure Readiness)<br>마취 또는 진정제를 사용하여 안전하게 진행하는 절차에 대한 환자의 준비성<br>안전한 건강관리 환경(Safe Health Care Environment)<br>건강관리 시설에서 신체적으로 해롭거나 손상을 입힐 수 있는 요소를 최소화 하는 물리적, 시스템적 방식<br>안전한 가정환경(Safe Home Environment)<br>가정 내에서 신체적 손상을 초래할 수 있는 환경적 요소의 최소화를 위한 물리적 배열<br>안전한 방랑(Safe Wandering)<br>인지장애가 있는 개인이 명백한 목적 없이 허용되는 안전하고, 사회적으로 수용되는 움직임 |
| 5. 인지된 건강 Perceived Health : 개인의 건강 또는 건강관리에 대한 인식을 나타내는 결과 | | |
| | U. 건강과 삶의 질 Health & Quality of Life : 개인의 인지된 건강상태와 연관된 삶의 상황을 나타내는 결과 | |
| | | 안위상태(Comfort Status)<br>개인의 종합적으로 신체적, 정신영적, 사회문화적, 환경적으로 편안하고 안전한 상태<br>안위상태 : 환경(Comfort Status : Environment)<br>주위가 환경적으로 편안하고, 쾌적하고 안전함<br>안위상태 : 신체적(Comfort Status : Physical)<br>신체적인 감각과 항상성 체계와 관련된 신체적 편안함<br>안위상태 : 정신영적(Comfort Status : Psychospiritual)<br>자아 개념, 정서적 웰빙, 영감의 원천 그리고 삶의 의미와 목적과 관련된 정신영적 편안함<br>안위상태 : 사회문화적(Comfort Status : Sociocultural)<br>사람간, 가족과 사회적 관계와 관련된 사회적 편안함<br>편안한 죽음(Comfortable Death)<br>절박한 임종을 앞두고 신체적, 정신영적, 사회문화적과 환경적으로 편안함<br>재정/회계 기록 행위(Financial Literacy Behavior)<br>주요 재무 개념을 이해하고, 정보를 평가하고, 자산을 관리하고, 전략적 결정을 내리기 위한 개인의 행동<br>건강 기록 행위(Health Literacy Behavior)<br>건강, 질병과 간호 의사결정을 위해 이용 가능한 기관과 관련된 정보를 얻고, 이해하고, 평가하는 개인의 행동 |

| 영역 | 범주 | 간호결과 |
|---|---|---|
| | | 생활양식 균형(Lifestyle Balance)<br>매일의 건강습관의 의식적인 충실함과 스트레스를 감소하거나 최소화하는 노력을 통하여 개인의 가치, 강점과 흥미와 일치하는 건강하고, 균형 잡힌 생활양식을 사는 개인의 행동<br>개인적인 건강 상태(Personal Health Status)<br>18세 또는 그 이상의 성인의 종합적으로 신체적, 정신적, 사회적 그리고 영적 기능의 상태<br>개인적인 안녕(Personal Well-Being)<br>개인이 최근 건강상태에 대한 긍정적인 지각의 정도<br>신체적 적절성(Physical Fitness)<br>활력 있는 신체적 활동의 수행<br>삶의 질(Quality of Life)<br>최근의 삶의 상황에 대한 긍정적인 지각의 정도<br>영적 건강(Spiritual Health)<br>자신, 타인, 더 강한 힘, 모든 생명, 자연과 자아를 초월하고 힘을 실어주는 우주와의 연결<br>학생 건강상태(Student Health Status)<br>학령기 아동이 전반적으로 신체적, 정신적 그리고 사회적으로 기능하는 상태 |
| | e. 간호에 대한 만족 Satisfaction for Nursing<br>제공된 건강간호의 질과 적절성에 대한 개인의 인식을 나타내는 결과 | |
| | | 대상자 만족(Client Satisfaction)<br>간호사가 제공한 간호에 대한 긍정적인 지각의 정도<br>대상자 만족 : 돌봄자원에의 접근(Client Satisfaction : Access to Care Resources)<br>간호에 필요한 간호사, 물품과 장비의 접근성에 대한 긍정적인 지각의 정도<br>대상자 만족 : 돌봄(Client Satisfaction : Caring)<br>대상자를 위한 간호사의 관심에 대한 긍정적인 지각의 정도<br>대상자 만족 : 사례관리(Client Satisfaction : Case Management)<br>사례관리 서비스에 대한 긍정적인 지각의 정도<br>대상자 만족 : 의사소통(Client Satisfaction : Communication)<br>대상자와 간호사 사이의 정보교환에 대한 긍정적인 지각의 정도<br>대상자 만족 : 간호의 연속성(Client Satisfaction : Continuity of Care)<br>대상자가 간호환경 설정이 다른 간호환경 설정으로 이동함에 따른 간호의 조정력에 대한 긍정적인 지각의 정도<br>대상자 만족 : 문화적 요구 성취(Client Satisfaction : Cultural Needs Fulfillment)<br>간호 안으로 문화적 신념, 가치와 사회 구조의 통합성에 대한 긍정적인 지각의 정도<br>대상자 만족 : 기능적 도움(Client Satisfaction : Functional Assistance)<br>이동성과 자아 간호가 이루어지는 간호보조에 대한 긍정적인 지각의 정도<br>대상자 만족 : 통증관리(Client Satisfaction : Pain Management)<br>통증 완화의 간호에 대한 긍정적인 지각의 정도<br>대상자 만족 : 신체적 간호(Client Satisfaction : Physical Care)<br>신체 기능과 청결 유지의 간호에 대한 긍정적인 지각의 정도<br>대상자 만족 : 신체적 환경(Client Satisfaction : Physical Environment)<br>단기 또는 장기 간호기관의 주거환경, 치료환경, 장비와 물품에 대한 긍정적인 지각의 정도<br>대상자 만족 : 권리보호(Client Satisfaction : Protection of Rights)<br>간호요원이 제공하는 대상자의 법적, 인격적 권리에 대한 긍정적인 지각의 정도<br>대상자 만족 : 심리적 간호(Client Satisfaction : Psychological Care)<br>정서적 문제에 대처하고 정신 활동을 수행하는 간호 지원에 대한 긍정적인 지각의 정도 |

| 영역 | 범주 | 간호결과 |
|---|---|---|
| | | 대상자 만족 : 안전(Client Satisfaction : Safety)<br>손상이나 상해를 방지하는 절차, 정보와 간호에 대한 긍정적인 지각의 정도<br>대상자 만족 : 증상조절(Client Satisfaction : Symptom Control)<br>질환의 징후를 완화하는 간호에 대한 긍정적인 지각의 정도<br>대상자 만족 : 교육(Client Satisfaction : Teaching)<br>간호요원으로부터 지식, 이해와 간호에 참여하는 교육에 대한 긍정적인 지각의 정도<br>대상자 만족 : 간호의 기술적 측면(Client Satisfaction : Technical Aspects of Care)<br>간호에 간호요원이 제공하는 지식, 이해와 간호에 참여하는 방법에 대한 긍정적인 지각의 정도 |
| | V. 증상 상태 Symptom Status : 질병, 상해 또는 상실에 대한 개인의 지표를 나타내는 결과 | |
| | | 통증의 해로운 심리적 반응(Pain Adverse Psychological Response)<br>신체적 통증에 대해 불리하게 인지되거나 보고된 반응의 중등도<br>불편감 수준(Discomfort Level)<br>관찰되거나 보고된 정신적 또는 신체적 불편감의 중등도<br>안구건조 중등도(Dry Eye Severity)<br>불충분한 눈물의 징후와 증상의 중등도<br>고혈당증 중등도(Hyperglycemia Severity)<br>혈액내 상승된 포도당 농도로 나타나는 징후와 증상의 중등도<br>고혈압 중등도(Hypertension Severity)<br>만성적으로 상승된 혈압으로 나타나는 징후와 증상의 중등도<br>저혈당증 중등도(Hypoglycemia Severity)<br>혈액내 저하된 포도당 농도로 나타나는 징후와 증상의 중등도<br>저혈압 중등도(Hypotension Severity)<br>혈압이 저하되는 사건으로 나타나는 징후와 증상의 중등도<br>임파부종 중등도(Lymphedema Severity)<br>임파부종으로 인한 부정적인 신체적, 정서적 그리고 사회적 반응의 중등도<br>오심과 구토 분열성 효과(Nausea & Vomiting : Disruptive Effects)<br>일상생활에서 기능하는 것에 나타나는 만성적인 오심, 구역질과 구토가 관찰되거나 보고되는 분열성 효과의 중등도<br>오심과 구토 중등도(Nausea & Vomiting Severity)<br>오심, 구역질과 구토의 징후와 증상의 중등도<br>통증 : 심리적 역반응(Pain : Adverse Psychological Response)<br>신체적 통증으로 관찰되거나 보고되는 부정적인 인식과 정서적 반응의 중등도<br>통증 분열성 효과(Pain Disruptive Effects)<br>일상생활에서 기능하는 것에 나타나는 만성적인 신체 통증의 관찰되거나 보고되는 분열성 효과의 중등도<br>통증 수준(Pain Level)<br>불안, 두려움, 공포 또는 신경과민의 갑작스럽고 심한 감정의 중등도<br>폐경증후군 중등도(Perimenopause Syndrome Severity)<br>호르몬 농도의 감소로 인해 나타나는 부정적인 신체적과 정서적 반응의 중등도<br>말초동맥질환 중등도(Peripheral Artery Disease Severity)<br>사지 동맥에 동맥경화증에 의한 말초혈액 흐름 감소하는 증후와 증상의 중등도<br>월경전 증후군 중등도(Premenstrual Syndrome Severity)<br>주기적인 호르몬 파동으로 인한 보고되고 부정적인 신체적, 정신적 반응의 중등도<br>간질 중등도(Seizure Severity)<br>관찰된 경련의 징후와 증상의 중등도 |

| 영역 | 범주 | 간호결과 |
|---|---|---|
| | | 물질 중독 정복(Substance Addiction Consequences)<br>물질 중독에 의한 건강상태와 사회적 기능의 변화의 중등도 |
| | | 물질 철회 중등도(Substance Withdrawal Severity)<br>약물, 담배 또는 알코올의 중독에서 벗어난 징후 외 증상의 중등도 |
| | | 고통의 중등도(Suffering Severity)<br>혼란스러운 사건, 손상 또는 상실로 인한 장기 징후와 증상의 중등도 |
| | | 증상의 중증도(Symptom Severity)<br>부정적인 신체적, 감정적, 그리고 사회적 반응의 중등도 |
| 6. 가족건강 Family Health : 가족 전체나 개인 또는 가족구성원의 건강상태, 행동 또는 기능을 나타내는 결과 | | |
| | W. 가족 돌봄제공자 수행 Family Caregiver Performance<br>의존적 아동 또는 성인을 위한 가족구성원 간호의 적용과 수행을 나타내는 결과 | |
| | | 환자의 입원에 대한 돌봄제공자의 적응(Caregiver Adaptation to Patient Institutionalization)<br>수혜자가 기관으로 이동되었을 때 가족 돌봄제공자가 적응하는 반응 |
| | | 돌봄제공자의 가정간호 준비(Caregiver Home Care Readiness)<br>집안에서 가족구성원의 건강간호를 위한 책임감을 강조하는 돌봄제공자의 준비성 |
| | | 돌봄제공자의 생활양식 장애(Caregiver Lifestyle Disruption)<br>간호하기 때문에 가족구성원의 생활양식 장애의 중등도 |
| | | 돌봄제공자와 환자의 관계(Caregiver-Patient Relationship)<br>돌봄제공자와 수혜자 사이의 긍정적인 상호작용과 연결성 |
| | | 돌봄제공자의 수행 : 직접간호(Caregiver Performance : Direct Care)<br>개인이 필요로 하는 보조적 도움을 위해 개인적이고 건강간호 서비스를 제공하는 돌봄제공자 행동 |
| | | 돌봄제공자의 수행 : 간접간호(Caregiver Performance : Indirect Care)<br>개인이 필요로 하는 보조적 도움을 위해 요구되는 필요한 준비와 감독에 대한 돌봄제공자의 행동 |
| | | 돌봄제공자의 역할 인내(Caregiver Role Endurance)<br>지연되는 기간에 간호제공을 유지할 수 있는 가족 돌봄제공자의 능력을 증진시키는 요인 |
| | | 돌봄제공자의 스트레스원(Caregiver Stressors)<br>지연되는 기간에 가족 돌봄제공자가 다른 사람을 위한 생체심리적 압박의 중등도 |
| | | 치매간호에 가족의 수행(Family Performance : Dementia Care)<br>치매 가족인에게 안정, 영양과 긍정적인 신체적, 정서적, 영적 그리고 사회적 환경을 제공하는 가족의 능력 |
| | Z. 가족 구성원 건강 상태 Family Member Health Status<br>가족구성원 개인의 신체적, 심리적, 사회적, 그리고 영적 건강을 나타내는 결과 | |
| | | 학대 중지(Abuse Cessation)<br>피해자가 상처를 입거나 착취 당하지 않은 증거 |
| | | 학대 보호(Abuse Protection)<br>학대로부터 자신 및 의존하는 다른 사람을 보호하기 |
| | | 학대 회복(Abuse Recovery)<br>성적 혹은 재정적 착취를 나타내는 신체적, 심리적 회복의 정도 |
| | | 학대 회복 : 정서적(Abuse Recovery : Emotional)<br>학대로 인한 심리적 손상의 회복의 정도 |
| | | 학대 회복 : 재정적(Abuse Recovery : Financial)<br>재정적 착취에 따르는 화폐와 법적 문제 조절의 정도 |

| 영역 | 범주 | 간호결과 |
|---|---|---|
| | | 학대 회복 : 신체적(Abuse Recovery : Physical)<br>학대에 따른 신체적 상처 회복의 정도<br>학대 회복 : 성적(Abuse Recovery : Sexual)<br>성적 학대 또는 착취에 따르는 신체적, 심리적 손상 회복의 중등도<br>돌봄제공자의 정서적 건강(Caregiver Emotional Health)<br>가족 구성원을 간호하는 동안 가족 돌봄제공자의 정서적 안녕<br>돌봄제공자의 신체적 건강(Caregiver Physical Health)<br>가족 구성원을 간호하는 동안 가족 돌봄제공자의 신체적 안녕<br>돌봄제공자의 안녕(Caregiver Well-Being)<br>일차적 간호 제공자의 긍정적인 지각의 정도<br>모성 상태 : 분만 전(Maternal Status : Antepartum)<br>임신에서 진통 시작까지 정상적인 한계 내에서 산모의 웰빙 상태의 정도<br>모성 상태 : 분만 중(Maternal Status : Intrapartum)<br>진통에서 분만까지 정상적인 한계 내에서 산모의 웰빙 상태의 정도<br>모성 상태 : 분만 후((Maternal Status : Postpartum)<br>태반 배출부터 퇴축의 완성까지 정상적인 한계 내에서 산모의 웰빙 상태의 정도<br>무관심의 중지(Neglect Cessation)<br>피해자가 표준 이하 혹은 생략된 간호를 더 이상 받지 않는 것에 대한 증거<br>무관심의 회복(Neglect Recovery)<br>표준 이하의 간호 중단에 따르는 신체적, 정서적, 영적 회복의 정도 |
| | X. 가족 안녕 Family Well-Being<br>가족 단위의 가족환경, 종합적 건강상태와 사회적 능력을 나타내는 결과 | |
| | | 가족의 적응(Family Coping)<br>가족 자원에 세금을 내는 스트레스를 관리하는 가족의 능력<br>가족 기능(Family Functioning)<br>발달전환에 있어 가족 구성원의 요구를 접촉하는 가족의 능력<br>가족 건강상태(Family Health Status)<br>가족의 전반적인 건강과 사회적 역량<br>가족 통합성(Family Integrity)<br>화합과 정서적 결합을 유지하는 가족 구성원의 능력<br>가족 정상화(Family Normalization)<br>가족 구성원이 만성질환 또는 장애가 있을 때 최적의 전략을 개발하는 가족의 능력<br>가족 정상화 : 자폐범주성장애(Family Normalization : Autism Spectrum Disorder)<br>가족 구성원이 자폐범주장애가 있을 때 최적의 전략을 개발하는 가족의 능력<br>가족 정상화 : 치매(Family Normalization : Dementia)<br>가족 구성원이 치매가 있을 때 최적의 전략을 개발하는 가족의 능력<br>전문 간호에 가족의 참여(Family Participation in Professional Care)<br>건강 간호관리자가 제공한 간호에 대하여 의사결정, 간호전달 그리고 간호에 대한 평가를 포함하는 가족의 능력<br>가족 탄력성(Family Resiliency)<br>특정한 역경 또는 위기 후에 가족의 긍정적인 적응과 기능하는 가족의 능력<br>가족 위험 조절 : 폭행(Family Risk Control : Bullying)<br>가족구성원에게 반복되는 언어적, 사회적, 또는 신체적 또는 온라인상의 위협을 이해, 방지 또는 제거하는 가족의 능력 |

| 영역 | 범주 | 간호결과 |
|---|---|---|
| | | 가족 위험 조절 : 비만(Family Risk Control : Obesity)<br>가족 구성원의 비만을 이해, 방지 또는 제거하기 위한 가족의 능력 |
| | | 가족 사회적 분위기(Family Social Climate)<br>가족 구성원의 관계와 목적에 의해 특징적인 환경을 제공하고 지지하는 가족의 능력 |
| | | 치료 중 가족지지(Family Support During Treatment)<br>치료를 진행하는 개인을 위하여 정서적 지지를 보여주고 제공하는 가족의 능력 |
| | d. 양육 Parenting : 아동의 최적의 성장과 발달을 추진하는 부모의 행동을 나타내는 결과 | |
| | | 양육수행(Parenting Performance)<br>아동에게 양육, 건설적인 신체, 정서적 그리고 사회적인 환경을 제공하는 부모의 행동 |
| | | 양육수행 : 청소년(Parenting Performance : Adolescent)<br>12세에서 17세까지의 청소년에게 안전, 양육과 긍정적인 신체적, 정서적 그리고 사회적 환경을 제공하는 부모의 행동 |
| | | 양육수행 : 청소년 신체적 안전(Parenting Performance : Adolescent Physical Safety)<br>12세에서 17세 청소년의 신체적 손상을 방지하는 부모의 행동 |
| | | 양육수행 : 소아 초기/중기 신체적 안전(Parenting Performance : Early/Middle Childhood Physical Safety)<br>3세에서 11세까지의 아동의 신체적 손상을 방지하기 위한 부모의 행동 |
| | | 양육수행 : 영아(Parenting Performance : Infant)<br>출생에서부터 27일까지의 영아에게 안전, 양육과 긍정적인 신체적, 정서적 그리고 사회적 환경을 제공하는 부모의 행동 |
| | | 양육수행 : 영아/유아 신체적 안전(Parenting Performance : Infant/Toddler Physical Safety)<br>출생에서부터 2세까지의 유아의 신체적 손상을 방지하는 부모의 행동 |
| | | 양육수행 : 소아중기(Parenting Performance : Middle Childhood)<br>6세에서 11세까지의 소아중기 아동에게 안전, 양육과 긍정적인 신체적, 정서적 그리고 사회적 환경을 제공하는 부모의 행동 |
| | | 양육수행 : 학력전기 아동(Parenting Performance : Preschooler)<br>3세에서 5세의 학력전기 아동에게 안전, 양육과 긍정적인 신체적, 정서적 그리고 사회적 환경을 제공하는 부모의 행동 |
| | | 양육수행 : 심리사회적 안전(Parenting Performance : Psychosocial Safety)<br>학령전기 아동에게 해를 끼치거나 손상을 입힐 수 있는 사회적 접촉으로부터 방지하는 부모의 행동 |
| | | 양육수행 : 유아(Parenting Performance : Toddler)<br>1세에서 2세의 아동에게 안전, 양육과 긍정적인 신체적, 정서적, 정신적 그리고 사회적 환경을 제공하는 부모의 행동 |
| 7. 지역사회 건강 Community Health : 지역사회 또는 지역사회인구의 기능, 안녕, 기능 상태를 나타내는 결과 | | |
| | c. 지역사회 건강 보호 Community Health Protection<br>지역사회 건강에 위협 요소 제거 및 위협 요소 저항에 대한 지역사회의 구조와 프로그램을 나타내는 결과 | |
| | | 지역사회 재난 준비(Community Disaster Readiness)<br>자연적 혹은 인위적 재난에 대응하는 지역사회의 준비 |
| | | 지역사회 재난 반응(Community Disaster Response)<br>자연적 혹은 인위적 재난 후에 따르는 지역사회의 반응 |
| | | 지역사회 건강검진 효과성(Community Health Screening Effectiveness)<br>잠재적인 건강 위험 또는 증상 전 상태에 있는 구성원을 선별하기 위한 지역사회 활동의 질 |

| 영역 | 범주 | 간호결과 |
|---|---|---|
| | | 지역사회 프로그램 효과성(Community Program Effectiveness)<br>전체 또는 지역인구를 위해 건강을 증진하고 건강 문제를 예방, 감소 또는 제거하는 조정된 지역사회 프로그램 활동의 질<br>지역사회 위험통제 : 폭행(Community Risk Control : Bullying)<br>약자에 대한 위협을 예방하고 반복적인 언어적, 사회적, 신체적 또는 사이버상의 위협을 제거하는 지역사회의 활동<br>지역사회 위험통제 : 만성질환(Community Risk Control : Chronic Disease)<br>만성질환의 발병이나 합병증을 제거하거나 줄이는 지역사회의 활동<br>지역사회 위험통제 : 전염병(Community Risk Control : Communicable Disease)<br>공중보건을 위협하는 감염성 요소의 확산을 제거하거나 감소시키는 지역사회의 활동<br>지역사회 위험통제 : 환경적 위험(Community Risk Control : Environmental Hazards)<br>환경적 위험을 모니터링하고, 제거하거나 감소시키는 지역사회의 활동<br>지역사회 위험통제 : 납에의 노출(Community Risk Control : Lead Exposure)<br>납에 대한 노출이나 중독을 제거하거나 감소시키는 지역사회의 활동<br>지역사회 위험통제 : 비만(Community Risk Control : Obesity)<br>비만과 관련된 만성질환을 감소시키는 지역사회의 활동<br>지역사회 위험통제 : 자살(Community Risk Control : Suicide)<br>자살을 방지하는 지역사회의 활동<br>지역사회 위험통제 : 비건강 문화적 전통(Community Risk Control : Unhealthy Cultural Traditions)<br>문화 내에서 구성원의 건강과 생활양식의 변화를 지원하는 관습, 신념, 가치와 법률을 촉진하기 위한 지역사회 활동<br>지역사회 위험통제 : 폭력(Community Risk Control : Violence)<br>신체적 또는 정신적으로 해를 끼치는 의도된 폭력행위를 제거하거나 감소시키는 지역사회의 활동 |
| | b. 지역사회 안녕상태 Community Well-Being<br>지역사회 또는 지역사회 인구의 건강상태와 사회적 역량을 나타내는 결과 | |
| | | 지역사회 역량(Community Competence)<br>지역사회 목적을 이루기 위해 문제를 바르게 해결하는 지역사회의 능력<br>지역사회 슬픔반응(Community Grief Response)<br>구성원의 생명 또는 재산 상실을 포함하는 구성원의 슬픔에 대한 지역사회의 반응<br>지역사회 건강상태(Community Health Status)<br>지역사회 또는 지역사회 주민의 일반적인 웰빙의 상태<br>지역사회 면역상태(Community Immune Status)<br>공중보건을 위협할 수 있는 전염성 요소의 침입과 확산에 대한 지역사회의 저항 상태<br>지역사회 회복력(Community Resiliency)<br>사회 경제적, 지정학적, 물리적 환경적 문제의 반응으로 단결하여 적응하고 기능하기 위한 지역사회의 활동<br>지역사회 폭력수준(Community Violence Level)<br>지역, 시 또는 국가적 가치와 비교되는 폭력적인 행동의 발생률 |

# 6 간호중재 분류체계(NIC) 2018-2020

| 영역 | 분류 | 중재 |
|---|---|---|
| **1. 생리학적 : 기본 Pysiological : Basic** : 신체기능을 지지하는 간호 | | |
| | 1-1. 활동 및 운동관리 Activity & Exercise Management : 신체활동과 에너지 절약 및 지출을 조직하거나 돕기 위한 간호 | |
| | | 1-1-1. 신체적 기능 증진(Body Mechanics Promotion)<br>피로와 근육 긴장 또는 상해를 예방하기 위해 일상활동 중의 자세나 움직임을 촉진하기<br>1-1-2. 체력관리(Energy Management)<br>피로를 치료하고 예방하며, 최적의 기능을 위해 에너지 사용을 조절하는 것<br>1-1-3. 운동증진(Exercise Promotion)<br>더 높은 수준의 체력이나 건강을 유지, 증진하기 위해 규칙적인 신체적 운동을 촉진하는 것<br>1-1-4. 운동증진 : 근력 훈련(Exercise Promotion : Strength Training)<br>근력을 유지하거나 증진시키기 위해 규칙적인 저항적 근육훈련을 하도록 촉진하는 것<br>1-1-5. 운동증진 : 신장(Exercise Promotion : Stretching)<br>몸의 유연성을 유지, 증진시키거나, 좀 더 격렬한 운동을 위해 근육/관절을 준비시키거나, 이완을 목적으로 체계적으로 천천히 근육을 신장시키고 긴장시키는 운동을 조장하는 것<br>1-1-6. 운동요법 : 보행(Exercise Therapy : Ambulation)<br>질병 또는 상해의 치료나 회복기간 동안 자율적이고 자발적인 신체기능을 유지, 회복시킬 목적으로 걷는 것을 증진시키고 보조하기<br>1-1-7. 운동요법 : 균형(Exercise Therapy : Balance)<br>균형을 유지, 증진, 회복시키기 위해 특정한 활동이나 자세, 움직임을 사용하는 것<br>1-1-8. 운동요법 : 관절운동(Exercise Therapy : Joint Mobility)<br>관절의 유연성을 유지, 회복시키기 위해 적극적 또는 수동적 신체 움직임을 사용하는 것<br>1-1-9. 운동요법 : 근육조절(Exercise Therapy : Muscle Control)<br>조절된 신체 움직임을 증진, 회복하기 위해 특정한 활동 또는 운동요법을 사용하는 것<br>1-1-10. 교육 : 처방된 운동(Teaching : Prescribed Exercise)<br>처방된 수준의 운동을 유지하거나 달성하도록 환자를 준비시키기 |
| | 1-2. 배설 관리 Elimination Management : 규칙적으로 배변 및 배뇨 패턴 확립 및 유지, 변화된 패턴으로 의한 합병증 관리를 위한 간호 | |
| | | 1-2-1. 방광 세척(Bladder Irrigation)<br>방광세척이나 투약을 목적으로 방관 안으로 용액을 주입하는 것<br>1-2-2. 변실금 간호(Bowel Incontinence Care)<br>변자제성(bowel continence)을 증진하고 항문주위 피부 통합성을 유지하기<br>1-2-3. 변실금 간호 : 분변실금(Bowel Incontinence Care : Encopresis)<br>아동의 변자제성을 증진시키기<br>1-2-4. 배변관리(Bowel Management)<br>변 배설의 규칙적 형태를 수립하고 유지하기<br>1-2-5. 배변훈련(Bowel Training)<br>일정한 간격으로 변을 배설하도록 훈련시키기 위해 환자를 보조하기<br>1-2-6. 변비/매복 관리(Constipation/Impaction Management)<br>변비와 매복증을 예방 및 완화시키는 것 |

| 영역 | 분류 | 중재 |
|---|---|---|
| | | 1-2-7. 설사 관리(Diarrhea Management)<br>설사의 관리와 완화<br>1-2-8. 관장 관리(Enema Administration)<br>하부위장관에 용액을 주입하기<br>1-2-9. 가스생성 감소(Flatulence Reduction)<br>가스형성을 예방하고 과도한 가스의 배출을 촉진시키기<br>1-2-10. 장루 간호(Ostomy Care)<br>장루를 통한 배설을 유지하고 주변 조직을 간호하는 것<br>1-2-11. 골반근육운동(Pelvic Muscle Exercise)<br>스트레스성, 긴장성 혹은 혼합된 형태의 비뇨기계 실금을 감소시킬 목적으로 의식적, 반복적으로 항문괄약근과 비뇨 생식기계 근육을 강화하고 훈련시키는 것<br>1-2-12. 페사리 관리(Pessary Management)<br>긴장성 요실금, 자궁후굴, 생식기 하수, 혹은 단단하지 못한 자궁경부를 치료할 목적으로 질내 장치를 삽입하고 모니터하는 것<br>1-2-13. 촉발된 배뇨(Prompted Voiding)<br>성공적인 배뇨를 위해 긍정적인 사회적 피드백을 제공하거나 시간에 맞춰 배뇨하라는 언어적 자극을 줌으로써 소변조절을 하도록 강화하는 것<br>1-2-14. 직장 하수 관리(Rectal Prolapse Management)<br>직장 하수를 예방하거나 수동으로 감소시키기<br>1-2-15. 자가간호 보조 : 대소변(Self Care Assistance : Toilet)<br>일상생활에서 배변, 배뇨를 도와주기<br>1-2-16. 요관 간호(Tube Care : Urinary)<br>비뇨기 배액 장치를 부착한 환자에 대한 관리<br>1-2-17. 방광 훈련(Urinary Bladder Training)<br>환자가 소변을 참는 능력과 방광에 소변을 보유하는 능력을 증가시킴으로써 긴급성 요실금을 가진 사람들에게 방광기능을 향상시키는 것<br>1-2-18. 도뇨법(Urinary Catheterization)<br>요의 일시적 또는 영구적인 배액을 위해 방광에 카테터를 주입하는 것<br>1-2-19. 간헐적 도뇨(Urinary Catheterization : Intermittent)<br>방광을 비우기 위해 카테터를 규칙적, 정기적으로 사용하는 것<br>1-2-20. 요배설 관리(Urinary Elimination Management)<br>최적의 요배설 상태를 유지하는 것<br>1-2-21. 소변 습관 훈련(Urinary Habit Training)<br>충동적, 긴장성, 기능적 요실금의 증상이 있으며 인지능력이 제한된 사람들에게 요실금을 예방하기 위해 방광을 비우도록 예측 가능한 형태를 수립하는 것<br>1-2-22. 요실금 간호(Urinary Incontinence Care)<br>소변 자제성을 증진시키도록 보조하거나 회음주위 피부 통합성을 유지하는 것<br>1-2-23. 요실금 간호 : 야뇨증(Urinary Incontinence Care)<br>방광팽창을 완화하도록 보조하기<br>1-2-24. 요정체 간호(Urinary Retention Care)<br>방광팽창을 완화하도록 보조하기 |

| 영역 | 분류 | 중재 |
|---|---|---|
| | 1-3. 부동 관리 Immobility Management : 제한된 신체 움직임과 후유증을 관리하기 위한 간호 | |
| | | 1-3-1. 침상안정 간호(Bed Rest Care)<br>침대 밖으로 나갈 수 없는 환자에게 편안함과 안전을 증진시키고 합병증을 예방하기<br>1-3-2. 회붕대 간호 : 유지(Cast Care : Maintenance)<br>회붕대가 마르는 동안의 간호하기<br>1-3-3. 젖은 회붕대 간호(Cast Care : Wet)<br>새로운 회붕대가 마르는 동안의 간호<br>1-3-4. 물리적 억제법(Physical Restraint)<br>환자의 신체적 움직임을 제한하기 위해 사용되는 기계적 억제기구나 수동으로 조작하는 억제대를 적용하고 감시, 제거하는 것<br>1-3-5. 체위(Positioning)<br>신체적, 정신적 안녕을 증진시키기 위해 환자나 환자의 신체일부를 신중하게 위치시키는 것<br>1-3-6. 체위 : 휠체어(Positioning : Wheelchair)<br>환자의 안위와 피부 통합성을 증진시키고 독립성을 조장하기 위해 적절한 휠체어에 환자를 앉히기<br>1-3-7. 자가간호 보조 : 이동(Self Care Assistance : Transfer)<br>일상생활에서 이동할 수 있도록 도와주기<br>1-3-8. 부목대기(Splinting)<br>보조기구를 이용하여 손상 받은 신체부위를 고정, 부동화시키고 보호하기<br>1-3-9. 견인/부동 간호(Traction/Immobilization Care)<br>신체의 한 부분을 고정시키고 움직이지 못하도록 하는 기구를 부착하고 있는 환자 관리하기<br>1-3-10. 이동(Transfer)<br>환자를 한 장소에서 다른 장소로 옮기기 |
| | 1-4. 영양지지 Nutrition Support : 영양상태를 수정하거나 유지하기 위한 간호 | |
| | | 1-4-1. 단계별 식이요법(Diet Staging)<br>참을 수 있을 정도로 식이의 점차적인 변화를 가져와 필요한 식이 제한을 실행하는 것<br>1-4-2. 단계별 식이요법 : 체중감소 수술(Diet Staging : Weight Loss Surgery)<br>비만 수술에 의해 식이의 점차적인 변화를 가져와 필요한 식이 제한을 실행하는 것<br>1-4-3. 음식섭취장애 관리(Eating Disorders Management)<br>지나친 식이제한, 음식이나 수분의 과도한 섭취나 탐식, 포식하는 것을 예방하거나 치료하는 것<br>1-4-4. 위장관 튜브 음식주입(Enteral Tube Feeding)<br>위장관계 튜브를 통해 영양분과 수분을 주입하는 것<br>1-4-5. 음식물 투여(Feeding)<br>스스로 먹을 수 없는 환자에게 영양분 섭취를 제공하기<br>1-4-6. 위장관 튜브 삽입(Nasogastric Intubation)<br>위장관 내로 튜브를 삽입하기<br>1-4-7. 영양 관리(Nutrition Management)<br>음식과 수분의 균형 있는 섭취를 도와주거나 제공하기<br>1-4-8. 영양 요법(Nutrition Therapy)<br>영양실조 환자나 영양실조의 위험이 높은 환자에게 대사과정을 지원하기 위해 음식과 수분을 투여하는 것<br>1-4-9. 영양 상담(Nutritional Counseling)<br>식이조정의 필요성에 초점을 맞추고 상호작용적인 지지과정을 사용하는 것<br>1-4-10. 영양섭취 감시(Nutritional Monitoring)<br>영양부족의 가능성을 예방하거나 최소화하기 위해 환자 자료의 수집과 분석 |

| 영역 | 분류 | 중재 |
|---|---|---|
| | | 1-4-11. 자가간호 보조 : 섭식(Self-Care Assistance : Feeding)<br>먹는 것을 도와주기<br>1-4-12. 연하 요법(Swallowing Therapy)<br>연하를 용이하게 하고 연하곤란의 합병증을 예방하기<br>1-4-13. 교육 : 처방된 식이(Teaching : Prescribed Diet)<br>처방된 식이를 정확하게 이행하도록 환자를 준비시키는 것<br>1-4-14. 완전 영양주사 투여(Total Parenteral Nutrition(TPN) Administration)<br>정맥으로 영양분을 투여하기 위해 준비, 투여하고, 환자의 반응을 감시하기<br>1-4-15. 위장관 튜브 간호(Tube Care : Gastrointestinal)<br>위장관 튜브를 부착한 환자에 대한 관리<br>1-4-16. 체중증가 보조(Weigh Gain Assistance)<br>체중증가를 촉진하는 것<br>1-4-17. 체중관리(Weigh Management)<br>최적의 체중과 체지방의 균형을 촉진하는 것<br>1-4-18. 체중감소 보조(Weight Reduction Assistance)<br>체중이나 체지방의 감량을 촉진시키는 것 |
| | 1-5. 신체적 안위 증진 Physical Comfort Promotion : 물리적 기법을 사용하여 편안함을 증진시키기 위한 간호 | |
| | | 1-5-1. 지압(Acupressure)<br>고통을 줄이고, 몸을 이완시키며, 오심을 줄이거나 방지하기 위해 신체의 특정한 부위에 강하고 지속적인 압력을 가하는 것<br>1-5-2. 아로마 요법(Aromatherapy)<br>마사지, 국소 연고 또는 로션, 목욕, 흡입, 기침 또는 압축을 통한 에센셜 오일의 침착 및 진정, 통증 완화 및 이완 강화를 통해 편안함을 제공하기<br>1-5-3. 피부자극법(Cutaneous Stimulation)<br>통증, 근육경련 또는 염증과 같은 바람직하지 못한 증상들을 줄이기 위해 피부와 그 하부조직을 자극하는 것<br>1-5-4. 안구건조 예방(Dry Eye Prevention)<br>위험에 처한 안구건조를 예방하고 조기발견하기<br>1-5-5. 환경 관리 : 안위도모(Environmental Management : Comfort)<br>최적의 안위를 증진하기 위해 환자의 주위환경을 조정하기<br>1-5-6. 열/냉 적용(Heat/Cold Application)<br>통증, 근육경련 또는 염증을 줄이기 위해 열 또는 냉기로 피부 및 그 하부조직을 자극하기<br>1-5-7. 치유 접촉(Healing Touch)<br>신체적, 정서적, 정신적 그리고 건강과 치유에 영향을 미치는 인간의 에너지 체계에 영향을 주기 위해 온정적이고 의도적으로 접촉을 사용하여 비침습적, 생체장 요법을 제공하기<br>1-5-8. 마사지(Massage)<br>통증을 줄이고 이완을 증진시키며, 혈액순환을 촉진시키기 위해 지압의 강도를 조정해 가며 피부와 하부조직을 자극하기<br>1-5-9. 오심 관리(Nausea Management)<br>오심을 예방하고 완화하기<br>1-5-10. 통증관리 : 급성(Pain Management : Acute)<br>외상, 수술 혹은 손상을 초래하는 확인 가능한 원인이 있는 조직손상에 따라 즉시 회복하는 기간 내에 환자가 수용할 수 있는 수준까지 통증 완화와 감소하기<br>1-5-11. 통증관리 : 만성(Pain Management : Chronic)<br>환자가 수용할 수 있는 수준까지 3개월의 정상 회복 넘어 계속되는 지속적인 통증 완화와 감소하기 |

| 영역 | 분류 | 중재 |
|---|---|---|
| | | 1-5-12. 월경전 증상 관리(Premenstrual Syndrome(PMS) Management)<br>생리주기의 황체기 동안 발생하는 신체적 및 행동 증상의 완화/감시하기<br>1-5-13. 점진적 근육이완법(Progressive Muscle Relaxation)<br>감각의 변화를 위해 연속적으로 근육을 수축하고 이완시키는 것을 촉진하기<br>1-5-14. 소양증 관리(Pruritus Management)<br>소양감을 예방하고 치료하는 것<br>1 5 15. 레이키 요법(Reiki)<br>일련의 손 위치 및 기호를 사용하여 인간 에너지 분야의 재충전, 실현 및 균형 재조정을 위한 보편적 생명력을 전달하는 것<br>1-5-16. 치료적 접촉(Therapeutic Touch)<br>우주의 치유장과 맞추거나 치유과정을 위한 도구로써 손의 자연적인 민감성을 사용하여 부드럽게 초점을 맞추거나, 중재과정을 조정하는 것<br>1-5-17. 경피적 신경자극(Transcutaneous Electrical Nerve Stimulation(TENS)<br>전도자(electrode)를 통해 조절된 낮은 전압의 전기진동으로 피부와 그 하부조직을 자극하는 것<br>1-5-18. 구토 관리(Vomiting Management)<br>구토를 예방하고 완화하는 것 |
| | 1-6. 자가간호 촉진 Self-Care Facilitation : 일상생활에서 일상적인 활동을 제공하거나 도와주는 간호 | |
| | | 1-6-1. 목욕(Bathing)<br>긴장완화, 청결 및 치유를 목적으로 신체부위를 깨끗이 하기<br>1-6-2. 콘택트렌즈 간호(Contact Lens Care)<br>콘택트렌즈를 적절하게 사용하여 눈이나 렌즈의 손상을 예방하기<br>1-6-3. 치매 관리 : 목욕(Dementia Management : Bathing)<br>신체 청결을 위해 목욕하는 동안 공격적인 행동을 감소하기<br>1-6-4. 옷 입히기(Dressing)<br>스스로 할 수 없는 환자를 위하여 옷을 고르고, 입히고, 벗기기<br>1-6-5. 귀 간호(Ear Care)<br>귀나 청력을 위태롭게 하는 것을 예방하고 최소화하기<br>1-6-6. 눈 간호(Eye Care)<br>눈이나 시야의 통합성을 위협하는 것을 예방하고 최소화하기<br>1-6-7. 음식물 투여(Feeding)<br>스스로 먹을 수 없는 환자에게 영양분 섭취를 제공하기<br>1-6-8. 발 간호(Foot Care)<br>이완, 청결 및 건강한 피부를 위해 발을 깨끗이 하고 시진하기<br>1-6-9. 기능적 능력 강화(Functional Ability Enhancement)<br>일상생활활동 감소를 방지하기 위해 신체기능을 최대화 하기<br>1-6-10. 두발과 두피 간호(Hair & Scalp Care)<br>건강하고, 깨끗하며, 매력적인 모발과 두피 가꾸는 것을 증진하기<br>1-6-11. 손톱 간호(Nail Care)<br>깨끗하고, 단정하고, 매력적인 손톱 가꾸는 것을 도모하고 손톱을 잘못 다루어 생기는 피부손상을 예방하기<br>1-6-12. 구강건강 유지(Oral Health Maintenance)<br>구강 혹은 치아손상의 위험이 잇는 환자의 구강위생과 치아건강을 유지하고 증진하기<br>1-6-13. 구강건강 증진(Oral Health Promotion)<br>정상적인 구강과 치아건강을 가진 환자의 구강위생과 치아간호를 증진하기 |

| 영역 | 분류 | 중재 |
|---|---|---|
| | | 1-6-14. 구강건강 회복(oral Health Restoration)<br>구강점막 및 치아손상이 잇는 환자의 치유를 촉진하기 |
| | | 1-6-15. 회음부 간호(Perineal Care)<br>회음부 피부 통합성을 유지하고 회음부의 불편함을 경감시켜 주기 |
| | | 1-6-16. 사망 후 간호(Postmortem Care)<br>사망 환자에게 신체적 간호를 제공하고, 유가족이 환자의 시신을 볼 수 있도록 지지하기 |
| | | 1-6-17. 자가간호 보조(Self-Care Assistance)<br>일상생활의 활동을 수행할 수 있도록 도와주기 |
| | | 1-6-18. 자가간호 보조 : 목욕/위생(Self-Care Assistance : Bathing/Hygiene)<br>개인적 위생을 수행할 수 있도록 환자를 도와주기 |
| | | 1-6-19. 자가간호 보조 : 의복/치장(Self-Care Assistance : Dressing/Grooming)<br>환자의 의복과 단장하는 것을 도와주기 |
| | | 1-6-20. 자가간호 보조 : 섭식(Self-Care Assistance : Feeding)<br>먹는 것을 도와주기 |
| | | 1-6-21. 자가간호 보조 : 소변(Self-Care Assistance : Toileting)<br>배뇨를 도와주기 |
| | | 1-6-22. 자가간호 보조 : 보조기 사용 일상생활(Self Care Assistance : Instrumental Activity of Daily Living, IADL)<br>보조기를 사용하여 일상생활의 활동을 수행할 수 있도록 환자를 도와주기 |
| | | 1-6-23. 자가간호 보조 : 이동(Self Care Assistance : Transfer)<br>일상생활에서 이동할 수 있도록 도와주기 |
| | | 1-6-24. 수면 증진(Sleep Enhancement)<br>규칙적인 수면/각성 주기를 촉진하기 |
| | | 1-6-25. 연하 요법(Swallowing Therapy)<br>연하를 용이하게 하고 연하곤란의 합병증을 예방하기 |
| | | 1-6-26. 교육 : 발간호(Teaching : Foot Care)<br>예방적인 발 관리를 제공하기 위해 위험요인 및 다른 중요한 요인을 알려주기 |
| | | 1-6-27. 튜브 간호(Tube Care)<br>신체외부 배액장치를 부착한 환자에 대한 관리 |
| **2. 생리학적 : 복합적 Pysiological : Complex** : 항상성 조절을 지지하는 간호 | | |
| | 2-1. 전해질과 산·염기 관리 Electrolyte and Acid-Base Management : 전해질 및 산 염기 균형을 조절하고 합병증을 예방하기 위한 간호 | |
| | | 2-1-1. 산 염기 관리(Acid-Base Management)<br>산 염기 균형을 증진하고, 산 염기 불균형으로 인해 발생하는 합병증을 예방하기 |
| | | 2-1-2. 산 염기 관리 : 대사성 산증(Acid-Base Management : Metabolic Acidosis)<br>산 염기 균형을 증진하고, 혈청 $HCO_3$가 적정수준보다 낮아서 발생하는 합병증을 예방하기 |
| | | 2-1-3. 산 염기 관리 : 대사성 알칼리증(Acid-Base Management : Metabolic Alkalosis)<br>산 염기 균형을 증진하고, 혈청 $HCO_3$가 적정 수준보다 높아서 발생하는 합병증을 예방하기 |
| | | 2-1-4. 산 염기 관리 : 호흡성 산증(Acid-Base Management : Respiratory Acidosis)<br>산 염기 균형을 증진하고, 혈정 $PaCO_2$가 적정 수준보다 높아서 발생하는 합병증을 예방하기 |
| | | 2-1-5. 산 염기 관리 : 호흡성 알칼리증(Acid-Base Management : Respiratory Alkalosis)<br>산 염기 균형을 증진하고, $PaCO_2$가 적정 수준보다 낮아서 발생하는 합병증을 예방하기 |
| | | 2-1-6. 산 염기 감시(Acid-Base Monitoring)<br>산 염기 균형을 조절하기 위해 자료를 수집하고 분석하기 |

| 영역 | 분류 | 중재 |
|---|---|---|
| | | 2-1-7. 전해질 관리(Electrolyte Management)<br>전해질 균형을 증진하여 비정상적이거나 바람직하지 못한 혈청 전해질 수준으로 인해 발생하는 합병증을 예방하기<br>2-1-8. 전해질 관리 : 고칼슘혈증(Electrolyte Management : Hypercalcemia)<br>칼슘균형을 증진하고 적정 혈청칼슘 수준을 초과해서 발생하는 합병증을 예방하기<br>2-1-9. 전해질 관리 : 고칼륨혈증(Electrolyte Management : Hyperkalemia)<br>칼륨균형을 증진하고 적정 혈청칼륨 수준을 초과하여 발생하는 합병증을 예방하기<br>2-1-10. 전해질 관리 : 고마그네슘혈증(Electrolyte Management : Hypermagnesemia)<br>마그네슘 균형을 증진하고 적정 혈청마그네슘을 초과해서 발생하는 합병증을 예방하기<br>2-1-11. 전해질 관리 : 고나트륨혈증(Electrolyte Management : Hypematremia)<br>나트륨 균형을 증진하고 적정 혈청나트륨 수준을 초과해서 발생하는 합병증을 예방하기<br>2-1-12. 전해질 관리 : 고인산혈증(Electrolyte Management : Hyperphosphatemia)<br>인산염 균형을 증진하고 적정 혈청인산염 수준을 초과해서 발생하는 합병증을 예방하기<br>2-1-13. 전해질 관리 : 저칼슘혈증(Electrolyte Management : Hypocalcemia)<br>칼슘균형을 증진하고 적정 혈청칼슘 수준보다 부족하여 발생하는 합병증을 예방하기<br>2-1-14. 전해질 관리 : 저칼륨혈증(Electrolyte Management : Hypokalemia)<br>칼륨균형을 증진하고 적정 혈청칼륨 수준보다 부족하여 발생하는 합병증을 예방하기<br>2-1-15. 전해질 관리 : 저마그네슘혈증(Electrolyte Management : Hypomagnesemia)<br>마그네슘균형을 증진하고 적정 혈청마그네슘 수준보다 부족하여 발생하는 합병증을 예방하기<br>2-1-16. 전해질 관리 : 저나트륨혈증(Electrolyte Management : Hyponatremia)<br>나트륨균형을 증진하고 적정 혈청나트륨 수준보다 부족하여 발생하는 합병증을 예방하기<br>2-1-17. 전해질 관리 : 저인산혈증(Electrolyte Management : Hypophosphatemia)<br>인산염균형을 증진하고 적정 인산염 수준보다 부족하여 발생하는 합병증을 예방하기<br>2-1-18. 전해질 감시(Electrolyte Monitoring)<br>전해질 균형을 조절하기 위해 환자 자료를 수집하고 분석하기<br>2-1-19. 수분/전해질관리(Fluid/Electrolyte Management)<br>비정상적 수분/전해질로 인해 발생하는 합병증을 조절하고 예방하기<br>2-1-20. 혈액투석 요법(Hemodialysis Therapy)<br>투석기를 통한 환자혈액의 체외통과를 관리하기<br>2-1-21. 혈액여과 요법(Hemofiltration Therapy)<br>환자의 수압에 의해 조절되는 혈액여과기를 통해 급성기 환자의 혈액을 깨끗이 하는 것<br>2-1-22. 고혈당 관리(Hyperglycemia Management)<br>정상범위 이상의 혈중 포도당을 예방하고 치료하는 것<br>2-1-23. 고지혈증 관리(Hyperlipidemia Management)<br>정상보다 높은 콜레스테롤과 트리글리세리드를 예방하고 치료하기<br>2-1-24. 저혈당 관리(Hypoglycemia Management)<br>저혈당을 예방하고 치료하는 것<br>2-1-25. 복막투석 요법(Peritoneal Dialysis Therapy)<br>복강 내/외로 투석액을 주입하고 감시하기<br>2-1-26. 혈관절개술 : 동맥혈 채취(Phlebotomy : Arterial Blood Sample)<br>산소나 이산화탄소 분압 그리고 산 염기 균형을 사정하기 위해 캐뉼라가 없는 동맥혈관으로부터 혈액을 채취하는 것<br>2-1-27. 완전 영양주사 투여(Total Parenteral Nutrition(TPN) Administration)<br>정맥으로 영양분을 투여하기 위해 준비, 투여하고, 환자의 반응을 감시하기 |

| 영역 | 분류 | 중재 |
|---|---|---|
| | 2-2. 약물 관리 Drug Management : 약리작용의 바람직한 효과를 촉진하기 위한 간호 | |
| | | 2-2-1. 진통제 투여(Analgesic Administration)<br>고통을 줄이거나 없애기 위해 약물을 사용하기<br>2-2-2. 진통제 투여 : 척수강 내(Analgesic Administration : Intraspinal)<br>고통을 줄이거나 없애기 위해 경막외 혹은 척수강내 약물을 주입하기<br>2-2-3. 마취제 투여(Anestesia Administration)<br>마취제를 준비하고 투여하며, 투여하는 동안 환자의 반응을 감시하기<br>2-2-4. 중심정맥접근장치 관리(Central Venous Access Device(CVAD) Maintenance)<br>관이 있거나 없는 카테터 혹은 몸에 심은 포트를 통해 장기간의 정맥 접근장치를 부착한 환자에 대한 관리<br>2-2-5. 화학적 제지(Chemical Restraint)<br>개인의 최상의 행동을 조절하기 위해 사용하는 항정신약의 승인, 감시와 중단하기<br>2-2-6. 항암요법 관리(Chemotherapy Management)<br>환자나 가족이 항종양제의 작용을 이해하고, 부작용을 최소화시킬 수 있도록 보조하기<br>2-2-7. 호르몬 대치요법(Hormone Replacement Therapy)<br>호르몬 대치요법의 안전하고 효과적인 사용을 촉진하기<br>2-2-8. 투약(Medication Administration)<br>처방약과 비처방약을 준비, 처방하고 그 효과를 평가하기<br>2-2-9. 투약 : 귀(Medication Administration : Ear)<br>귀약을 준비하고 주입하는 것<br>2-2-10. 투약 : 장내(Medication Administration : Healing)<br>장관튜브를 통해 약물을 주입하는 것<br>2-2-11. 투약 : 눈(Medication Administration : Eye)<br>안약을 분비하고 주입하는 것<br>2-2-12. 투약 : 흡입(Medication Administration : Inhalation)<br>분사될 약물을 준비하고 투여하는 것<br>2-2-13. 투약 : 늑막내(Medication Administration : Intrapleural)<br>고통을 줄이기 위한 흉막 카테터를 통한 약물 투여<br>2-2-14. 투약 : 피내(Medication Administration : Intradermal)<br>피내로 주입할 약물을 준비하고 투여하는 것<br>2-2-15. 투약 : 근육(Medication Administration : Intramuscular, IM)<br>근육 내로 주입할 약물을 준비하고 투여하는 것<br>2-2-16. 약물 투여 : 골내로 약물 투여(Medication Administration : Intraosseous)<br>단기 목적으로 주사침을 사용하여 골피질에서 골수질 내로 수액, 혈액, 약물을 긴급히 투여하기<br>2-2-17. 약물 투여 : 척수강내(medication : intraspinal)<br>상피 또는 척수강 내로 약물을 투여하기<br>2-2-18. 투약 : 정맥(Medication Administration : Intravenous, IV)<br>정맥 내로 주입할 약물을 준비하고 투여하는 것<br>2-2-19. 투약 : 비강(Medication : Nasal)<br>비강약을 준비하고 투여하며, 환자의 반응을 감시하기<br>2-2-20. 투약 : 구강(Medication Administration : Oral)<br>구강용 약을 준비하고 투여하며, 환자의 반응을 감시하기<br>2-2-21. 투약 : 직장(Medication Administration : Rectal)<br>좌약을 준비하고 삽입하는 것 |

| 영역 | 분류 | 중재 |
|---|---|---|
| | | 2-2-22. 투약 : 피부(Medication Administration : Skin)<br>피부에 도포할 약물을 준비하고 적용하는 것<br>2-2-23. 투약 : 피하(Medication Administration : Subcutaneous)<br>피하에 주입할 약물을 준비하고 적용하는 것<br>2-2-24. 투약 : 질(Medication Administration : Vaginal)<br>질에 삽입할 약물을 준비하고 삽입하는 것<br>2-2-25. 투약 : 뇌실 저장소(Medication Administration : Ventricular Reservoir)<br>측뇌실 내로 삽입관을 주입하여 약물을 투여하고 감시하는 것<br>2-2-26. 투약 관리(Medication Management)<br>처방약물과 비처방약물의 안전하고 효과적인 사용을 촉진하기<br>2-2-27. 투약 처방(Medication Prescribing)<br>건강 문제를 해결하기 위해 약을 처방하는 것<br>2-2-28. 약물 조정(Medication Reconciliation)<br>정확성과 환자 안전을 보장하기 위해 입원, 양도 및 퇴원 결정 시 환자의 가정 약물을 비교하기<br>2-2-29. 환자 자가조절 진통제 투여 보조(Patient-Controlled Analgesia(PCA) Assistance)<br>환자가 진통제 투어 및 조절을 스스로 할 수 있게 촉진하기<br>2-2-30. 약용식물요법(Phytotherapy)<br>건강을 유지하거나 질병을 치료하기 위해 약용 식물에 함유 된 활성 성분 또는 물질 사용하기<br>2-2-31. 진정 관리(Sedation Management)<br>진단 혹은 치료과정 동안 진정제를 주입하고 환자의 반응을 감시하고 필요한 신체적 지지를 공급하기<br>2-2-32. 교육 : 처방된 약물(Teaching : Prescribed Medication)<br>환자가 처방된 약물을 안전하게 복용하고 약물의 효과를 관찰하도록 준비시키기<br>2-2-33. 혈전용해 치료 관리(Thrombolytic Therapy Management)<br>혈전을 녹이는 약물을 사용하여 환자의 안전을 촉진하고 적절히 준비하도록 환자의 자료를 수집하고 분석하기 |
| | 2-3. 신경계 관리 Neurologic Management : 신경계 기능의 최적화하기 위한 간호 | |
| | | 2-3-1. 뇌부종관리(Cerebral Edema Management)<br>뇌조직의 팽창으로 인한 2차적 뇌손상을 제한하기<br>2-3-2. 뇌 관류 증진(Cerebral Perfusion Promotion)<br>부적절한 뇌 관류가 존재하거나 위험이 있는 환자의 합병증을 제한하고 적절한 뇌 관류를 증진시키기<br>2-3-3. 반사장애 관리(Dysreflexia Management)<br>경부나 상부 흉추에 손상을 입은 환자에게 과도한 반사작용을 일으키거나 부적절한 자율신경 반응을 초래하는 자극을 예방하거나 제거하는 것<br>2-3-4. 전기경련 치료 관리(Electroconvulsive Therapy Management)<br>정신질환 치료에 전기 경련 요법의 안전하고 효율적인 제공 지원하기<br>2-3-5. 뇌압감시(Intracranial Pressure(ICP) Monitoring)<br>뇌압을 조절하기 위해 환자자료를 측정하고 해석하는 것<br>2-3-6. 신경계 관리(Neurologic Monitoring)<br>신경계 합병증을 예방하고 최소화하기 위해 환자자료를 수집하고 분석하기<br>2-3-7. 말초신경감각 관리(Peripheral Sensation Management)<br>감각기능이 변화된 환자에게 발생할 수 있는 상해나 불편함을 예방하거나 최소화하기<br>2-3-8. 체위 : 신경학적(Positioning : Neurologic)<br>척수손상이나 척추의 불안정을 경험하거나 위험이 있는 환자에게 최적의 적절한 신체선열을 유지하는 것 |

| 영역 | 분류 | 중재 |
|---|---|---|
| | | 2-3-9. 발작 관리(Seizure Management)<br>발작증이나 후에 환자를 간호하는 것<br>2-3-10. 발작 주의(Seizure Precautions)<br>발작증상을 가진 환자에게 잠재적 상해 가능성을 예방하고 최소화 하는 것<br>2-3-11. 지주막하 출혈 주의(Subarchnoid hemorrhage Precautions)<br>동맥류 수술 전에 재 출혈의 위험을 최소화하기 위하여 내·외적 자극이나 스트레스를 감소시키기<br>2-3-12. 뇌관 간호(Tube Care : Ventriculostomy/Lumbar Drain)<br>뇌척수액 배액장치를 부착한 환자에 대한 관리<br>2-3-13. 일측마비 관리(Unilateral Neglect Management)<br>환자가 손상된 지각능력에 적응하도록 돕는 동안 손상 받은 신체부분을 안전하게 재통합하고 보호하는 것 |
| | 2-4. 수술 전·중·후 간호 Perioperative Care : 수술 전·중·후 간호를 제공하기 위한 간호 | |
| | | 2-4-1. 마취제 투여(Anestesia Administration)<br>마취제를 준비하고 투여하며, 투여하는 동안 환자의 반응을 감시하기<br>2-4-2. 자가수혈(Autotransfusion)<br>수술중이나 수술 후 깨끗한 상처로부터 유출된 피를 모아 환자에게 재 주입하는 것<br>2-4-3. 포경수술 간호(Circumcision Care)<br>포경수술을 한 남자에게 수수절차 전과 후에 지지하기<br>2-4-4. 감염 통제 : 수술중(Infection Control : Intraoperative)<br>수술 중 전염성 인자의 침입과 전파를 최소화하기<br>2-4-5. 레이저 예방책(Laser Precautions)<br>레이저 사용과 관련해서 환자에게 상해를 줄 위험을 제한하는 것<br>2-4-6. 함기성 지혈대 관리(Pneumatic Tourniquet Management)<br>함기성 지혈대를 보조과정으로 사용하는 환자를 간호하는 것<br>2-4-7. 체위 : 수술중(Positioning : Intraoperative)<br>합병증이나 불편의 위험을 감소시키면서 수술 부위의 노출을 증가시키기 위해 환자나 환자의 신체부분을 옮기는 것<br>2-4-8. 마취 후 간호(Postanesthesia Care)<br>전신적, 국소적 마취를 경험한 직후의 환자를 감시하고 관리하기<br>2-4-9. 수술 전 조정(Preoperative Coordination)<br>수술 환자의 입원 전 진단적 검사나 준비를 촉진하는 것<br>2-4-10. 피부 간호 : 공여부위(Skin Care : Donor Site)<br>피부 공여부위의 합병증을 방지하고 회복을 증진하기<br>2-4-11. 피부 간호 : 이식부위(Skin Care : Graft Site)<br>피부 이식부위의 합병증을 방지하고 회복을 증진하기<br>2-4-12. 수술 보조(Surgical Assistance)<br>수술과정 중 외과의사나 치과의사를 보조하고 수술환자 관리 지원하기<br>2-4-13. 수술 기구 관리(Surgical Instrumentation Management)<br>외과용 재료, 기구, 장비 및 무균에 대한 요구 사항 관리하기<br>2-4-14. 외과적 주의(Surgical Precautions)<br>수술 절차와 관련되어 환자에게 잠재적인 시술상의 상해를 최소화하는 것<br>2-4-15. 수술 준비(Surgical Preparation)<br>수술 직전 환자에 대한 간호를 제공하고, 필요한 절차나 검사에 대해 확인하고, 임상기록지에 기록하는 것 |

| 영역 | 분류 | 중재 |
|---|---|---|
| | | 2-4-16. 교육 : 수술 전(Teaching : Preoperative)<br>수술과 수술 후 회복기간에 대해 이해시키고 정신적으로 준비<br>2-4-17. 수술 중 체온조절(Temperature Regulation : Perioperative)<br>수술 기간 내내 원하는 체온 달성 및 유지하기 |
| | 2-5. 호흡관리 Respiratory Management : 기도의 개방성과 가스교환을 촉진하기 위한 간호 | |
| | | 2-5-1. 산 염기 관리 : 호흡성 산증(Acid-Base Management : Respiratory Acidosis)<br>산 염기 균형을 증진하고, 혈정 $PaCO_2$가 적정 수준보다 높아서 발생하는 합병증을 예방하기<br>2-5-2. 산 염기 관리 : 호흡성 알칼리증(Acid-Base Management : Respiratory Alkalosis)<br>산 염기 균형을 증진하고, $PaCO_2$가 적정 수준보다 낮아서 발생하는 합병증을 예방하기<br>2-5-3. 인공기도 삽입(Airway Insertion and Stabilization)<br>인공기도를 삽입하거나, 삽입하는 것을 보조함으로써 인공기도를 고정시키기<br>2-5-4. 기도 관리(Airway Management)<br>공기흐름을 위한 기도 개방(patency)을 촉진하기<br>2-5-5. 기도 흡인(Airway Suctioning)<br>환자의 구강기도 혹은 기관 속으로 흡입관을 삽입하여 기도 분비물을 제거하기<br>2-5-6. 아나필락시스 관리(Anaphylaxis Management)<br>심각한 알레르기(항원 항체)반응을 일으키는 환자에게 적절한 환기나 조직관류를 증가시키는 것<br>2-5-7. 인공기도 관리(Artificial Airway Management)<br>기관내관이나 기관절개술용 튜브를 유지시키고, 이로 인해 발생하는 합병증을 예방하기<br>2-5-8. 흡입예방(Aspiration Precautions)<br>흡입의 위험이 있는 환자에게 위험요소를 예방하거나 최소화하기<br>2-5-9. 천식 관리(Asthma Management)<br>기도내 염증 및 수축 반응에 대한 확인, 치료와 예방하기<br>2-5-10. 흉부 물리요법(Chest Physiotherapy)<br>환자의 기도 분비물을 뱉게 하거나 뽑기 위해 말초기도에서 중심기도 쪽으로 기도 분비물을 옮기도록 보조하기<br>2-5-11. 기침 장려(Cough Enhancement)<br>강제적인 공기배출을 위해 높은 흉곽내 압력을 유도하고, 폐실질을 압박함으로써 환자가 숨을 깊이 들이마시도록 증진하기<br>2-5-12. 폐색전 간호(Embolus Care : Pulmonary)<br>폐순환 폐쇄나 폐쇄의 위험이 있는 환자의 합병증을 제한하기<br>2-5-13. 기관내 삽관 제거(Endotracheal Extubation)<br>비강인두나 구강인두로부터 기관내삽관 튜브를 의도적으로 제거하는 것<br>2-5-14. 기계적 환기 관리 : 침습적(Mechanical Ventilation Management : Invasive)<br>기관 삽입 장치를 통해 인공호흡을 받는 환자를 지원<br>2-5-15. 기계적 환기 관리 : 비침습적(Mechanical Ventilation Management : Noninvasive)<br>기관 삽입 장치가 필요하지 않은 인공호흡을 받는 환자를 지원<br>2-5-16. 기계적 환기 관리 : 폐렴 예방(Mechanical Ventilation Management : Pneumonia Preventation)<br>인공호흡기에 의해 폐렴이 발생할 수 있는 위험이 있는 환자 관리<br>2-5-17. 기계적 환기장치 제거(Mechanical Ventilatory Weaning)<br>기계적 환기장치의 보조 없이 환자가 숨을 쉴 수 있도록 보조하기<br>2-5-18. 비강세척(Nasal Irrigetion)<br>식염수 세척을 통해 코 점막의 기능을 향상하기<br>2-5-19. 산소요법(Oxygen Therapy)<br>산소를 투여하고 그 효과성을 감시하기 |

| 영역 | 분류 | 중재 |
|---|---|---|
| | | 2-5-20. 호흡과 관련된 자료 감시(Respiratory Monitoring)<br>기도개방과 적절한 가스교환을 확인하기 위해 환자에 대한 자료를 수집하고 분석하는 것<br>2-5-21. 흉곽내 튜브 간호(Tube Care : Chest)<br>흉강에 외부배액장치를 부착한 환자에 대한 관리<br>2-5-22. 환기 보조(Ventilation Assistance)<br>폐에서 산소와 이산화탄소 교환을 극대화시키는 최적의 자연스런 호흡 형태를 증진시키는 것 |
| | 2-6. 피부/상처 관리 Skin/Wound Management : 조직의 온전한 상태를 유지하거나 회복하기 위한 간호 | |
| | | 2-6-1. 절단환자 간호(Amputation Care)<br>신체 절단 후 신체적, 심리적 치유를 증진시키기<br>2-6-2. 절개부위 간호(Incision Site Care)<br>봉합사, 클립, 스테이플로 봉합된 상처를 세척, 감시, 치유를 증진시키기<br>2-6-3. 리치 요법(Leech Therapy)<br>정맥혈이 충만된 이식 조직의 배액을 돕기 위해 의학적 리치를 적용하는 것<br>2-6-4. 하지 관리(Lower Extrimity Monitoring)<br>하지의 위험을 분류하고 손상을 방지하기 위해 환자의 자료를 수집, 분석과 활용하기<br>2-6-5. 장루 간호(Ostomy Care)<br>장루를 통한 배설을 유지하고 주변 조직을 간호하는 것<br>2-6-6. 욕창 간호(Pressure Ulcer Care)<br>욕창의 치유를 촉진시키기<br>2-6-7. 욕창 예방(Pressure Ulcer Prevention)<br>욕창의 위험성이 높은 환자에게 욕창의 발생을 예방하기<br>2-6-8. 소양증 관리(Pruritus Management)<br>소양감을 예방하고 치료하는 것<br>2-6-9. 피부 간호 : 공여부위(Skin Care : Donor Site)<br>피부 공여부위의 합병증을 방지하고 회복을 증진하기<br>2-6-10. 피부 간호 : 이식부위(Skin Care : Graft Site)<br>피부 이식부위의 합병증을 방지하고 회복을 증진하기<br>2-6-11. 피부 간호 : 국소치료(Skin Care : Topical Treatments)<br>피부 통합성을 증진하고 피부 손상을 최소화하기 위해 국소적으로 약물을 도포하는 것<br>2-6-12. 피부 감시(Skin Surveillance)<br>피부와 점막의 통합성을 유지하기 위해 환자 자료를 수집하고 분석하기<br>2-6-13. 봉합(Suturing)<br>무균 봉합제와 바늘을 사용하여 상처의 가장자리를 잘 맞추어 꿰매기<br>2-6-14. 상처 간호(Wound Care)<br>창상 합병증을 예방하고 상처치유를 증진시키는 것<br>2-6-15. 상처 간호 : 화상(Wound Care : Burns)<br>화상으로 인한 상처 합병증 예방 및 상처 치유 촉진<br>2-6-16. 상처 간호 : 폐쇄배액(Wound Care : Closed Drainage)<br>상처부위에 압력배액장치를 유지시키기<br>2-6-17. 상처 간호 : 비회복(Wound Care : Nonhealing)<br>치료가 예상되지 않은 악성 또는 기타 상처의 완화 치료 및 합병증 예방하기<br>2-6-18. 상처부위 세척(Wound Irrigation)<br>상처를 깨끗이 하고 괴사된 조직과 과다한 배액을 제거하기 위해 개방된 상처를 세척하기 |

| 영역 | 분류 | 중재 |
|---|---|---|
| | 2-7. 체온조절 Thermoregulation : 정상범위의 체온을 유지하기 위한 간호 | |
| | | 2-7-1. 고열 치료(Fever Treatment)<br>비환경적 요인에 의해 초래된 고열 환자를 관리하기 |
| | | 2-7-2. 고체온증 치료(Hyperthermia Treatment)<br>체온조절 기능장애로 인한 체온 상승과 관련된 증상과 상태를 관리하기 |
| | | 2-7-3. 저체온 유발 치료(Hypothermia Induction Therapy)<br>온도 조절 기능 장애로 인한 체온 상승과 관련된 증상 및 관련 상태 관리 |
| | | 2-7-4. 저체온증 치료(Hypothermia Treatment)<br>심부체온이 섭씨 35도 이하로 내려간 환자를 다시 따뜻하게 하고 감시하는 것 |
| | | 2-7-5. 악성 고체온 예방책(Malignant Hyperthemia Precautions)<br>수술 시에 사용된 약물에 대한 과대사 반응을 예방하고 감소시키기 |
| | | 2-7-6. 체온조절(Temperature Regulation)<br>정상범위 내에서 체온을 유지, 보존하는 것 |
| | | 2-7-7. 수술 중 체온조절(Temperature Regulation : Perioperative)<br>수술 기간 내내 원하는 체온 달성 및 유지하기 |
| | 2-8. 조직 관류 관리 Tissue Perfusion Management : 조직으로의 혈액 및 체액의 순환을 최적화하기 위한 간호 | |
| | | 2-8-1. 자가수혈(Autotransfusion)<br>수술중이나 수술 후 깨끗한 상처로부터 유출된 피를 모아 환자에게 재 주입하는 것 |
| | | 2-8-2. 출혈 예방(Bleeding Precautions)<br>출혈의 위험이 있는 환자에게 출혈을 일으킬 수 있는 자극을 감소시키기 |
| | | 2-8-3. 출혈 감소(Bleeding Reduction)<br>출혈 시 혈액 소실량을 제한하기 |
| | | 2-8-4. 출혈 감소 : 산전자궁(Bleeding Reduction : Antepartum Uterus)<br>임신 마지막 3개월 동안 자궁으로부터의 혈액 손실량을 제한하기 |
| | | 2-8-5. 출혈 감소 : 위장(Bleeding Reduction : Gastrointestinal)<br>상/하부 위장관으로부터의 출혈량을 제한하고 이와 관련된 합병증을 제한하기 |
| | | 2-8-6. 출혈 감소 : 비강(Bleeding Reduction : Nasal)<br>비강으로부터의 혈액 손실량을 제한하기 |
| | | 2-8-7. 출혈 감소 : 산후자궁(Bleeding Reduction : Postpartum Uterus)<br>분만 후 자궁으로부터의 혈액 손실량을 제한하기 |
| | | 2-8-8. 출혈 감소 : 상처 (Bleeding Reduction : Wound)<br>외상, 절개, 또는 튜브나 카테터의 주입으로 인해 발생할 수 있는 상처로부터 혈액 손실량을 제한하기 |
| | | 2-8-9. 혈액제제 투여(Blood Products Administration)<br>혈액 또는 혈액제제의 투여 및 환자의 반응을 감시하기 |
| | | 2-8-10. 말초 혈액 표본(Capillary Blood Sample)<br>발뒤꿈치, 손가락, 혹은 다른 피부 말초 신체부위에서 동정맥 표본을 획득하기 |
| | | 2-8-11. 심장간호(Cardiac Care)<br>심기능 장애가 있는 환자에게 심근의 산소공급 및 수요의 불균형으로 발생하는 합병증을 제한하기 |
| | | 2-8-12. 심장간호 : 급성(Cardiac Care : Acute)<br>최근에 심기능 장애를 유발하는 심근의 산소공급 및 수요의 불균형을 경험한 환자의 합병증을 제한하기 |

| 영역 | 분류 | 중재 |
|---|---|---|
| | | 2-8-13. 심장간호 : 재활(Cardiac Care : Rehabilitative)<br>심근의 산소 공급과 수요의 불균형으로 발생한 심기능 장애를 경험한 환자에게 최대한의 기능적 활동수준을 증진시키기<br>2-8-14. 심장질환 위험 관리(Cardiac Risk Management)<br>기여 사건 및 위험 행동을 최소화하여 심장 기능 장애의 급성 문제를 예방하기<br>2-8-15. 중심정맥접근장치 관리(Central Venous Access Device(CVAD) Maintenance)<br>관이 있거나 없는 카테터 혹은 몸에 심은 포트를 통해 장기간의 정맥 접근장치를 부착한 환자에 대한 관리<br>2-8-16. 혈액순환 간호 : 동맥혈 불충분(Circulatory Care : Arterial Insufficiency)<br>동맥혈 순환을 증진시키기<br>2-8-17. 혈액순환 간호 : 기계적 보조 기구(Circulation Care : Mechanical Assist Device)<br>기계적인 보조 장치나 펌프를 이용해 일시적으로 순환을 돕는 것<br>2-8-18. 혈액순환 간호 : 정맥혈 불충분(Circulatory Care : Venous Insufficiency)<br>정맥혈 순환을 증진시키기<br>2-8-19. 순환장애 예방을 위한 간호(Circulatory Precautions)<br>관류에 장애가 있는 특정부위를 보호하기<br>2-8-20. 제세동기 관리 : 체외(Defibrillator Management : External)<br>체내 심장 제세동기를 삽입하고 사용하는 생명에 위협적인 심장리듬 장애의 영구적인 발견과 마지막으로 제세동을 하는 환자 간호<br>2-8-21. 제세동기 관리 : 체내(Defibrillator Management : Internal)<br>생명에 위협적인 심장리듬 장애의 마지막으로 제세동을 하는 환자 간호<br>2-8-22. 투석 접근장치 유지(Dialysis Acess Maintenance)<br>동정맥 접근 부위의 혈관을 보존하기<br>2-8-23. 부정맥 관리(Dysrhythmia Management)<br>비정상적 심장리듬을 예방하거나 인식하여 이를 위한 치료를 촉진시키는 것<br>2-8-24. 말초색전 간호(Embolus care : Peripheral)<br>말초순환계의 폐색이 있거나 폐색의 위험이 있는 환자의 합병증을 제한하기<br>2-8-25. 폐색전 간호(Embolus Care : Pulmonary)<br>폐순환 폐쇄나 폐쇄의 위험이 있는 환자의 합병증을 제한하기<br>2-8-26. 색전예방을 위한 간호(Embolus Precautions)<br>혈전 형성이 있는 환자나 혈전형성이 발전될 가능성이 있는 환자에게 색전발생의 위험성을 감소시키기<br>2-8-27. 수분/전해질관리(Fluid/Electrolyte Management)<br>비정상적 수분/전해질로 인해 발생하는 합병증을 조절하고 예방하기<br>2-8-28. 수액 관리(Fluid Management)<br>수분균형을 증진하고, 비정상적이거나 부적절한 수분으로 인해 발생하는 합병증을 예방하기<br>2-8-29. 수액 감시(Fluid Monitoring)<br>수분균형을 조절하기 위해 환자 자료를 수집하고 분석하기<br>2-8-30. 수액 소생법(Fluid Resuscitation)<br>처방된 정맥 주사액을 신속하게 주입하고 관리하기<br>2-8-31. 혈류동태 조절(Hemodynamic Regulation)<br>심박동률, 전박출, 후박출, 심근수축력을 최적화하기<br>2-8-32. 고혈압 관리(Hypertension Management)<br>정상보다 높은 혈압을 예방하고 치료하기 |

| 영역 | 분류 | 중재 |
|---|---|---|
| | | 2-8-33. 고혈량증 관리(Hypervolemia Management)<br>세포내/외 수분량을 감소시키고 수분과다 환자의 합병증을 예방하는 것 |
| | | 2-8-34. 저혈압 관리(Hypotension Management)<br>정상보다 낮은 혈압을 예방하고 치료하기 |
| | | 2-8-35. 저혈량증 관리(Hypovolemia Management)<br>수분을 빼앗긴 환자에게 혈관내 수분량을 늘이는 것 |
| | | 2-8-36. 정맥주사 놓기(Intravenous(IV) Insertion)<br>수액, 혈액 또는 약물을 투여할 목적으로 말초정맥에 주사바늘을 삽입하기 |
| | | 2-8-37. 정맥주사요법(Intravenous(IV) Therapy)<br>정맥용 수액이나 약물의 투여와 감시 |
| | | 2-8-38. 침습성 혈류동태 감시(Invasive Hemodynamic Monitoring)<br>심혈관기능을 판정하고, 치료요법을 적절하게 조절하기 위해 침습적인 방법으로 혈액학적 수치를 측정하고 해석하기 |
| | | 2-8-39. 심박동기 관리 : 영구적(Pacemaker Management : Permanent)<br>심박 조율기 삽입 및 사용을 통해 심박동기를 영구적으로 사용하는 환자 관리하기 |
| | | 2-8-40. 심박동기 관리 : 일시적(Pacemaker Management : Temporary)<br>임시 심박동기 삽입 및 사용을 통한 심장박동을 지원하기 |
| | | 2-8-41. 말초삽입형 중심정맥카테터 간호(Peripherally Inserted Central Catheter (PICC) Care)<br>말초부위에 삽입된 중심카테터의 주입과 관리 |
| | | 2-8-42. 혈관절개술 : 동맥혈 채취(Phlebotomy : Arterial Blood Sample)<br>산소나 이산화탄소 분압 그리고 산염기 균형을 사정하기 위해 캐뉼라가 없는 동맥혈관으로부터 혈액을 채취하는 것 |
| | | 2-8-43. 혈관절개술 : 혈액 획득(Phlebotomy : Blood Units Acquisition)<br>제공기증자로부터 혈액과 혈액 산물을 얻는 것 |
| | | 2-8-44. 혈관절개술 : 혈관내 유치도관(Phlebotomy : Cannulated Vessel)<br>임상검사를 위해 혈관에 유치도관을 통해 끼어 넣어 혈액 표본을 뽑아내기 |
| | | 2-8-45. 정맥절개술 : 정맥혈 채취(Phlebotomy : Venous Blood Sample)<br>캐뉼라가 없는 정맥혈관으로부터 혈액을 채취하기 |
| | | 2-8-46. 쇼크 관리(Shock Management)<br>심하게 조직관류가 손상된 환자에게 세포 폐기물을 제거하고 산소나 영양분이 전신 조직으로 전달되는 것을 촉진하기 |
| | | 2-8-47. 쇼크 관리 : 심장(Shock Management : Cardiac)<br>심장의 펌핑기능이 심하게 손상된 환자에게 적절한 조직관류를 증진하기 |
| | | 2-8-48. 쇼크 관리 : 혈관(Shock Management : Vasogenic)<br>혈관 수축력이 심각하게 손상된 환자에게 적절한 조직관류를 증진하기 |
| | | 2-8-49. 쇼크 관리 : 혈량(Shock Management : Volume)<br>혈관내 혈량이 심각하게 소실된 환자에게 적절한 조직관류를 증진하기 |
| | | 2-8-50. 쇼크 예방(Shock Prevention)<br>쇼크가 발생할 가능성이 높은 환자를 발견하고 치료하기 |
| | | 2-8-51. 줄기세포 주입(Stem Cell Infusion)<br>조혈모세포를 주입하고 환자의 반응을 감시하기 |
| | | 2-8-52. 혈전용해 치료 관리(Thrombolytic Therapy Management)<br>혈전을 녹이는 약물을 사용하여 환자의 안전을 촉진하고 적절히 준비하도록 환자의 자료를 수집하고 분석하기 |

| 영역 | 분류 | 중재 |
|---|---|---|
| **3. 행동학적 Behavioral : 심리사회적 기능을 지지하고 삶의 양식 변화를 촉진하는 간호** | | |
| | 3-1. 행동 요법 Behavior Therapy : 바람직한 행동을 강화 또는 촉진하거나 바람직하지 않은 행동을 바꾸기 위한 간호 | |
| | | 3-1-1. 활동요법(Activity Therapy)<br>개인 혹은 집단의 활동범위, 활동횟수, 활동지속시간 등을 증가시키기 위해 특정 신체적, 인지적, 사회적, 정신적 활동을 처방하거나 보조하기<br>3-1-2. 동물이용 요법(Animal Assisted Therapy)<br>애정, 관심, 주의전환, 이완을 제공하기 위해 동물을 의도적으로 이용하는 것<br>3-1-3. 예술요법(Art Therapy)<br>그리기 혹은 다른 예술형태를 통해 의사소통을 촉진하기<br>3-1-4. 자기주장 훈련(Assertiveness Training)<br>타인의 권리를 존중하면서 자신의 감정, 욕구, 생각을 효과적으로 표현할 수 있도록 도와주기<br>3-1-5. 행동 관리(Behavior Management)<br>부정적인 행동을 관리하도록 환자를 도와주는 것<br>3-1-6. 행동 관리 : 활동과다/부주의(Behavior Management : Overactivity/Inattention)<br>최적의 기능을 증진시키면서 환자의 주의집중 능력부족이나 과다행동을 안전하게 수용하는 치료적 환경을 제공하기<br>3-1-7. 행동 관리 : 자해(Behavior Management : Self-Harm)<br>자해나 자기학대 행위를 감소시키거나 제거하도록 환자를 보조하는 것<br>3-1-8. 성적 행동 관리(Behavior Management : Sexual)<br>사회적으로 받아들일 수 없는 성적행동을 예방하고 서술하기<br>3-1-9. 행동 수정(Behavior Modification)<br>행동변화를 증진하기<br>3-1-10. 행동 수정 : 사회적 기술(Behavior Modification : Social Skills)<br>환자의 대인관계를 위한 사회적 기술을 발달시키거나 향상시키기 위해 도와주기<br>3-1-11. 논평(Commentation)<br>칭찬과 감탄의 표현을 제공하고 개인, 가족 또는 지역 사회에서 분명한 힘과 능력을 강조하는 진술을 제공하기<br>3-1-12. 댄스 요법(Dance Therapy)<br>음악적 리듬의 비트와 함께 신체적 움직임을 사용하여 특정한 치료로 신체적, 정신적, 정서적 또는 영적 변화를 촉진하기<br>3-1-13. 충동조절 훈련(Impulse Control Training)<br>사회적, 대인관계적 상황에서 문제해결 전략의 사용을 통하여 환자의 충동적 행위를 조절하도록 환자를 보조하기<br>3-1-14. 제한 설정(Limit Setting)<br>바람직하고 용납되는 환자행동의 범위를 설정하기<br>3-1-15. 환경요법(Milieu Therapy)<br>환자의 심리사회적 기능을 최대로 증진시키기 위해 환자 주변의 사람, 자원 사건 등을 이용하기<br>3-1-16. 음악요법(Music Therapy)<br>행동이나 감정의 특정한 변화를 성취하기 위해 음악을 사용함<br>3-1-17. 상호목표 설정(Mutual Goal Setting)<br>환자와 협력하여 치료목표를 확인하고 우선순위를 정한 다음, 이러한 목표를 성취하기 위한 계획을 개발하는 것<br>3-1-18. 환자와의 계약(Patient Contraction)<br>특정 행동변화를 강화시키기 위해 환자와 의견조정을 위한 협상을 하는 것 |

| 영역 | 분류 | 중재 |
|---|---|---|
| | | 3-1-19. 광선요법 : 분위기/수면 조정(Phototherapy Mood/Sleep Regulation)<br>분위기 및 정상 신체 내부의 시계를 정상화하기 위해 밝은 양의 선량을 투여하기<br>3-1-20. 자가수정 보조(Self Modification Assistance)<br>개인적으로 중요한 목적을 성취하기 위해 환자자신에 의해 유도된 변화를 재강화시키는 것<br>3-1-21. 자기책임 촉진(Self Responsibility Facilitation)<br>자신의 행동에 대해 더 많은 책임을 지도록 환자를 격려하기<br>3-1-22. 금연지지(Smoking Cessation Assistance)<br>다른 사람을 금연하도록 돕기<br>3-1-23. 알코올 및 약물사용 예방(Substance Use Prevention)<br>술이나 약물에 의존하는 생활양식을 예방하기<br>3-1-24. 알코올 및 약물사용 치료(Substance Use Treatment)<br>술이나 약물의 사용으로 인한 육체적, 사회심리적 문제를 가진 환자나 가족구성원에 대한 지지적인 간호<br>3-1-25. 알코올 및 약물사용 치료 : 금주(Substance Use Treatment : Alcohol Withdrawal)<br>음주의 갑작스런 중단으로 고통을 겪는 환자에 대한 간호<br>3-1-26. 알코올 및 약물사용 치료 : 약물금단(Substance Use Treatment : Drug Withdrawal)<br>약물 해독중인 환자에 대한 간호<br>3-1-27. 알코올 및 약물사용 치료 : 과용(Substance Use Treatment : Overdose)<br>처방이 필요한 약물이나, 처방이 필요 없는 약물을 치료적 범위 이상으로 과용한 환자를 감시, 치료하고 정서적으로 도와주는 것<br>3-1-28. 치료적 놀이(Therapeutic Play)<br>아동이 자신의 지각이나 자신의 세계에 대한 지식과 의사소통 하는 것을 돕기 위해 장난감이나 다른 물건을 목적적, 지시적으로 사용하여 아동이 자신의 환경에 대한 지배감을 얻도록 돕는 것 |
| | 3-2. 인지 요법 Cognitive Therapy : 바람직한 인지기능을 강화 또는 촉진하거나 바람직하지 않은 인지기능을 변경하기 위한 간호 | |
| | | 3-2-1. 분노감 조절 보조(Anger Control Assistance)<br>비폭력적이고 적응적인 방식으로 분노를 표현하도록 촉진하기<br>3-2-2. 독서요법(Bibliotherapy)<br>감정표현, 적극적 문제해결, 대처하기 또는 통찰력의 표현을 향상시키기 위해 문헌을 치료적으로 사용하기<br>3-2-3. 인지 재구조화(Cognitive Restructuring)<br>왜곡된 사고 형태를 변화시키도록 환자를 자극시켜 자신과 세계를 보다 현실적으로 보도록 하는 것<br>3-2-4. 인지 자극(Cognitive Stimulation)<br>계획된 자극을 주어 주위에 대한 지각과 이해를 증진시키도록 하는 것<br>3-2-5. 저널 쓰기(Journaling)<br>과거 사건, 경험 생각, 느낌을 반영하고 분석 할 수 있는 기회를 제공하는 수단으로 글쓰기를 장려하기<br>3-2-6. 학습 촉진(Learning Facilitation)<br>정보를 이해하고 처리할 수 있는 능력을 향상시키는 것<br>3-2-7. 학습준비도 향상(Learning Readiness Enhancement)<br>정보를 받아들이려는 의지와 능력을 증진시키는 것<br>3-2-8. 기억력 훈련(Memory Training)<br>기억을 촉진하기 |

| 영역 | 분류 | 중재 |
|---|---|---|
| | | 3-2-9. 현실 적응(Reality Orientation)<br>자신, 시간과 환경에 대한 환자의 지각을 증진시키기<br>3-2-10. 회상요법(Reminiscence Therapy)<br>즐거움, 삶의 질 혹은 현 상황에 대한 적응을 증진시키기 위해 과거의 사건, 감정, 생각 등에 대해 회상하는 것 |
| | 3-3. 의사소통 강화 Communication Enhancement : 언어, 비언어적 메시지 전달 및 수신을 용이하게 하는 간호 | |
| | | 3-3-1. 적극적 경청(Active Listening)<br>환자의 언어적/비언어적 메시지에 주의를 기울이고 중요한 것에 집중하기<br>3-3-2. 동물이용 요법(Animal Assisted Therapy)<br>애정, 관심, 주의전환, 이완을 제공하기 위해 동물을 의도적으로 이용하는 것<br>3-3-3. 예술요법(Art Therapy)<br>그리기 혹은 다른 예술형태를 통해 의사소통을 촉진하기<br>3-3-4. 의사소통 강화 : 청력결손(Communication Enhancement : Hearing Deficit)<br>감소된 청력을 가진 사람이 대안법을 받아들이고 배우도록 보조하는 것<br>3-3-5. 의사소통 강화 : 언어능력 부족(Communication Enhancement : Speech Deficit)<br>감소된 언어능력을 가진 사람이 대안법을 받아들이고 배우도록 보조하는 것<br>3-3-6. 의사소통 강화 : 시력결손(Communication Enhancement : Visual Deficit)<br>감소된 시력을 가진 사람이 대안법을 받아들이고 배우도록 보조하는 것<br>3-3-7. 복합대인관계 형성(Complex Relationship Building)<br>대인관계에 어려움을 겪는 환자와 치료적 관계를 형성하는 것<br>3-3-8. 갈등조정(Conflict Mediation)<br>분쟁을 해결할 목적으로, 상호 수용할 수 있는 방법으로 서로 대립하는 양측 사이의 건설적 대화를 촉진하는 것<br>3-3-9. 방문 경청하기(Listening Visits)<br>우울한 증상을 줄이기 위한 해결책을 확인하고 생성하기 위해 개인의 상황을 진정으로 이해하고 여러 가정 방문을 통해 공동 작업하기<br>3-3-10. 음악요법(Music Therapy)<br>행동이나 감정의 특정한 변화를 성취하기 위해 음악을 사용함<br>3-3-11. 사회화 증진(Socialization Enhancement)<br>다른 사람과 상호작용하는 능력을 촉진하기<br>3-3-12. 치료적 놀이(Therapeutic Play)<br>아동이 자신의 지각이나 자신의 세계에 대한 지식과 의사소통 하는 것을 돕기 위해 장난감이나 다른 물건을 목적적, 지시적으로 사용하여 아동이 자신의 환경에 대한 지배감을 얻도록 돕는 것<br>3-3-13. 시력검진(Vision Screening)<br>시력 장애의 조기 발견하기 |
| | 3-4. 대응 보조 Coping Assistance : 자신을 강하게 만들고 기능의 변화에 적응하도록 하고 기능의 수준을 더 높이도록 다른 사람을 도와주는 간호 | |
| | | 3-4-1. 예측지도(Anticipatory Guidance)<br>미리 예견된 발달 위기나 상황 위기에 대해 환자를 준비시키는 것<br>3-4-2. 신체상 강화(Body Image Enhancement)<br>환자 자신의 신체에 대한 의식적, 무의식적 지각과 태도를 향상시키기 |

| 영역 | 분류 | 중재 |
|---|---|---|
| | | 3-4-3. 대응능력 강화(Coping Enhancement)<br>일상생활에서의 요구충족이나 역할수행을 방해하는 확인된 스트레스원, 변화, 위협 등에 적응하도록 환자를 보조하기<br>3-4-4. 상담(Counseling)<br>계속적인 상담을 통하여 환자나 배우자의 욕구, 문제, 감정을 파악하여 적응, 문제해결 및 대인관계를 향상시키도록 도와주기<br>3-4-5. 위기 조정(Crisis Intervention)<br>단기간의 상담을 이용하여 환자가 위기에 대처하도록 도와주어, 위기 전의 상태보다 개선되거나 비슷한 기능상태로 회복될 수 있도록 하는 것<br>3-4-6. 의사결정 지지(Decision-Making Support)<br>건강간호에 대해 의사결정을 해야 하는 환자에게 정보와 지지를 제공하는 것<br>3-4-7. 임종 간호(Dying Care)<br>인생의 마지막 단계에 신체적 편안함과 정신적인 평화를 증진시키기<br>3-4-8. 정서 지지(Emotional Support)<br>스트레스를 받는 동안 재확신, 수용, 격려를 제공하는 것<br>3-4-9. 용서 촉진(Forgiveness Facilitation)<br>자신, 타인 혹은 상급자와의 관계에서 용서를 경험하게 하거나 용서하도록 개인을 돕는 것<br>3-4-10. 유전 상담(Genetic Counseling)<br>선천적인 질환이나 유전질환이 나타날 가능성이 있거나 유전될 가능성이 높은 개인, 가족, 그룹의 지지에 초점을 두고 이들이 적응하도록 하는 상호작용적인 지지과정을 사용하는 것<br>3-4-11. 애도작업 증진(Grief Work Facilitation)<br>중요한 것의 상실에서 벗어나도록 보조하기<br>3-4-12. 애도작업 증진 : 주산기 사망(Grief Work Facilitation : Perinatal Death)<br>주산기 사망의 상실에서 벗어나도록 보조하기<br>3-4-13. 죄책감 극복증진(Guilt Work Facilitation)<br>실제로 존재하거나 인지된 책임에 대한 고통스러운 감정에 적응하도록 다른 사람을 돕는 것<br>3-4-14. 건강 코칭(Health Coaching)<br>개인이 전반적인 건강과 복지를 증진시키는 선택과 행동 변화를 하도록 돕기<br>3-4-15. 희망 격려(Hope Inspiration)<br>주어진 상황에서 긍정적인 전망을 가지도록 촉진하기<br>3-4-16. 유머(Humor)<br>관계수립, 긴장완화, 분노해결, 학습촉진 혹은 고통스런 감저에 적응하도록 하기 위해 환자로 하여금 재미있고, 즐겁고, 우스운 것을 인식하고, 감상하고, 표현하도록 촉진시키는 것<br>3-4-17. 생활기술 증진(Life Skills Enhancement)<br>매일 필요한 생활의 요구와 도전을 독립적이고 효율적으로 다루기 위하여 개인의 능력을 개발하기<br>3-4-18. 방문 경청하기(Listening Visits)<br>우울한 증상을 줄이기 위한 해결책을 확인하고 생성하기 위해 개인의 상황을 진정으로 이해하고 여러 가정 방문을 통해 공동 작업하기<br>3-4-19. 정서 관리(Mood Management)<br>부적절하게 우울하거나 사승된 기분을 경험하는 환자를 위하여 안전, 평안, 회복, 유지를 제공하는 것<br>3-4-20. 함께 있기(Presence)<br>도움이 필요한 시기에 물리적, 심리적으로 모두 다른 사람과 함께 하기<br>3-4-21. 오락 요법(Recreation Therapy)<br>이완을 증진시키고 사회적 기술을 증진하기 위해 오락을 의도적으로 사용하기 |

| 영역 | 분류 | 중재 |
|---|---|---|
| | | 3-4-22. 종교적 중독 예방(Religious Addition Prevention)<br>자기 강제적인 종교적 생활양식을 예방하기<br>3-4-23. 종교적 의례 강화(Religious Ritual Enhancement)<br>종교적 실행으로 참여를 촉진하기<br>3-4-24. 재배치 스트레스 감소(Relocation Stress Reduction)<br>개인이 속한 환경에서 다른 환경으로의 이동을 준비하고 대처할 수 있도록 지원하기<br>3-4-25. 역할 강화(Role Enhancement)<br>특정 역할 행위를 분명히 하거나 보충함으로써 관계를 향상시키도록 환자, 배우자 혹은 가족을 보조하는 것<br>3-4-26. 자기인식 강화(Self Awareness Enhancement)<br>환자가 자신의 생각, 감정, 동기 및 행동에 대해 탐구하고 이해하도록 보조하는 것<br>3-4-27. 자기 효능감 강화(Self Efficacy Enhancement)<br>건강 행동을 수행할 수 있는 능력에 대한 개인의 자신감 강화<br>3-4-28. 자존감 강화(Self-Esteem Enhancement)<br>자신의 가치를 증가시키도록 환자를 보조하기<br>3-4-29. 성 상담(Sexual Counseling)<br>성적 문제를 가진 사람의 적응을 증가시키거나 성관계의 조정을 위해 상호 지지적인 과정을 사용하는 것<br>3-4-30. 영적 성장 촉진(Spiritual Growth Facilitation)<br>인생에서의 의미, 목표, 위안, 힘, 희망의 근본을 찾고 연결지우며, 요구할 수 있는 환자능력의 성장을 촉진하는 것<br>3-4-31. 영적 지지(Spiritual Support)<br>더 위대한 힘과의 균형, 연결감을 느끼도록 환자를 보조하기<br>3-4-32. 지지 집단(Support Group)<br>정서적 지지와 건강관련 정보를 제공하기 위해 그룹환경을 이용하기<br>3-4-33. 지지체계 강화(Support System Enhancement)<br>가족, 친구 및 지역사회가 환자를 지지하도록 촉진하기<br>3-4-34. 치료 그룹(Therapy Group)<br>그룹에 그룹 구성원간의 상호 작용을 활용하는 것을 포함한 정신치료적인 기술을 적용하는 것<br>3-4-35. 접촉(Touch)<br>의도적인 접촉을 통해 안위감을 주거나 의사소통하기<br>3-4-36. 외상치료 : 아동(Trauma Therapy : Child)<br>어린이가 경험한 외상을 해결하기 위해 대화식 도움 과정 사용하기<br>3-4-37. 진실 말하기(Truth Telling)<br>환자의 자기결정이나 안녕상태를 증진시키기 위해 사실 모두 또는 사실의 일부분을 알려주거나 결정을 연기하는 것<br>3-4-38. 가치 명료화(Value Clarification)<br>효과적 의사결정을 촉진시키기 위해 자신의 가치를 명확히 하도록 돕는 것 |
| | 3-5. 환자 교육 Patient Education : 학습을 촉진하기 위한 간호 | |
| | | 3-5-1. 항암요법 관리(Chemotherapy Management)<br>환자나 가족이 항종양제의 작용을 이해하고, 부작용을 최소화시킬 수 있도록 보조하기<br>3-5-2. 가족계획 : 피임(Family Planning : Contraception)<br>생식기관의 생리기전이나 수정을 통제하는 방법에 대한 정보를 제공함으로써 임신을 예방하도록 촉진시키기 |

| 영역 | 분류 | 중재 |
| --- | --- | --- |
| | | 3-5-3. 건강교육(Health Education)<br>개인, 가족, 그룹 또는 지역사회가 건강을 유도하는 행동에 자발적으로 적응하도록 하기 위해 교육이나 학습 경험을 개발하고 제공하기<br>3-5-4. 건강 교양 강화(Health Literacy Enhancement)<br>건강과 질병에 관련된 정보 획득, 처리 및 이해 능력이 제한된 개인을 지원하기<br>3-5-5. 학습 촉진(Learning Facilitation)<br>정보를 이해하고 처리할 수 있는 능력을 향상시키는 것<br>3-5-6. 학습준비도 향상(Learning Readiness Enhancement)<br>정보를 받아들이려는 의지와 능력을 증진시키는 것<br>3-5-7. 부모교육 : 청소년(Parent Education : Adolescent)<br>부모가 청소년기의 아동을 이해하고 돕도록 지지하기<br>3-5-8. 부모교육 : 아동양육가족(Parent Education : Childrearing Family)<br>유아, 학령전기, 학령기 아동의 신체적, 심리적, 사회적 성장과 발달을 증진시키고 이해하도록 부모를 보조하기<br>3-5-9. 부모교육 : 영아(Parent Education : Infant)<br>부모가 출생 후 1년 동안 필요한 신체적 간호와 양육에 대해 교육하는 것<br>3-5-10. 예비적 감각정보(Preparatory Sensory Information)<br>스트레스를 많이 줄 수 있는 검사나 치료를 수행하기 전에 이와 관련된 특정 감각 경험이나 상황에 대해서 분명하고 객관적인 용어로 설명해 주는 것<br>3-5-11. 교육 : 질병과정(Teaching : Disease Process)<br>특정 질병과정에 대한 정보를 환자가 이해하도록 도움을 주는 것<br>3-5-12. 교육 : 발간호(Teaching : Foot Care)<br>예방적인 발관리를 제공하기 위해 위험요인 및 다른 중요한 요인을 알려주기<br>3-5-13. 교육 : 집단(Teaching : Group)<br>동일한 건강문제를 경험하는 집단에게 제공할 교육 프로그램을 개발, 수행, 평가하는 것<br>3-5-14. 교육 : 개인(Teaching : Individual)<br>개별 환자의 특별한 필요에 따라 교육 프로그램을 계획, 실행, 평가하기<br>3-5-15. 교육 : 영아 영양 0~3개월(Teaching : Infant Nutrition 0~3 Months)<br>출생 후 첫 1년 중 0~3개월간의 영양과 식이에 관한 교육<br>3-5-16. 교육 : 영아 영양 4~6개월(Teaching : Infant Nutrition 4~6 Months)<br>출생 후 첫 1년 중 4~6개월간의 영양과 식이에 관한 교육<br>3-5-17. 교육 : 영아 영양 7~9개월(Teaching : Infant Nutrition 7~9 Months)<br>출생 후 첫 1년 중 7~9개월간의 영양과 식이에 관한 교육<br>3-5-18. 교육 : 영아 영양 10~12개월(Teaching : Infant Nutrition 10~12 Months)<br>출생 후 첫 1년 중 10~12개월간의 영양과 식이에 관한 교육<br>3-5-19. 교육 : 영아 안전 0~3개월(Teaching : Infant Safety 0~3 Months)<br>출생 후 첫 1년 중 0~3개월간의 안전에 관한 교육<br>3-5-20. 교육 : 영아 안전 4~6개월(Teaching : Infant Safety 4~6 Months)<br>출생 후 첫 1년 중 4~6개월간의 안전에 관한 교육<br>3-5-21. 교육 : 영아 안전 7~9개월(Teaching : Infant Safety 7~9 Months)<br>출생 후 첫 1년 중 7~9개월간의 안전에 관한 교육<br>3-5-22. 교육 : 영아 안전 10~12개월(Teaching : Infant Safety 10~12 Months)<br>출생 후 첫 1년 중 10~12개월간의 안전에 관한 교육<br>3-5-23. 교육 : 영아 자극법 0~4개월(Teaching : Infant Stimulation 0~4 Months)<br>출생 후 0~4개월간의 발달과 운동을 촉진하기 위해 적절한 감각 활동을 제공하도록 부모와 돌봄제공자 교육 |

| 영역 | 분류 | 중재 |
|---|---|---|
| | | 3-5-24. 교육 : 영아 자극법 5∼8개월(Teaching : Infant Stimulation 5∼8 Months)<br>출생 후 5∼8개월간의 발달과 운동을 촉진하기 위해 적절한 감각 활동을 제공하도록 부모와 돌봄제공자 교육<br>3-5-25. 교육 : 영아 자극법 9∼12개월(Teaching : Infant Stimulation 9∼12 Months)<br>출생 후 9∼12개월간의 발달과 운동을 촉진하기 위해 적절한 감각 활동을 제공하도록 부모와 돌봄제공자 교육<br>3-5-26. 교육 : 수술 전(Teaching : Preoperative)<br>수술과 수술 후 회복기간에 대해 이해시키고 정신적으로 준비<br>3-5-27. 교육 : 처방된 식이(Teaching : Prescribed Diet)<br>처방된 식이를 정확하게 이행하도록 환자를 준비시키는 것<br>3-5-28. 교육 : 처방된 운동(Teaching : Prescribed Exercise)<br>처방된 수준의 운동을 유지하거나 달성하도록 환자를 준비시키기<br>3-5-29. 교육 : 처방된 약물(Teaching : Prescribed Medication)<br>환자가 처방된 약물을 안전하게 복용하고 약물의 효과를 관찰하도록 준비시키기<br>3-5-30. 교육 : 치료(Teaching : Treatment)<br>처방된 치료에 대해 환자가 이해하고 정신적으로 준비할 수 있도록 환자를 도와줌<br>3-5-31. 교육 : 정신운동성 기술(Teaching : Psychomotor Skill)<br>환자가 정신운동성 기술을 수행할 수 있도록 준비시키기<br>3-5-32. 교육 : 안전한 성(Teaching : Safe Sex)<br>성생활에 따르는 제반문제를 다루는 교육을 제공하기<br>3-5-33. 교육 : 성(Teaching : Sexuality)<br>성적 성장, 발달의 신체적, 정신적 영역을 이해하도록 개인을 도와주는 것<br>3-5-34. 교육 : 유아 영양 13∼18개월(Teaching : Toddler Nutrition 13∼18 Months)<br>출생 후 첫 2∼3년간 중 13∼18개월간의 영양과 식이에 관한 교육<br>3-5-35. 교육 : 유아 영양 19∼24개월(Teaching : Toddler Nutrition 19∼24 Months)<br>출생 후 첫 2∼3년간 중 19∼24개월간의 영양과 식이에 관한 교육<br>3-5-36. 교육 : 유아 영양 25∼36개월(Teaching : Toddler Nutrition 25∼36 Months)<br>출생 후 첫 2∼3년간 중 25∼36개월간의 영양과 식이에 관한 교육<br>3-5-37. 교육 : 유아 안전 13∼18개월(Teaching : Toddler Safety 13∼18 Months)<br>출생 후 첫 2∼3년 중 13∼18개월간의 안전에 대한 교육<br>3-5-38. 교육 : 유아 안전 19∼24개월(Teaching : Toddler Safety 19∼24 Months)<br>출생 후 첫 2∼3년 중 19∼24개월간의 안전에 대한 교육<br>3-5-39. 교육 : 유아 안전 25∼36개월(Teaching : Toddler Safety 25∼36 Months)<br>출생 후 첫 2∼3년간 중 25∼36개월간의 안전에 대한 교육<br>3-5-40. 교육 : 대소변 훈련(Teaching : Toilet Training)<br>아동이 독립적인 대소변 기술을 배우도록 지지하기 위해 아동의 준비와 전략을 결정방법에 대해 교육하기 |
| | 3-6. 심리적인 안위증진 Physiological Comfort Promotion : 심리적 기법을 이용하여 안위를 증진시키는 간호 | |
| | | 3-6-1. 불안 감소(Anxiety Reduction)<br>발생할지도 모르는 확인되지 않은 원인과 관련된 근심, 두려움, 불길한 예감 및 불안감을 최소화하기<br>3-6-2. 자율훈련법(Autogenic Training)<br>긴장완화를 유도하기 위해 무거움이나 따뜻한 기분에 대한 자기암시를 주도록 도와주기 |

| 영역 | 분류 | 중재 |
|---|---|---|
| | | 3-6-3. 생체자기제어(Biofeedback)<br>기계장치로부터 회환(feedback)을 이용하여 환자가 신체기능을 조절할 수 있도록 돕기<br>3-6-4. 평정법(Calming Technique)<br>극심한 고통을 경험하는 환자에게 불안을 줄여주기<br>3-6-5. 주의산만(Distraction)<br>주의를 돌리거나 부정적인 감정을 일시적으로 억제하고 바람직하지 않은 감각을 피하는 생각히기<br>3-6-6. 심상요법(Guided Imagery)<br>긴장을 이완하고 바람직하지 못한 느낌으로부터 전환하기 위해 의도적으로 상상력을 사용하기<br>3-6-7. 최면(Hypnosis)<br>민감한 각성과 의도된 초점경험을 일으키기 위해 환자가 변화된 의식상태를 초래하도록 보조하기<br>3-6-8. 명상 촉진(Meditation Facilitation)<br>특정 이미지나 생각에 몰두하게 하여 대상자의 의식수준이 변화되도록 촉진하는 것<br>3-6-9. 이완요법(Relaxation Therapy)<br>통증, 근육긴장, 불안과 같은 바람직하지 못한 증상들을 줄이기 위하여 이완을 유도하는 기술을 사용하는 것<br>3-6-10. 자기 최면 촉진(Self-Hypnosis Facilitation)<br>치료적 이익을 위해 자기 주도적 최면 상태의 사용을 가르치고 모니터링하기 |
| **4. 안전 Safety** : 손상에 대해 보호하는 간호 | | |
| | 4-1. 위기 관리 Crisis Management : 심리적, 생리적 위기에서 즉각적으로 단기적 도움을 제공하기 위한 간호 | |
| | | 4-1-1. 코드 관리(Code Management)<br>생명유지를 위해 필요한 비상조치를 조정하기<br>4-1-2. 위기 조정(Crisis Intervention)<br>단기간의 상담을 이용하여 환자가 위기에 대처하도록 도와주어, 위기 전의 상태보다 개선되거나 비슷한 기능상태로 회복될 수 있도록 하는 것<br>4-1-3. 제세동기 관리 : 체외(Defibrillator Management : External)<br>체내 심장 제세동기를 삽입하고 사용하는 생명에 위협적인 심장리듬 장애의 영구적인 발견과 마지막으로 제세동을 하는 환자 간호<br>4-1-4. 응급간호(Emergency Care)<br>생명의 위협이 있는 상황에서 생명구조 조치를 제공하는 것<br>4-1-5. 가족 참석 촉진(Family Presence Facilitation)<br>소생술 및 침습적 절차를 겪고 있는 개인을 지원하는 가족의 활동을 촉진시키기<br>4-1-6. 응급조치(First Aid)<br>작은 상해에 대해 초기 간호를 제공하기<br>4-1-7. 악성 고체온 예방책(Malignant Hyperthemia Precautions)<br>수술 시에 사용된 약물에 대한 과대사 반응을 예방하고 감소시키기<br>4-1-8. 장기 획득(Organ Procurement)<br>이식을 위해 장기나 조직을 시간에 맞추어 확보하기 위해 장기 기증 과정에 대해 가족을 안내하는 것<br>4-1-9. 강간상해 치료(Rape-Trauma Treatment)<br>강간으로 보고된 후 정서적, 신체적 지지를 즉각적으로 제공하기 |

| 영역 | 분류 | 중재 |
|---|---|---|
| | | 4-1-10. 인공소생술(Resuscitation)<br>생명을 연장시키기 위해 응급조치를 수행하는 것<br>4-1-11. 자살예방(Suicide Prevention)<br>삶을 끝내려는 의도로 자해할 위험을 줄이는 것<br>4-1-12. 부상정도의 순위구분 : 재난(Triage : Disaster)<br>부족한 자원을 효과적으로 배분하면서 긴급한 치료를 위해 환자간호의 우선순위를 수립하는 것<br>4-1-13. 부상정도의 순위구분 : 응급센터(Triage : Emergency Center)<br>응급센터에 있는 환자의 우선순위를 세우고 치료를 시작하는 것<br>4-1-14. 부상정도의 순위구분 : 전화(Triage : Telephone)<br>전화를 통해 문제의 특성이나 긴박성을 결정하고 요구된 간호의 수준에 대한 방향을 제공하는 것 |
| | 4-2. 위험 관리 Risk Management : 위험감소 활동을 착수하고 지속적으로 위험을 감시하는 간호 | |
| | | 4-2-1. 학대예방 지원(Abuse Protection Support)<br>고위험, 종속적인 관계를 발견하여 더 이상의 신체적, 감정적 손상을 예방하기 위해 행동을 취하는 것<br>4-2-2. 학대예방 지원 : 아동(Abuse Protection Support : Child)<br>고위험, 종속적인 자녀 관계를 발견하여 더 이상의 신체적, 성적, 감정적 손상, 혹은 생존에 필요한 생필품을 공급하지 못할 가능성을 예방하기 위해 행동을 취하는 것<br>4-2-3. 학대예방 지원 : 가족 동반자(Abuse Protection Support : Domestic Partner)<br>고위험, 종속적인 가족 관계를 발견하여, 가족 동반자로부터 신체적, 성적, 감정적 손상이나 착취 가능성을 예방하거나 더 이상 진행되는 것을 예방하기 위해 행동을 취하는 것<br>4-2-4. 학대예방 지원 : 노인(Abuse Protection Support : Elder)<br>고위험, 종속적인 노인 관계를 발견하여 더 이상의 신체적, 성적, 감정적 손상, 혹은 생존에 필요한 생필품을 공급받지 못하거나 착취당할 가능성을 예방하기 위해 행동을 취하는 것<br>4-2-5. 학대예방 지원 : 종교(Abuse Protection Support : Religious)<br>고위험, 통제적인 종교 관계를 확인하여 신체적, 성적, 감정적 손상 혹은 착취를 예방하기 위해 행동을 취하는 것<br>4-2-6. 알레르기 관리(Allergy Management)<br>음식물, 약물, 곤충에 물림, 자극물, 혈액 또는 다른 물질에 의해 발생하는 알러지 반응을 확인, 치료, 예방하기<br>4-2-7. 아나필락시스 관리(Anaphylaxis Management)<br>심각한 알레르기(항원 항체)반응을 일으키는 환자에게 적절한 환기나 조직관류를 증가시키는 것<br>4-2-8. 제한구역 설정(Area Restriction)<br>환자의 안전이나 행동통제를 목적으로 환자의 기동성을 특정 영역 내로 제한하기<br>4-2-9. 흡입예방(Aspiration Precautions)<br>흡입의 위험이 있는 환자에게 위험요소를 예방하거나 최소화하기<br>4-2-10. 유방 검진(Breast Examination)<br>유방이나 유방 근접 부위를 시진하고 촉진하기<br>4-2-11. 화학적 제지(Chemical Restraint)<br>개인의 최상의 행동을 조절하기 위해 사용하는 항정신약의 승인, 감시와 중단하기<br>4-2-12. 섬망 관리(Delirium Management)<br>급성 혼돈상태를 겪고 있는 환자에게 안전하고 치료적인 환경을 제공하기<br>4-2-13. 망상 관리(Delusion Management)<br>현실에 기초를 두지 않은 거짓되거나 고정된 믿음을 가진 환자에게 안위적이고, 안정되며 현실에 대한 지각을 증진시켜주는 것 |

| 영역 | 분류 | 중재 |
|---|---|---|
| | | 4-2-14. 치매 관리(Dementia Management)<br>만성적 혼동상태를 경험하는 환자에게 안전한 환경을 제공하기 |
| | | 4-2-15. 치매 관리 : 목욕(Dementia Management : Bathing)<br>신체 청결을 위해 목욕하는 동안 공격적인 행동을 감소하기 |
| | | 4-2-16. 치매 관리 : 배회(Dementia management : wandering)<br>보측 양상, 야반도주 시도하기 혹은 동반하지 않는 한 길을 잃어버리기를 경험을 하는 환자간호에 대비하기 |
| | | 4-2-17. 도주 예방(Elopement Precaution)<br>환자나 다른 사람의 안전을 위협할 가능성이 있을 때, 환자가 허가 없이 치료 환경을 떠날 위험을 최고화 하기 |
| | | 4-2-18. 환경 관리(Environmental Management)<br>치료상의 이익을 위해 환자의 주위 환경을 조정하기 |
| | | 4-2-19. 환경 관리 : 안전(Environment Management : Safety)<br>안전을 증진하기 위해 물리적 환경을 감시하고 조정하기 |
| | | 4-2-20. 환경 관리 : 폭력예방(Environmental Management : Violence Prevention)<br>자기 자신이나 다인 또는 주위 환경에 대해 폭력적 행위를 할 가능성을 감소시키기 위해 물리적 환경을 감시하고 조절하기 |
| | | 4-2-21. 낙상 방지(Fall Prevention)<br>낙상의 위험이 있는 환자에게 특별히 주의를 기울이는 것 |
| | | 4-2-22. 화재 주의(Fire Setting Precautions)<br>화재를 발생시킬 수 있는 행위를 예방하기 |
| | | 4-2-23. 환각 관리(Hallucination Management)<br>환각을 경험하고 있는 환자에게 안전과 안위, 그리고 현실에 대한 지각을 증진시키는 것 |
| | | 4-2-24. 건강진단검사(Health Screening)<br>병력, 검진 및 기타절차를 통해 건강 위험요인이나 문제를 발견하는 것 |
| | | 4-2-25. 면역/예방주사 관리(Immunization/Vaccination Management)<br>면역상태를 감시하고 면역을 획득하도록 촉진하여 전염성 질환을 예방하기 위한 면역기능을 갖도록 하는 것 |
| | | 4-2-26. 감염 통제(Infection Control)<br>전염성 인자의 침입과 전파를 최소화하기 |
| | | 4-2-27. 감염 보호(Infection Protection)<br>감염의 위험이 높은 환자의 감염예방과 조기발견 |
| | | 4-2-28. 레이저 예방책(Laser Precautions)<br>레이저 사용과 관련해서 환자에게 상해를 줄 위험을 제한하는 것 |
| | | 4-2-29. 라텍스 예방책(Latex Precautions)<br>라텍스에 대한 전신적인 반응의 위험성을 감소시키는 것 |
| | | 4-2-30. 기계적 환기 관리 : 폐렴 예방(Mechanical Ventilation Management : Pneumonia Preventation)<br>인공호흡기에 의해 폐렴이 발생할 수 있는 위험이 있는 환자 관리 |
| | | 4-2-31. 약물 조정(Medication Reconciliation)<br>정확성과 환자 안전을 보장하기 위해 입원, 양도 및 퇴원 결정 시 환자의 가정 약물을 비교하기 |
| | | 4-2-32. 환자 신분확인(Patient Identification)<br>환자의 신분을 확인하는 것 |
| | | 4-2-33. 물리적 억제법(Physical Restraint)<br>환자의 신체적 움직임을 제한하기 위해 사용되는 기계적 억제기구나 수동으로 조작하는 억제대를 적용하고 감시, 제거하는 것 |

| 영역 | 분류 | 중재 |
|---|---|---|
| | | 4-2-34. 욕창 예방(Pressure Ulcer Prevention)<br>욕창의 위험성이 높은 환자에게 욕창의 발생을 예방하기 |
| | | 4-2-35. 방사선 치료 관리(Radiation Therapy Management)<br>환자의 부작용을 최소화하기 위해 방사선 치료를 이해하도록 도와주기 |
| | | 4-2-36. 위험확인(Risk Identification)<br>개인 및 집단의 잠재적 위험요소들을 분석하고, 건강 위험요인을 확인하며, 위험을 줄이기 위해 전략을 우선순위화 하기 |
| | | 4-2-37. 격리(Seclusion)<br>환자의 안전과 행동관리를 목적으로 간호사의 세심한 감시 아래에 있는 충분히 보호적인 환경 내에 환자를 홀로 두는 것 |
| | | 4-2-38. 발작 관리(Seizure Management)<br>발작증이나 후에 환자를 간호하는 것 |
| | | 4-2-39. 스포츠 상해 예방 : 청년(Sports-Injury Prevention : Youth)<br>젊은 운동가의 스포츠 관련 부상의 위험을 감소시키는 것 |
| | | 4-2-40. 자살예방(Suicide Prevention)<br>삶을 끝내려는 의도로 자해할 위험을 줄이는 것 |
| | | 4-2-41. 외과적 주의(Surgical Precautions)<br>수술 절차와 관련되어 환자에게 잠재적인 시술상의 상해를 최소화하는 것 |
| | | 4-2-42. 감시(Surveillance)<br>환자의 안전을 유지하고 증진하기 위해 환자나 환경에 대한 정보를 의도적, 계속적으로 수집하고 분석하기 |
| | | 4-2-43. 인증 요법(Validation Therapy)<br>사실적인 내용이 아닌 감정적인 것에 중점을 둔 치매 노인과의 치료적 의사소통 방법 사용하기 |
| | | 4-2-44. 차량안전 증진(Vehicle Safety Promotion)<br>모터가 있거나 없는 차량으로부터 의도하지 않은 사고를 줄이는 법에 대한 경각심을 증진시키도록 개인, 가족, 지역사회를 돕는 것 |
| | | 4-2-45. 시력검진(Vision Screening)<br>시력 장애의 조기 발견하기 |
| | | 4-2-46. 활력증상 감시(Vital Signs Monitoring)<br>합병증을 확인하고 예방하기 위해 심혈관계, 호흡 및 체온에 관한 자료를 수집하고 분석하는 것 |
| **5. 가족 Family** : 가족을 지지하는 간호 | | |
| | 5-1. 출산 간호 Childbearing Care : 출산 전·중·후 변화관리 및 출산준비를 지원하기 위한 간호 | |
| | | 5-1-1. 양수내 주입(Amnioinfusion)<br>분만 동안 제대 압박을 완화하거나 태변이 착색된 양수를 희석시키기 위해 자궁 안으로 수액을 주입하는 것 |
| | | 5-1-2. 출산(Birthing)<br>아기분만 |
| | | 5-1-3. 출혈 감소 : 산전자궁(Bleeding Reduction : Antepartum Uterus)<br>임신 마지막 3개월 동안 자궁으로부터의 혈액 손실량을 제한하기 |
| | | 5-1-4. 출혈 감소 : 산후자궁(Bleeding Reduction : Postpartum Uterus)<br>분만 후 자궁으로부터의 혈액 손실량을 제한하기 |
| | | 5-1-5. 제왕절개 출산간호(Cesarean Birth Care)<br>제왕절개로 아기를 분만할 환자를 준비시키고 지지하기 |

| 영역 | 분류 | 중재 |
|---|---|---|
| | | 5-1-6. 분만 준비(Childbirth Preparation)<br>출산을 용이하게 하고, 부모로서의 역할을 개발하고 수행하기 위한 능력을 향상시키도록 정보와 지지를 제공하는 것 |
| | | 5-1-7. 포경수술 간호(Circumcision Care)<br>포경수술을 한 남자에게 수수절차 전과 후에 지지하기 |
| | | 5-1-8. 태아전자 감시 : 분만 전(Electronic Fetal Monitoring : Antepartum)<br>산전진찰 동안 움직임이나 외적 자극 혹은 자궁 수축에 대해 반응하는 태아 심장박동률에 대한 전자적 평가 |
| | | 5-1-9. 태아전자 감시 : 분만 중(Electronic Fetal Monitoring : Intrapartum)<br>분만 중 자궁수축에 반응하는 태아 심장박동률의 전자적 평가 |
| | | 5-1-10. 가족통합성 증진 : 출산가족(Family Integrity Promotion : Childbearing Family)<br>가족을 하나의 단위로 하여 아기가 새로 생긴 개인이나 가족의 성장을 촉진하기 |
| | | 5-1-11. 가족계획 : 피임(Family Planning : Contraception)<br>생식기관의 생리기전이나 수정을 통제하는 방법에 대한 정보를 제공함으로써 임신을 예방하도록 촉진시키기 |
| | | 5-1-12. 가족계획 : 불임(Family Planning : Infertility)<br>불임치료를 받고 있거나 불임여부에 대한 검사를 수행하고 있는 환자나 배우자를 관리, 교육 및 지지하기 |
| | | 5-1-13. 가족계획 : 계획되지 않은 임신(Family Planning : Unplanned Pregnancy)<br>임신으로 인해 발생하는 결과에 대해 의사결정을 하도록 촉진하기 |
| | | 5-1-14. 수태 능력 보존(Fertility Preservation)<br>수태할 수 있는 능력과 생식기계의 건강을 촉진하기 위한 정보, 상담, 치료를 제공하기 |
| | | 5-1-15. 유전 상담(Genetic Counseling)<br>선천적인 질환이나 유전질환이 나타날 가능성이 있거나 유전될 가능성이 높은 개인, 가족, 그룹의 지지에 초점을 두고 이들이 적응하도록 하는 상호작용적인 지지과정을 사용하는 것 |
| | | 5-1-16. 애도작업 증진 : 주산기 사망(Grief Work Facilitation : Perinatal Death)<br>주산기 사망의 상실에서 벗어나도록 보조하기 |
| | | 5-1-17. 고위험 임신 간호(High-Risk Pregnancy Care)<br>엄마와 아기의 건강을 증진하기 위해 고위험 임신을 확인하고 관리하기 |
| | | 5-1-18. 유아간호 : 신생아(Infant Care : Newborn)<br>자궁을 떠나 외부환경에 적응할 때까지의 신생아 관리하기 |
| | | 5-1-19. 유아간호 : 조산아(Infant Care : Preterm)<br>조산아의 성장과 발달을 지원하기 위해 조산아의 개별 발달 및 생리학적 요구와 연계하기 |
| | | 5-1-20. 분만 시 간호(Intrapartal Care)<br>분만과정의 제1기와 2기 동안의 감시와 관리 |
| | | 5-1-21. 분만 시 간호 : 고위험 분만(Intrapartal Care : High Risk Delivery)<br>다산이나 이상태위인 태아의 질식분만을 돕는 것 |
| | | 5-1-22. 캥거루식 돌봄(Kangaroo Care)<br>직접적인 피부접촉을 위한 환경을 마련하고 부모를 준비시킴으로써 부모와 신체적으로 별 이상이 없는 조산아 사이의 친밀감을 증진시키기 |
| | | 5-1-23. 유도분만(Labor Induction)<br>기계적 또는 약리적 방법을 통해 분만을 유도하거나 촉진시키는 것 |
| | | 5-1-24. 분만 억제(Labor suppression)<br>조산 방지를 위해 임신 37주 전에 자궁수축을 조절하는 일 |

| 영역 | 분류 | 중재 |
|---|---|---|
| | | 5-1-25. 수유 억제(Lactation Suppression)<br>출산 후 유즙분비 중단을 촉진시키고 유방울혈을 최소화하기<br>5-1-26. 단순빨기(Nonnutritive Sucking)<br>영아에게 빠는 기회를 제공하는 것<br>5-1-27. 광선 치료 : 신생아(Phototherapy : Neonate)<br>신생아의 빌리루빈 수준을 감소시키기 위해 광선 요법을 수행하는 것<br>5-1-28. 산후 간호(Postpartal Care)<br>최근에 출산을 한 환자를 모니터하고 관리하기<br>5-1-29. 선입견 상담(Preconception Counseling)<br>건강을 증진하고 위험을 줄이기 위해 출산 적령기에 있는 임신 전 개인을 검진하거나 정보나 지지를 제공하는 것<br>5-1-30. 임신중절 간호(Pregnancy Termination Care)<br>자연유산 또는 인공유산을 경험한 여성의 신체적, 심리적 요구를 관리하는 것<br>5-1-31. 산전 간호(Prenatal Care)<br>임신 중 임신 합병증을 예방하고 산모와 영아의 건강을 증진하기 위해 환자를 모니터하고 관리하기<br>5-1-32. 절차상 지지 : 영아(Procedural Support : Infant)<br>고통스러운 임상 절차에 대처하고 회복 할 수 있도록 유아의 능력을 최대화하면서 통증과 스트레스를 최소화하는 전략 제공하기<br>5-1-33. 재생산술 관리(Reproductive Technology Management)<br>복잡한 불임치료의 모든 단계에서 환자를 지지하는 것<br>5-1-34. 소생술 : 태아(Resuscitation : Fetus)<br>태반 관류증가나 태아의 산, 염기균형을 교정하기 위해 응급조치를 수행하는 것<br>5-1-35. 소생술 : 신생아(Resuscitation : Neonate)<br>신생아가 자궁 밖에서 생명을 유지하도록 하기 위해 응급조치를 수행하는 것<br>5-1-36. 위험확인 : 출산가족(Risk Identification : Childbearing Family)<br>양육에 어려움을 겪을 수 있는 개인이나 가족을 발견하고, 양육에 대한 문제를 예방하기 위한 전략을 우선순위화하는 것<br>5-1-37. 감시 : 임신말기(Surveillance : Late Pregnancy)<br>치료, 관찰, 입원을 위해 모성, 아동에 대한 자료를 의도적으로 계속적으로 수집, 해석, 통합하는 것<br>5-1-38. 제대 간호(Tube Care : Umbilical Line)<br>제대 카테터를 부착한 신생아에 대한 관리<br>5-1-39. 초음파 검사 : 산부인과(Ultrasonography : Obstetric and Gynecologic)<br>난소와 자궁, 태아 상태를 사정하기 위해 초음파 검사를 수행하는 것 |
| | 5-2. 양육 간호 Childrearing Care : 자녀 양육에 도움을 주기 위한 간호 | |
| | | 5-2-1. 학대예방 지원 : 아동(Abuse Protection Support : Child)<br>고위험, 종속적인 자녀 관계를 발견하여 더 이상의 신체적, 성적, 감정적 손상, 혹은 생존에 필요한 생필품을 공급하지 못할 가능성을 예방하기 위해 행동을 취하는 것<br>5-2-2. 예측지도(Anticipatory Guidance)<br>미리 예견된 발달 위기나 상황 위기에 대해 환자를 준비시키는 것<br>5-2-3. 애착 증진(Attachment Promotion)<br>부모와 영아 간의 관계개발을 촉진하기<br>5-2-4. 인공 영양(Bottle Feeding)<br>우유병을 통해 영아에게 수분을 제공하기 위해 준비하고 투여하기 |

| 영역 | 분류 | 중재 |
|---|---|---|
| | | 5-2-5. 변실금 간호 : 분변실금(Bowel Incontinence Care : Encopresis)<br>아동의 변자제성을 증진시키기 |
| | | 5-2-6. 컵 사용 식이 : 신생아(Cup Feeding : Newborn)<br>신생아가 컵을 사용하여 액체를 준비하고 주입하기 |
| | | 5-2-7. 발달 증진 : 청소년(Developmental Enhancement : Adolescent)<br>아동기에서 성인기로 이행되는 과정에서 최고의 신체적, 인지적, 사회적, 감정적 성장을 하도록 촉진하는 것 |
| | | 5-2-8. 발달 증진 : 아동(Developmental Enhancement : Child)<br>학령기 아동이나 학령 전기 아동이 최적의 운동, 미세운동, 언어, 인지적, 사회적 그리고 감정적 성장을 하도록 촉진시키기 위해 부모나 간호제공자를 촉진하거나 교육하는 것 |
| | | 5-2-9. 발달 증진 : 영아(Developmental Enhancement : Infant)<br>영아기에서 최적의 운동, 미세운동, 언어, 인지적, 사회적 그리고 감정적 성장을 하도록 촉진시키기 위해 부모나 간호제공자를 촉진하거나 교육하는 것 |
| | | 5-2-10. 영아 간호(Infant Care)<br>1년 미만 아이의 발육에 적절한 가족중심의 간호를 제공하기 |
| | | 5-2-11. 수유 상담(Lactation Counscling)<br>성공적인 모유수유를 유지하는 것을 도와주기 위해 상호작용적인 지지과정을 사용하는 것 |
| | | 5-2-12. 정상화 증진(Normalization Promotion)<br>정상적인 생활경험을 아동이나 가족구성원에게 제공하기 위해 만성질환 또는 불구 상태의 어린이를 둔 부모와 가족구성원을 보조하기 |
| | | 5-2-13. 부모교육 : 청소년(Parent Education : Adolescent)<br>부모가 청소년기의 아동을 이해하고 돕도록 지지하기 |
| | | 5-2-14. 부모교육 : 아동양육가족(Parent Education : Childrearing Family)<br>유아, 학령전기, 학령기 아동의 신체적, 심리적, 사회적 성장과 발달을 증진시키고 이해하도록 부모를 보조하기 |
| | | 5-2-15. 부모교육 : 영아(Parent Education : Infant)<br>부모가 출생 후 1년 동안 필요한 신체적 간호와 양육에 대해 교육하는 것 |
| | | 5-2-16. 부모화 강화(Parenting Promotion)<br>고위험 가족에게 부모 역할에 대한 정보, 지지, 조정의 전반적인 서비스를 제공하는 것 |
| | | 5-2-17. 회복력 증진(Resilience Promotion)<br>환경적, 사회적 스트레스원에 대응하는 데 사용될 수 있는 방어적 요소들을 개발, 사용, 강화하도록 개인, 가족, 지역사회를 돕는 것 |
| | | 5-2-18. 형제자매 지원(Sibling Support)<br>환자의 질병, 만성적 상태, 불구에 적응하도록 환자의 형제나 자매를 보조하기 |
| | | 5-2-19. 스포츠 상해 예방 : 청년(Sports-Injury Prevention : Youth)<br>젊은 운동가의 스포츠 관련 부상의 위험을 감소시키는 것 |
| | | 5-2-20. 교육 : 영아 영양 0~3개월(Teaching : Infant Nutrition 0~3 Months)<br>출생 후 첫 1년 중 0~3개월간의 영양과 식이에 관한 교육 |
| | | 5-2-21. 교육 : 영아 영양 4~6개월(Teaching : Infant Nutrition 4~6 Months)<br>출생 후 첫 1년 중 4~6개월간의 영양과 식이에 관한 교육 |
| | | 5-2-22. 교육 : 영아 영양 7~9개월(Teaching : Infant Nutrition 7~9 Months)<br>출생 후 첫 1년 중 7~9개월간의 영양과 식이에 관한 교육 |
| | | 5-2-23. 교육 : 영아 영양 10~12개월(Teaching : Infant Nutrition 10~12 Months)<br>출생 후 첫 1년 중 10~12개월간의 영양과 식이에 관한 교육 |

| 영역 | 분류 | 중재 |
|---|---|---|
| | | 5-2-24. 교육 : 영아 안전 0～3개월(Teaching : Infant Safety 0～3 Months)<br>출생 후 첫 1년 중 0～3개월간의 안전에 관한 교육<br>5-2-25. 교육 : 영아 안전 4～6개월(Teaching : Infant Safety 4～6 Months)<br>출생 후 첫 1년 중 4～6개월간의 안전에 관한 교육<br>5-2-26. 교육 : 영아 안전 7～9개월(Teaching : Infant Safety 7～9 Months)<br>출생 후 첫 1년 중 7～9개월간의 안전에 관한 교육<br>5-2-27. 교육 : 영아 안전 10～12개월(Teaching : Infant Safety 10～12 Months)<br>출생 후 첫 1년 중 10～12개월간의 안전에 관한 교육<br>5-2-28. 교육 : 영아 자극법 0～4개월(Teaching : Infant Stimulation 0～4 Months)<br>출생 후 0～4개월간의 발달과 운동을 촉진하기 위해 적절한 감각 활동을 제공하도록 부모와 돌봄제공자 교육<br>5-2-29. 교육 : 영아 자극법 5～8개월(Teaching : Infant Stimulation 5～8 Months)<br>출생 후 5～8개월간의 발달과 운동을 촉진하기 위해 적절한 감각 활동을 제공하도록 부모와 돌봄제공자 교육<br>5-2-30. 교육 : 영아 자극법 9～12개월(Teaching : Infant Stimulation 9～12 Months)<br>출생 후 9～12개월간의 발달과 운동을 촉진하기 위해 적절한 감각 활동을 제공하도록 부모와 돌봄제공자 교육<br>5-2-31. 교육 : 유아 영양 13～18개월(Teaching : Toddler Nutrition 13～18 Months)<br>출생 후 첫 2～3년간 중 13～18개월간의 영양과 식이에 관한 교육<br>5-2-32. 교육 : 유아 영양 19～24개월(Teaching : Toddler Nutrition 19～24 Months)<br>출생 후 첫 2～3년간 중 19～24개월간의 영양과 식이에 관한 교육<br>5-2-33. 교육 : 유아 영양 25～36개월(Teaching : Toddler Nutrition 25～36 Months)<br>출생 후 첫 2～3년간 중 25～36개월간의 영양과 식이에 관한 교육<br>5-2-34. 교육 : 유아 안전 13～18개월(Teaching : Toddler Safety 13～18 Months)<br>출생 후 첫 2～3년 중 13～18개월간의 안전에 대한 교육<br>5-2-35. 교육 : 유아 안전 19～24개월(Teaching : Toddler Safety 19～24 Months)<br>출생 후 첫 2～3년 중 19～24개월간의 안전에 대한 교육<br>5-2-36. 교육 : 유아 안전 25～36개월(Teaching : Toddler Safety 25～36 Months)<br>출생 후 첫 2～3년간 중 25～36개월간의 안전에 대한 교육<br>5-2-37. 교육 : 대소변 훈련(Teaching : Toilet Training)<br>아동이 독립적인 대소변 기술을 배우도록 지지하기 위해 아동의 준비와 전략을 결정방법에 대해 교육하기<br>5-2-38. 요실금 간호 : 야뇨증(Urinary Incontinence Care)<br>방광팽창을 완화하도록 보조하기 |
| | 5-3. 수명 관리 Lifespan Care : 가족단위 기능을 촉진하고 평생 동안 가족 구성원의 건강과 복지를 증진하기 위한 간호 | |
| | | 5-3-1. 돌봄제공자 지원(Caregiver Support)<br>건강전문가 이외의 다른 사람이 1차적인 환자간호를 제공하는 것을 촉진하기 위해 필요한 정보, 지원 및 지지를 제공하는 것<br>5-3-2. 가족통합성 증진(Family Integrity Promotion)<br>가족의 응집력 및 결합력을 증진시키기<br>5-3-3. 가족참여 증진(Family Involvement Promotion)<br>환자의 정서적, 신체적 간호에 가족참여를 촉진시키기<br>5-3-4. 가족동원(Family Mobilization)<br>환자의 건강에 긍정적인 영향을 줄 수 있는 가족의 강점을 활용화하기 |

| 영역 | 분류 | 중재 |
|---|---|---|
| | | 5-3-5. 가족 참석 촉진(Family Presence Facilitation)<br>소생술 및 침습적 절차를 겪고 있는 개인을 지원하는 가족의 활동을 촉진시키기<br>5-3-6. 가족 과정 유지(Family Process Maintenance)<br>가족의 파괴적인 영향을 최소화하기<br>5-3-7. 가족 지지(Family Support)<br>가족의 가치, 흥미, 목표를 증진시키기<br>5-3-8. 가족 요법(Family Therapy)<br>가족이 보다 생산적인 생활방식으로 진행하도록 가족 구성원을 보조하기<br>5-3-9. 가정유지 보조(Home Maintenance Assistance)<br>깨끗하고, 안전하고, 즐거운 장소로 집을 유지하도록 환자나 가족을 도와주기<br>5-3-10. 휴식간호(Respite Care)<br>가족간호 제공자에게 휴식을 주기 위해 단기간 내에 다른 사람이 간호를 제공하도록 하는 것<br>5-3-11. 위험확인 : 유전(Risk Identification : Genetic)<br>개인, 가족, 그룹에서 잠재적인 유전학적 위험요소를 확인하고 분석하는 것<br>5-3-12. 역할 강화(Role Enhancement)<br>특정 역할 행위를 분명히 하거나 보충함으로써 관계를 향상시키도록 환자, 배우자 혹은 가족을 보조하는 것 |
| **6. 건강체계 Health System** : 건강관리 전달체계의 효과적인 사용을 지지하는 간호 | | |
| | 6-1. 건강체계 조정 Health System Mediation : 환자/가족과 건강관리체계 간의 조화를 촉진하는 간호 | |
| | | 6-1-1. 입원 간호(Admission Care)<br>의료시설로 환자가 입원하는 것을 촉진하기<br>6-1-2. 사례 관리(Case Management)<br>모든 의료기관을 통하여 의료비를 절감하고, 자원남용을 줄이며, 의료의 질을 증가시킴으로써 기대하는 바람직한 결과를 얻기 위해 간호를 조정하거나, 특정 개인이나 환자군을 옹호하는 것<br>6-1-3. 문화 중개(Culture Brokerage)<br>환자의 문화와 의료전달체계를 연계하거나 중재하기 위해 의도적으로 문화적으로 친숙한 전략을 사용하는 것<br>6-1-4. 의사결정 지지(Decision-Making Support)<br>건강간호에 대해 의사결정을 해야 하는 환자에게 정보와 지지를 제공하는 것<br>6-1-5. 퇴원계획(Discharge Planning)<br>환자를 현 입원시설 내에서 다른 병동으로 옮기거나, 현 입원시설 밖으로 옮기도록 환자를 준비시키는 것<br>6-1-6. 환경 관리 : 가정 준비(Environmental Management : Home Preparation)<br>안전하고 효과적인 간호 제공을 위해 가정을 준비하는 것<br>6-1-7. 재정적 자원 보조(Financial Resource Assistance)<br>건강간호 요구를 충족시키기 위해 안전하게 재정을 관리하도록 개인이나 가족을 돕는 것<br>6-1-8. 건강체계 안내(Health System Guidance)<br>환자가 적절한 건강서비스를 이용하도록 촉진하기<br>6-1-9. 보험위임(Insurance Authorization)<br>보험회사로부터 의료비나 기구에 대한 지불을 확실히 하기 위해 환자나 제공자를 보조하기<br>6-1-10. 통과 촉진(Pass Facilitation)<br>환자가 의료기관을 떠날 수 있도록 조정하기<br>6-1-11. 환자권리 보호(Patient Rights Protection)<br>어린이, 무능력 또는 무력한 환자 등 의사결정을 할 수 없는 환자들에 대한 건강관련 권리를 보호하기 |

| 영역 | 분류 | 중재 |
|---|---|---|
| | | 6-1-12. 수술 전 조정(Preoperative Coordination)<br>수술 환자의 입원 전 진단적 검사나 준비를 촉진하는 것<br>6-1-13. 부양 지원(Sustenance Support)<br>개인이나 가족이 필요한 의, 식, 주를 구하도록 도와주는 것<br>6-1-14. 방문편리 도모(Visitation Facilitation)<br>가족이나 친구들에 의한 유익한 방문을 증진시키기 |
| | 6-2. 건강체계 관리 Health System Management : 의료제공을 위한 지원, 서비스 제공 및 강화를 위한 간호 | |
| | | 6-2-1. 협동 강화(Collaboration Enhancement)<br>훈련자와 건강제공자 사이의 협동을 증진하기<br>6-2-2. 알코올 및 제한된 약물사용 점검(Controlled Substance Checking)<br>제한된 약물의 적절한 사용과 안전성 유지를 증진하기<br>6-2-3. 비용 절감(Cost Containment)<br>자원의 효과적, 효율적 사용을 촉진하고 관리하는 것<br>6-2-4. 임상적 경로 개발(Critical Path Development)<br>비용효율적인 방법을 통하여 기대하는 환자결과를 얻기 위해 시간적 추이에 따라 환자에 대한 간호활동을 구성하고 이를 사용하는 것<br>6-2-5. 위임(Delegation)<br>결과에 대한 책임을 지면서 다른 직원에게 환자간호에 대한 업무를 전가시키는 것<br>6-2-6. 응급 카트 조사(Emergency Cart Checking)<br>설정된 시간간격에 따라 응급카트(Emergency Cart)의 내용물을 체계적으로 검토하는 것<br>6-2-7. 검사 보조(Examination Assistance)<br>환자나 건강관리 제공자를 검사나 치료동안 보조하기<br>6-2-8. 재정자원 관리(Fiscal Resource Management)<br>프로그램 또는 서비스의 개발이나 지속을 위해서 필요한 재정적 자원을 확보하고 그 사용을 지시하기<br>6-2-9. 검사 결과의 해석(Laboratory Data Interpretation)<br>임상적 의사결정을 돕기 위해 환자의 검사 결과를 상세히 분석하는 것<br>6-2-10. 동료 평가(Peer Review)<br>전문적인 표준에 의거하여 동료의 수행정도를 체계적으로 평가하기<br>6-2-11. 의사 지원(Physician Support)<br>질적인 환자 간호를 제공하기 위해 의사와 협동하는 것<br>6-2-12. 현장 현시 검사(Point of Care Testing)<br>환자 간호부위에서 임상검사 검사를 수행하기<br>6-2-13. 교육자 : 직원(Preceptor : Employee)<br>다른 부서로 이동되었거나 새로 임용된 직원을 계획된 교육 과정에 따라 보조하거나 지지하기<br>6-2-14. 교육자 : 학생(Preceptor : Student)<br>학생의 교육 경험을 보조하고 지지하기<br>6-2-15. 생산성 평가(Product Evaluation)<br>새로 구입한 기구나 기계의 효과성을 평가하기<br>6-2-16. 질적 감시(Quality Monitoring)<br>환자간호를 증진시킬 목적으로 조직의 질 평가지표를 체계적으로 수집하고 분석하는 것<br>6-2-17. 검사물 관리(Specimen Management)<br>실험실 검사를 위해 표본을 수집, 준비, 보존하기<br>6-2-18. 직원 개발(Staff Development)<br>직원의 능력을 개발, 유지, 감시하는 것 |

| 영역 | 분류 | 중재 |
| --- | --- | --- |
| | | 6-2-19. 직원 감독(Staff Supervision)<br>다른 직원들에 의해 높은 질적 환자간호가 전달되도록 촉진하기 |
| | | 6-2-20. 공급 네트워크 관리(Supply Chain Management)<br>환자간호를 위해 필요한 적절한 물품을 확보하고 유지하는 네트워크를 관리하기 |
| | | 6-2-21. 기계기술 관리(Technology Management)<br>환자의 상태를 모니터하거나 생명을 유지시키는 기계적 장치나 기구를 사용하는 것 |
| | | 6-2-22. 병원내 이동(Transport : Interfacility)<br>한 시설에서 다른 시설로 환자 이동 |
| | | 6-2-23. 병원외 이동(Transport : Intrafacility)<br>시설의 한 영역에서 다른 영역으로 환자 이동 |
| | 6-3. 정보 관리 Information Management : 건강관리에 대한 의사소통을 증진시키기 위한 간호 | |
| | | 6-3-1. 자문(Consultation)<br>문제를 해결하고 확인된 목표를 달성하기 위해 도움을 찾는 개인, 가족, 집단, 기관 등과 일하기 위해 전문화된 지식을 사용하는 것 |
| | | 6-3-2. 문서화 : 증거(Documentation : Testimony)<br>임상기록지에 적절한 환자의 자료를 기록하여 증거로 사용하기 |
| | | 6-3-3. 기록(Documentation)<br>임상기록지에 적절한 환자의 자료를 기록하는 것 |
| | | 6-3-4. 문서분류 회의(Documentation : Meetings)<br>공식적인 진행 기록을 작성하기 위해 직장위원회 또는 전문 회의 회의록을 기록하기 |
| | | 6-3-5. 법의학적 자료수집(Forensic Data Collection)<br>법의학 보고서를 위한 관련 환자 데이터 수집 및 기록하기 |
| | | 6-3-6. 핸드오프 보고(Handoff Report)<br>다른 간호 직원과 필수 환자 진료 정보 교환 및 진료 설정 변경 |
| | | 6-3-7. 건강정보 교환(Health Care Information Exchange)<br>다른 건강기관에 근무하는 건강관련 전문인에게 환자간호를 위해 환자에 관한 정보를 제공하기 |
| | | 6-3-8. 보건정책 감시(Health Policy Monitoring)<br>환자간호의 질을 보장하기 위해 간호실무나 간호 체계에 영향을 주는 정부나 조직의 규율, 규제, 표준을 감시하고 영향력 행사하기 |
| | | 6-3-9. 사건 보고하기(Incident Reporting)<br>환자 간호 중에 환자에게서 바람직하지 못한 상태가 발생하거나 간호 체계의 상례적인 일과 모순된 어떤 사건이 발생했을 때 이를 서면, 구두로 보고하는 것 |
| | | 6-3-10. 다학문적 돌봄 회의(Multidisciplinary Care Conference)<br>다른 분야의 건강전문가와 함께 환자 간호를 계획하고 평가하는 것 |
| | | 6-3-11. 처치에서 옮겨 적기(Order Transcription)<br>처방지로부터 간호계획지나 기록체계 내로 정보를 옮겨 적는 것 |
| | | 6-3-12. 처방을 위한 진단검사(Prescribing : Diagnostic Testing)<br>건강 문제를 확인하고 관찰하기 위한 진단검사를 지시하기 |
| | | 6-3-13. 처방을 위한 비약물 치료(Prescribing Nonpharmalogic Treatment)<br>건강문제를 해결하기 위해 비약물적 치료를 지시하기 |
| | | 6-3-14. 의뢰(Referral)<br>다른 치료 제공자나 건강기관에 서비스를 주선해 주기 |
| | | 6-3-15. 연구자료 수집(Research Data Collection)<br>연구자료를 수집하는 것 |

| 영역 | 분류 | 중재 |
|---|---|---|
| | | 6-3-16. 감시 : 원격장비(Surveillance : Remote Electronic)<br>개인이나 집단에 대한 임상적 의사결정을 내리기 위해 환자의 자료를 해석하고 통합할 뿐만 아니라, 멀리 떨어진 다른 지역과도 전자장비(전화, 화상회의, e-메일 등)를 통해 환자에 대한 정보를 의도적, 계속적으로 습득하는 것<br>6-3-17. 전화 상담(Telephone : Consultation)<br>전화를 통해 환자의 문제를 알아내고 경청하며, 그러한 문제에 대해 지지, 정보, 교육을 제공하는 것<br>6-3-18. 전화 추후조사(Telephone Follow-up)<br>환자에게 전화로 검사결과를 제공하거나 환자의 반응을 평가하여 치료나, 검진, 검사의 결과에 대한 잠재적인 문제 가능성을 확인하는 것 |
| **7. 지역사회 Community : 지역사회 건강을 지지하는 간호** | | |
| | 7-1. 지역사회 건강증진 Community Health Management : 지역사회 전체의 건강을 증진시키는 간호 | |
| | | 7-1-1. 사례 관리(Case Management)<br>모든 의료기관을 통하여 의료비를 절감하고, 자원남용을 줄이며, 의료의 질을 증가시킴으로써 기대하는 바람직한 결과를 얻기 위해 간호를 조정하거나, 특정 개인이나 환자군을 옹호하는 것<br>7-1-2. 지역사회 건강 옹호(Community Health Advocacy)<br>특별 건강 문제에 관한 생각과 태도를 변화하도록 지역사회 지지를 개발하는 것<br>7-1-3. 지역사회 건강개발(Community Health Development)<br>지역사회의 건강 문제를 확인하고 자원을 활용하여 해결책을 수행할 수 있도록 지역사회 구성원을 촉진하는 것<br>7-1-4. 재정자원 관리(Fiscal Resource Management)<br>프로그램 또는 서비스의 개발이나 지속을 위해서 필요한 재정적 자원을 확보하고 그 사용을 지시하기<br>7-1-5. 건강교육(Health Education)<br>개인, 가족, 그룹 또는 지역사회가 건강을 유도하는 행동에 자발적으로 적응하도록 하기 위해 교육이나 학습 경험을 개발하고 제공하기<br>7-1-6. 보건정책 감시(Health Policy Monitoring)<br>환자간호의 질을 보장하기 위해 간호실무나 간호 체계에 영향을 주는 정부나 조직의 규율, 규제, 표준을 감시하고 영향력 행사하기<br>7-1-7. 면역/예방주사 관리(Immunization/Vaccination Management)<br>면역상태를 감시하고 면역을 획득하도록 촉진하여 전염성 질환을 예방하기 위한 면역기능을 갖도록 하는 것<br>7-1-8. 프로그램 개발(Program Development)<br>그룹이나 지역사회에서 하나 혹은 그 이상의 건강문제를 예방, 감소, 제거하기 위해 또는 안녕을 증진시키기 위해 고려된 일련의 활동들을 계획, 수행하고 평가하는 것<br>7-1-9. 사회적 마케팅(Social Marketing)<br>건강신념, 태도 및 행동에 영향을 미치는 대상 인구를 선점하기 위해 마케팅 원칙 사용하기 |
| | 7-2. 지역사회 위험관리 Community Risk Management : 지역사회에 대한 건강위험을 감지하거나 예방하기 위한 간호 | |
| | | 7-2-1. 생화학 테러 대응준비(Bioterrorism Preparedness)<br>생물 테러 사건 또는 재난에 대한 효과적인 대응 준비하기<br>7-2-2. 전염성 질환 관리(Communicable Disease Management)<br>특정 인구집단의 전염성 질환의 발생과 빈도를 감소시키고 관리하기 위해 지역사회와 협력하는 것 |

| 영역 | 분류 | 중재 |
| --- | --- | --- |
| | | 7-2-3. 지역사회 재난 대비(Community Disaster Preparedness)<br>대규모의 재난에 효과적으로 대처하기 위해 준비하는 것<br>7-2-4. 지역사회 환경관리(Environment Management : Community)<br>지역사회나 단체의 건강에 영향을 미치는 신체, 사회, 문화, 경제, 정치적 상황을 모니터하기<br>7-2-5. 환경 관리 : 근로자 안전(Environment Management : Worker Safety)<br>근로자들의 안전과 건강을 증진시키기 위해 근로 환경을 감시하고 조정하기<br>7-2-6. 환경적 위험 보호(Environmental Risk Protection)<br>환경적 유해물질로 인해 위험에 처해 있는 인구집단의 질병과 상해를 예방하고 발견하기<br>7-2-7. 건강진단검사(Health Screening)<br>병력, 검진 및 기타절차를 통해 건강 위험요인이나 문제를 발견하는 것<br>7-2-8. 위험확인(Risk Identification)<br>개인 및 집단의 잠재적 위험요소들을 분석하고, 건강 위험요인을 확인하며, 위험을 줄이기 위해 전략을 우선순위화 하기<br>7-2-9. 감시 : 지역사회(Surveillance : Community)<br>지역사회의 의사결정을 위해 자료를 의도적, 계속적으로 수집, 해석, 통합하는 것<br>7-2-10. 차량안전 증진(Vehicle Safety Promotion)<br>모터가 있거나 없는 차량으로부터 의도하지 않은 사고를 줄이는 법에 대한 경각심을 증진시키도록 개인, 가족, 지역사회를 돕는 것 |

# 참|고|문|헌


- 강윤숙 등(2010). 간호관리와 리더십. 서울: 현문사.
- 강윤숙 등(2015). 효과적인 리더십과 간호관리(2015). 서울: 포널스 출판사.
- 국립국어원 표준국어대사전 http://www.korean.go.kr
- 권말숙(2011). 간호학생의 자기주도적 학습, 비판적 사고성향이 임상수행능력에 미치는 영향. 한국간호교육학회지, 17(3), 387-394.
- 권인수, 이가언, 김경덕, 김영희, 박경민, 박현숙 등(2006). 간호대학생의 비판적 사고 성향 측정도구 개발. 대한간호학회지, 36(6), 950-958.
- 김경윤, 이은주(2016). 간호사의 비판적 사고성향, 간호과정 수행능력과 근거기반 실무역량과의 관계. 한국데이터정보과학회지, 27(2), 451-461.
- 김경혜, 김경덕(2007). 간호대학생의 비판적 사고성향과 자기효능감과의 관계. 한국간호교육학회지, 13(2), 229-236.
- 김명숙 등(2002). 사고력 검사 개발 연구(Ⅱ): 비판적 사고력 검사 제작편. 한국교육과정평가원.
- 김은주(2010). 전문대학 간호학생의 비판적 사고력증진 수업교육의 효과. 평생교육·HRD연구, 6(4), 119-136.
- 김은주, 임지영, 최경원(2008). 간호대학 신입생의 비판적 사고성향과 의사결정 유형과의 관계연구. 간호행정학회지, 14(2), 144-149.
- 김인숙 등(2015). 최신간호관리학. 서울: 현문사. 91-95.
- 김인숙, 장윤경, 박수호, 송소현(2011). 간호학생의 비판적 사고성향과 임상실습 스트레스 및 임상실습 수행능력. 한국간호교육학회지, 17(3), 337-345.
- 김재형(1996). 사회과에서의 비판적 사고력. 한국사회과교육연구회 사회과교육, 29. 43
- 김춘미 등(2017). 지역사회간호학. 파주: 수문사.
- 김혜숙(2015). 간호과정 교육프로그램이 간호대학생의 비판적 사고성향에 미치는 효과. 한국자료분석학회지, 17(1), 561-574.
- 김혜원 등 공역(2014). 간호이론가와 이론Ⅰ,Ⅱ. 서울: 대학서림.
- 대한간호협회(2003). 간호표준 개발보고서(간호활동기술서). 간호직무표준위원회, 서울: 대한간호협회.
- 마예원(2009). 4년제 간호대학생의 비판적 사고성향과 문제해결능력에 관한 연구. 석사학위논문. 이화여자대학교.
- 미국 국립의학도서관. National Library of Medicine, NLM.

# 참고문헌


- 박금주 등(2019). 비판적 사고와 간호과정. 서울: 계측문화사.
- 박승미, 권인각(2007). 간호사의 임상 의사결정능력 영향 요인 –비판적 사고 성향을 중심으로–. 대한간호학회지, 37(6), 863-871.
- 박안나, 정경희, 김원경(2016). 간호사의 비판적 사고성향, 학습 관련 자기주도성 및 간호업무수행능력에 관한 연구. 한국간호행정학회지, 22(1), 1-10. https://doi.org/10.11111/jkana.2016.22.1.1
- 박은영 등(2017). 간호진단, 중재 및 결과 가이드(증보판). 서울: 현문사.
- 박은영 등(2019). 간호진단, 중재 및 결과 가이드(수정판). 서울: 현문사.
- 박지원, 김춘자, 김용순, 유문숙, 유혜라, 채선미 등(2012). 간호대학생의 비판적 사고성향, 자기효능감, 리더십이 임상수행능력에 미치는 영향. 한국의학교육, 24(3), 223-231.
- 박진아, 김복자(2009). 종합병원 간호사의 비판적 사고성향과 임상수행능력. 대한간호학회지, 39(6), 840-850.
- 박현주(2015). 일 간호대학생의 간호전문직관, 비판적사고성향, 셀프리더십. 한국간호교육학회지, 21(2). 227-236.
- 성미혜 등(2017). 비판적 사고를 적용한 간호과정. 파주: 수문사.
- 성미혜 등(2017). 비판적 사고를 이용한 간호과정의 적용. 서울: 정문각.
- 성미혜 등(2019). 근거기반 간호과정. 파주: 수문사.
- 성미혜 등(2020). 비판적 사고를 적용한 간호과정 5ed. 파주: 수문사.
- 성미혜, 강정희, 권경희, 서길희, 손정태(2017). 비판적 사고를 이용한 간호과정의 적용. 서울: JMK.
- 성미혜, 엄옥봉(2009). 임상간호사의 비판적 사고 성향, 간호수행능력 및 직무만족도. 간호행정학회지, 15(1), 26-36.
- 성일제 등(1989). 사고 교육의 이론과 실제. 배영사.
- 송영아(2008). 문제중심학습(Problem Based Learning)과 주제중심학습(Subjective Based Learning) 간의 학습만족도, 비판적 사고성향, 학습태도 및 동기에 대한 비교연구. 한국간호교육학회지, 14(1), 55-62.
- 송영아(2020). 문제중심학습 통합 시뮬레이션교육이 간호대학생의 간호지식, 비판적 사고성향, 문제 해결 능력 및 수업 몰입도에 미치는 효과. 한국여성건강간호학회지, 6(1), 61-71. https://doi.org/10.4069/kjwhn.2020.03.15.1
- 신경림(1995). 간호학생의 비판적 사고능력에 관한 연구. 대한간호학회지, 26(1), 43-52.
- 신경림 등(2007). 비판적 사고와 간호과정. 서울: 현문사.

# 참|고|문|헌


- 신경림, 안양희, 박경숙, 서연옥(2002). 간호교육 평가인정 매뉴얼. 한국간호대학(과)장협의회.
- 신경림, 하주영, 김건희(2005). 간호대학생의 비판적 사고 성향과 비판적 사고 기술에 관한 종적 연구. 대한간호학회지, 35(2), 382-389. https://doi.org/10.4040/jkan.2005.35.2.382
- 신경림, 황지원, 신수진(2008). 간호에서의 임상적 비판적 사고능력에 대한 개념분석. 성인간호학회지, 20(5), 707-718.
- 신수진, 정덕유(2009). 간호학적 비판적 사고능력에 대한 문헌고찰. 성인간호학회지, 21(1), 117-128.
- 안양희(2004). 비판적 사고와 간호교육표준. 보건의료교육평가, 1(1), 99-106.
- 안옥희 등(2020). 지역사회간호학 I . 서울: 현문사.
- 양승애, 정덕유(2004). 간호대학 학생의 비판적 사고성향에 관한 조사연구. 성인간호학회지, 16(1), 156-165.
- 원종순 등(2015). 간호과정과 비판적 사고. 서울: 현문사.
- 원종순 등(2018). 간호과정과 비판적 사고. 서울: 현문사.
- 유소영, 김남초(2014). 간호대학생의 비판적 사고력 평가도구 개발. 대한간호학회지, 44(2), 129-138. https://doi.org/10.4040/jkan.2014.44.2.129
- 유형숙 등(2002). 간호결과분류체계의 한국명명화에 대한 타당성 연구. 간호행정학회지, 3(2), .221-238.
- 윤순녕 등(1999). ICNP의 후향적 개발방법에 의한 한국가족 현상. 지역사회간호학회지, 10(2), 275-290.
- 윤진(2004). 비판적 사고 성향 측정도구 개발 : 간호학을 중심으로. 가톨릭대학교 대학원 박사학위논문, 서울.
- 윤진(2008). 간호대학생의 비판적 사고 성향에 관한 연구. 간호행정학회지, 14(2), 159-166.
- 윤초희(2016). 국내외 비판적 사고교육 효과연구 고찰: 쟁점과 향후 연구과제. 아시아교육연구, 17(4), 1-35.
- 은상준(2004). 의료의 질 평가. http://www.snu-dhpm.ac.kr
- 의료기관인증제/정부서비스/정부24 https://www.gov.kr/portal/service/serviceInfo/PTR000050841
- 이동숙 등(2016). 간호과정과 비파적사고. 서울: 포널스 출판사.
- 이동숙, 박지연(2019) 간호교육에서의 비판적 사고, 임상적 추론, 임상적 판단 개념의 고찰. 한국간호교육학회지, 25(3). 378-387.
- 이상목(2009). 의학적 의사결정에서 환자의 결정과 가족의 결정, 한국의료윤리학회지, 12(4), 323-334.
- 이선영, 전선영, 김윤영(2016). 간호대학생의 비판적 사고성향과 자아존중감이 셀프 리더십에 미치는 영향. 보건의료산업학회지, 10(1), 155-165. https://doi.org/10.12811/kshsm.2016.10.1.155

# 참|고|문|헌


- 이선화(2018). 중소병원 간호사의 비판적 사고성향과 셀프리더십이 임상수행능력에 미치는 영향. 임상간호연구, 24(3), 336-346.
- 이소우, 김수현, 이병숙, 이은희, 정면숙(2009). 간호이론의 이해. 파주: 수문사.
- 이은희 등(2019). 비판적 사고에 기반한 간호과정. 서울: 고문사.
- 이지아, 장미희(2017). 간호학생의 비판적 사고능력, 의사소통능력, 리더십, 전문직관이 임상실무능력에 미치는 영향. 동서간호학연구지, 23(2), 124-133. https://doi.org/10.14370/jewnr.2017.23.2.124
- 임은주(2004). 간호사의 비판적 사고 성향과 비판적 사고술에 관한 연구. 성인간호학회지, 18(1), 31-40.
- 장성옥, 공은숙, 김춘길 등(2013). 비판적사고 함양을 위한 효율적 학부간호교육 방안 모색. 성인간호학회지, 25(2), 125-135. http://doi.org/10.7475/kjan.2013.25.2.125
- 장성옥, 신나미, 김순용(2009). 임상간호사의 비판적 사고. 기본간호학회지, 16(4), 459-471.
- 장인실, 이경숙(2019). 비판적 사고와 간호근무환경이 간호사의 임상적 의사결정에 미치는 영향. 디지털융복합연구, 17(2), 255-264.
- 장춘익 역(2006). 의사소통행위이론, 파주: 나남출판.
- 조학순(2005). 간호대학생의 비판적 사고 성향과 임상수행능력에 관한 연구. 한국간호교육학회지, 11(2), 222-231.
- 주언경(2011). 정보이론과 부호화. 대구: 경북대학교출판부.
- 최순희 등(2019). 간호과정의 실제: 간호 진단－결과－중재 연계 적용. 서울: 현문사.
- 최혜란, 조동숙(2011). 비판적 사고성향과 문제해결과정이 간호업무수행에 미치는 영향. 여성건강간호학회지, 17(3), 265-274. http://dx.doi.org/10.4069/kjwhn.2011.17.3.265
- 하나선, 박소영, 이미자(2015). 융복합 시대 준비를 위한 국내 간호대학 교육에서의 비판적 사고 연구(1996-2014) 동향 분석. 디지털융복합연구, 13(9), 341-349. https://doi.org/10.14400/JDC.2015.13.9.341
- 한국어판: *간호진단: 정의와 분류 2018-2020 (제11판)*, ㈜학지사메디컬, 2020.
- 허나래(2015). 간호대학생의 대인관계 성향과 비판적 사고성향이 의사소통능력에 미치는 영향. 정신간호학회지, 24(1), 22-31.
- 홍성정, 김화선(2011). 간호학생을 위한 웹 기반 간호과정 프로그램의 개발 및 만족도 평가. 기본간호학회지, 18(4). 497-505.
- Adams, M. H., Whitlow, J. F., Stover, L. M., & Johnson, K. W.(1996). Critical thinking as an educational outcome; An evaluation of current tools of measurement. Nurse Educator, 21(3), 23-32.

# 참|고|문|헌


- Alfaro-LeFevre, R.(1995). Critical thinking in nursing. Philadelphia, Penn : Saunders Company.
- Alfaro-Lefevre, R.(2014). Applying nursing process: The foundation for clinical reasoning, $8^{th}$ ed.
- American Nurses Association(2015). Standards of clinical nursing practice, 3rd Ed.
- American Philosophical Association(1990). Critical thinking: A statement of expert consensus for purposes of educational assessment and instruction. The Delphi report: Research findings and recommendations prepared for the Committee on Precollege Philosophy. Newark, DE.
- Benner, P., Sutphen, M., Loenard, V., & Day, L.(2010). Educating nurses: A call for radical transformation. Wiley.
- Brunt, B. A.(2005). Critical thinking in nursing: An integrated review. Journal of Continuing Education in Nursing, 36(2), 60-67. https://doi.org/10.3928/0022-0124-20050301-05(2), 60-67.
- By permission of HAKJISA MEDICAL, NANDA International Nursing Diagnoses: Definitions and Classification, 2018-2020, eleventh edition by T. Heather Herdman and Shigemi Kamitsuru (2017) and Korean language edition (2018) by HAKJISA MEDICAL.
- Chan, Z. C. Y.(2013). A systematic review of critical thinking in nursing education. Nurse Education Today, 33(3), 236–240.
- Cody, W. K.(2002). Critical thinking and nursing science : Judgment or vision. Nursing Science Quarterly, 5(3), 184-189.
- Dexter, P., Applegate, M., Backer, J., Claytor, K., Keffer, J., Norton, B., et al.(1997). A propose framework for teaching and evaluating critical thinking in nursing. Journal of Professional Nursing, 13, 160-167. http://dx.doi.or.access.korea.ac.kr:8010/10.1016/S8755-7223(97)80067-1
- Ennis, R. H.(1962). A concept of critical thinking. Harvard Educational Review, 32(1), 81-111.
- Ennis, R. H.(1991). Critical thinking: A streamed conception. Teaching Philosophy, 14(1), 5-24.
- Facione, N. C., Facione, P. A., & Sanchez, C. A.(1994). Critical thinking disposition as a measure of competent clinical judgment: The development of the California Critical Thinking Disposition Inventory. Journal of Nursing Education, 33(8), 345-350.
- Fero, L. J., Witsberger, C. M., Wesmiller, S. W., Zullo, T. G., Hoffman, L. A.(2009). Critical thinking ability of new graduate and experienced nurses. Journal of Advanced Nursing. 65(1), 139-148. http://dx.doi.org/10.1111/j.1365-2648.2008.04834.x

# 참|고|문|헌


- Gordon, M.(2014). Manual of nursing diagnosis(13th ed.). Burlington, MA: Jones & Bartlett Learning.
- Hower K. Butcher etc(2018). Nursing Interventions Classification (NIC). 7Th ed. ELSVIER.
- http://contents.kocw.net/KOCW/document/2011/korea/seomungyeongae/9-3.pdf
- http://www.icn.ch/inp-Vibook.ch4.htm #3
- https://www.nlm.nih.gov/research/umls/sourcereleasedocs/current/NOC/stats.html
- Johnson, M., Bluechek, G., Butcher, H., Dochterman, J. M., Maas, M., Moorhead, S., et al.(2001). NANDA, NOC, NIC linkages: Nursing diagnoses, outcomes, & interventions(1st ed.). St. Louis, MO: Mosby.
- Korean Accreditation Board of Nursing Education[KABONE], 2019
- Lipman, M.(2003). Thinking in education, 2th ed./ 박진환, 김혜숙 역(2005). 고차적 사고력. 서울: 인간사랑. 86-88.
- Martin, Chery.(2002). Theory of critical thinking of nursing. Nursing Education Perspectives, Sep/Oct.
- Martin, Ks.(2005). The Omaha System: A Key to Practice, Documentation and Information Management. 2nd ed. St. Louts: Elsevier.
- Maslow, A. H.(1970). Motivation and personality(2nd ed.). New York: Harper & Row.
- Mcpeck, J. E.(1981). Critical thinking and education. New York: St. Martin's Press.
- Meg Gulanick, Judith L. Myers.(2016). Nursing care plans diagnoses, interventions, and outcomes(8th ed.). Korea: Hyunmoon.
- Miller, M. A.(1992). Outcomes evaluation : Measuring critical thinking. Journal of Advanced Nursing, 17, 1401-1407.
- Mottola, C. A., Murphy, P.(2001). Antidote dilemma-An activity to promote critical thinking. Journal of continuing Education in Nursing, 32(4), 161-164.
- Orem, D. E.(2001). Nursing concept of practice(6th ed.). St. Louis, MO: Mosby.
- Paul, R. W.(1982). Teaching critical thinking in the "strong" sense: A focus on self-deception, world views, and a dialectical mode of analysis. Informal Logic Newsletter, 4(2), 2-7.
- Perkins, D. N., Jay, E., & Tishman, S.(1993). Beyond abilities: a dispositional theory of thinking. Merrill Palmer Q, 39(1), 1-21.
- Pierce, P.(2007). Critical thinking in nursing practice. http://www.ceufast.com/courses/112/112.htm
- Profetto-McGrath J.(2005). Critical thinking and evidence-based practice. Journal of Professional Nursing,

# 참 | 고 | 문 | 헌


21(6), 364-371.

- Profetto-McGrath, J.(2003). The relationship of critical thinking skills and critical thinking dispositions of baccalaureate nursing students. Journal of Advanced Nursing, 43(6), 569-577.
- Riddell, T.(2007). Critical assumption: Thinking critically about critical thinking. Journal of Nursing Education, 46(3), 121-126.
- Rogal, S. M.(2008). Exploring critical thinking in critical care nursing education: A pilot study. Journal of Continuing Education in Nursing, 39(1), 28-33.
- Roy, C.(2008). The Roy adaptation model(3nd ed.). Upper Saddle River, NJ: Prentice Hall.
- Seaback, W. W.(2013). Nursing process. Delmar Cengage Learning.
- Shin, K., Jung, D. Y., Shin, S., Kim, M. S.(2006). Critical thinking dispositions and skills of senior nursing students in associate, baccalaureate, and RN-to-BSN programs. Journal of Nursing Education, 45(6), 233-237.
- Siegl, H.(1988). Educating reason: Rationality, critical thinking and education. New York: Routledge.
- Simpson, E., Courtney, M.(2002) Critical thinking in nursing education: literature review. International Journal of Nursing Practice, 8(2), 89-98. https://doi.org/10.1046/j.1440-172x.2002.00340.x
- Sue Moorhead etc(2018). Nursing Outcomes Classification (NOC). 6$^{Th}$ ed. ELSVIER.
- T. Heather Herdmans & Shigemi Kamitsuru(2017). Nursing Diagnoses: Definitions & Classification 2018 ~2020(11$^{th}$ ed). New York: NANDA International, Inc.
- Taylor, C.(2003). Narrating practice: Reflective accounts and the textual construction of reality. Journal of Advanced Nursing, 42(3), 244-251. https://doi.org/10.1046/j.1365-2648.2003.02613.x
- Walthew, P. J.(2004). Conceptions of critical thinking held by nurse educators. Journal of Nursing Education, 3(9), 408-411.
- Wanda Walker Seaback, 박효정 역(2019). 간호과정. 현문사.
- Watson, G., & Glaser, E. M.(1964). Watson-Glaser critical thinking appraisal. New York: Harcourt Brace Jovanovich.
- Wilkinson, J. M.(2012). Nursing process and critical thinking(5th ed.). Pearson Education, Inc., Upper Saddle River, New Jersey.

NURSING PROCESS

# INDEX

## 가


가정간호 분류체계 68
가족 간호진단 94
간접간호 143
간헐적 평가 171
간호결과 분류체계 104
간호계획 26, 38, 99
간호과정 26, 29, 33
간호과정 이론 30
간호기록지 156
간호문제 65
간호사정 26, 37, 43
간호수행 26, 39, 141
간호실무표준 167, 169
간호정보조사지 156
간호중재 141
간호중재 분류 120
간호진단 26, 38, 65
간호평가 26, 39, 167
개인력 53
객관적 자료 49
건강증진 진단 81
결과평가 168, 183
결론유형 175
고든 67
고든의 기능적 건강양상 59
과거력 53
과정평가 183
관련성 181
관련요인 80
관찰 53
구조평가 183
기능적 기술 144
기록 148
기본가치체계 185
기준 167
깊이 181


## 나


낙상위험사정도구 156
넓이 181
논리성 181


## 다


단기목표 101
단서 62
단서 묶음 86
대인관계 기술 144
독자적 중재 143
동시평가 171


## 라


로이의 적응모델 60


## 마


매슬로우의 인간욕구단계 60
면담 51
명확성 181
목표 달성 176
목표 미달성 177
목표 부분달성 176
목표 진술 102
문제중심 기록 149
문제중심 진단 81
문제해결 25
문제해결 능력 25


## 바


보고 162
분류체계 67
분류체계 II 67
비지시적 면담 53

비판적 *16*
비판적 사고 *16, 19*
비판적 사고 기술 *20*
비판적 사고 성향 *20*

## 사

사고 *16*
상례기록지 *154*
상호의존적 중재 *143*
서술식 기록 *149*
성과관리체계 *185*
소급평가 *171*
수시 기록 *149*
시간경과 후 재사정 *45*
시간의 경과에 따른 분류 *44*
신체검진 *54*
신체체계 모델 *61*

## 아

연관조건 *80*
연속적인 질 향상 *182*
영적 간호진단 *94*
오렘의 자가간호 *61*
오마하 문제분류체계 *68*
욕창사정도구 *156*
우선순위 설정 단계 *44*
위임 *148*
위험대상자 *80*
위험요인 *80*
위험진단 *81*
응급사정 *46*
의료기관평가 *185*
의사결정과 문제해결이론 *33*
의사소통이론 *32*
의존적 중재 *143*
의학적 진단 *83*
이차 출처 *50*
인간욕구단계 *32*
인지적 기술 *144*
일반체계이론 *31*
일상적 기록 *149*
일차 출처 *50*
임상검사 *56*
임상적 상황에 따른 분류 *46*

## 자

자료검증 *56*
자료기록 *62*
자료수집 *46*
자료조직 *57*
장기목표 *101*
재사정 *145*
전문직 수행표준 *169*
전자의무기록 *154*
정밀성 *181*
정보이론 *33*
정의 *80*
정의적 특성 *80*
정확성 *181*
주관적 자료 *48*
주호소 *53*
중요성 *181*
증후군 진단 *82*
지각이론 *33*
지속적인 질 향상 *182*
지시적 면담 *53*
지역사회 간호진단 *95*
지역사회 사정 *46*
직접간호 *143*
진단검사 *56*
진술문 *91*
진행계획 *100*

진행평가 170
질 보장 182
질 평가 171, 182
질 향상 182

## 차
창의성 25
처방이론 30
초기계획 100
초기사정 44
초점사정 45
총체적 질 관리 182
최종평가 171
추론 62
출처중심 기록 149

## 타
통증사정도구 156
퇴원계획 100

## 파
평가 167
평가기준 181
평가문 176
평가오류 181
평가진술문 177
포괄적 사정 45
표준 167

## 하
핵심 기록 153
행동체계이론 29
행정관리체계 185
현병력 53
협력적 문제 83
환자진료체계 185

## A
accuracy 181

## B
breadth 181

## C
c/c 53
chief complaints 53
clarity 181
comprehensive assessment 45
concurrent review 171
Continuous Quality Improvement 182
CQI 182
criteria 167
cues 62

## D
data collection 46
defining characteristics 80
definition 80
delegation 148
dependent intervention 143
depth 181
direct care 143
directive interview 53

## E
EMR 154
evaluation 167

## F
flow sheet 154
focus assessment 45

## G

Gordon 67

## I

independent intervention 143
indirect care 143
inference 62
initial assessment 44
interdependent intervention 143
intermittent evaluation 171
interview 51

## L

logic 181

## N

NANDA 간호진단 분류체계 68
NANDA-I 간호진단 분류체계 II 58, 72
NIC 120
NNN linkage 137
NNN 연계 136
non-directive interview 53
nursing care plan 99
nursing implementation 141
nursing intervention 141
nursing record 156

## O

objective data 49
observation 53
ongoing evaluation 170

## P

past history 53
Persistent Quality Improvement 182
personal history 53
PES 형식 90
physical examination 54
PQI 182
precision 181
present history 53
primary data 50
problem oriented records 149

## Q

QA 182
QI 182
Quality Assurance 182
Quality Improvement 182

## R

related conditions 80
related factor 80
relevance 181
retrospective review 171
risk factor 80
riskee 80

## S

secondary data 50
significance 181
SOAPIE 150
source oriented records 149
standards 167
subjective data 48

## T

terminal evaluation 171
time-lapsed assessment 45
total quality management 182
TQM 182

간·호·과·정

Nursing Process

간호실무 적용을 위한

# 간호과정

발 행 2021년 2월 10일

저 자 박순옥, 곽명희, 고가연, 김아린, 박선정
이은영, 이은희, 전소자, 주영주, 최혜미
곽근혜, 김금순, 김순희, 김지영, 박복순
신은선, 이지선, 이효정, 전소연, 최청숙

발행인 이웅현

발행처 **퍼시픽북스**
서울특별시 중구 충무로 29 아시아미디어타워 501호
TEL. 02-2272-7766(代) / FAX. 02-2272-7166
E-mail: papu77@daum.net

ISBN 979-11-6375-199-1



정가 **29,000원**

간·호·과·정